生物医学光学

王　成　编著
郑　刚　主审

东南大学出版社
SOUTHEAST UNIVERSITY PRESS
·南京·

图书在版编目(CIP)数据

生物医学光学 / 王成编著. —南京：东南大学出版社，
2017.2

ISBN 978-7-5641-7019-6

Ⅰ.①生… Ⅱ.①王… Ⅲ.①生物工程-医学工程-
生物光学 Ⅳ.①R318.51

中国版本图书馆 CIP 数据核字(2016)第 326058 号

生物医学光学

出版发行	东南大学出版社	
出 版 人	江建中	
责任编辑	胡中正	
社　　址	南京市四牌楼 2 号	
邮　　编	210096	
网　　址	http://www.seupress.com	
经　　销	各地新华书店	
印　　刷	大丰科星印刷有限责任公司	
开　　本	787mm×1092mm　1/16	
印　　张	24	
字　　数	600 千字	
版　　次	2017 年 2 月第 1 版	
印　　次	2017 年 2 月第 1 次印刷	
书　　号	ISBN　978-7-5641-7019-6	
定　　价	68.00 元	

* 本社图书若有印装质量问题，请直接与营销部联系，电话：025-83791830。

序

在现代科学领域,光学和生物医学都是比较热门的学科。光学解决发光、传播、光与物质间的相互作用等问题。随着激光的发明,古老的光学理论焕发了青春,不断涌现出新的学科分支,充实光学学科的大厦。生物医学或生物医学工程是重点关注生物特别是人类健康的学科,它结合了物理学、化学、生物学及机械电子等相关学科,是当前研究的热点学科之一。生物医学光学则是将光学学科的理论、技术应用到生物医学领域,是又一个人们感兴趣的交叉、前沿的研究方向,目前发展迅速,成果众多。

生物医学光学研究光在组织中的传播规律,光在组织中的吸收、散射等光学作用形式,实现对患者基于光学理论、光学技术的诊断和治疗。当前,生物医学光学领域应用在临床的典型代表是光学层析成像(OCT)技术,已经成为医学中眼底病诊断的金标准。其他的生物医学光学技术也不断涌现,并在临床上开拓其应用空间。近年来诺贝尔奖也特别关注生物医学光学领域的研究成果,多次把诺奖颁发给此领域做出卓越贡献的科学家,如:2008 年的化学奖颁给了下修村、钱永健等学者,奖励他们在绿色荧光蛋白及其系列荧光标记物实现上的贡献;2014 年颁给了在超衍射极限显微成像技术方面作出重大贡献的埃里克·白兹格(Eric Betzig)、斯蒂芬·黑尔(Stefan W. Hell)、威廉·莫尔纳(William E. Moerner)等三位学者。可以说,生物医学光学在未来发展的潜力和空间是巨大的。

作者根据其近年来的工作总结,结合当前生物医学光学方面的研究进展编写了本书。本书系统地阐述了生物医学光学中的热点技术及其光学背景,如:基于光谱的光学活检;激光共聚焦显微镜;光学层析成像;光声成像以及超衍射极限的远场显微成像等,介绍了相关的理论基础和技术重点。本书为相关领域的研究人员、研究生及本科生提供了一本有用的参考书。当然,生物医学光学学科本身相当复杂,发展迅速,还有待人们努力不懈地进一步去研究、探索和实践。

中国工程院院士

2017.1.5 于上海理工大学

前　言

　　生命科学是当今世界科技发展的最大热点之一。目前几乎所有的科学技术都将围绕人与人类的发展问题,寻求自己的有意义的生长点与发展面,而生命科学的重点研究对象更是直指高等生命活体与人体本身的一些重大问题。而如何借助于物理学技术、化学技术、纳米技术等古老学科和新型学科的技术获得生命信息一直是生命科学发展中的重要研究课题。生命科学的每一次重大进步都离不开尖端科学仪器的发明,如显微镜的出现揭示了关于细胞的信息,开创了一个新的学科——细胞学科。X射线技术在生物系统中的应用显示了分子层次的信息,为分子生物学的建立奠定了实验基础,更开创了医学影像学,实现组织层面、分子层面的多层次影像学诊断领域。激光的出现更是掀起了光学技术在生物医学领域研究的热潮,一个交叉的、新颖的学科"生物医学光学"应运而生,并得到了飞速发展。光子学及其技术已广泛应用或渗透到生物科学和医学的诸多方面,生物医学光学的发展,将现代医学和生命科学带进崭新的时代。当今世界中,与光子学有关的技术正冲击着人类对生命体的认知及人类健康领域。基于现代激光与光电子技术的生物医学光学将为生命科学带来具有原创性的重要研究成果,并可望形成有重大社会影响和经济效益的产业。

　　生物医学光学的研究目标是实现微创或无创的诊断与治疗。诊断方面,医学光子学发展的趋势是研制小型、便携、微创/无创、可连续操作且功能完备的医疗仪器,具体可以分为三个方面。第一,基于光学成像的检测和诊断。当前的研究重点是开发超高时空分辨的成像技术和设备、大穿透深度的成像技术和设备以及多模态的成像技术和设备,更好地实现多层次、大动态范围的图像呈现。在体非侵入的生物成像技术也得到了迅猛发展。非侵入性生物成像领域目前已经采用各种显微技术和共聚焦等技术,提高了图像的精细度,使得人们能深入探索活细胞中细胞活动过程的分子事件。第二,基于光谱技术的检测和诊断。当前研究最为活跃的领域是基于拉曼散射光谱的各种检测技术,如:表面增强拉曼散射光谱技术已实现对细菌和病毒的多参数、大通量检测。基于荧光光谱技术的检测和诊断,包括本征自体荧光光谱的肿瘤检测,外源荧光的细胞识别与计数等。第三,基于光学技术的生物传感。当前的热点在于实现在体、可穿戴的生理参数和生化指标的连续监测的传感技术研究,如血氧饱和度、连续血压、血糖监测等。治疗方面,未来主要在光动力学治疗,开发小型化固体激光器,同时寻求更敏感且适用于人体的荧光物质,改进肿瘤病变组织等疾病的诊断造影及确定光动力学疗法的根本途径。

本书的内容做如下安排:第一章是生物医学光学绪论;第二章介绍光学和光学基本知识;第三章为生物系统发光,包括生物超微弱发光和荧光等;第四章为生物医学光学的理论基础光与组织相互作用——组织光学,光的吸收、散射,光传输理论基础以及光与组织作用后的生物学效应;第五章为生物组织的光学参数测量和一些组织在不同波长下的吸收和散射系数;第六章为光学活检,包括各种光谱检查技术;第七章为生物成像原理和技术,从传统的显微成像介绍开始;第八章为光学层析成像技术;第九章为光声成像;第十章为当前比较热门的超衍射极限分辨的显微成像技术。

本书的成稿得到了上海理工大学精品本科课程建设的经费支持,在此感谢上海理工大学各领导的大力支持;同时研究生杨梅、董肖娜、杨静、陆雨菲、张通、蔡干在书稿整理、文字编辑方面做出了大量的工作,对他们的辛勤劳动表示最诚挚的谢意;最后要感谢我的爱人和我的父亲对我工作上的支持与鼓励,这些成果的获得都与他们的默默付出是分不开的。

生物医学光学涉及学科广泛,限于编者的学术水平,书中难免有错误或表达不准确之处,恳请读者不吝指正。

编者:王成

2016. 12

目 录

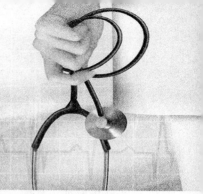

第一章 绪 论

1.1 概述

生命科学是当今世界科技发展的热点之一。目前几乎所有的科学技术都将围绕人与人类的发展问题，寻求自己有意义的生长点与发展面，而生命科学的重点研究对象更是直指高等生命活体与人体本身的一些重大问题。近几年来，已形成了光学与生命科学互相交叉的学科新分支——生物医学光学（Biomedical Optics）。生物医学光学就是运用光学原理和技术，结合纳米科学、信息科学、生物学和认知学等新兴学科领域，为解决在生物医学工程、生物学和医学领域中存在的问题提供成熟的光学方案。生物医学光学涉及对生物材料的探测、成像和处理。

近几年里，国内外生物医学光学方面的研究工作十分活跃，发展十分迅速，正在开拓生命科学的一个新领域。这两年美国光学年会的论文中有超过三分之一的内容与生命科学有关。国际上也出现了专门的研究机构与杂志，日本已成立了一个生物医学光子学研究中心，美国很多大学如哈佛、MIT、斯坦福等都建立了相应的研究机构。Laurin 出版公司于 1991 年发行了 *Bio-Photonics* 新杂志。多年来，SPIE（国际光学工程学会）于每年年初召开一次规模十分庞大的"生物医学光学"国际性学术会议，并于 1996 年出版了新的期刊 *Journal of Biomedical Optics*。美国光学学会重要的会刊之一 *Applied Optics* 也于 1996 年将其 *Optical Technology* 栏目更名为 *Optical Technology and Biomedical Optics*。生物医学光学主要包含以下研究内容：一是生物系统中产生的光子及其反映的生命过程，以及这种光子在生物学研究、医学诊断等方面的重要应用，利用光子及其技术对生物系统进行的检测、治疗、加工和改造等也是一项重要的任务。二是医学光学基础和技术，包括组织光学、医学光谱技术、医学成像术、新颖的激光诊断和激光医疗机理及其作用机理的研究。

2000 年 11 月，第 152 次香山科学会议"生物医学光子学与医学成像若干前沿问题"在北京举行。韦钰院士、刘颂豪院士、骆清铭教授和留美学者刘泓教授一起担任了会议执行主席。国内知名专家母国光院士、刘玉清院士、牛憨笨院士、蒋大宗教授、郑崇勋教授等出席了会议。会议热烈讨论了我国生物医学光子学和医学成像领域的发展现状和存在的问题，认为该领域在脑科学研究特别是儿童早期教育、医学诊断和医疗方面将发挥重要作用。会议提议：利用网络技术，迅速在国内建立网上合作研究平台，并在此基础上，通过竞争，建立研究中心，从而尽快缩短与国外先进水平的差距，促进我国生物医学工程产业的发展。

生物医学光学是光学与生命科学相互交叉又相互渗透的一个新的研究领域，是光与生物组织相互作用的必然结果。1988 年在美国举办的光学学会年会上首次对"生物医学光学"（Biomedical Optics）进行专题讨论，随后其地位随着激光生物医学的发展，生物组织中光的分布以及光辐射与组织的相互作用成为重要的基础问题,而这两方面是与组织体的光学特性直接相关的,统一到了"组织光学"理论框架。"组织光学"是光动力诊断与治疗(Photodynamic-Diagnosis,即 PDD 和 Photodynamic-Therapy,即 PDT)、光热疗法(Photo-Thermotherapy,即 PTT)和生物光学显微成像术(Optical Bio-imaging)等新兴医学的重要理论基础。而生物医学光学基于组织光学的理论基础,是组织光学的应用发展,也是现代光子学技术和方法在生物医学领域的应用,具体包括:光子医学与光子生物学技术;医用激光器及应用;光与生物组织相互作用;生物组织的发光光子生物医学检测、诊断、治疗;生物组织的光子学成像等。

当今,医学正处在一个重大的变革时期。医学的重点正由传统的基于症状治疗模式向以信息为依据的治疗模式转变。人们已经认识到,症状仅仅是疾病的被滞后的很粗糙的人体异常反应。当今一些重大医学课题的研究,一开始就把着眼点放在探索导致疾病的生物信息规律上,以控制生物逻辑信息处于健康状态,进而达到治疗疾病的目的。为此,人们从各个学科(磁学、声学、化学、光学等)探索医学诊断和治疗的新方法。目前,人们认为光子学有希望在当今医学的大变革中扮演重要角色。认识光在生物组织中的传播规律,以及激光为代表的高性能光源和高灵敏度光学探测器的研制成功分别是这种认知的理论依据和物质基础。新兴激光技术、光谱技术、显微技术以及光纤技术等光子学和现代医学相结合形成了一个新的交叉学科生长点:医学光子学(Medical Photonics),是光学与生命科学相互交叉、相互渗透的一个边缘学科,是关于光辐射与生物组织之间相互作用的学问。光在生物组织中的运动学(如传播)问题和动力学(如探测)问题是其研究的主要内容。由于激光具有单色性好、辐射方向性强的特点,无论光诊断还是光治疗技术,多以激光为光源。随着激光器的不断发展,光子技术在生物医学领域的应用也层出不穷。医学光子学的发展动力主要来源于医学的迫切需要。许多面向临床光治疗以及光诊断的具体应用,如激光医学中的光计量学、光学成像诊断学、肿瘤诊断与治疗等所提出来的各种问题,亟待医学光子学给出满意的回答,由此极大地促进了医学光子学的迅猛发展。医学光子学研究的直接对象是生物组织,特别是活体的生物组织。它的研究成果将直接服务于人类医学,并有可能创造出新的高科技产业,为人类文明和社会进步做出贡献。

医学应用中的迫切需要是推动生物医学光子学发展的主要动力。在医学的光诊断和治疗中,有许多理论研究需要开展,有许多新应用需要从理论上做出满意的解释,这主要有如下几个方面:

(1)医学上对人体疾病的光学诊断问题。人体在不同的生理状态下,其组织光学特性参数也不相同。光子学检测和诊断与传统医学的方法相比较有许多优点,尤其是600 nm 至 1 300 nm"光学窗"波长范围内的无损检测和诊断技术蓬勃发展,如组织血氧和脑血氧的检测、血氧和葡萄糖含量的监测。在成像技术方面近年发展起来的 OCT 技术也受到人们的高度重视,但由于生物组织的多样性和复杂性,光子学检测和诊断技术在理论上尤其是如何为医学临床提供可靠的生理参数指标尚有许多问题需要加强研究。

(2)光治疗中各种变量的选择。在许多临床光治疗的具体应用中,如激光手术、激光针灸、激光理疗和光子动力学治疗(Photodynamic Therapy,简写为 PDT)肿瘤,需要预先确定光剂量,即合理选定照射光源的几何形状、光束功率、照射时间、焦点深度以及周围组织的光学性质和形状等以及组织内部各部分光能流率的分布。

（3）弱光对生物组织的刺激作用机制。所谓弱光，即不会造成生物组织机体不可逆性损伤的光。由于弱光对生物组织的刺激作用如激光对人体的消炎、止痛效果以及对血液的明显的净化作用，目前已广泛应用于医学临床，但是弱光治疗的机理研究相对滞后。为了更好地、更科学地发展光医疗事业，需要加强弱光对生物组织的刺激作用机理的研究。

（4）对人体伤害最小的光子设备的研究和开发。其理论基础是生物医学光子学，其研究成果将直接服务于人类健康。光子医疗仪器设备在医学临床的诊断和治疗中有着很重要的意义和广泛的应用前景，并有可能创造出新的高技术产业，为人类文明和社会发展进步做出贡献。

1.2 生物医学光学重要历程

古语云：工欲善其事，必先利其器也！在生命科学领域每一次科技进步都需要新技术和新方法的发展。如图 1－1 所示，显微镜的发明奠定了细胞学基础，也打开了人类认知微观世界的大门，把人类的视野扩展到了微纳米尺度，揭示了许多的生命过程甚至是分子间的相互作用规律。X－ray 开创了医学的影像学和放射医学。到了近现代，人类逐渐认识了光对人的益处，最基本的人类的生物节律每天大约 24 小时重复着，被称为生物周期律，光是主要的刺激因素，帮助我们调节这个生物钟。人每天必须接收足够量的光照射，才能保障整个生物节律的稳定和平衡，当缺少或照射量不足时会导致生物钟紊乱，造成各种疾病。另外，太阳光除了提供我们人类可以感知的亮度以外，也有很多对人类有益的射线，如紫外线和红外线。1903 年的诺贝尔生理学或医学奖就奖给了丹麦的芬森医生（Niels Ryberg Finsen，1860—1904），他的主要贡献就是阐明了太阳光中的紫外光可以杀菌，高能量的紫外光可以治疗红斑狼疮等恶性皮肤病，他的研究开创了光化学效应应用的基础。阿尔瓦·古尔斯特兰德（Allvar Gullstrand，1862—1930）研究了眼睛屈光度并因此获得 1911 年的诺贝尔生理学或医学奖。阿尔瓦·古尔斯特兰德是瑞典眼科专家，一生致力于眼睛屈光和眼科疾病的治疗，他发明了裂隙灯显微镜，这种工具今天的眼科医师仍在使用。裂隙灯显微镜是一种带细光束照明灯的显微镜，可以把眼的前部结构高倍放大便于医生检查。他还发明了无反射检眼镜，有时也称为古尔斯特兰德检眼镜，使医生们检查眼病更加便利。古尔斯特兰德还发明了一种白内障手术后使用的非球面透镜，开创了视光学学科。

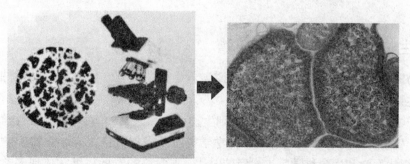

图 1－1 显微镜与细胞学

1960 年后,随着新型光源——激光的发明,又对生物医学起到了极大的推动作用,在医学领域,1983 年 *Science* 杂志报道了选择性光热理论(Selective Photothermolysis, SPTL),系统阐述了激光参数,包括激光波长、功率密度、脉冲宽度、脉冲间隔和光斑大小等,与组织相互作用过程中对周围组织产生最小损伤的问题,开创了激光医学的理论体系。在生物医学研究方面,随着下村修(Osamu Shimomura),马丁·查尔菲(Martin Chalfie)等人发现并提纯了北冰洋水母体内的绿色荧光蛋白以及钱永健(Roger Y. Tsien)发明了可编程的荧光标记物,开创了细胞、分子等多色标记与识别更精细的观测手段。因为绿色荧光蛋白和荧光蛋白的发展,马丁·查尔菲、下村修和钱永健分享了 2008 年的诺贝尔化学奖。如图 1-2 所示,为北冰洋的水母和绿色荧光蛋白及多色荧光蛋白标记物和在活体细胞中的多色标记与成像的应用。同时,多色荧光的激发更依赖于激光技术的发展,当前,荧光激发基本采用激光作为激发光源,除了可见光范围能产生荧光外,在近红外波段也有可以产生荧光的物质——纳米粒子标记物。

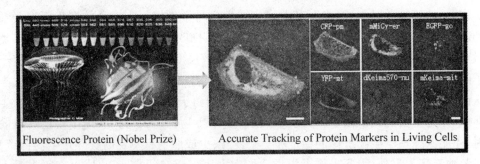

图 1-2　荧光蛋白及其标记应用

随着标记技术和成像技术的不断进步,科研人员对成像分辨能力提出了更高的要求,要能看到更小的物体,如细菌的尺寸大约几十个纳米,更近的作用距离,这对现有的成像技术提出了极高的挑战,因为所有的光学仪器的分辨率都受到系统孔径的限制,即衍射极限,都遵循阿贝定律,也就是光学系统的分辨率极限为 0.61 倍的光波波长与系统数值孔径的比值。如何打破这个衍射极限,成为了研究的热点。斯蒂芬·黑尔(Stefan W. Hell,1962—)与美国科学家埃里克·白兹格(Eric Betzig,1960—)、威廉·莫尔纳(W. E. Moerner,1953—)三人因开发出超分辨率荧光显微镜而获得 2014 年度诺贝尔化学奖,把光学显微镜带入到了纳米时代。如图 1-3 所示,为超分辨率显微镜图像与普通宽场显微镜对比图,超分辨显微镜采用的是 STED(Stimulated Emission Depletion)技术。

1.3　生物医学光学发展与前瞻

生物医学光学未来的发展方向已被谢树森等前辈提及。他们在《科学通报》中做了如下论述:

光子学及其技术已广泛应用或渗透到生物科学和医学的诸多方面,被科学界所认同和重视。生物医学光学已经成为国际光学学科重要发展方向之一。生物医学光子学的发展,将现代医学和生命科学带进崭新的时代。本学科的发展将继续体现多学科交叉的特点,研究领域涉及生物学、医学和光学,还有化学等不同大学科的方方面面。技术开发

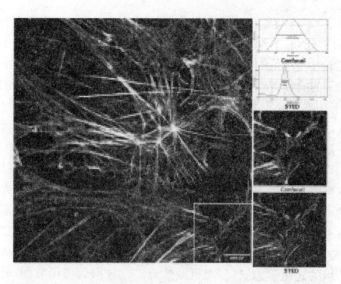

图1-3 超分辨率显微镜成像与普通宽场显微镜成像对比

与临床应用研究的结合将越来越密切。一般认为,光学领域未来发展的重点是将各种复杂的光学系统和技术更加广泛地应用于保健和医疗。当今世界中,与光子学有关的技术冲击着人类对生命体的认知及人类健康领域。基于现代激光与光电子技术的生物医学光子学技术将为生命科学研究带来具有原始性创新的重要科研成果,并可望形成有重大社会影响和经济效益的产业。

科学技术总是在社会需求的推动下迅速发展,随着人类社会的进步,生活质量的提高,人们的健康和保健意识日益增强,对现代医学提出了更高的要求。一些传统的医学,伴随人们这一需求的提高以及科技的进步而发生了深刻的变化。重大疾病的早期诊断与治疗直接关系到患者的长期生存率问题。随着我国社会老龄化的加剧,各种医疗保健的费用正成为社会的极大负担,尤其是肿瘤、心血管和神经系统疾病等重大疾病。如果能够在早期进行诊治,将大大减少社会负担,提高人们的生活质量。研究表明,许多疾病始于基因,基因表达异常,继而代谢失常、功能障碍,最后才表现出组织形态变化和症状体征。只有在分子水平发现疾病,理解其生物学基础和发病机制,鉴别出病变异常分子,才能真正达到早期诊断,克服"一症多病"和"一病多症"的临床诊断难题,从而进一步发展新型分子治疗方法,实现"预防为主""标本兼治"的目标。

生物医学光子学的研究目标,是实现微创或无创的诊断与治疗。诊断方面,医学光子学发展的趋势是,研制小型、便携、微创/无创、可连续操作且功能完备的医疗仪器。治疗方面,未来主要在光动力学治疗,加强对小型化固体激光器的研究,同时寻求更敏感且适用于人体的荧光物质,改进肿瘤等疾病的诊断病变造影组织及确定光动力学疗法的根本途径。生物学领域,光子学技术提高了传统研究工具的精度和准确性,从而可以在更小、更深、更精确的水平上研究生命问题。共焦激光扫描显微镜能将详细的生物结构的三维图像展现出来,在亚细胞层次监测化学组成和蛋白质相互作用空间和时间特征。以双光子激发荧光技术为代表的非线性成像方法,不仅可以改善荧光成像方法的探测深度、降低对生物体的损伤,而且还开辟了在细胞内进行高度定位的光化学疗法。近场技术将分辨率提高到衍射极限以上,可以探测细胞膜上生物分子的相互作用、离子通道等。

激光器已成为确定 DNA 化学结构排序系统的关键组成部分。光学在生物技术方面的其他应用还包括采用"DNA 芯片"的高级复杂系统和采用传输探针的简单系统。光镊提供了一种在显微镜下方能看见的一种新奇的、前所未有的操作方法，能够在生物环境中实现细胞或微观粒子的操纵与控制，或在 10～12 nm 范围内实现力学参数的测量。医学领域，光子学技术正在改变着药物疗法和常规手术的实施手段，并为医疗诊断提供了新方法。在某些领域，如眼科，光学和激光技术已成熟地应用于临床实践。激光还使治疗肾结石和皮肤病的新疗法得以实现，并以无损或微损疗法代替外科手术，如膝关节的修复。现在，用激光技术和光激励的药物相结合可治好某些癌症。以光学诊断技术为基础的流动血细胞测量仪可用于监测艾滋病患者体内的病毒携带量。还有一些光学技术正处于无损医学应用的试验阶段，包括控制糖尿病所进行的无损血糖监测和乳腺癌的早期诊断等。基础研究方面，研究重点在于从细胞甚至是亚细胞尺度揭示病变组织与正常组织之间的差异，为新技术开发及应用提供理论依据。另一方面，研究光与人体组织之间的相互作用以及所产生的光化学、光热和光机械效应。在技术的应用方面，研究重点转向比较各种技术中光源(相干光源/非相干光源、波长、功率密度、偏振性、连续/脉冲光源、脉冲持续时间等)和个体差异(年龄、性别、临床症状、发病史、发病时间等)对诊断或治疗结果的影响，在确定各种技术临床适应证的同时，进一步实用化各种技术。此外，还在不断开发新的适用于不同疾病的诊断、治疗和监测技术。生物医学光子学研究的活跃、繁荣景象并不完全出于学术本身的缘由，而是由国家和社会对人类健康问题的关注而推动的，即人们对采用生物医学光子学技术解决长期困扰人类的疑难顽疾如心血管疾病和癌症所起的作用寄予很大希望，其中的重大突破将起到类似 X 射线和 CT 技术在人类文明进步史上的重要推动作用，在知识经济崛起的时代还可能产生和带动一批高新技术产业来探索医学诊断和治疗的新方法，现代医学正面临着一场革命。光子学在这场革命中将扮演着重要的角色。针对目前临床医学上，包括疾病的诊断、治疗，甚至一些医学的基本问题都可以从光子学找到解决的手段。值得关注的是，国外从事"生物医学光学"领域研究的高校或研究机构中，来自中国的学者数量越来越多。这有助于使国内外的学术交流更加广泛和深入，并可以预期国内与国外在该领域的研究水平差距将不断缩小。因此，光子学在生物医学研究领域的应用和发展前景绝不亚于光子学在其他领域如光通信领域的应用和发展。

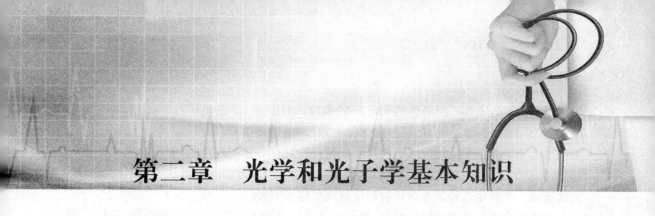

第二章　光学和光子学基本知识

2.1　绪论

光学是研究光(电磁波)的行为和性质,以及光和物质相互作用的物理学科。传统的光学只研究可见光,现代光学已扩展到对全波段电磁波的研究。光是一种电磁波,在物理学中,电磁波由电动力学中的麦克斯韦方程组描述;同时,光具有波粒二象性,需要用量子力学表达。

1) 光学的起源

在西方很早就有光学知识的记载,欧几里得(Euclid,公元前约 330—260)的《反射光学》(Catoptrica)研究了光的反射;阿拉伯学者阿勒・哈增(AI-Hazen,965—1038)写过一部《光学全书》,讨论了许多光学的现象。

光学真正形成一门科学,应该从建立反射定律和折射定律的时代算起,这两个定律奠定了几何光学的基础。17 世纪,望远镜和显微镜的应用大大促进了几何光学的发展。

光的本性也是光学研究的重要课题。微粒说把光看成是由微粒组成,认为这些微粒按力学规律沿直线飞行,因此光具有直线传播的性质。19 世纪以前,微粒说比较盛行。但是,随着光学研究的深入,人们发现了许多不能用直进性解释的现象,例如干涉、绕射等,用光的波动性就很容易解释。于是光学的波动说又占了上风。两种学说的争论构成了光学发展史上的一根红线。

狭义来说,光学是关于光和视见的科学,optics(光学)这个词,早期只用于跟眼睛和视见相联系的事物。而今天,常说的光学是广义的,是研究从微波、红外线、可见光、紫外线直到X射线的宽广波段范围内的,关于电磁辐射的发生、传播、接收和显示,以及跟物质相互作用的科学。光学是物理学的一个重要组成部分,也是与其他应用技术紧密相关的学科。

2) 光学简史

光学是一门有悠久历史的学科,它的发展史可追溯到 2000 多年前。人类对光的研究,最初主要是试图回答"人怎么能看见周围的物体?"之类问题。在公元前 400 多年(先秦时代),中国的《墨经》中记录了世界上最早的光学知识。它有八条关于光学的记载,叙述影的定义和生成,光的直线传播性和针孔成像,并且以严谨的文字讨论了在平面镜、凹球面镜和凸球面镜中物和像的关系。自《墨经》开始,公元 11 世纪阿拉伯人伊本・海赛木发明了透镜;公元 1590 年到 17 世纪初,詹森和李普希同时独立地发明显微镜;一直到 17 世纪上半叶,才由斯涅耳和笛卡儿将光的反射和折射的观察结果归结为今天大家所惯用的反射定律和折射定律。1665 年,牛顿进行太阳光的实验,它把太阳光分解成简单的组成部分,这些成分形成一个颜色按一定顺序排列的光分布——光谱。它使人们第一次接触到光的客观的和定量的特征,各单色光在空间上的分离是由光的本性决定的。牛顿还发现了把曲率半径很大的凸透镜放在光学平玻璃板上,当用白光照射时,则见透镜与玻璃平板接触处出现一组彩色的同心环状条纹;当用某一单色光照射时,则出现一组明暗相间的同心环条纹,后人把这种现象称牛顿环。借助这种现象可以用第一暗环的空气隙的厚度来定量地表征相应的单色光。牛顿在发现这些重要现象的同时,根据光的直线传播性,认为光是一种微粒流。微粒从光源飞出来,在均匀媒质内遵从力学定律做等速直线运动。牛顿用这种观点对折射和反射现象作了解释。

惠更斯是光的微粒说的反对者,他创立了光的波动说。提出"光同声一样,是以球形波面传播的"。并且指出光振动所达到的每一点,都可视为次波的振动中心,次波的包络面为传播波的波阵面(波前)。在整个 18 世纪中,光的微粒流理论和光的波动理论都被粗略地提了出来,但都不很完整。19 世纪初,波动光学初步形成,其中托马斯·杨圆满地解释了"薄膜颜色"和双狭缝干涉现象。菲涅耳于 1818 年以杨氏干涉原理补充了惠更斯原理,由此形成了今天为人们所熟知的惠更斯-菲涅耳原理,用它可圆满地解释光的干涉和衍射现象,也能解释光的直线传播。

在进一步的研究中,观察到了光的偏振和偏振光的干涉。为了解释这些现象,菲涅耳假定光是一种在连续媒质(以太)中传播的横波。为说明光在各不同媒质中的不同速度,又必须假定以太的特性在不同的物质中是不同的;在各向异性媒质中还需要有更复杂的假设。此外,还必须给以太以更特殊的性质才能解释光不是纵波。如此性质的以太是难以想象的。1846 年,法拉第发现了光的振动面在磁场中发生旋转;1856 年,韦伯发现光在真空中的速度等于电流的电磁单位与静电单位的比值。他们的发现表明光学现象与磁学、电学现象间有一定的内在关系。1860 年前后,麦克斯韦指出,电场和磁场的改变,不能局限于空间的某一部分,而是以等于电流的电磁单位与静电单位的比值的速度传播着,光就是这样一种电磁现象。这个结论在 1888 年为赫兹的实验证实。然而,这样的理论还不能说明能产生像光这样高的频率的电振子的性质,也不能解释光的色散现象。到了 1896 年洛伦兹创立电子论,才解释了发光和物质吸收光的现象,也解释了光在物质中传播的各种特点,包括对色散现象的解释。在洛伦兹的理论中,以太乃是广袤无限的不动的媒质,其唯一特点是,在这种媒质中光振动具有一定的传播速度。

对于像炽热的黑体辐射中能量按波长分布这样重要的问题,洛伦兹理论还不能给出令人满意的解释。并且,如果认为洛伦兹关于以太的概念是正确的话,则可将不动的以太选作参照系,使人们能区别出绝对运动。而事实上,1887 年迈克耳逊用干涉仪测"以太风",得到否定的结果,这表明到了洛伦兹电子论时期,人们对光的本性的认识仍然有不少片面性。1900 年,普朗克从物质的分子结构理论中借用不连续性的概念,提出了辐射的量子论。他认为各种频率的电磁波,包括光,只能以各自确定分量的能量从振子射出,这种能量微粒称为量子,光的量子称为光子。量子论不仅很自然地解释了灼热体辐射能量按波长分布的规律,而且以全新的方式提出了光与物质相互作用的整个问题。量子论不但给光学,也给整个物理学提供了新的概念,所以通常把它的诞生视为近代物理学的起点。1905 年,爱因斯坦运用量子论解释了光电效应。他给光子作了十分明确的表示,特别指出光与物质相互作用时,光也是以光子为最小单位进行的。1905 年 9 月,德国《物理学年鉴》发表了爱因斯坦的《关于运动媒质的电动力学》一文。第一次提出了狭义相对论基本原理,文中指出,从伽利略和牛顿时代以来占统治地位的古典物理学,其应用范围只限于速度远远小于光速的情况,而他的新理论可解释与很大运动速度有关的过程的特征,根本放弃了以太的概念,圆满地解释了运动物体的光学现象。这样,在 20 世纪初,一方面从光的干涉、衍射、偏振以及运动物体的光学现象确证了光是电磁波;而另一方面又从热辐射、光电效应、光压以及光的化学作用等无可怀疑地证明了光的量子性——微粒性。

1922 年发现的康普顿效应,1928 年发现的拉曼效应,以及当时已能从实验上获得的原子光谱的超精细结构,它们都表明光学的发展是与量子物理紧密相关的。光学的发展历史表明,现代物理学中的两个最重要的基础理论——量子力学和狭义相对论都是在关于光的研究中诞生和发展的。此后,光学开始进入了一个新的时期,以至于成为现代物理学和现代科学技术前沿的重要组成部分。其中最重要的成就,就是发现了爱因斯坦 1916 年预言过的原子和分子的受激辐射,并且创造了许多具体的产生受激辐射的技术。爱因斯坦研究辐射时指出,在一定条件下,如果能使受激辐射继续去激发其他粒子,造成连锁反应,雪崩似地获得放大效果,最后就可得到单色性极强的辐射,即激光。1960 年,梅曼用红宝石制成第一台可见光的激光器;同年制成氦氖激光器;1962 年研制出了半导体激光器;1963 年研制出了可调谐染料激光器。由于激光具有极好的单色性和良好的方向性,所以自 1958 年发现以来,得到了迅速的发展和广泛应用,引起了科学技术的重大变化。

光学的另一个重要的分支是由成像光学、全息术和光学信息处理组成的。这一分支最早可追溯到 1873 年阿贝提出的显微镜成像理论,和 1906 年波特为之完成的实验验证;1935 年泽尔尼克提出位相反衬观察法,并依此由蔡司工厂制成相衬显微镜,为此他获得了 1953 年诺贝尔物理学奖;1948 年伽柏提出的现代全息照相术的前身——波阵面再现原理,为此,伽柏获得了 1971 年诺贝尔物理学奖。

自 20 世纪 50 年代以来,人们开始把数学、电子技术和通信理论与光学结合起来,给光学引入了频谱、空间滤波、载波、线性变换及相关运算等概念,更新了经典成像光学,形成了所谓"傅里叶光学"。再加上由于激光所提供的相干光和由利思及阿帕特内克斯改进了的全息术,形成了一个新的学科领域——光学信息处理。光纤通信就是依据这方面理论的重要成就,它为信息传输和处理提供了崭新的技术。

在现代光学本身,由强激光产生的非线性光学现象正为越来越多的人所注意。激光光谱学,包括激光拉曼光谱学、高分辨率光谱和皮秒超短脉冲,以及可调谐激光技术的出现,已使传统的光谱学发生了很大的变化,成为深入研究物质微观结构、运动规律及能量转换机制的重要手段。它为凝聚态物理学、分子生物学和化学的动态过程的研究提供了前所未有的技术。

3)光学的研究内容

我们通常把光学分成几何光学、物理光学和量子光学。

几何光学是从几个由实验得来的基本原理出发,来研究光的传播问题的学科。它利用光线的概念、折射、反射定律来描述光在各种媒质中传播的途径,它得出的结果通常总是波动光学在某些条件下的近似或极限。

物理光学是从光的波动性出发来研究光在传播过程中所发生的现象的学科,所以也称为波动光学。它可以比较方便地研究光的干涉、光的衍射、光的偏振,以及光在各向异性的媒质中传播时所表现出的现象。

波动光学的基础就是经典电动力学的麦克斯韦方程组。波动光学不详论介电常数和磁导率与物质结构的关系，而侧重于解释光波的表现规律。波动光学可以解释光在散射媒质和各向异性媒质中传播时的现象，以及光在媒质界面附近的表现；也能解释色散现象和各种媒质中压力、温度、声场、电场和磁场对光现象的影响。

4）量子光学

1900 年普朗克在研究黑体辐射时，为了得到从理论上推导出的与实际相符甚好的经验公式，他大胆地提出了与经典概念迥然不同的假设，即"组成黑体的振子能量不能连续变化，只能取一份份的分立值"。1905 年，爱因斯坦在研究光电效应时推广了普朗克的上述量子论，进而提出了光子的概念。他认为光能并不像电磁波理论所描述的那样分布在波阵面上，而是集中在所谓光子的微粒上。在光电效应中，当光子照射到金属表面时，一次性地被金属中的电子全部吸收，而无需电磁理论所预计的那种累积能量的时间，电子把能量的一部分用于克服金属表面对它的吸力即做逸出功，余下的就变成电子离开金属表面后的动能。这种从光子的性质出发，来研究光与物质相互作用的学科即为量子光学。它的基础主要是量子力学和量子电动力学。光的这种既表现出波动性又具有粒子性的现象即为光的波粒二象性。后来的研究从理论和实验上无可辩驳地证明了：非但光有这种两重性，世界的所有物质，包括电子、质子、中子和原子以及所有的宏观事物，也都有与其本身质量和速度相联系的波动的特性。

2.2 几何光学的基本原理

以光波叠加原理得出的几何光学三个基本定律为基础，用几何学的方法确定光在均匀介质中的传播方向；由物像等光程原理导出单球面近轴成像公式，讨论了放大率。在重点讨论了薄透镜成像规律后，用逐次成像法及基点法得出一般共轴球面系统的成像规律，并介绍了光阑与像差。

2.2.1 几何光学的基本概念

几何光学，也称光线光学，是研究光的传播方向的学科。在几何光学中，把光波传播的行踪轨迹简化为几何学中的线段，这些线段称为"光线"，代表了光的传播方向和能量的输运。光在均匀介质中两点间的传播，也确实体现出直线传播的规律，但是从光是一种波动的理论来分析，"光线"只是近似处理的结果，光在距离足够远的自由空间中传播时，这种近似是合理的，光线代表的方向就是传播矢量 κ 的方向。应用几何光学能够比较容易地得出光波在经过各种光学元件时的传播行为，比较直观，所以是一种很有用的手段，在对光学仪器的初级阶段的设计中，都是采用几何光学的方法来进行的。

1）几何光学的基本实验定律

几何光学的理论基于光波的叠加原理出发，得出的关于光在传播方向上的三个基本定律，实际上，这三个定律早在人们还未认识到光是电磁波的时代，就已由经验得到：

（1）光的直线传播定律

光在均匀的介质中沿直线传播。

（2）光的反射和折射定律

光入射到两种介质的分界面上时，其传播方向发生改变，如图 2-1 所示。反射光线和折射光线都在入射光线和界面法线所组成的入射面内,并且反射角 i'_1 和折射角 i_2 与入射角 i_1 的关系为:

$$i'_1 = i_1 \qquad\qquad (2-1)$$

$$n_1 \sin i_1 = n_2 \sin i_2 \qquad\qquad (2-2)$$

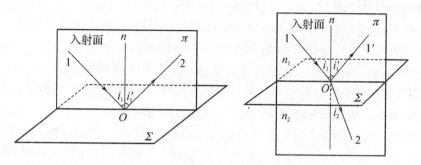

图 2-1 光的反射定律和折射定律

其中 n_1 和 n_2 分别是入射介质和折射介质的折射率。

(3) 光的独立传播定律

光在传播过程中与其他光束相遇时,各光束都各自独立传播,不改变其传播方向。

我们可以根据这三个基本定律,加上几何学上的推导,确定光在不同介质及界面上的传播方向,从而研究光线的传播和对物体的成像问题。由于几何光学主要是讨论物体的成像问题,因而有时也叫做"成像光学"。

2) 单心光束、实像、虚像和虚物

(1) 单心光束、实像和虚像

如果仅考虑光束的传播方向而不讨论其他问题,那么一个光束可以看做是由许多光线构成的。根据这个概念可以把发光点看做是一个发散光束的顶点,凡是具有单个顶点的光束叫做单心光束。如果在反射或折射之后光线的方向虽然改变了,但光束中仍然能找到一个顶点 P',也就是说光束的单心性没有遭到破坏,那么这个顶点 P' 便是发光点 P 的像。在这种情况下,每个发光点都给出一个和它对应的像点。如果光束中各光线实际上确是在该点会聚的,那么这个会聚点叫做实像。如果反射或折射后的光束是发散的,但是把这些光线反向延长后能找到光束的顶点,则光束仍保持单心性。这个发散光束的会聚点叫做虚像。

(2) 实物、实像、虚像的联系与区别

由于光能量包含在光束之中,所以只有当光束进入人眼时,方能引起视觉效应。人眼所能看到的,即能成像于视网膜上的只是光束的顶点,而不是光束本身。另一方面光在通过混浊物质(例如光从小孔射入空气中混有灰尘的暗室)时,我们似乎可以看见光束,这实际上是由于在光束经过的地方经由微尘作为散射光源,人眼所见到的只是散射光束的那些散射中心。宇航员看到天空一片漆黑,就是因为在他的视线方向没有散射的光束射入。

来自实物发光点的光束,如果不改变方向而直接进入人眼,则该发光点作为光束的顶点能直接被看到。如果由于反射或折射而改变了光线的方向,则光束进入人眼时,人眼的感觉仍是直接沿刚进入瞳孔前的光线方向来判断光束发散顶点的位置,因而认为在该点有"物"存在。无论是直接从实物发光点(物点),或是从反射或折射光束的这种单心发散点(像点)出发,光束进入瞳孔后,所引起的视觉都没有什么不同。对眼睛来说,"物点"和"像点"都不过是进入瞳孔的发散光束的顶点,例如图 2-2 中的三种点光源情况就是这样,而且这时无法单独用眼睛来直接辨别光束的顶点是否有实际光线通过。实像所在点 P' 确有光线会聚,但光线决不在会聚点停止,它们相交后仍继续沿原来的直线传播,人眼所见到的只是实像 P',而不再能看到实物 P,如图 2-2(b)所示。虚像所在之处则根本没有光线通过,实际存在的只是进入人眼的转向后的光束,如图 2-2(c)所示。

把发出发散光束的像点看做物,对于下一个球面的折射来说,与真正的发光物点可认为没有区别,而且不需考虑这像是实还是虚。不过由于球折射面的大小有一定的范围,故折射光束的张角就有一定的限制。因而在图 2-3 中自像点 P' 再发散的光束大小也有一定的限制。如人眼在该光束内的任一处 E,都可看见 P' 是一明亮的点,好像看见真实的发光点一样。但是在该光束的边缘以外,如图中 E' 处,即使向着 P' 处看,由于没有光束到达,结果仍将一无所见。这显然和 P' 本身是一发光物点的情况有所不同。因为发光的物点向一切方向发光,人眼无论何处都可看见它。

由于实像所在处 P' 点确有光线会聚,而虚像所在处根本没有光线通过,所以把白纸置在实像所在处 P' 点,该点受会聚光束照射后发生漫反射,因而可以看见白纸上的亮点。而虚像则不能在白纸上显现出来。

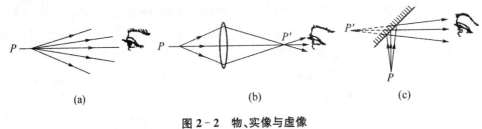

(a)   (b)   (c)

图 2-2 物、实像与虚像

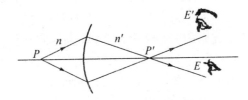

图 2-3 折射光束张角对像的影响

(3) 实物与虚物

相应地,物也有虚实之分。实际发光的物点发出的都是发散的球面波,这种物称为实物,如图 2-4(a)、(b)所示。如果一个光学系统前方的光源不是发散球面波而是会聚球面波,则把这种球面波的球心称为虚物,如图 2-4(c)、(d)所示。

在实际应用中,一个物体常常要经过几个光学元件(如透镜、反射镜等)后才最终成像,这些光学元件的对称轴都在同一条直线上,我们把这些光学元件以及元件间的间隔作为一个整体,称为光学系统,各光学元件的对称轴称为光学系统的主光轴,简称为光轴或主轴。例如在图 2-4 中,QQ' 就是光学系统 L 的主光轴。

实际上,只有少数非球面的光学系统才可能使物点 Q 上所发出的全部光线都等光程地达到像点Q'。例如由椭球面构成的反射镜,当将点光源放在椭球的一个焦点上时,经反射后的全部光线都将会聚在该椭球的另一个焦点上;又如将点光源放在一个抛物球面反射镜的焦点上,其反射后的光线都将平行于该抛物面的主光轴,形成平行光束出射。但是在实际的光学系统中,因为加工制备上的方便,光学元件大都是由平面或球面构成的,这些光学系统,都不可能使物点Q上发出的所有光线全部等光程地到达像点Q'。只有在接近光轴的较小范围内的光线,其光程才能在一个很小的误差范围内近似相等地到达Q'点,形成像点。这就是几何光学成像的近轴条件。从几何学看,当中央光线QQ'和边缘光线QM夹角为θ时,如图2-5,近轴条件要求

$$\sin\theta \approx \tan\theta \approx \theta \tag{2-3}$$

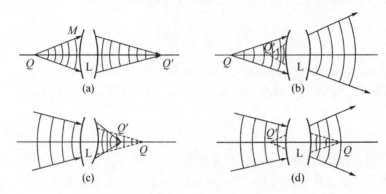

图2-4　物像的各种虚实关系

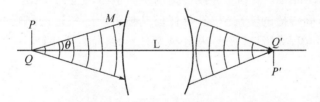

图2-5　几何光学系统的物与像

而从波动光学看,近轴条件要求由Q点发出的光波经光学系统到达Q'点时,各光线间的最大程差不超过光波波长的1/4。不符合近轴条件的光线在Q'处叠加时,将会使一部分光线互相抵消,使Q'点的亮度减弱,而它们在Q'点附近的叠加结果又会使其变亮,这样,Q'点就不再是一个清晰明亮的像点,而变成一个边缘模糊的斑。由于非近轴光的作用,每一个像点都变成了一个斑,它们重叠在一起,使整个像变得模糊不清,或者说像质变差了,这就是像差问题。因而,要改善像质,最简单的方法就是要限制非近轴光线进入光学系统,但这将降低成像的光强度;另一个办法是采用加工极为复杂的非球面系统。

一般来说,在近轴条件下,一个确定了的光学系统对于入射光的变换是唯一的,也就是物像之间具有一一对应的变换关系,如把物放在像的位置,则其像就成在物原来的位置上,这种物像之间的对应关系称为物像的共轭性。

2.2.2　费马原理

光程的概念对几何光学的重要意义体现在费马原理中。几何光学的基础是前面

所提到三个实验定律,费马却用光程的概念高度概括地把它们归结成一个统一的原理。费马原理的表述为:"过两个定点的光走且仅走光程的一阶变分为零的路径。"其中在均匀介质中,光程[l]表示光在该介质中走过的几何路程 l 与介质折射率 n 的乘积,即

$$[l] = nl$$

如果光线从 A 点出发,中间经过 N 种均匀介质而到达 B 点,则总光程[l]为

$$[l] = \sum_{i=1}^{N} n_i l_i$$

若 A 点到 B 点之间介质折射率 n 是逐点连续改变的,则光程为

$$[l] = \int_A^B n \mathrm{d}l$$

沿实际光线行进方向的元路程 $\mathrm{d}l > 0$,逆光线行进方向的元路程 $\mathrm{d}l < 0$。

设光线在某介质中从 A 到 B 走过几何路程 l,花费时间 Δt,则光程[l]为

$$[l] = \int_A^B n \mathrm{d}l = c \int_A^B \frac{\mathrm{d}l}{v} = c \Delta t \qquad (2-4)$$

上式表示,光线在介质中的光程[l]在数值上等于光在该介质中走完 l 路程所花费时间 Δt 内在真空中能够传播的路程。借助光程这个概念可将光在各种介质中所走过的路程折算为在真空中的路程,便于比较光在不同介质中传播费时的长短。

1657 年费马(Fermat)概括了光线传播的实验定律,把它们归结为一个统一的原理:光线在 A、B 两点间传播的实际路径,与任何其他可能的邻近的路径相比,其光程为极值。简言之,光沿光程为极值(极大、极小或常量)的路径传播,即

$$\delta[l] = \delta \int_A^B n \mathrm{d}l = 0 \qquad (2-5)$$

(1) 光程取极小值的例子

在均匀介质中有 A、B 两点,M 为一平面镜,如图 2-6 所示。按两点间直线距离最短的几何公理,显然,在均匀介质中,光由 A 点沿直线传播到 B 点是光程取极小值的情形。若要求光从 A 出发,经平面镜 M 反射后再到 B 点,虽然 A、B 处在同一种介质空间,但从概念上讲,A 点属于反射前的空间,B 点属于反射后的空间,它俩属于两种不同的介质空间,所以就不能再连直线。那么,哪一条路径的光程是最小的呢?

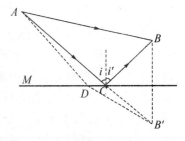

图 2-6 光程取极小值的例子

作点 B 对平面镜 M 的对称点 B′,经过这样的镜面对称转换,使得 B′ 属于反射前的介质空间,和 A 同属一空间。连接 AB′,交镜面于 C。不难看出,ACB 路径是光程取极小值的路径,并且从对称性可看出 $i' = i$。

若入射点 C 不在纸面内,则光程[ACB]将更大。故满足反射定律的线段光程为极小值。可以证明满足折射定律的光线线段的光程也取极小值。

（2）光程取常数值的例子

图 2-7 是以焦点 F_1、F_2 连线为轴的回转椭球面镜。从焦点 F_1 发出的光线，经椭球面反射后都通过焦点 F_2，根据从两焦点至椭圆上任一点 P 的距离之和为常数的特点，可知光程 $[F_1PF_2]$ 恒等于另一光程 $[F_1P'F_2]$，这相当于光程为常量的情形。

图 2-8 中 M 是平面镜，A 和 A' 是一对共轭点，可以证明：A、A' 间各条光线的光程亦为常量。

设 A 点所在一侧的折射率为 n，则

$$[ABA'] = n\int_A^B \mathrm{d}l + n\int_B^{A'} \mathrm{d}l$$

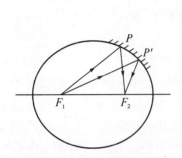

图 2-7　回转椭球面镜

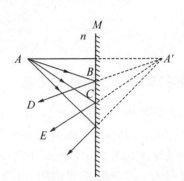

图 2-8　平面镜共轭点之光线的等光程性

计算 BA' 段光程，即计算反射线 BD 延长线的光程，其折射率要用反射线 BD 所在介质的折射率 n，$\mathrm{d}l$ 沿 BA' 中走向与反射光 BD 方向相反。故应取负值，即

$$[ABA'] = n\overline{AB} + n(-\overline{BA'}) = 0$$

同理可证：
$$[ACA'] = 0$$

［例 2.1］　如图 2-9 所示，一束平行光垂直入射于玻璃透镜的平面表面上。圆形透镜的表面半径为 R，焦距为 f'，玻璃折射率为 n。若平行光经透镜右侧表面折射后恰能准确地严格会聚在焦点 F' 上，试求出右侧表面的形状。

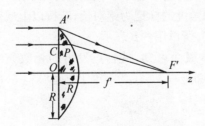

图 2-9　平行光的准确会聚

解　题目已肯定诸光线是准确会聚在 F' 点的，则根据费马原理，它们必须有相等的光程。在右侧表面上任选一点 $P(x,y,z)$，写出等光程方程 $[CPF'] = [A'F']$，它是

$$nx + [(f'-x)^2 + y^2 + z^2]^{1/2} = [R^2 + f'^2]^{1/2}$$

此式正是右侧表面的方程式，它是以 x 轴为转轴的回转双曲面。

（3）光程取极大值的例子

图 2-10 为一内切于回转椭球面的曲面镜 MN，P 为切点。从 F_1 发出，经曲面镜 MN 反射后再过 F_2 的光线，只可能是 F_1PF_2 这条光线。曲面镜 MN 上任意其他点 P' 均在椭球内，所以光线 F_1PF_2 的光程较任何其他光线 $F_1P'F_2$ 的光程都大。

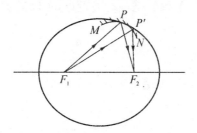

图 2-10　内切回转椭球面镜

2.2.3　光在单球面上的近轴成像

常见的光学系统都是球面光学系统，即其中的光学元件如透镜、反射镜等都由球面（包括平面）组成。因此，为了研究各种光学系统的成像问题，必须首先讨论经过单球面折射成像的情况。如图 2-11 所示，两均匀、透明介质的折射率分别为 n 和 n'，其交界面是一曲率半径为 r 的球面 Σ，Σ 的中心点 O 称为球面的顶点，顶点 O 和曲率中心 C 的连线称为球面 Σ 的主光轴，轴上一物点 Q 发出的近轴光线 QM 经球面折射后交主光轴于 Q' 点，Q' 为物点 Q 的像（Q 发出的另一近轴光线可看做与主光轴重合，物点发出的近轴光线经单球面后都相交于 Q' 点）。

设顶点 O 到物点 Q 的距离为物距 p，顶点 O 到像点 Q' 的距离为像距 p'，单球面的曲率半径 r 确定后，Q 和 Q' 是一对共轭点，物距 p、像距 p' 和曲率半径 r 之间有确定关系式，为求出此关系式，先确定计算和作图时各线段和角度的符号规则。

（1）线段：以顶点 O 为起点，沿光线行进方向（图中自左向右）为正，逆光线行进方向为负；在垂直方向上，以主光轴上方为正，主光轴下方为负。

（2）角度：由主光轴或法线为起始线，转一锐角，旋转方向为顺时针，角度为正，反之为负。

（3）图中所有的线段和角度的标记为绝对值，若按以上规定字母为负时，则在其前面加上负号。例如，物距 $p < 0$，所以用 $-p$ 表示。

由前述叠加成像的基本概念可知，从物点发出的无数光线经不同路程到达像点上时，其光程必定是相等的。即光程 $L_{QMQ'}$ 必定等于光程 $L_{QOQ'}$。由图 2-11 可见，

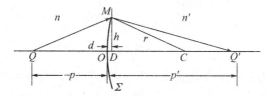

图 2-11　单轴球面折射成像

$$L_{QMQ'} = n \cdot QM + n' \cdot MQ' \tag{2-6}$$

$$L_{QOQ'} = n \cdot QO + n' \cdot OQ' = n(-p) + n'p' \tag{2-7}$$

由△MDC可得

$$h^2 = r^2 - (r-d)^2 = r^2 - (r^2 + d^2 - 2rd) = 2rd - d^2$$

由△QMD可得

$$QM = \sqrt{(-p+d)^2 + h^2} = \sqrt{p^2 + d^2 - 2pd + h^2}$$
$$= \sqrt{p^2 + d^2 - 2pd + 2rd - d^2} = \sqrt{p^2 + 2d(r-p)}$$

在近轴条件下:$d \ll |p|$,故上式可展开为

$$QM = (-p)\left[1 + \frac{d(r-p)}{p^2} - \frac{d^2(r-p)^2}{2p^4} + \cdots\right] \tag{2-8}$$

同理由△MDQ'可得

$$Q'M = p'\left[1 + \frac{d(r-p')}{p'^2} - \frac{d^2(r-p')^2}{2p'^4} + \cdots\right] \tag{2-9}$$

在一阶近似的情况下,可略去式(2-8)、式(2-9)中的二阶以上的小量,并将其代入式(2-6)中可得

$$L_{QMQ'} = n(-p)\left[1 + \frac{d(r-p)}{p^2}\right] + n'p'\left[1 + \frac{d(r-p')}{p'^2}\right] \tag{2-10}$$

根据$L_{QMQ'} = L_{QOQ'}$,将式(2-10)与式(2-7)比较可得

$$n(-p)\left[1 + \frac{d(r-p)}{p^2}\right] + n'p'\left[1 + \frac{d(r-p')}{p'^2}\right] = n(-p) + n'p'$$

化简后得

$$\frac{n'}{p'} - \frac{n}{p} = \frac{(n'-n)}{r} \tag{2-11}$$

式(2-11)称为单球面成像公式。它表示在近轴条件下像距与入射光线的倾角无关,所有不同入射角的光线经球面折射后都会聚到像点上。

单球面成像公式的右边$(n'-n)/r$是由折射球面的曲率半径和它两边介质的折射率所决定的一个常量,与物距无关,称为该折射球面的光焦度,用Φ表示,即

$$\Phi = \frac{(n'-n)}{r} \tag{2-12}$$

因为折射率是无量纲的,所以光焦度Φ的量纲为L^{-1},其单位为m^{-1}。

由式(2-12)可以导出焦点的位置与光焦度的关系。如图2-12,物方主轴上有一个特殊的点,当发光点处在这个位置时发出的光线经球面折射后皆为平行于主光轴的光线。这个点称为物方主焦点或第一主焦点,记为F。经过F点垂直于主光轴的平面上的各点发出的光,经球面折射后都将成为各个方向的平行光,因此,这个平面称为物方焦平面,记为F。同样在像空间也有一个特殊的点,平行于主光轴的入射光线会聚于这个点,此点称为像方主焦点或第二主焦点,记为F'。同理,也有像方的焦平面F'。从球面顶点O到F、F'的距离分别称为物方焦距、像方焦距,记为f、f'。

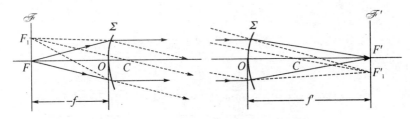

图 2 - 12 单球面的焦点、焦距与焦平面

由折射公式可知，

$$\text{当 } p \to -\infty \text{ 时,} p' = f' = \frac{n'}{\Phi};\tag{2-13}$$

$$\text{当 } p' \to \infty \text{ 时,} p = f = \frac{-n}{\Phi}\tag{2-14}$$

[例 2.2] 一半径 $r = 5$ cm 的玻璃棒端面磨成半球,玻璃折射率为 1.5,算出其光焦度和焦距分别为

$$\Phi = \frac{n' - n}{r} = \frac{1.5 - 1}{0.05 \text{ m}} = 10 \text{ m}^{-1}$$

$$f = \frac{-n}{\Phi} = \frac{-1}{10} = -10 \text{ cm}$$

$$f' = \frac{n'}{\Phi} = \frac{1.5}{10} = 15 \text{ cm}$$

在近轴条件下计算物像关系时用焦距往往比用光焦度更为简便,即从

$$\frac{n'}{p'} - \frac{n}{p} = \Phi$$

得到

$$\frac{f'}{p'} + \frac{f}{p} = 1\tag{2-15}$$

上式为高斯公式。

根据上述符号规则,以法线为起始线,反射定律式(2-1)应写为 $i_1' = -i_1$,而折射定律式(2-2)不变。从形式上看,可以把反射定律当做折射定律的一个特例,即当 $n_2 = -n_1$ 时,折射定律就成为反射定律了。这样,球面折射公式也可用于球面反射的情况,即只需将 $n' = -n$ 代入球面折射公式即可得到球面反射的所有公式。即在式(2-11)中令 $n' = -n$ 可得

$$\frac{-n}{p'} - \frac{n}{p} = \frac{-2n}{r}, \text{ 即} \frac{1}{p'} + \frac{1}{p} = \frac{2}{r}\tag{2-16}$$

此即球面反射的成像公式,球面反射时的光焦度为

$$\Phi = \frac{n' - n}{r} = \frac{-2n}{r}\tag{2-17}$$

焦距 f 和 f' 重合

$$f' = f = \frac{-n}{\Phi} = \frac{1}{2} r \tag{2-18}$$

当 r 为正时，f 亦为正，r 为负时，f 亦为负；f 与 r 同侧且为 r 之一半。高斯公式为

$$\frac{1}{p'} + \frac{1}{p} = \frac{1}{f} \tag{2-19}$$

　　根据以上成像公式，可以导出单球面成像的放大率。如图 2-13，Q 与 Q' 为单球面主光轴上的一对共轭点，过 Q 点作垂直于主轴的线段 QP，其高为 h，经过单球面成像为 $Q'P'$，像高为 h'。定义像高 h' 与物高 h 的比值为垂轴放大率，用 β 表示，即

$$\beta = \frac{h'}{h} \tag{2-20}$$

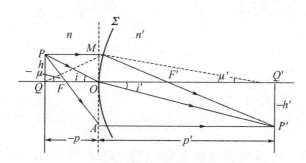

图 2-13　单球面成像的放大率

从 P 点作通过 O 的入射光线，其折射光线为 OP'，由图可知，

$$\frac{h}{-p} = \tan i, \quad \frac{-h'}{p'} = \tan i', \quad \frac{h'}{h} = \frac{p' \tan i'}{p \tan i}$$

由折射定律知 $\dfrac{\sin i}{\sin i'} = \dfrac{n'}{n}$。当 QP 和 $Q'P'$ 很小时，由 $\sin \theta \approx \tan \theta \approx \theta$ 可知 $\dfrac{\tan i'}{\tan i} = \dfrac{\sin i'}{\sin i} = \dfrac{n}{n'}$。所以

$$\beta = \frac{h'}{h} = \frac{p' n}{p n'} \tag{2-21}$$

上式表示在近轴条件下，垂轴放大率决定于像距与物距。也就是说，在通过物点的垂直于主轴的平面（称为物平面）上的各点，成像于通过对应像点的垂直于主轴的平面（称为像平面）上的各点，其放大率相同，所以像和物是相似的。

　　当 $\beta > 0$ 时，h 和 h' 的符号相同，物与像在主光轴的同一侧，为正立的像；并且 p 和 p' 也同号，即物与像一虚一实；

　　当 $\beta < 0$ 时，h 和 h' 异号，物与像在主光轴的两侧，为倒立的像；p 和 p' 也异号，即实物成实像，或者虚物成虚像；

　　$|\beta| > 1$，系统成一放大的像；

　　$|\beta| < 1$，系统成一缩小的像。

　　除了上述垂轴放大率外，对于单球面还可定义一个角放大率。如图 2-13，由 Q 点发

出的近轴光线 QM 与主光轴的夹角为 μ，其共轭光线 MQ' 与主光轴的夹角为 μ'，角放大率 γ 定义为这一对共轭光线与主光轴夹角的比值，即

$$\gamma = \frac{\mu'}{\mu}$$

角放大率表示折射球面改变同心光束张角大小的能力。当满足近轴条件时

$$-\mu = \frac{h}{-p}, \quad \mu' = \frac{h}{p'}$$

于是

$$\gamma = \frac{\mu'}{\mu} = \frac{p}{p'} \tag{2-22}$$

由式(2-21)得到 γ 与 β 的关系为：

$$\gamma = \frac{n}{n'} \cdot \frac{1}{\beta} \tag{2-23}$$

即垂轴放大率与角放大率成反比。

将式(2-22)代入到式(2-21)，得到

$$h'\mu'n' = h\mu n \tag{2-24}$$

称式(2-24)为拉格朗日-亥姆霍兹恒等式。它表示在近轴区域球面折射成像时，物、像空间各共轭量之间的制约关系。

关于平面的折射和反射的情况，可从单球面公式中令 $r \to \infty$ 而直接得出，即在近轴条件下，平面折射的成像公式为

$$p' = p \frac{n'}{n} \tag{2-25}$$

平面反射的成像公式为

$$p' = -p \tag{2-26}$$

2.2.4　薄透镜成像及其作图法

前面讨论的单球面折射是一种最简单的光学系统，实际光学系统一般是由多个折射球面组成，这些球面的主光轴重合，称为共轴球面系统。最简单的共轴球面系统为薄透镜，它由两个单球面组成，两球面的曲率半径分别为 r_1、r_2，两顶点 O_1、O_2 相距为 d，当 d 与 r_1、r_2 及焦距相比为很小时，可认为 $d \to 0$，O_1、O_2 重合为 O，称为薄透镜的光心，这便是薄透镜的定义。薄透镜分为凸透镜和凹透镜两大类，如图 2-14 所示。凸透镜的中央厚度大于边缘部分，有双凸(a)、平凸(b)、弯凸(c)三种情况；凹透镜的边缘厚度大于中央部分，有双凹(d)、平凹(e)、弯凹(f)三种情况。

如图 2-15 所示，设轴上一物点 Q 离薄透镜光心 O 的距离为 p_1，对第一折射面

$$\frac{n_1'}{p_1'} - \frac{n_1}{p_1} = \frac{n_1' - n_1}{r_1} = \Phi_1 \tag{2-27}$$

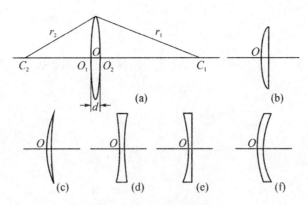

图 2-14 各种薄透镜

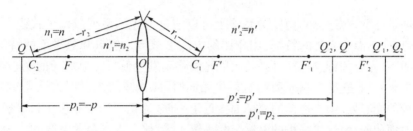

图 2-15 薄透镜分析

对第二折射面

$$\frac{n'_2}{p'_2}-\frac{n_2}{p_2}=\frac{n'_2-n_2}{r_2}=\Phi_2 \tag{2-28}$$

将式(2-27)与式(2-28)二式相加,并将 $p'_1=p_2$,$n'_1=n_2$ 代入,得

$$\frac{n'_2}{p'_2}-\frac{n_1}{p_1}=\Phi_1+\Phi_2=\Phi \tag{2-29}$$

Φ 称为薄透镜的光焦度,它由组成这个薄透镜的两个单球面的光焦度相加而得,式(2-29)就是薄透镜的成像公式。与单球面的情况完全一样,若以 p' 代替 p'_2,p 代替 p_1,n' 代替 n'_2,n 代替 n_1,则形式亦完全一样,式(2-29)可记为

$$\frac{n'}{p'}-\frac{n}{p}=\Phi \tag{2-30}$$

同样,当 $p\rightarrow\infty$ 时,$p'=f'=\dfrac{n'}{\Phi}$,f' 为薄透镜的像方焦距。

$p'\rightarrow\infty$ 时,$p=f=\dfrac{-n}{\Phi}$,f 为薄透镜的物方焦距。

用薄透镜的焦距代入成像公式(2-30)便得薄透镜的高斯公式如下:

$$\frac{f'}{p'}+\frac{f}{p}=1 \tag{2-31}$$

薄透镜的垂轴放大率和角放大率分别为

$$\beta=\frac{h'}{h}=\frac{np'}{n'p} \tag{2-32}$$

$$\gamma = \frac{\mu'}{\mu} = \frac{n}{n'} \cdot \frac{1}{\beta} \tag{2-33}$$

若薄透镜处于空气中,则 $n = n' = 1$,设薄透镜材料的折射率为 n_L,两球面曲率半径分别为 r_1、r_2,则可得

$$\Phi = (n_L - 1)/(1/r_1 - 1/r_2) \tag{2-34}$$

$$f' = -f = \frac{1}{(n_L - 1)(1/r_1 - 1/r_2)} \tag{2-35}$$

这时高斯公式为

$$\frac{1}{p'} - \frac{1}{p} = \frac{1}{f'} \tag{2-36}$$

在近轴条件下,薄透镜的物像关系除了可以通过上述一系列成像公式确定之外,还可以利用焦点、焦面和光心的特征,用作图的方法来求得。焦点和焦平面的特征与单球面的情况相同,光心的特点是经过它的入射光线将不发生偏折。单球面的光心即为单球面的曲率中心 C,薄透镜两侧介质的折射率相同时,薄透镜的光心即为该光学系统的光心。在透镜的光心处,组成透镜的两球面接近于平面,透镜相当于一块平行平板,其两侧介质的折射率相同,而这块平板的厚度又几乎等于零,故光线不会发生偏折。

根据焦点和光心的特征,对于一个发光物点可以找出三条典型光线:

(1) 过物方焦点的入射光,其折射光线平行于主光轴。

(2) 平行于主光轴的入射光,其折射光线过像方焦点。

(3) 过光心的入射光线,其折射光线不发生偏折。

图 2-16 给出了薄透镜的三条典型光线。由于平面中两条相交直线可以确定一个点,所以只需上述三条典型光线中的任意两条,即可确定像点。

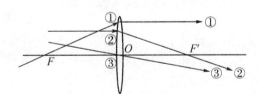

图 2-16　薄透镜的三条典型光线

用作图法求某一入射光线的出射光线时,要注意入射光线是否为三条典型光线中的一条,如果入射光线不是典型光线,则要适当地添置一条辅助光线,然后找出其出射光线。此辅助光线应满足两个条件:①是典型光线;②与入射光线有关。

2.2.5　共轴球面系统成像

多个单球面组成的共轴球面系统,其物像关系可以对每一个球面逐次用成像公式求出。或者利用共轴系统的一些特征位置(基点和基面),把多个球面化为类似于一个单球面的情况,通过一次折射求出整个系统的物像关系。

如图 2-17 所示,由 K 个折射球面组成一共轴球面系统,物体 SQ 经过这个光学系统所成的像为 $S_K Q_K$。

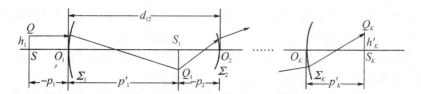

图 2-17　共轴球面系统的逐次成像

先对第一个单球面 Σ_1 使用单球面的折射公式或高斯公式找到其对应的像 S_1Q_1，此时假定其他的球面不存在，然后将由第一球面得出的像作为第二个球面 Σ_2 的物，求出其对应的像 S_2Q_2……这样逐个地找出每个球面对应的像的位置及像的大小、正倒等情况，直至最后一个球面的像 S_KQ_K，这便是整个球面系统的像。

对应 K 个球面，可得 K 个物像距公式为

$$\frac{n_1'}{p_1'} - \frac{n_1}{p_1} = \frac{n_1' - n_1}{r_1}$$

$$\frac{n_2'}{p_2'} - \frac{n_2}{p_2} = \frac{n_2' - n_2}{r_2}$$

$$\cdots\cdots$$

$$\frac{n_K'}{p_K'} - \frac{n_K}{p_K} = \frac{n_K' - n_K}{r_K}$$

两相邻球面顶点的距离为

$$d_{12} = p_1' - p_2, d_{23} = p_2' - p_3, \cdots, d_{K-1,K} = p_{K-1}' - p_K$$

当系统给定时，各球面的曲率半径 r 及其两边的介质折射率均为已知，且两相邻球面顶点的距离也给定，用上述两组方程式可解出最后一个像距 p_K'，对于给出的物高 h_1，垂轴放大率为

$$\beta = h_K'/h_1$$

因为

$$h_1' = h_2, h_2' = h_3$$

故

$$\beta = \frac{h_K'}{h_1} = \frac{h_1'}{h_1}\frac{h_2'}{h_2}\frac{h_3'}{h_3}\cdots\frac{h_K'}{h_K} = \beta_1\beta_2\beta_3\cdots\beta_K \qquad (2-37)$$

即系统总的垂轴放大率为各单球面的垂轴放大率之乘积。相应的拉格朗日—亥姆霍兹恒等式为

$$n_1h_1\mu_1 = n_1'h_1'\mu_1' = n_2h_2\mu_2 = \cdots = n_K'h_K'\mu_K' \qquad (2-38)$$

对于任一复杂的共轴球面系统都可以用上述逐次成像法解出其物像关系，借助于计算机也不太麻烦，然而这个方法对整个光学系统缺乏整体的理解。

基点法则是在共轴球面系统中建立起一些特殊的点和面，称为系统的基点和基面，只要找出这些基点和基面，便可将该复杂的系统视为一个整体，而不必考虑每一个球面的折射情况，整个系统的物像关系公式和作图法都可等效为与单球面或单个薄透镜的情况相类似而求出。

在共轴系统中要建立的基点和基面是：主焦点和焦平面；主点和主平面。主焦点和

焦平面的定义与单球面中的定义相同。但也可以这样来定义：与无穷远处的像平面共轭的物平面称为系统的物方焦平面，物方焦平面与主光轴的交点称为物方主焦点，记为 F。同样，与无穷远处的物平面共轭的像平面称为系统的像方焦平面，像方焦平面与主光轴的交点称为像方主焦点，记为 F'。

在共轴系统中存在着一对共轭面，其垂轴放大率 $\beta = 1$，这对共轭面称为系统的主平面，共轭面中属于物方的称为物方主平面，记为 H。物方主平面与主光轴的交点称为物方主点，记为 H。同样共轭面中属于像方的称为像方主平面，记为 H'，其与主光轴的交点称为像方主点，记为 H'。

物方主焦点到物方主点的距离称为系统的物方焦距，记为 f。像方主焦点到像方主点的距离称为系统的像方焦距，记为 f'。

根据定义可知单球面的主点 H、H' 与其顶点重合，而薄透镜的主点 H、H' 与其光心重合。

当共轴系统的主焦点、主点、焦距给出后，就可以撇开系统的内部结构，用作图法或计算法求出物像关系。

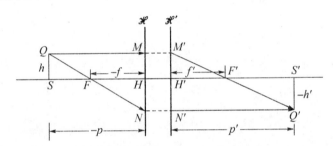

图 2-18 共轴系统的基点和基面

图 2-18 为一共轴系统的基点，物为 SQ。用作图法求物像关系如下：

①由 Q 点引入射光线 QM 平行于主光轴，QM 交物方主平面 H 于 M 点，过 M 点作光轴的平行线交像方主平面 H' 于 M' 点，M' 与像方焦点 F' 的连线便是入射光线 QM 的共轭光线。

②由 Q 点过物方焦点 F 作入射光线 QF，QF 与物方主平面 H 交于 N 点，过 N 点作主光轴的平行线交像方主平面 H' 于 N' 点，过 N' 作出射光线 $N'Q'$ 平行于光轴，$N'Q'$ 与 $M'F'$ 交于 Q' 点，Q' 点即为 Q 的像点。

根据两个已知的共轴球面系统来求由它们组合而成的共轴球面系统的基点也可用作图法，如图 2-19 所示：

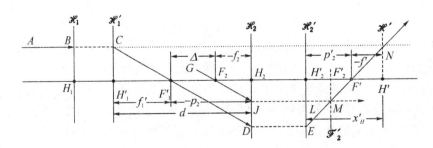

图 2-19 求组合共轴球面系统的基点

①作平行主光轴的光线 AB 经第一系统,从 H'_1 面上的等高点 C 折射经过 F'_1 点,到达第二系统 H_2 面上的一点 D,并从 H'_2 面上的等高点 E 处出射;

②过第二系统的物方焦点 F_2 作上述折射光 CD 的平行线 GJ,它与 H_2 相交于 J,并从 H'_2 面上的等高点 L 出发成为平行于主轴的光线,并与 F'_2 面相交于 M 点;

③连接 EM 并延长到与主轴相交的点,即为整个组合系统的像方焦点 F',再延长并与 AB 的延长线相交于点 N,则 N 必位于组合系统的像方主平面上,故过 N 作主轴的垂线,垂足即为组合系统的主点 H';

④从像方向物方作平行光线,并把上述过程反过来做一遍,即得组合系统的物方主点 H 和物方焦点 F。

2.2.6 光阑

一般来说,在由共轴球面系统组成的几何光学仪器(如显微镜)中,为了获得比较完善的像,必须将参加成像的光束限制在系统的近轴区域,所以在实际的光学仪器中,常常设置一些光阑以挡住那些非近轴的光线进入系统。

在几何光学中,光阑分为孔径光阑和视场光阑两大类,孔径光阑主要限制入射光束的孔径,视场光阑决定着成像平面视场的大小。

孔径光阑和视场光阑对成像质量、像的亮度、景深和分辨率等都有一定的影响,本节只介绍关于孔径光阑的一些基本概念。

每个光学系统中都可能有几个光阑,主光轴上一物点 Q 发出的光束通过某个光学系统时,各个光阑对光束孔径的限制各不相同,其中对光束孔径限制最严的光阑,决定了轴上 Q 点通过光学系统的光束孔径,此光阑称为孔径光阑,也称有效光阑。被孔径光阑所限制的边缘光线与物方、像方光轴的夹角 u_0 和 u'_0 分别称为入射孔径角和出射孔径角。例如,单个薄透镜的情况,透镜的边缘就是孔径光阑,因为只有它决定了入射光束的孔径大小。

若在透镜前方加上光阑 DD(图 2-20),和透镜边缘相比,光阑 DD 对轴上物 Q 的入射光束的限制更多,那么光阑 DD 便是这个系统的孔径光阑,光阑边缘 D 与轴上物点 Q 的连线和光轴所成的角 μ 即为系统的入射孔径角,光阑 DD 通过透镜的共轭像是 $D'D'$,D' 与像点 Q' 的连线与光轴的夹角为 μ',μ' 与 μ 共轭,μ' 即为系统的出射孔径角。

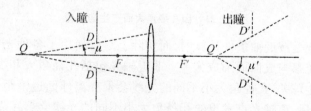

图 2-20 光阑与光瞳

孔径光阑通过其前面的透镜在物方成的像称为系统的入射光瞳,简称入瞳,孔径光阑通过其后面的透镜在像方所成的像,例如 $D'D'$ 称为系统的出射光瞳,简称出瞳。倘若孔径光阑在系统的最前方,则孔径光阑本身即为入瞳,例如图中 DD 本身为入瞳。同样,若孔径光阑在系统的最后位置上,则孔径光阑本身为出瞳。若孔径光阑 DD 在透镜组中间,则光阑通过其前面所有的透镜在物方生成的共轭像 $D'D'$ 为入瞳,而 DD 通过其后面所有透镜在像方生成的共轭像 $D''D''$ 为出瞳。

寻找孔径光阑的方法是将系统中所有的光阑和透镜的边框,一个个对其前面的透镜在物方找出共轭像,比较所有像的边框对轴上物点 Q 所张的孔径角,其中最小孔径角所对应的光阑便是孔径光阑。例如,眼睛的孔径光阑是瞳孔,照相机的孔径光阑是光圈。

2.2.7 像差

一个光学系统在使用了光阑后,虽可大致满足近轴条件,但所获得的像与真实的物体仍不能完全相似,即不能成一个完善的理想像。物像之间总存在着某些差别,有时一物点成像后变成一个斑点,一直线段成像后为一曲线等,这种与理想成像的差别称为像差。像差可分为单色像差和色差两大类,单色像差包括球差、彗差、像散、像场弯曲和畸变等,是由于一个球面波经光学系统后不再是一个完全的球面波所形成的像差;色差则是由于非单色的物光束因透镜材料的折射率随波长而变,使不同颜色的物点成像于不同位置上所形成的像差。

像差来源主要有五大类:①参与成像的光是非近轴光;②参与成像的光是非单色光;③光学系统中各光学元件的表面是非球面(磨制误差);④光学系统中各光学元件的主光轴不重合,即非共轴(装配误差);⑤构成光学系统中各光学元件的材料是非理想材料(非均匀、各向异性、有杂质的吸收和散射等)。其中后三类与实际加工条件及所用的材料有关,十分复杂,难以从理论上进行一般性的讨论;前两类称为几何像差,可以根据几何光学成像原理,给以定量的描述,并以各种方法予以修正或消除。

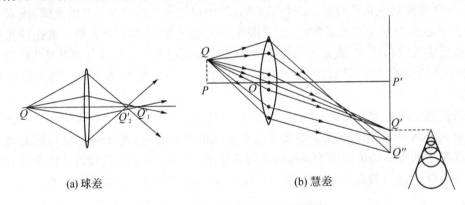

(a) 球差　　　　　　　　　　　　　(b) 彗差

图 2-21　因孔径角大而产生的像差

理想光学系统是按近轴条件计算的,而实际上尽管使用了各种光阑,仍可能有非近轴光进入光学系统参与成像而形成像差。非近轴光包括孔径角大和视场角大两类。其中孔径角大可产生球差(孔径角大小不同的光线会聚在离球面透镜距离不同的位置上)和彗差(消去球差后,离轴光点发出的孔径角大小不同的光线会聚在离主光轴距离不同的位置上,且光斑大小不同而形成彗星形状的像差),如图 2-22 所示。视场角大则可产生像散(像点不是一个点而分散为一段直线或一个圆,分别称为子午焦线、弧矢焦线和明晰圆)、场曲(像场发生弯曲,即最清晰的成像面不是一个平面而是一个曲面)和畸变(因不同视场角所对应的放大倍数不同而产生:视场角大放大倍数大的,成枕形畸变;视场角大放大倍数小的,成桶形畸变),如图 2-22 所示。理想光学系统是按单色光计算的,而实际光源往往不是单色光。由于构成光学元件的材料的折射率与波长有关(色散),从而使实际成像情况与理想成像情况不同。在可见光区,波长的不同就是颜色的不同,因而这种非单色光形成的像差也叫做"色差",它又分为"位置色差"和"放大率色差"两种。位置色差是因为不同波长光的成像位置不同而造成的,放大率色差则是因为不同波长的光所成的像的放大率不同而造成的,如图 2-23 所示。

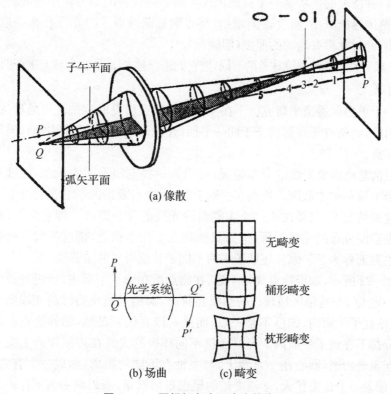

图 2-22 因视场角大而产生的像差

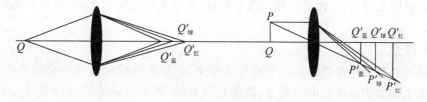

图 2-23 色差

1) 球面像差(简称球差)

就单独一个薄透镜来说,位于主轴上的一个物点所发出的宽阔光束,由透镜折射后,并不会聚于单独的一个像点而是成为弥漫的圆斑。这是由于通过透镜不同环带的光线(不限于近轴光线)折射后与主轴的焦点不相重合所引起的。对射后与主轴的交点不相重合所引起的。对会聚透镜来说,通过透镜的光线越靠近它的边缘环带时,折射后与主轴的交点越靠近透镜。发散透镜则相反。将该图绕主轴转过 180°,即得通过透镜的整个光束图。不论光屏置于什么位置,屏上出现的都是范围大小不同的弥漫圆斑。这种成像的缺陷,主要是由于透镜表面为球面所造成的,所以称为球差。这种现象不难用适当的光阑由实验来观察,也可根据折射定律用计算机来处理。不在主轴上的物点也有球差,不过还兼有其他因素,现象更为复杂。

如果把垂直于光具组主轴的光屏沿着主轴移动,则从一个物点发出的光线经光具组后和光屏的交点轨迹是一些圆。这些圆的大小随光屏位置而变化,圆内的照度一般说来是不均匀的(弥漫圆),照度的分布也随着光屏的位置而改变,当光屏通过近轴光线与主轴的交点时,弥漫圆的形状是一个由面积较大而照度较弱的晕所包围着的亮点。光屏移动时,晕的范围逐渐减小,照度逐渐增加,亮点则逐渐减弱。当光屏在某一位置时,弥漫圆缩到最小,此时几乎有均匀的照度(明晰圆)。

利用会聚和发散两种透镜球差的不同,把它们组合起来,能够得到球差很小的透镜组。

2)彗差

仍以一个单独薄透镜来研究。不在主轴上的物点所发的宽阔光束通过透镜后,如果球差已经消除,则所有光线都将交于同一平面(理想像平面,垂直于主轴),但仍不交于该面上的同一点。

为了更清楚地想象光线的分布情况,可引入一些空间平面的概念,通过光具组主轴的任何一个平面都称主截面。物点在主轴上时,由物点发出的所有光线处于不同的主截面内。在这种情况下,只要讨论一个主截面内光线的分布即可。将它绕主轴转过180°,即得光线在空间分布的完整图像,但是只要物点不在主轴上,情况就没有这样简单。物点所在的主截面称为子午面。显然子午面不同于其他所有的主截面。

如图 2-22 所示,如果物点离轴不远,在物点所在的子午面内,通过透镜中心部分的光线交于一点 Q',与近轴区域理论的结果相符合,而通过透镜边缘的光线则交于另一些点,所以即使在子午面内,像已不是一点,而是一段直线。显然,轴外物点所发出的宽阔光束大部分都不在该子午面内。经过透镜不同环带的光线在理想像面上交成一系列大小不同相互重叠的圆,圆心在一直线上,与主轴有不同的距离,形成一个有尖端的亮斑。尖端最亮,带着一个逐渐扩大,逐渐变暗的尾巴形似彗星,所以叫做彗形像差(彗差)。这是假定其他像差都已消除时的情况。实际上其他像差都要比彗形像差显著得多。当其他像差同时存在时,彗形像差就随同改变形状,故仅在特殊情形下,方可观察到纯粹的彗形像差。

3)像散

在球差和彗形像差都已消除了的光具组中,凡与主轴成较大倾斜角的单心光束,例如从远离主轴的物点所发出的光束,即使是狭窄的,出射时也不能保持单心。实际上只要狭窄光束的波面不是球面就有像散发生。像散的特征是对应于一个物点有子午像线和弧矢像线同时出现。物点离轴愈远,像散愈显著。

当光屏垂直于主轴放在不同位置时,远离主轴物点发出的光束和光屏交点的轨迹是椭圆。这些椭圆的形状和大小将随光屏位置的不同而变化。在图 2-22(a)中的位置 1 和 5,像是椭圆;在位置 3,椭圆变成圆(也称为明晰圆)。光屏在位置 4 和 2 时特别值得注意,此时椭圆变成直线,即子午像线 4 和弧矢像线 2。子午像线的方向垂直于物点所在的子午面。弧矢像线则在该子午面内。沿着出射主光线(通过出射光瞳中心的光线)上这两条像线间的距离可作为像散的量度,称为像散差。

4)场曲

以上讲的只是对个别发光点来说的,对于一个较大的发光平面,即使光具组的像散已经消除,像面将不是平面而是弯曲的。这表现在光屏放在一定位置时,各个不同的圆环清晰程度不同。当光屏移动时,一些圆环像变得更为清晰了,另一些圆环像变得更为模糊。可以这样来解释:在像散没有消除以前,一个物点离主轴越远,像散差越大,近似地按照主光线(通过出射光瞳中心的光线)倾角的正切的平方而增加。所以和垂直于主轴的平面物对应的,无论是弧矢像面或是子午像面都是弯曲的,越到边缘区域差别越大。

5) 畸变

即使像面弯曲已经消除,但离轴远近不同的物点成像时,横向放大率不一定都相同。这样就形成另一种像差,称为畸变。设物面是垂直于主轴具有正方形网眼的平面,它的像仍是平面的,但成为由曲线组成的网。如果横向放大率随物点离开主轴的距离而增大,则成为枕形畸变;如果是减小,则成桶形畸变。

由于畸变并不影响成像的清晰程度,而只改变像的几何形状,因而它与其他像差不同。在一些实际光学系统中,不但允许它存在,而且还设法造成巨大的畸变,以获得某方面的要求。例如,由拍摄宽银幕电影的照相物镜所得的像,是严重畸变的。像的水平方向同垂直方向的比例不似原物,矮胖变成瘦长;广阔的原野在底片上的像只占很窄的一条。这样,就能将水平方向较大范围内的景物拍摄下来。

如果一个光具组未经任何校正,一般地说上述五种像差将同时出现。但在一定条件下,也可能只有一种像差特别显著。例如物点在主轴上时,其他像差都不出现,只有球差单独出现。光束愈宽,球差愈显著。物点与主轴间距离不大时,除球差仍将出现外,彗差将较显著。光束即使不太宽,彗差还可能比球差显著。物点与主轴间距离较大而光束很细窄时,像散将最为显著,因为对于狭窄的光束,球差和彗差都不显著。至于场曲和畸变,仅在物面特别大时才比较显著,如果光束是细狭的,那么此时场曲和畸变相对说来都将变成次要的了。

6) 色差

当发光点位于光具组的主轴上时,不同波长的近轴光线也将成像于主轴上不同的点,各呈现不同的颜色,不再出现单独的白光像点。这种缺陷称为光具组的纵向色差,不在主轴上的发光点所成的像也将出现彩色,而且随发光点离轴远近不同,这种彩色的分布也将不同,这称为横向色差。即使在近轴区域内,这两种色差已经严重地破坏了像的清晰度。所以除反射镜外,无论哪一光具组首先必须尽量减少色差。纵向色差的消除尤为重要。图 2-23 中主轴上一物点 Q 发出白光,由近轴光束所成的像因色散而不是会聚于一点,红、绿、蓝光成像于不同位置,如一白色光屏移动,可见可变的彩色光环。

理想光学系统是不存在的。不可能完全消除所有的像差,但可以按照不同的要求而设法减少像差。减少像差的方法包括恰当地设置光阑,采用反射系统,利用复合透镜或组合透镜以及其他特殊方法。下面逐一举例说明。

在照相机中一般设置两个光阑:光圈是它的孔径光阑,底片框是它的视场光阑。当光圈较大时,对准面前方和后方景物(近景和远景)的各点在底片上都会形成一个较大的光斑,因而是模糊的,如图 2-24 所示。光圈越小,光斑越小,景物越清晰,当然入射光的能量也越少。所以,光线充足时,用小光圈,可得清晰的照片;而有时故意放大光圈,使要表现的人物或景物清晰而其余部分都模糊,从而突出了主题。

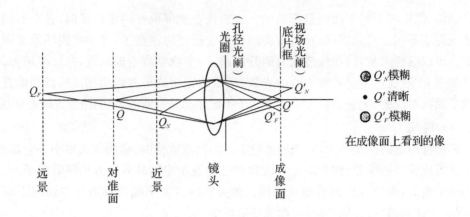

图 2-24 照相机中光圈的作用

如前所述,色差一般是由于材料的折射率与波长有关而产生的。因此,采用不需要折射的反射系统,就从根本上消除了这种色差的来源。但反射系统也有缺点:它使用往往不方便,反射镜的反射率不够高(如采用反射率很高的多层介质膜反射镜,则反射率往往与波长有关,又会产生色差),以及在反射系统中消除其他像差更困难等。所以只在对消色差要求特别高的场合(如单色仪等)才用这种反射系统。

在许多光学仪器中都采用的"消色差透镜",是一种复合透镜,把两个透镜粘在一起,形成复合透镜,如图 2-25 所示。则其总的光焦度为 $\Phi = \Phi_1 + \Phi_2$,而不同波长的光因 n 不同而对复合透镜产生的光焦度不同,为

$$\Delta\Phi = \Delta\Phi_1 + \Delta\Phi_2 = \frac{\Phi_1}{\nu_1} + \frac{\Phi_2}{\nu_2} \tag{2-39}$$

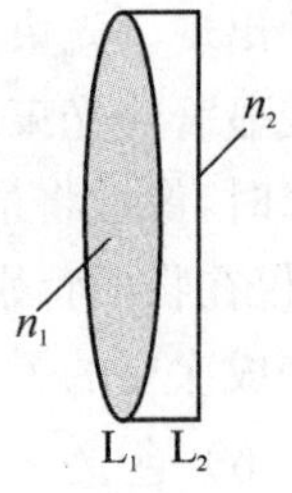

其中 ν_1、ν_2 为材料的阿贝数,各种光学材料的阿贝数有表可查。

图 2-25 消色差透镜

为了使复合透镜的色差最小,可令 $\Delta\Phi = 0$,得

$$\Phi_1 = \frac{\nu_1}{\nu_1 - \nu_2}\Phi, \Phi_2 = \frac{-\nu_2}{\nu_1 - \nu_2}\Phi \tag{2-40}$$

按照上述两式设计两透镜,再将它们胶合,即得"消色差透镜",它把两种波长的光的焦点拉在一起,其他各波长光的差距也很小了。

采用两个单透镜的组合,也可以获得某种消色差的结果。例如,若两共轴透镜 L_1(焦距为 f_1)和 L_2(焦距为 f_2)的距离为 d,则同样可令其总光焦度的 $\Delta\Phi = 0$ 而得

$$d = \frac{(f_1 + f_2)}{2} \tag{2-41}$$

此即组合透镜消色差的条件。

根据不同情况,还有各种不同的消像差的特殊方法。"不晕点"是在显微镜物镜中常用的一种消像差的方法。如图 2-26(a)所示,折射率为 n 半径为 r 的玻璃球置于折射率 $n_0 = 1$ 的空气中,C 为球心,Q 是球内离球心为 r/n 的一个点,Q' 是位于 CQ 连线上离球心距离为 nr 的一个点,M 是前半球面上的任意一点。由几何关系可知

$$\frac{r}{QC}=n=\frac{Q'C}{r},$$

$$\triangle Q'CM \backsim \triangle MCQ$$

于是有

$$\frac{QM}{Q'M}=\frac{QC}{MC}=\frac{r/n}{r}=\frac{1}{n}$$

即

$$n \cdot QM = Q'M$$

此式表示,光线从 Q 出发在 n 中传播到 M 的光程与从 Q' 出发在空气中传播到 M 的光程相等。显然,这是物像关系的基本要求,即 Q' 是 Q 的像。然而值得注意的是,在以上推导中,没有用到近轴条件。就是说, Q' 是 Q 的像总是满足的,并不需要近轴条件,与孔径角无关,即使 M 接近玻璃球的顶部, Q' 是 Q 的物像关系仍然成立。这一对共轭点就称为不晕点。显微镜是用来观察微小物体的,为了有足够的光强,希望孔径角尽量大,而一般情况下孔径角大了就会有球差和彗差,使像质变坏。利用不晕点则可以解决这个问题。当然,利用不晕点要求被观察物放在玻璃球中[图 2-26(a)中的 Q 点],这是不可能的。为此,常利用折射率为 n 的油。如图 2-26(b)所示,把待观察物放在油中的 Q 处,即可实现不晕点的上述要求,这就是高倍显微镜要用"油浸物镜"的原因。

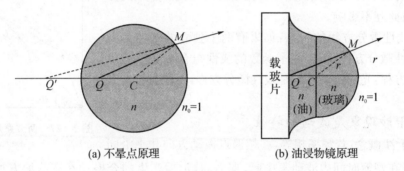

(a) 不晕点原理　　　　　　　(b) 油浸物镜原理

图 2-26　利用"不晕点"消除球差与彗差

2.3　光的干涉

2.3.1　光的电磁理论

(1) 介质中电磁波的传播速度: $v=\dfrac{c}{\sqrt{\varepsilon_r \mu_r}}=\dfrac{1}{\sqrt{\varepsilon \mu}}$

其中真空中电磁波的速度与光在真空中的速度相同,记为 c:

$$c=\frac{1}{\sqrt{\varepsilon_0 \mu_0}}$$

ε_r、μ_r 分别是介质的相对介电常数和相对磁导率,ε_0、μ_0 分别是真空的介电常数和磁导率。

(2) 介质的折射率 n

光在透明介质中的传播速度 v 和真空中的速度 c 之比为介质的折射率:$n=\dfrac{c}{v}$。

由以上结论,麦克斯韦认为光是一种电磁波,于是 $n=\sqrt{\varepsilon_r \mu_r}$。

（3）光的认识

①电磁波有电场强度矢量$\vec{E}$和磁场强度矢量$\vec{H}$,二者都和传播方向垂直,因此电磁波是横波。

②对人眼和感光仪器起作用的是电场强度,因此光波的振动矢量指的是电场强度$\vec{E}$。

③在电磁波中,可见光的波长范围为 3 900~7 600 Å,对应的频率范围为 7.5×10^{14} ~ 4.1×10^{14} Hz。在此范围内,不同的频率引起不同的颜色感觉。

④波动的能量传递用平均能流密度来描述,所谓能流密度是指单位时间内通过与波的传播方向垂直的单位面积的能量,而任何波动的平均能流密度与振幅的平方成正比,电磁波的能流密度正比于电场强度振幅 A 的平方值,故光强可写为:$\bar{I} \propto A^2$。

用相对光强来表征光强而不计算其绝对值,因此可写为:$\bar{I} = A^2$。

2.3.2 波动的独立性、叠加性和相干性

1）波动的独立性和叠加性

（1）从几个波源发出的波在同一点相遇时,这些波各自保持自己的波动特性（频率、振幅和振动方向）,按照原来的方向传播,彼此互不影响。

（2）线性微分方程的特点:如果有两个独立的函数都满足同一线性微分方程,则这两个函数的线性组合也必然满足这个微分方程,光的波动方程是线性微分方程,因此光波具有叠加性。

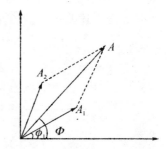

图 2-27 两波叠加矢量图

2）干涉现象是波动的特性

（1）干涉概念:若频率相等,在相遇点振动方向几乎沿同一光线,且在观察时间内波动不中断,那么,叠加后产生的合振动在有些地方加强,有些地方减弱,这种现象称为干涉。

（2）凡有强弱按一定分布的干涉花样出现的现象都可以作为该现象具有波动本性的最可靠最有力的实验依据。

3）相干与不相干叠加

设频率相同,位相不同的两列光波表示为:

$$E_1 = A_1 \cos(\omega t + \phi_1)$$
$$E_2 = A_2 \cos(\omega t + \phi_2)$$

则:
$$E = E_1 + E_2 = A\cos(\omega t + \phi)$$

其中:

$$A^2 = A_1^2 + A_2^2 + 2A_1 A_2 \cos(\phi_2 - \phi_1)$$

$$\tan\phi = \frac{A_1 \sin\phi_1 + A_2 \sin\phi_2}{A_1 \cos\phi_1 + A_2 \cos\phi_2}$$

光强:

$$\bar{I} = \bar{A}^2 = \frac{1}{\tau} \int_0^\tau A^2 \mathrm{d}t = \frac{1}{2} \int_0^\tau [A_1^2 + A_2^2 + 2A_1 A_2 \cos(\phi_2 - \phi_1)] \mathrm{d}t$$

$$= A_1^2 + A_2^2 + 2A_1A_2 \frac{1}{\tau}\int_0^\tau \cos(\phi_2 - \phi_1)\,\mathrm{d}t \tag{2-42}$$

下面对式(2-42)作一分析讨论。

(1) $\phi_2 - \phi_1$ 与时间无关,即在观察时总位相差不变(即相干叠加),则 $\overline{I} = A_1^2 + A_2^2 + 2A_1A_2\cos(\phi_2 - \phi_1)$,称 $2A_1A_2\cos(\phi_2 - \phi_1)$ 为干涉项。

当 $\phi_2 - \phi_1 = 2j\pi$ $\qquad j = 0,1,2,\cdots$

则 $\overline{I} = (A_1 + A_2)^2$ $\qquad$ 干涉相长 $\qquad$ $\overline{I}$ 取最大值

当 $\phi_2 - \phi_1 = (2j+1)\pi$ $\qquad j = 0,1,2,\cdots$

$\overline{I} = (A_1 - A_2)^2$ $\qquad$ 干涉相消 $\qquad$ $\overline{I}$ 取最小值

一般情况下,当 $A_1 = A_2$ 时

$$\overline{I} = 2A_1^2[1 + \cos(\phi_2 - \phi_1)] = 4A_1^2\cos^2\frac{\phi_2 - \phi_1}{2} \tag{2-43}$$

(2) 当 $\phi_2 - \phi_1 = f(t)$ 与时间有关(即不相干叠加) $\frac{1}{\tau}\int_0^\tau \cos(\phi_2 - \phi_1)\,\mathrm{d}t = 0$ 则 $\overline{I} = A_1^2 + A_2^2$ 称为不相干叠加。

对多个振动叠加时,若有几个同频率振动,振幅都为 A,振动方向一致,如为相干叠加则合振动强度在最大与最小之间,$\overline{I}_{\max} = (nA_1)^2 = n^2A_1^2$,$\overline{I}_{\min} = 0$。

如果为不相干叠加,则 $\overline{I} = nA_1^2$。

2.3.3 单色光波叠加形成的干涉

1) 振源

$$S_1 : E_{01} = A_{01}\cos(\omega t + \phi_{01}) \qquad S_2 : E_{02} = A_{02}\cos(\omega t + \phi_{02})$$

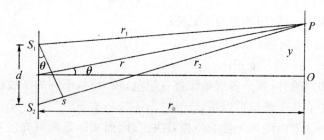

图 2-28 杨氏干涉

P 点振动:$E_1 = A_1\cos\left[\omega\left(t - \dfrac{r_1}{v_1}\right) + \phi_{01}\right]$ $\quad$ $E_2 = A_2\cos\left[\omega\left(t - \dfrac{r_2}{v_2}\right) + \phi_{02}\right]$

位相差:$\Delta\phi = \omega\left(\dfrac{r_2}{v_2} - \dfrac{r_1}{v_1}\right) + (\phi_{01} - \phi_{02}) = \dfrac{2\pi}{\lambda}(n_2r_2 - n_1r_1) + (\phi_{01} - \phi_{02})$ $\tag{2-44}$

式中 $(n_2r_2 - n_1r_1)$ 即为光程差,记为 $\delta = (n_2r_2 - n_1r_1)$

所以 $\Delta\phi = \dfrac{2\pi}{\lambda}\delta + (\phi_{01} - \phi_{02})$

在频率不变的情况下,两光源可认为是相干光源,为了讨论简便可令 $\phi_{01} - \phi_{02} = 0$ 且 $n = 1$,则 $\Delta\phi = \dfrac{2\pi}{\lambda}\delta = \dfrac{2\pi}{\lambda}(r_2 - r_1) = k(r_2 - r_1)$。

2) 干涉花样的形成

(1) 由位相差和光程差的关系 $\Delta\phi=\frac{2\pi}{\lambda}\delta=\frac{2\pi}{\lambda}(r_2-r_1)$ 知:

①当 $r_2-r_1=2j\frac{\lambda}{2}(j=0,\pm1,\pm2,\pm3,\cdots)$ 时,光强为最大值 $(A_1+A_2)^2$;

②当 $r_2-r_1=(2j+1)\frac{\lambda}{2}(j=0,\pm1,\pm2,\pm3,\cdots)$ 时,光强为最小值 $(A_1-A_2)^2$;

③当 $r\gg d$ 和 $r\gg\lambda$ 情况下: $r_2-r_1=s_2s_1'=d\sin\theta$,
则光强为最大值时的 θ 满足的条件为: $d\sin\theta=j\lambda$。

因 $r_0\gg d$, $\sin\theta\approx\tan\theta=\frac{y}{r_0}$,其中 y 为 P 点到 O 点的距离,

故 $d\sin\theta=d\frac{y}{r_0}=j\lambda$ 或 $y=j\frac{r_0}{d}\lambda(j=0,\pm1,\pm2,\pm3,\cdots\cdots)$;

④同理,光强最小值的那些光应满足:

$d\sin\theta=(2j+1)\frac{\lambda}{2}$ 或 $y=(2j+1)\frac{r_0}{d}\cdot\frac{\lambda}{2}(j=0,\pm1,\pm2,\pm3,\cdots)$。

从而可知,相邻两条强度最大值的条纹或相邻两条强度最小值的条纹的顶点间的距离为 $\Delta y=y_{j+1}-y_j=\frac{r_0}{d}\lambda$。

(2) S_1、S_2 对 O 点间的张角为: $\Delta\theta=\frac{d}{r_0}$

则条纹间距可改写为: $\Delta y=\frac{\lambda}{\Delta\theta}$ 或 $\Delta y\Delta\theta=\lambda$

其中,Δy 为干涉场中的条纹间距;$\Delta\theta$ 为 S_1、S_2 的角距离。

(3) 条纹特点

①条纹亮度相同,且间距相等与 j 无关;

②Δy 与 r_0 成正比而与 d 成反比;

③r_0、d 一定时,Δy 与 λ 成正比;

④白光为光源时除外,其余各级条纹都有颜色,较大时,不同的条纹极易重合得到均匀强度因而只有中心几个条纹可以辨认;

⑤干涉花样的强度由两列光波的位相差决定,因而实际是两列光波空间位相差分布的记录,即干涉花样记录了位相差的信息,这就是全息照相的原理。

2.3.4 分波面双光束干涉

1) 光源的要求

(1) 在任何时刻到达观察点的应是从同一批原子发射出来但经过不同光程的两列光波,尽管各原子的发光现象迅速变化,但是任何位移改变总是同时发生在这两列波中,因而在到达同一观察点时总是保持不变的位相差。只有满足以上条件的两束光才是相干的。

(2) 获得相干光源的方法:分波面法和分振幅法。

2) 分波面干涉的实例

(1) 杨氏实验

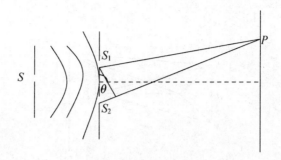

图 2-29 双光束干涉

①实验装置（见图 2-29）

在光源 S 的波面上，分出 S_1、S_2 两个小部分，由于同一波面上的任意两点间的位相差都相同，因此 $\phi_{01}-\phi_{02}=0$。由于 S_1、S_2 是由同一个波面分得的，所以 $A_1=A_2$。

②实验分析

a. P 点的干涉光强为 $I=4A_1^2\cos^2\left(\dfrac{\phi_2-\phi_1}{2}\right)$，光程差为 $d\sin\theta$。

b. 在某一光路中放入透明介质，介质折射率为 n，厚度为 h，则光程差的改变为 $(n-1)h$。这将导致条纹沿 y 轴平移，如果上光路光程增大，则条纹上移；下光路光程增大，条纹下移。

c. 光程差的改变与条纹移动的距离（y）。光程差改变一个就有一个条纹间距 Δy 的移动。

因为 $\Delta y=\dfrac{r_0}{d}\lambda$，所以 $y=j\Delta y=j\dfrac{r_0}{d}\lambda$。

（2）菲涅耳双面镜

①实验装置（图 2-30）

该实验可以看做等效的杨氏干涉实验，只要求出 d 即可。

②实验分析

因为圆弧圆周角是圆心角的一半，所以 S_1、S_2 的圆心角为 2θ，所以 $d=2r\sin\theta$。

条纹间距为：$\Delta y=\dfrac{r+l}{2r\sin\theta}\lambda$。

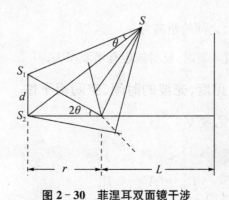

图 2-30 菲涅耳双面镜干涉

（3）洛埃镜

①实验装置(图 2-31)

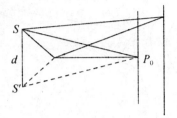

图 2-31　洛埃镜干涉

②实验分析

理论上在 P_0 点的光程差为零,应该对应亮条纹,但是实验发现却是暗条纹。原因是光在反射过程中发生了半波变化。一般在均匀介质中传播时不可能发生半波变化,但是当光从光疏介质向光密介质入射时,反射光在介质表面上反射时,位相改变了,也就是说反射光线的光程在介质表面损失了半个波长,这种情况称为半波损失。这也是该实验揭示的主要现象。

(4) 维纳驻波实验

①实验装置

入射波经反射后,两列光波叠加形成驻波。驻波有节点即振幅最小处,有腹点即振幅最大处。

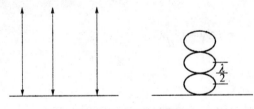

图 2-32　驻波示意图

②实验分析

a. 腹点之处是两列光波位相相同或光程差 $j\lambda$,节点之处是两列光波位相相反或光程差为 $(2j+1)\dfrac{\lambda}{2}$。

b. 相邻腹点(或节点)之间的距离为 $\dfrac{\lambda}{2}$。

c. 该实验揭示当垂直入射时,反射波也有半波损失。

2.3.5　干涉条纹的可见度,光波的时间、空间相干性

1) 干涉条纹的可见度 V

(1) $V = \dfrac{I_{\max} - I_{\min}}{I_{\max} + I_{\min}}\,(0 \leqslant V \leqslant 1)$　　　　　　　　　　(2-45)

(2) $I_{\max} = (A_1 + A_2)^2$　　　　$I_{\min} = (A_1 - A_2)^2$

$I_{\max} - I_{\min} = 4A_1 A_2$　　　　$I_{\max} + I_{\min} = 2(A_1^2 + A_2^2)$

$$V = \frac{2A_1A_2}{A_1^2 + A_2^2} = \frac{2\left(\dfrac{A_1}{A_2}\right)}{1 + \left(\dfrac{A_1}{A_2}\right)^2} \qquad (2-46)$$

令 $I_0 = I_1 + I_2 = A_1^2 + A_2^2$

则：$I = A_1^2 + A_2^2 + 2A_1A_2\cos\Delta\phi = I_0(1 + V\cos\Delta\phi)$

上式即为双光束干涉光强分布的另一表达式。

2）光源非单色性对干涉条纹的影响

(1) 设 λ 的范围为 $\Delta\lambda$，由于在 $\lambda \sim (\lambda+\Delta\lambda)$ 内各种波长的干涉条纹非相干叠加，结果仅有零级条纹是完全重合在一起的，其他各级条纹不再重合。极大值位置的范围，即 $\Delta y = j\dfrac{r_0}{d}\Delta\lambda$ 称其为明条纹宽度。

(2) 在 Δy 内，充满着同一干涉级 j，波长在 $\lambda \sim (\lambda+\Delta\lambda)$ 之间的各种波长的明条纹。

(3) 由 $\Delta y = j\dfrac{r_0}{d}\Delta\lambda$ 可见，随干涉级数的提高，同一级干涉条纹的宽度增大，干涉条纹的可见度相应降低。

(4) 当波长为 $(\lambda+\Delta\lambda)$ 的第 j 级与波长为 λ 的第 $j+1$ 级条纹重合时，条纹的可见度降为零。

(5) 当可见度为零时 $(\lambda+\Delta\lambda)$ 的第 j 级和 λ 的第 $j+1$ 级的光程差相等，即 $\delta = j(\lambda+\Delta\lambda) = (j+1)\lambda$ 可推出 $j = \dfrac{\lambda}{\Delta\lambda}$，即当 $j = \dfrac{\lambda}{\Delta\lambda}$ 时，干涉条纹可见度降为零。与该干涉级对应的光程差为实现相干的最大光程差，即

$$\delta_{max} = j(\lambda+\Delta\lambda) = \frac{\lambda}{\Delta\lambda}(\lambda+\Delta\lambda) = \frac{\lambda^2}{\Delta\lambda} + \lambda \approx \frac{\lambda^2}{\Delta\lambda} \qquad (2-47)$$

上式表明，光源的单色性决定产生干涉条纹的最大光程差，通常将 δ_{max} 称为相干长度。

3）时间相干性

(1) 由于原子发光的不连续性，只有某一时刻发出的光被分解为两个波列，而当这两列波列通过不同路径在考察点相遇时才有干涉现象。

(2) 如果同一时刻发出的光波分解得到的两列光在相遇点不能相遇则不产生干涉。

(3) 不同时刻原子发出的光由于初始位相、频率等不同，不能产生相干叠加。

(4) 两个波列的长度尽可能长，至少应等于最大光程差才能观察到光的干涉现象。这个最大光程差称为波列长度，即 $L = \delta_{max} = \dfrac{\lambda}{\Delta\lambda}$，可见，$L$ 与 $\Delta\lambda$ 成反比，单色性好，波列长度就长。

(5) 两波列通过观察点所需的时间为：$\Delta\tau_0 = \dfrac{L}{c}$，对于观察点，前后两个时刻传来的光波属于同一波列，则它们是相干光波，称该光波具有时间相干性。否则为非相干光波，称该光波为无时间相干性。可用 $\Delta\tau_0$ 的长短衡量时间相干性好坏，因此称 $\Delta\tau_0$ 为相干时间，即光通过相干长度所需的时间。时间相干性好就能观察到干涉级数较高的条纹。

(6) 由于光波列沿光的传播方向通过空间确定点，所以时间相干性是光场的纵向相干性。

4）光源的线度对干涉条纹的影响

（1）当光程差为零时，是亮条纹。

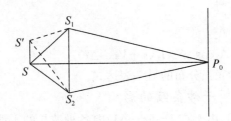

图 2 - 33　零光程示意图

当偏离的光程差不为零时，中心亮条纹下移；

当光程差刚好为 $(2j+1)\dfrac{\lambda}{2}$ 时，中心亮条纹下移到第一个暗点位置，此时，如果以上情况同时存在，则屏上亮度几乎相同的干涉条纹的可见度变为零。

（2）临界宽度

如图 2 - 34，令 $S'S_1$ 的光程差为 $\dfrac{\lambda}{2}$，求出偏离的距离 a。

由图 2 - 34 可见： $\beta=\dfrac{\lambda}{2d}$，$a=r_{10}\beta$，$\dfrac{d}{2}=r_{20}\beta$，所以 $a+\dfrac{d}{2}=(r_{10}+r_{20})\beta=r_0\beta$

$$\therefore a=r_0\beta-\dfrac{d}{2}=r_0\ \dfrac{\lambda}{2d}-\dfrac{d}{2}=\dfrac{r_0\lambda-d^2}{2d}\approx\dfrac{r_0\lambda}{2d} \tag{2-48}$$

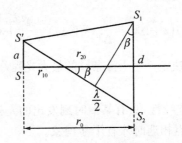

图 2 - 34　光源线度临界宽度示意图

即当 S' 偏移差 $a=\dfrac{r_0}{2d}\lambda$ 时，条纹可见度为零。称 a 为临界宽度。

由上可知，光源的横向线度要小于 $2a=\dfrac{r_0\lambda}{d}=a_0$。

5）空间相干性

（1）对临界宽度为 a 的光源，可求出对应的双缝之间的最大距离为： $d_{max}=\dfrac{r_0\lambda}{a_0}$，一般用 d_{max} 描述空间相干性。

①若双缝间距等于或是大于 d_{max}，则观察不到干涉条纹。若使双缝间距小于 d_{max}，则屏幕上能观察到干涉条纹。

②当 S'、S_1 的双光束观察不到干涉条纹时称空间相干性差，当能观察到干涉条纹时

称空间相干性较好。

③光场的空间相干性描述光场中在光的传播路径上空间横向两点在同一时刻光振动的关联程度,故又称横向相干性。

④光的空间相干性与光源的线度有关,光源的线度越大,空间相干性越差。因此通常在光源后置一小狭缝以减小光源的线度,提高光场的空间相干性。

(2) 空间相干性和时间相干性的关系

在考察点,由发出的光波需要不同的时间,因此牵涉到时间相干性,同时也牵涉到空间相干性。因此在干涉问题中,空间相干性和时间相干性是同时出现的,不能严格分辨,但是时间相干性主要决定于光源的单色性,空间相干性主要决定于光源的本身线度。

2.3.6 分振幅薄膜干涉

厚度为 h,折射率为 n 的薄膜上下表面反射光的光程差如下:

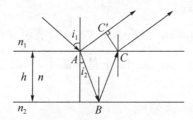

图 2-35 分振幅薄膜干涉

由图 2-35 知,光程差

$$\delta = n(AB+BC) - n_1 AC' - \frac{\lambda}{2}$$

$$AB = BC = \frac{h}{\cos i_2}$$

$$AC' = AC \sin i_1 = 2h \tan i_2 \sin i_1$$

所以,$n_1 AC' = 2h \tan i_2 n_1 \sin i_1 = 2h \tan i_2 n \sin i_2 = \dfrac{2nh \sin^2 i_2}{\cos i_2}$

所以,$\delta = \left(\dfrac{2h}{\cos i_2} - \dfrac{2h \sin^2 i_2}{\cos i_2} \right) n = 2nh \cos i_2 = 2h \sqrt{n^2 - n^2 \sin^2 i_2} = 2h \sqrt{n^2 - n_1^2 \sin^2 i_1}$

当 $n_1 < n_2$,上表面有半波损失。

总结以上可得:$\delta = 2h \cos i_2 \pm \dfrac{\lambda}{2}$。

干涉条纹的亮暗性质:

$$2nh \cos i_2 = \begin{cases} (2j+1) \dfrac{\lambda}{2}, \text{亮点} \\[2mm] 2j \dfrac{\lambda}{2}, \text{暗点} \end{cases} \qquad j = 0、1、2、\cdots \qquad (2\text{-}49)$$

1) 等倾干涉条纹

(1) 定义:当薄板是折射率 n 和厚度 d 均为常数的平行平面板时,则位相差 δ 只决定于光在板面上的入射角 i。由相同入射角的光所形成的反射光在透镜的相应焦点有相同的位相差,因而有相同的光强度,而光强度相等的点的轨迹就是干涉条纹。所以,平行平板的干涉条纹是由有相同入射角的光形成的,我们称这种干涉为等倾(度)干涉。

(2) 干涉条纹的特点

①点光源:点光源发出的光线,入射角相同的光线在薄膜的上表面形成同心圆,环经透镜后在透镜的焦平面上形成圆环花样,因此,点光源的等倾干涉花样是同心圆环。

②面光源:面光源上任意点都形成各自的同心干涉圆环,由于不同点相同入射角的圆环位置不同,但经薄膜反射和折射后成为平行光线,经过透镜后会聚于同一点,所以光源并不改变同心干涉圆环花样,只是圆环的强度增加,即等倾干涉圆环与光源的位置无关。

③如果将光源置于透镜的物方焦平面上,则光源上的任意一点经透镜透射后都成为平行光线,经薄膜后,仍然是平行光线,于是光线会聚于第二个透镜的焦平面上一点,即光源的形状与等倾干涉花样相同,但是由于光源上的有些点的倾角使光程差满足干涉相长,而有些满足干涉相消,因此同样也有同心干涉圆环花样。

④等倾干涉圆环的干涉级

中心点对应 $i_1=0$,$i_2=0$,即由 $2nh\cos i=(2j+1)\frac{\lambda}{2}$ 可知此时 j 取最大值随着圆环半径增大,i_1 增大,i_2 也增大,则 $\cos i_2$ 减小,于是 j 减小,所以等倾干涉圆环的干涉级次的特点是:内高外低。

2) 薄膜厚度对干涉环的影响

(1) 对于 j 级,$2nh\cos i_2=(2j+1)\frac{\lambda}{2}$,对于 $j+1$ 级,$2nh\cos i_2'=(2j+3)\frac{\lambda}{2}$,

两式相减可得:$2nh(\cos i_2'-\cos i_2)=\lambda$。

因 $(\cos i_2'-\cos i_2)=\cos(i_2+\Delta i)-\cos i_2=\cos' i_2 \Delta i=-\sin i_2 \Delta i$,

所以 $|\Delta i|=\dfrac{\lambda}{2n\sin i_2 h}$。

(2) 分析

①i 越大,n 越小,即薄膜越厚,条纹间距越小,条纹越密,不易辨认。

②由于 i 不同,故等倾环间距不相同,呈现出内疏外密的特点。

③由 $2nh\cos i=(2j+1)\frac{\lambda}{2}$,当 h 连续增大时,干涉环上的条纹向外移动。当厚度变化 $\Delta h=\dfrac{\lambda}{2n}$,视场中就有一个条纹移过(在中心冒出或是消失一个圆环)。

2.3.7 等厚干涉

(1) 定义

由 $2nh\cos i_2=(2j+1)\frac{\lambda}{2}$,当 i_2、n 一定时,干涉条纹的形状决定于 h,此时光源为平行光,这种干涉称为等厚干涉。

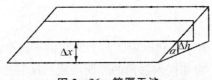

图 2-36 等厚干涉

入射光平行,且满足 $i_1=0$,此时亮条纹条件为 $2nh=(2j+1)\dfrac{\lambda}{2}$,即厚度越大,干涉级越大,条纹形状是与棱平行的直条纹。

相邻亮条纹对应的厚度差为 $\Delta h=\dfrac{\lambda}{2n}$。

设条纹间距为 Δx,尖劈夹角为 α,则 $\Delta x=\dfrac{\Delta h}{\alpha}=\dfrac{\lambda}{2n\alpha}$。

由上式知相同形状的尖劈,n 越大,Δx 越小。所以空气劈比水劈的干涉条纹间距大。

（2）薄膜色

①由 $2nh\cos i_2=(2j+1)\dfrac{\lambda}{2}$ 即亮条纹条件。

当入射光是复色光时,对于给定的入射角 i_1,

$$2nh\cos i_2=(2j+1)\dfrac{\lambda_1}{2}=(2j+3)\dfrac{\lambda_2}{2}=(2j+5)\dfrac{\lambda_3}{2}=\cdots \qquad (2-50)$$

即对相同厚度的薄膜,不同的波长在此都有干涉亮条纹,这些亮条纹重叠在一起形成彩色条纹,这种彩色称为薄膜色。

②当薄膜很薄时,即 $h\to0$ 时,薄膜厚度造成的光程差可近似为零,此时光程差就只有上下表面的附加光程差 $\dfrac{\lambda}{2}$,于是观察反射光时,由于 $\dfrac{\lambda}{2}$ 的光程差,使干涉光强为极小,所以看不到薄膜。而观察透射光时,由于没有 $\dfrac{\lambda}{2}$,可以看见薄膜是透明无色的(在阳光下)。

2.3.8 迈克耳逊干涉仪

1）原理

$2nh\cos i_2=2j\dfrac{\lambda}{2}$(注:在该干涉仪中没有半波损失)

2）装置

（1）原理描述

如图 2-37,m_2 经 G_1 下表面成虚像 m_2' 与 m_1 平行,m_2' 与 m_1 的距离记为 h,这样相当于光线入射厚度为 h 的空气薄膜反射后产生等倾干涉,由于入射角相同的点形成同心圆,故干涉花样为同心圆环。在上下表面都是由空气进入玻璃,所以空气薄膜没有附加光程差,但 G_1 从下表面分为两束光后,向上的光来回穿过 G_1 两次,另一束来回不经过 G_1 内,所以这两束光由于穿过 G_1 造成了附加光程差,为了消除这一附加光程差,在光路中加一补偿板 G_2,G_1、G_2 厚度相同,折射率相同,且平行放置。

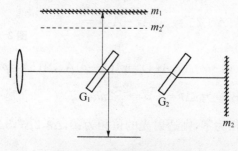

图 2-37 迈克耳逊干涉仪

（2）工作原理

$$2nh\cos i_2 = 2h\cos i_2 = \begin{cases} 2j\dfrac{\lambda}{2}, 相长 \\ (2j+1)\dfrac{\lambda}{2}, 相消 \end{cases} \tag{2-51}$$

当移动 m_1 使空气层增加厚度时,干涉环向外移动,中心向外冒出圆环,减小空气层厚度时,干涉环向内移动,中心陷进干涉圆环,对于一定的 i_2,相邻两干涉环的厚度差为:

$$\Delta h = \frac{\lambda}{2\cos i_2}$$

对中心点 $i_2=0$,$\Delta h=\dfrac{\lambda}{2}$,即若空气厚度变化 Δh,就有一个圆环从中心冒出或是陷入。由上可得空气层的厚度变化表示为:$H=m\Delta h=m\dfrac{\lambda}{2}$,其中 m 为冒出或是陷入的条纹数。

2.3.9　法布里—珀罗干涉仪　多光束干涉

1）双光束干涉方程

$I=4A_1^2\cos^2\dfrac{\Delta\phi}{2}$,当 $\Delta\phi=2j\pi$ 时,$I=4A_1^2$;当 $\Delta\phi=(2j+1)\pi$ 时,$I=0$。

当 $\Delta\phi$ 处于 $2j\pi$ 和 $(2j+1)\pi$ 之间时 $0<I<4A_1^2$,由于 I 随 $\Delta\phi$ 的变化比较缓慢,所以干涉条纹本身比较宽,不够尖锐。为使条纹尖锐,产生了法布里—珀罗干涉仪,实质是使多光束干涉。

2）不等振幅的多光束干涉

（1）法布里—珀罗干涉仪中,最主要的器件是两个平行的高反射率的平面镜。入射光进入两镜之间,经过多次反射,在第二个镜的透射方向产生多光束。由于这些多光束实际是同一束光分解来的,所以是相干的。

（2）工作原理

如图 2-38,$\rho=\left(\dfrac{A'}{A_0}\right)^2$ 称为平面镜的反射率,其中 A' 为反射光振幅。

透射光:$A_1^2=A_0^2-A'^2=A_0^2(1-\rho)$,即 $A_1=\sqrt{1-\rho}A_0$,此振幅的光在两平面镜中多次反射,第一次透射光强为 $I=A_1^2-\rho A_1^2=(1-\rho)A_1^2$。

透射振幅为 $A(1)=\sqrt{1-\rho}A_1=(1-\rho)A_0$。

第二次透射光强 $A(2)=\sqrt{A_2^2-A_2^2\rho}=\sqrt{A_0^2(1-\rho)^2\rho^2}=\rho(1-\rho)A_0$。

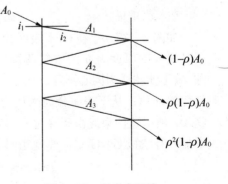

图 2-38　多光束干涉

同理可得:$A(3)=\rho^2(1-\rho)A_0$,$A(4)=\rho^3(1-\rho)A_0$,$A(5)=\rho^4(1-\rho)A_0$,……

相邻两透射光的位相差为:$\Delta\phi=\dfrac{2\pi}{\lambda}\delta=\dfrac{2\pi}{\lambda}2nh\cos i_2$。

设第一束光的初位相为零,则透射光的位相为:$0,\Delta\phi,2\Delta\phi,3\Delta\phi,\cdots\cdots$

透射光表示为：$(1-\rho)A_0 e^{i\omega t}[1+\rho e^{-i\Delta\phi}+\rho^2 e^{-i2\Delta\phi}+\rho^3 e^{-i3\Delta\phi}+\cdots]$

此为无穷等比级数，其和为 $\dfrac{a_1}{1-q}$，其中 a_1 为首项，q 为公比。

所以合振动为：$(1-\rho)A_0 \dfrac{1}{1-\rho e^{-i\Delta\phi}}$

合振动 $I=(1-\rho)A_0\dfrac{1}{1-\rho e^{-i\Delta\phi}}\times(1-\rho)A_0\dfrac{1}{1-\rho e^{i\Delta\phi}}=\dfrac{A_0^2}{1+\dfrac{4\rho}{(1-\rho)^2}\sin^2\dfrac{\Delta\phi}{2}}$ （2-52）

当 $\Delta\phi=2j\pi(j=0,1,2,3,\cdots)$ 时，$I_{max}=A_0^2$；

当 $\Delta\phi=(2j+1)\pi(j=0,1,2,3\cdots)$ 时，$I_{min}=\dfrac{A_0^2}{1+\dfrac{4\rho}{(1-\rho)^2}}=\dfrac{(1-\rho)^2}{(1+\rho)^2}A_0^2$。

所以，可见度为：$V=\dfrac{I_{max}}{I_{min}}=\dfrac{(1+\rho)^2}{(1-\rho)^2}$。

由上面讨论可知，当 $\Delta\phi$ 稍微偏离最大位置，光强很快递减，从而使条纹变得窄而且明亮，这就是多光束干涉的特点。

3）等振幅的多光束干涉

设振幅为 A_0，相邻两光的位相差为 $\Delta\phi$，则全振动为：

$$A_0(1+e^{-i\Delta\phi}+e^{-i2\Delta\phi}+e^{-i3\Delta\phi}+\cdots)e^{-i\omega t}=A_0 e^{-i\omega t}\sum_{k=1}^{N}e^{-i(k-1)\Delta\phi}=A_0 e^{-i\omega t}\dfrac{1-e^{-i\Delta\phi N}}{1-e^{-i\Delta\phi}}$$

光强为振幅平方：$I=A_0^2\dfrac{1-e^{-i\Delta\phi N}}{1-e^{-i\Delta\phi}}\cdot\dfrac{1-e^{i\Delta\phi N}}{1-e^{i\Delta\phi}}=A_0^2\dfrac{\sin^2\dfrac{N\Delta\phi}{2}}{\sin^2\dfrac{\Delta\phi}{2}}$ （2-53）

当 $\Delta\phi=2j\pi$ 时，$A_{max}^2=\lim\limits_{\phi\to 2j\pi}A_0^2\dfrac{\sin^2\dfrac{1}{2}N\Delta\phi}{\sin^2\dfrac{1}{2}\Delta\phi}=N^2A_0^2$； （2-54）

当 $\Delta\phi=2j'\dfrac{\pi}{N}$ 时 $(j=0,\pm N,\pm 2N,\pm 3N\cdots)$，$I=0$。

在两个最小之间有一个次极大，在两主极大间有 $N+1$ 个最小，$N-2$ 个次极大。

2.3.10 干涉现象的应用 牛顿环

（1）根据干涉条纹与厚度的对应关系，从条纹的形状可以判断厚度的大小，由此设计制作出了平面干涉仪，用来检查光学元件的表面。

（2）镀膜光学元件（增透膜）

①镀上透光膜使得折射率逐渐增大，由 $\rho=(\dfrac{n_2-n_1}{n_2+n_1})^2$ 知，当 n_2-n_1 较小时，即 n_1 接近 n_2 时反射光强度很小，透射光强度很大。

②适当控制膜的厚度，使膜的上下表面反射的光干涉相消，这样，又一次减小了反射光的能量，从而增大了透射光能量。

（3）测量长度的微小变化

（4）牛顿环

①装置

牛顿环是由一个焦距很大的平凸透镜与一个平面玻璃板接触在一起组成的器件。

②工作原理分析

如图 2-39，$R^2 = r_i^2 + (R-h)^2 = r_i^2 + R^2 - 2Rh + h^2 \approx r_i^2 + R^2 - 2Rh (R \gg h)$，

$h = \dfrac{r_i^2}{2R}$ 考虑到半波损失，则总的光程差为：$\delta = 2h - \dfrac{\lambda}{2} = \dfrac{r_i^2}{R} - \dfrac{\lambda}{2}$

亮环半径满足：$\dfrac{r_i^2}{R} - \dfrac{\lambda}{2} = j\lambda$，即：$r_i = \sqrt{(2j+1)R\dfrac{\lambda}{2}}$ $(j = 0,1,2,3,\cdots)$；

暗环半径为：$r_i' = \sqrt{jR\lambda}$ $(j = 0,1,2,3,\cdots)$。

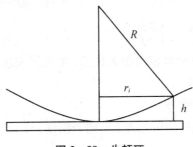

图 2-39 牛顿环

2.4 光的衍射

光的衍射即光进入影内并且在影外的光强分布不均匀的现象。

光的衍射条件是障碍物的尺寸与波长可以比拟。

2.4.1 概述 惠更斯-菲涅耳原理

按几何光学观点，自点（或线）光源发出的光波，当其通过圆孔、狭缝、直边或其他任意形状的孔或障碍物面到达幕上时，在幕上应该呈现明晰的几何影，影内完全没有光，影外有均匀的光强度分布。然而，实际上，在所述圆孔、狭缝或其他障碍物都很小的情况下，由于它们限制光波的波阵面，结果有光进入影内并且在影外的光强度分布也不均匀，这是光的直线传播定律所不能解释的，我们称这种现象为光的衍射。

例如，令自一点光源发出的光波通过一个与光源相距几米的很小的圆孔（2～3 mm 的直径）、在圆孔后面约 1 m 处的幕上，则可观察到中心可为亮亦可为暗的一组明暗相间的圆环构成的图样。又如，令一束平行单色光（单色平面波）通过一个没有像差或像差校正得很好的透镜或透镜组，按几何光学的观点，应该在焦平面上得到一个像点；然而实际上，得到的是一个与透镜孔径的大小和所用光的波长有关的光斑，并且光斑内的光强度分布是有规律的，诸如此类的现象，都是光的衍射现象。

光的衍射是光的波动性的一种表现。我们通过对光的各种衍射现象的研究，可以在光的干涉现象之外，从另一侧面再次深入具体地了解光的波动性，同时，也可以为讨论近代光学的一些课题奠定一个理论基础。

为了初步地讨论光的衍射，兹介绍惠更斯-菲涅耳原理如下：

惠更斯为了说明波在空间各点的逐步传播的机制,曾提出一种设想,现今称之为惠更斯原理。他认为自点光源 S(图 2-40(a))发出的到达波阵面 Σ 上的每一点均可视为一个新的振源,由它发出次级波;若光波在各向同性的均匀介质中以速度 u 传播,则波阵面 Σ 经过某一时间 τ 后的新波阵面就是在波阵面 Σ 上作出的半径为 $u\tau$ 的诸次级球面波的包络面 Σ'。

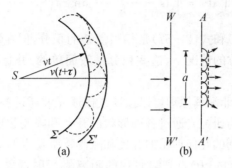

图 2-40　波前

利用上述原理,可以预料光的衍射现象的存在。例如,我们来考察一平面波 WW' 通过宽度为 a 的开孔 AA'(图 2-40(b))的情况。开孔 AA' 限制平面波 WW' 只允许宽度为 a 的一段波阵面通过,开孔平面上的每一点都可视为新的振源,传出次级波;这些次级波的包络面在中间部分是平面,在边缘处是弯曲的。即在开孔的边缘处光不沿原光波方向进行,因而可以预料在几何影内的光强度不为零,它表明有衍射现象。这是几何光学所不能描述的。

然而,惠更斯原理却不能用来考察衍射现象的细节以及多种多样的衍射,换言之,惠更斯原理有助于确定光波的传播方向,而不能确定沿不同方向传播的振动的振幅。菲涅耳基于光的干涉原理,认为不同次级波之间可以产生干涉,给惠更斯原理作了补充,成为惠更斯-菲涅耳原理:波阵面 S(图 2-41)在与其相距 r_0 的一点 P 上所产生的振动,取决于波阵

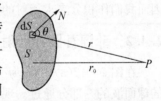

图 2-41　惠更斯-菲涅耳原理

面上所有面元 dS 在该点产生振动的总和。对于给定的面元 dS,它在 P 点所生的振动的振幅正比于面元的面积 dS,反比于面元到 P 点的距离 r 并且与面元 dS 对 P 点的倾角有关;P 点的振动位相取决于面元 dS 的初位相和面元到 P 点的距离,于是面元 dS 在 P 点所产生的振动可表示为

$$dy \propto \frac{dS K(\theta)}{r} \sin 2\pi \left(\frac{t}{T} - \frac{r}{\lambda} \right)$$

或

$$dy = C \frac{K(\theta)}{r} \sin 2\pi \left(\frac{t}{T} - \frac{r}{\lambda} \right) dS \tag{2-55}$$

其中,$K(\theta)$ 为随 θ 角增大而缓慢减小的函数,C 为比例常数。将波阵面 S 上所有面元在 P 点的贡献加起来,即求得波阵面 S 在 P 点所产生的振动

$$y = \int_S \mathrm{d}y = \int_S C \frac{K(\theta)}{r} \sin 2\pi \left(\frac{t}{T} - \frac{r}{\lambda}\right) \mathrm{d}S \tag{2-56}$$

如果波阵面上各点的振幅有一定的分布,且分布函数为 $a(S_i)$,则波阵面 S 在 P 点所产生的振动为

$$y = \int_S \mathrm{d}y = \int_S C \frac{a(S_i)K(\theta)}{r} \sin 2\pi \left(\frac{t}{T} - \frac{r}{\lambda}\right) \mathrm{d}S \tag{2-57}$$

一般来说,式(2-56)和式(2-57)是相当复杂的积分,但在波阵面对以通过 P 的波面法线为轴而有回转对称的情况下,这些积分是较简单的,并且可以用代数加法或矢量加法来代替积分。

借助于上述惠更斯-菲涅耳原理可以预计或描述光波通过各种障碍物时所发生的衍射现象的主要特征。作为研究光通过各种形状的开孔和障碍物所发生的衍射的基础,我们先来讨论几个具有规则的几何形状的开孔和障碍物所发生的衍射。对于这些衍射,我们可按光源(S)和所研究的(P)点到障碍物的距离将衍射现象分为菲涅耳衍射和夫琅禾费(Fraunhofer)衍射两类。前者是光源和所考察的点到障碍物的距离为有限远时的衍射;后者是光源和所考察的点对障碍物来说或者是在无限远或者是相当于在无限远时的衍射。在下面就依这种分类对光通过圆孔、圆盘、直边和狭缝等所生的衍射作一初步讨论。

对菲涅耳衍射,如果我们直接应用式(2-57)进行讨论,是比较麻烦些的。为此,我们以矢量叠加法代替式(2-57)来做近似地讨论。对夫琅禾费衍射,由于是平行光,式(2-57)中的 $Ca(S_i)K(\theta)/r$ 可认为是一个常数 C',直接应用该公式进行计算并不困难,因而我们作积分来求衍射的光强分布。

2.4.2 菲涅耳圆孔衍射

在图 2-42(a)中,S 为一点光源,CC' 是在不透明的屏上开的小圆孔,它使来自 S 点的球面波的一部分通过。现在来考察这个部分波阵面在通过圆孔 CC' 中心的直线 SS' 上一点 P 所产生的振动的振幅。为此,当然可以先按式(2-56)写出相应的积分式,然后对所露出的波阵面进行面积积分而求得 P 点的振动。但在这里由于波阵面对所考察的点具有对称性,因而可用特殊的作图法代替上述积分,所说的特殊作图法是这样的:自所考察的 P 点向圆孔露出的波阵面作直线 PB_0、PB_1、PB_2、$\cdots$、PB_K,其中 PB_0 为通过 P 点的波面法线,并且 $PB_1 - PB_0 = PB_2 - PB_1 = PB_3 - PB_2 = \cdots = PB_k - PB_{k-1} = \lambda/2$;然后,以 SS'(即 B_0P)为轴以 P 为顶点用这些直线将波阵面分成许多环形带(图 2-42(b))。在这些带中,自两相邻带的相应边缘(或两相邻带的相应点)到 P 点的光程差为半波长,位相差为 π。也就是,相邻带在 P 点所产生的振动,方向相反。因而,可把两相邻带之一在 P 点所产生的振动规定为正,另一则规定为负,这种带称为菲涅耳半波带。设 a_1、a_2、a_3、$\cdots$、a_k 分别为第一带、第二带、第三带、$\cdots$、第 k 带在 P 点所产生振动的振幅的绝对值,于是由这些带在 P 点所产生的合成振动的振幅应为

$$A_k = a_1 - a_2 + a_3 - a_4 + \cdots \pm a_k \tag{2-58}$$

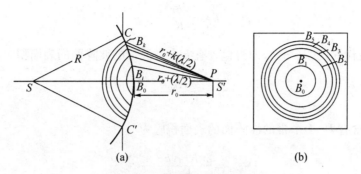

图 2-42　圆孔的菲涅尔衍射

其中最后项的正负号取决于 k 是奇数还是偶数,奇数为正,偶数为负。

由惠更斯-菲涅耳原理得知,各带在 P 点所产生的振动的振幅大小,取决于各带的面积,各带到 P 点的距离以及各带对 P 点连线的倾角。所以为了求 a_1、a_2、$\cdots$、a_t 诸值以便计算合成振幅,须先求各带的面积,各带到 P 点的距离以及各带对 P 点连线的倾角。

在图 2-43 中,设圆孔 CC' 对所考察的 P 点,露出 k 个半波带,第 k 带的半径为 ρ_k。于是,这露出的部分波阵面的表面积应为

$$S_k = 2\pi Rh \tag{2-59}$$

其中,h 为自半径 ρ_k 在连线 SS_0' 上的交点 C_0 到波阵面顶点 B_0 的长度。

ρ_k 为图 2-43 中两直角三角形 SB_kC_0 和 PB_kC_0 的公共边的高度,因而有

$$\rho_k^2 = R^2 - (R-h)^2 = r_k^2 - (r_0 + h)^2,$$

由此得出:

$$h = \frac{r_k^2 - r_0^2}{2(R + r_0)} \tag{2-60}$$

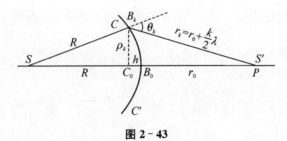

图 2-43

已知 $r_k = r_0 + k\lambda/2$,所以有

$$r_k^2 - r_0^2 = kr_0\lambda + k^2\left(\frac{\lambda}{2}\right)^2$$

在 $\lambda \ll r_0$ 情况下,λ^2 项可以略去,于是上式成为

$$r_k^2 - r_0^2 = kr_0\lambda$$

将此差值代入式(2-60),得

$$h = \frac{kr_0\lambda}{2(R+r_0)} \qquad (2-61)$$

将此 h 值代入式(2-59),即得包含有 k 个半波带的波阵面的表面积

$$S_k = \frac{2\pi Rr_0 k}{R+r_0} \cdot \frac{\lambda}{2} \qquad (2-62)$$

显然,共含有 $k-1$ 个带的波阵面的表面积应为

$$S_{k-1} = \frac{2\pi Rr_0(k-1)}{R+r_0} \cdot \frac{\lambda}{2} \qquad (2-63)$$

由式(2-62)减去式(2-63),即得第 k 个半波带的面积

$$\Delta S_k = S_k - S_{k-1} = \frac{\pi Rr_0}{R+r_0}\lambda \qquad (2-64)$$

由此可知,在由圆孔露出的部分波阵面上所作的菲涅耳半波带中,在 $\lambda \ll r_0$ 的情况下,各半波带的面积与带的号码 k 无关,即各带的面积相等。当 R、r_0 及波长 λ 给定时,半波带的面积为一常数。

这样一来,各半波带在 P 点所产生振动的振幅的不同,肯定是由各带到 P 点距离的不同和各带对 P 点的倾角的不同而引起的。当 k 变大时,距离 r_k 和倾角 θ_k 亦随之变大,因而各带在 P 点所产生的振动的振幅随号码后数的变大而单调地减小,即

$$a_1 > a_2 > a_3 > a_4 > \cdots > a_k$$

对于这个单调减小的数列,近似地有下列关系:

$$a_2 = \frac{a_1}{2} + \frac{a_3}{2}, a_4 = \frac{a_3}{2} + \frac{a_5}{2}, \cdots, a_k = \frac{a_{k-1}}{2} + \frac{a_{k+1}}{2} \qquad (2-65)$$

为了利用这种关系,可把式(2-58)中的奇数项分为两部分,a_1 写成 $\frac{a_1}{2} + \frac{a_1}{2}$,$a_3$ 写成 $\frac{a_3}{2} + \frac{a_3}{2}\cdots$,于是当 k 为奇数时,式(2-58)变成

$$A_k = \frac{a_1}{2} + \left(\frac{a_1}{2} - a_2 + \frac{a_3}{2}\right) + \left(\frac{a_3}{2} - a_4 + \frac{a_5}{2}\right) + \cdots + \left(\frac{a_{k-2}}{2} - a_{k-1} + \frac{a_k}{2}\right) + \frac{a_k}{2} \quad (2-66)$$

k 为偶数时,式(2-58)变为

$$A_k = \frac{a_1}{2} + \left(\frac{a_1}{2} - a_2 + \frac{a_3}{2}\right) + \left(\frac{a_3}{2} - a_4 + \frac{a_5}{2}\right) + \cdots + \left(\frac{a_{k-3}}{2} - a_{k-2} + \frac{a_{k-1}}{2}\right) + \frac{a_{k-1}}{2} - a_k$$

$$(2-67)$$

将式(2-65)代入上两式,则式(2-66)成为

$$A_k = \frac{a_1}{2} + \frac{a_k}{2} \qquad (2-68)$$

式(2-67)成为

$$A_k = \frac{a_1}{2} + \frac{a_{k-1}}{2} - a_k \qquad (2-69)$$

如果 k 值足够大，a_{k-1} 和 a_k 相差很少，那么有 $a_{k-1}/2 - a_k = -a_k/2$，于是式(2-68)和式(2-69)可归并在一起而写成

$$A_k = \frac{a_1}{2} \pm \frac{a_k}{2} \qquad (2-70)$$

式中的正号与 k 为奇数相应，负号与 k 为偶数相应。

若把由圆孔露出的波阵面分成数目众多的波带元，则不用上述菲涅耳半波带所导出的加法，亦能求出所考察的 P 点的相对光强。为此，我们设想对每一个半波带，都按着使两相邻环状带元的相应边到 P 点有相同的光程差的方法，分成许多个小的环状带元。换言之，每一个半波带都是由许多小的环带元组成的，而它们中的任意两相邻带元施于 P 点的振动的位相差为同一数量。并且，像各半波带的面积相等一样，这些带元的面积亦彼此相等。因而，同一半波带中各带元施于 P 点的振动的振幅 Δa_1、Δa_2、Δa_3、$\cdots$、Δa_k 的绝对值相差很少。图2-44(a)表示第一个半波带分成的许多小的环状带元；图2-44(b)为求它们在 P 点作用的总和而作出的矢量图，其中 AB 即为第一个半波带在 P 点的合成振动的振幅。当带元的数目趋近于无限大时，则同一半波带上的第一带元和第末带元施于 P 点的振动的位相差为 π。这时图2-44(b)的多边形趋近于半圆曲线 AB，并以它为极限，即得图2-44(c)，合成振幅 $a_1 = \overline{AB}$ 用同一方法处理前两个半波带时，则得如图2-44(d)所示的近于封闭的曲线 ABC，其中第二个半圆 BC 是由第二个半波带上各小环带元施于 P 点的振动的振幅矢量，构成的矢量 $\overline{BC}$ 为第二半波带施于 P 点的振动的振幅，$a_2 = \overline{BC}$。这样，前两个半波带在 P 点的合成振动的振幅即为图2-44(d)中的矢量 $\overline{AC}$，由于 a_1 和 a_2 在绝对值上相差很小，所以 $|AC|$ 实际上很小。当所研究的波阵面具有很多个半波带时，则 P 点的振幅可由图2-44(e)所示的矢量图求出。例如，当由圆孔露出三个半波带时，则 P 点的合成振幅等于 $\overline{AB_1}$；四个半波带时，合成振幅 $\overline{AC_1} \approx 0$；而当由圆孔露出的半波带的数目很多时，则 P 点的振动的振幅为 $\overline{AC_0}$（图2-44(e)），在数值上等于 $a_1/2$。这个结果表示，没有遮蔽的整个波面，在 P 点所产生的光强为圆孔对 P 点露出第一个半波带时所产生光强的四分之一。这是通常所预料不到的结果。

虽然在这里看来似乎有了菲涅耳半波带的处理方法就不需要用矢量加法，然而在与后面要讨论的直边衍射作比较时，这些图将直观地表示出两种衍射的差别。

由式(2-70)或图2-44(e)可见，只要知道在由圆孔露出的波阵面上对于所考察的 P 点作出的菲涅耳半波带的数目就能确定出该点的振动的振幅，从而得知该点的光强度。当在露出的波阵面上作出的半波带为奇数个时，P 点有最大的光强度；而为偶数个半波带时，P 点有最小的光强度。

当在圆孔露出的波阵面上只能作出为数不多的若干个半波带时，则最末一个（第 k 个）带在 P 点所产生的振动的振幅 a，与第一带在 P 点所生的振动的振幅 a_1 相差很少，在此情况下，当 k 为奇数时，有

$$A_k = \frac{a_1}{2} + \frac{a_k}{2} = a_1$$

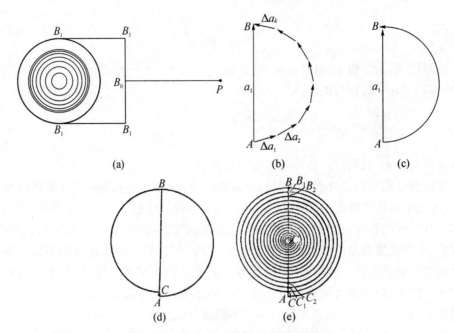

图 2-44 具有相同位相差的波带元及叠加

当 k 为偶数时,有

$$A_k = \frac{a_1}{2} - \frac{a_k}{2} = 0$$

这表明,在所述的条件下,当圆孔露出奇数个半波带时,P 点的光强度正比 a_1^2,为亮点;而当圆孔露出偶数个半波带时,P 点是光强度为零的暗点。

下面将要看到圆孔所露出的半波带的数目 k 不仅取决于圆孔的直径或光的波长,而且也取决于光源和所考察的点到圆孔的距离。

由图 2-43,可得

$$\rho_k^2 = r_k^2 - (r_0 + h)^2 = r_k^2 - r_0^2 - 2r_0h - h^2,$$

由于在实际上,$h \ll r_0$,所以上式中的 h^2 项可忽略,因而有

$$\rho_k^2 = r_k^2 - r_0^2 - 2r_0h$$

利用式(2-61)和前已导出的 $r_k^2 - r_0^2 = kr\lambda$,则上式可写成

$$\rho_k^2 = k \frac{r_0 R}{R + r_0} \cdot \lambda \tag{2-71}$$

或

$$k = \frac{\rho_k^2}{\lambda} \frac{R + r_0}{r_0 R} \tag{2-72}$$

利用此式可以求出对于半径为 ρ 的圆孔所露出的半波带的数目 k,只需将其中的 ρ_k 值代以圆孔的半径 ρ 值。于是,在光源到圆孔的距离 R 和圆孔的半径 ρ 给定的情况下,在露出的波阵面上作出的半波带的数目就决定于所考察的点到圆孔的距离 r_0。换言之,同一

圆孔,对于通过圆孔中心和光源的直线 SS' 上的不同点所露出的半波带的数目亦不同,因而在这条直线上,某些点的光强度为最大,而另一些点的光强度为最小。另一方面,在 R 和 r_0 给定的条件下,圆孔的半径 ρ 改变时,波阵面对所考察的点作出的半波带的数目亦变,即当光源和所考察点的位置固定时,改变圆孔的直径亦可使所考察点的光强度有明暗交替的变化。

这个结论与几何光学所得的结论完全不同,因为按几何光学的观点,在所述的直线 SS' 上各点的光强度都不为零并且与圆孔的大小无关。但这并非表明波动光学在一切情况下都排斥几何光学,因为当光源和所考察的 P 点到圆孔的距离为有限值并且圆孔相当大($\rho^2 \gg \lambda r_0$)时,则由上式求得的 k 为一个趋近于无限大的数目,于是第 k 带在给定的 P 点上所产生振动的振幅 a_k 实际上可忽略,结果这无限多个半波带在该点的合成振动的振幅为

$$A_\infty = \frac{a_1}{2} \pm \frac{a_k}{2} = \frac{a_1}{2} \qquad (2-73)$$

即在 k 趋近于无限大的情况下,所考察的直线 SS' 上的各点有相同的光强度(正比于 $a_1^2/4$。这个结论又开始与几何光学的结论一致。所以可以说,几何光学是波动光学在部分波阵面对所考察的点作出的半波带数目 k 趋近于无限大时的极限。实际上,在光源和所考察的点到圆孔的距离为有限值的条件下,只要圆孔的半径足够大,则几何光学与波动学无差别。

这个结果[式(2-73)]还表示,没有遮蔽的整个波阵面在 P 点所产生的光强只有第一个菲涅耳半波带在同一点所产生光强的四分之一(用图 2-44(e)可得同样的结果)。这是通常预料不到的结果。

从式(2-72)还可看出,如果距离 R 和 r_0 足够大,则即使圆孔的半径很大,而在露出的波阵面上作出的半波带的数目也可以是很少的,此时也能获得明显的衍射现象。

对于不在通过圆孔中心和光源连线的任一点 P'(图 2-45(a))的光强度,亦可用菲涅耳半波带来估计。首先设想没有光屏,这样就可以以 B_0' 为中心作出菲涅耳半波带;然后在波阵面上以 B 为中心加上所讨论的具有圆孔的光屏,因而露出的半波带如图 2-45(b)所示。这些带在 P' 点所生振动的振幅就不仅取决于它们的数目,而且也取决于每个带露出部分的多少。精确地计算 P' 点的合成振动的振幅是很复杂的。但显而易见,当 P' 点逐渐离开 P 点时,有些地方的光强度较大,另一些地方的光强度较小。由于整个图形具有回转对称性,所以在 P 点周围呈现明暗交替的圆环,如图 2-46 所示。

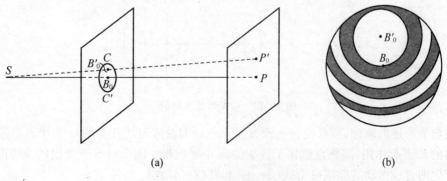

(a)	(b)

图 2-45 非同轴圆孔衍射

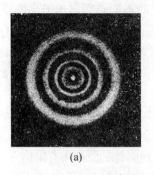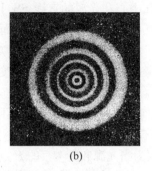

(a)　　　　　　　　　(b)

图 2 - 46　离轴圆孔衍射光强分布示意图

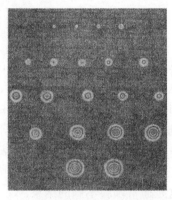

图 2 - 47　不同圆孔尺寸衍射图照片

在图 2 - 47 的照片中。第一排的四个是当圆孔所开的大小尚不足第一个半波带时,在幕上得到的光斑;第二排左起第二个为由圆孔露出两个半波带时,幕上所得的光斑,它的中心是暗的;同一排图 2 - 47 的最后边一个是圆孔露出 2 个半波带时幕上所得的光斑,它的中心是亮的。图中其余各图样为圆孔继续增大时,幕上所得的光斑。

在观察所述圆孔衍射时,必须使光源可以称得上点光源,否则通过圆孔而在幕上所得的衍射图样,将是模糊不清的。这是因为有限大小的光源是由许多个点光源组成的,而每一点光源在幕上均产生自己的衍射光斑,这些衍射光斑的重叠致使总的光斑模糊不清。

2.4.3　菲涅耳圆盘衍射

这里所说的圆盘是指在光的传播方向上,具有圆形投影的一切不透明的障碍物,它可以是一个不透明的圆形板或一个不透明的球,或者是一个尖端向着光源的一个不透明的圆锥体。图 2 - 48 中,S 为点光源,D 为一圆盘,现在仍然来考察在通过圆盘中心和光源所作的直线上的任一点 P 的光强度。

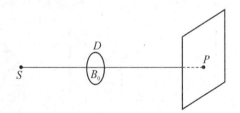

图 2 - 48　菲涅耳圆盘衍射

按前节所述的原理,圆盘使自光源 S 发出的球面波阵面的开头的 m 个半波带不能对所考察的 P 点起作用,即圆盘遮住了开头的 m 个半波带。因而自 S 点发出的波阵面在 P 点所产生的合成振动的振幅可由式(2 - 66)和式(2 - 67)得:

$$A_k = \frac{a_{m+1}}{2} + \left(\frac{a_{m+1}}{2} - a_{m+2} + \frac{a_{m+3}}{2}\right) + \cdots + \left(\frac{a_{k-2}}{2} - a_{k-1} + \frac{a_k}{2}\right) + \frac{a_k}{2},$$

或 $A_k = \dfrac{a_{m+1}}{2} + \left(\dfrac{a_{m+1}}{2} - a_{m+2} + \dfrac{a_{m+3}}{2}\right) + \cdots + \left(\dfrac{a_{k-3}}{2} - a_{k-2} + \dfrac{a_{k-1}}{2}\right) + \dfrac{a_{k-1}}{2} - a_k$

当 k 为奇数时取前者,k 为偶数时取后者。然而,在所讨论的情况下,k 趋近于无限大,a_k 趋近于零,所以不论 k 是奇数还是偶数,上面两式都得同一结果:

$$A_k = \frac{a_{m+1}}{2} \qquad\qquad (2-74)$$

由此可知,当圆盘较小,$m+1$ 为不大的有限值时,则在几何影的中心永远是亮点,其光强度正比于 $a_{m+1}^2/4$。把一个直径为 $2\sim3$ mm 的圆盘放在离弧光灯足够远($5\sim6$ m)的地方,然后用放大镜观察几何影的中心,所看到的现象(是亮点)与上述结论完全相符。显然,这种现象用几何光学是完全不能解释的。但这并不表示在一切情况下几何光学与波动光学都是不一致的。发生上述现象的条件是 $m+1$ 为不大的有限值,按式(2-72),有两种情况可以满足这个条件:其一,光源到圆盘的距离 R 和圆盘到所考察的 P 点的距离 r_0 不是很大(几米),而圆盘的半径 ρ 很小,以至于光的波长对它来说并不是可忽略的;其二,R 和 r_0 很大(达几千米),而圆盘的半径亦相当大,例如,在 R 和 r_0 为几千米的情况下,半径 10 cm 左右的圆盘都能产生上述几何影中心为亮点的衍射现象。然而,对于半径很大的圆盘,当 R 和 r_0 均不很大时,它将遮住数目众多的半波带,而使第 $m+1$ 个半波带在所研究的 P 点上产生的振动的振幅 a_{m+1} 近于零。于是,P 点实际上是暗点,这又开始与几何光学的结论一致。

图 2-49(a)所示为圆盘对自点光源发出的光所生的衍射图样的照片;图(b)是 $R+r_0$ 达 7 km 时手拿直径约为 20 cm 的圆盘所发生的衍射图样;图(c)为排成品字的三个圆盘对点光源发出的光所发生的衍射图样的照片。

在上述讨论及实验中,可以看到圆盘有使点光源成一实像的作用,因而可以设想它相当于一个正透镜。当把点光源改换成被照明的印有人像的负片时,由于圆盘衍射的作用,结果在圆盘后可得到负片的像。

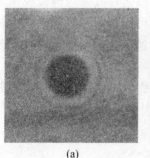 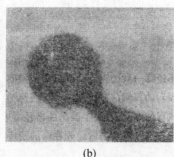 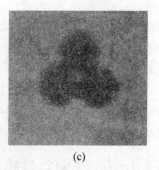

(a)　　　　　　　(b)　　　　　　　(c)

图 2-49　圆盘对点光源的衍射图照片

从菲涅耳半波带的作图法来看,对于在圆孔中心连线上的点,圆孔露出了由式(2-72)决定的若干个半波带,其中有奇数半波带亦有偶数半波带;现在可以制造这样一种屏,它对于所考察的点,只让奇数半波带通过或者只让偶数半波带通过,于是波阵面在所考察的点上产生的振动的振幅为

$$A_k = a_1 + a_3 + a_5 + a_7 + \cdots$$

或者 $$A_k = -(a_2 + a_4 + a_6 + a_8 + \cdots) \qquad (2-75)$$

不论哪一种情况,合成振动的振幅均为相应各半波带在该点所产生振动的振幅之和,这样的屏板称为菲涅耳波带板(片)。由式(2-71)可知,菲涅耳各半波带的半径与序数 k 的平方根成正比,所以波带片可以这样来做:先在图画纸上画出半径正比于整数 k 的平方根的一组同心圆,把相间的带涂黑,然后用无畸变的照相机将它拍在一张小底片上,该底片即成为波带板,如图 2-50(a)和图 2-50(b)所示。

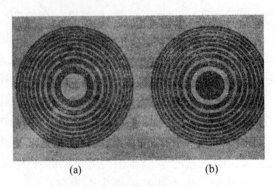

(a)   (b)

图 2-50 自制波带板照片

如果某一波带片对某一点露出前十个奇数(第 $1,3,\cdots,19$)半波带,则这些带在该点所产生的振动的振幅 $A_k \approx 10a_1$,这为不放任何光阑(将圆孔开得非常大)情况时的 20 倍。因而在有波带片的情况下,该点的光强度为不放波带片时的 400 倍。这样,波带片显然有使点光源或不大的物体成一实像的作用,并且跟一般的正透镜一样,波带片也有它的焦距(波带片的焦距就是发光点在无限远时的像距)。它的数值取决于波带片通光半径 ρ_k、半波带的数目 k 和所用光的波长。由式(2-72),得

$$f' = r_0 = \rho_k^2 / k\lambda \qquad (2-76)$$

此外,在距波带片 $f'/3$、$f'/5$、$f'/7$、$\cdots$处尚有较弱的焦点。波带片成像与透镜成像之不同在于,对于给定的物点,满足普通薄透镜物像公式的像点可因焦距有好几个而有好几个像点;并且像点的位置跟所用光的波长有密切的关系,也就是它的成像还有很显著的色差。

菲涅耳波带片所表现的上述成像,不仅是对惠更斯-菲涅耳原理的令人信服的例证,而且还为红外、紫外以及 X 射线的成像提供了新的途径;此外,波带板的概念在全息照相术和综合孔径雷达的信息处理中获得了重要的应用。

2.4.4 菲涅耳直边衍射

一个平面光波或一个球面光波通过一个与其传播方向垂直的不透明的直边(如刮脸刀片的直边)后,在幕上的光强度分布并不像几何光学所描述的那样有清晰的几何影界。仔细地观察会发现:在几何影界内的一定范围内光强度不为零,而在影界之外的明亮区域,光强度作有规律的不均匀分布。此时幕上各点的光强度不仅与光源到幕的距离有关,而且亦与光的波长和光源的尺寸有关。

在此,我们仅限于研究如图 2-51(a)所示情况下的幕上各点的光强度。图中 S 代表

一个垂直于图面的很长的线光源,它可以是一根长的白炽灯丝,也可以是一个被照明的狭缝;由此光源发出的波,其波阵面 CC' 是以光源为中心的柱面;N 代表垂直于图面放置的、有一直边的不透明的屏,并且直边与线光源平行;MM' 代表垂直于图面放置的一块幕。由于这个图是一个截面图,所以图中在幕上所画的一点,实际上是代表通过该点与直边平行的一条线,而在下面的用语中,我们常说幕上一点。

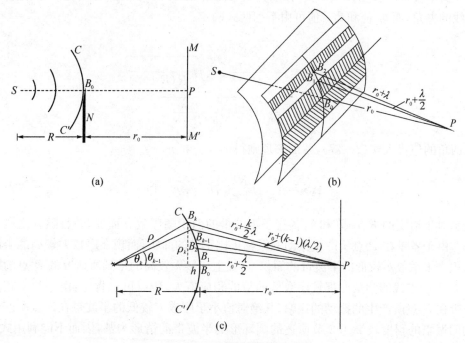

图 2-51 菲涅尔直边衍射

幕上各点的光强度决定于波阵面 CC' 的露出部分在该点所生的振动的振幅,这个振幅可以借助式(2-56)来计算,然而为能更形象地显出其物理意义,也可用菲涅耳半波带的作图法来计算。这里采用作图法对直边的衍射图样讨论如下:

假定先拿掉直边屏 N,以通过幕上 P 点的直线 SB_0P 为中线,将柱面波阵面 CC' 分成许多这样的直条带,相邻带的边缘到 P 点的距离之差为半个波长[参看三维图 2-51(b)和截面图 2-51(c),即 $PB_0=r_0$,$PB_1=r_0+\lambda/2$,$PB_2=r_0+\lambda$,$PB_3=r_0+3\lambda/2$,…,$PB_k=r_0+k\lambda/2$]。相邻带在 P 点所产生的振动的位相相反。这些带亦称为菲涅耳半波带,从 P 点向光源看去,这种直条状的半波带的外貌如图 2-52 所示。

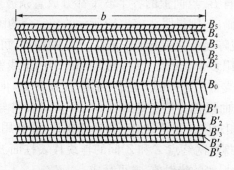

图 2-52 直条状半波带示意图

在 2.4.2 节中已证明,在球面波阵面上画出的同心环状的各菲涅耳半波带的面积差不多彼此相等,而这种直条状的半波带的面积沿波阵面向上或向下却有很快的改变。由图 2-51(c)可知,第 k 个直条带的面积

$$\Delta S_k = (R\theta_k - R\theta_{k-1})b \tag{2-77}$$

其中 b 为半波带的长度,θ_k 和 θ_{k-1} 分别为第 k 带和第 $k-1$ 带的边缘同光源 S 的连线与 SB_0 线的夹角,而 θ_k 值和 θ_{k-1} 值可由下列两式确定:

$$\theta_k = \frac{\rho_k}{R} = \frac{\sqrt{k\dfrac{r_0 R}{R+r_0}\lambda}}{R} = \sqrt{k\frac{r_0\lambda}{R(R+r_0)}}$$

$$\theta_{k-1} = \sqrt{(k-1)\frac{r_0\lambda}{R(R+r_0)}}$$

将此两角的值代入式(2-77),并加整理则得

$$\Delta S_k = b\sqrt{\frac{r_0 R\lambda}{R+r_0}}(\sqrt{k} - \sqrt{k-1}) \tag{2-78}$$

这表示对于给定的 R、r_0、b 和 λ,各直条半波带的面积随序数 k 而变,并且随 k 之增大而减小。由于各带在 P 点所产生振动的振幅正比于带的面积,而现在序数 k 较高的半波带的面积小于系数 k 较低的半波带的面积,再加上序数 k 较高的带到所研究的 P 点的距离和对 P 点的连线的倾角亦都较序数低的带的相应值大,所以可以肯定:由序数 k 较高的半波带在 P 点所产生的振动的振幅,其绝对值小于序数 k 较低的半波带在该点所产生的振动的振幅的程度较 2.4.2 节所述的圆环形的半波带的情形为甚,因而不能利用式(2-70)来进行讨论。

如同前面用矢量图讨论圆孔衍射一样,现在将每一直条半波带,按相邻带元位相差相等的条件再分成许多个直条波带元。例如,自 B_0 点向上把第一个半波带分成九个直条带元,它们在 P 点所产生的振动的振幅分别为 Δa_1、Δa_2、Δa_3、$\cdots$、Δa_9,用矢量的多边形加法,求得其合成矢量如图 2-53(a)所示的 $\overrightarrow{AB}$,即 $A_1 = \overrightarrow{AB}$。同样可得第二个直条半波带在 P 点作用的合成矢量 $A_2 = \overrightarrow{BC}$。由于前述理由,矢量的绝对值 A_1 较 A_2 大很多,故两者虽位相近于相反,但却不能相抵消,而其合成振动由图中所示的 $A = \overrightarrow{AC}$ 表示。将这种情况与圆孔衍射的图 2-44(d)相比,可以明显地看出它们之间的不同,在那里合成的振幅几乎近于零,而这里 A 却有相当大的数值。现在我们继续来讨论柱形波面的情况,即重复应用上述方法把自 B_0 点向上的各半波带都分成直条波带元,并把代表各带元在 P 点所产生振动的矢量画出,则得图 2-53(b)所示的较完全的图。这些矢量向内盘旋而趋近于 Z,所以上半个波阵面上的所有半波带在 P 点的振动,可由矢量 $A_k = \overrightarrow{AZ}$ 来代表。当把每个半波带分成无限多个直条带元时,图 2-53(b)的折线就变成如图 2-54 所示的曲线的上半支。其下半支可用同样的方法得到,它代表自 B_0 向下的所有半波带对所考察的 P 点的作用。这个曲线称为考纽螺线(Cornu-spiral),它与讨论圆孔衍射时得到的图2-44(e)所示的螺线相对应。为精确地获得考纽螺线,须利用式(2-56)并对所述的柱面波阵面作积分。考纽螺线两终点 Z 和 Z' 间的连线代表柱面波阵面不受任何遮蔽时对所考察的 P 点的振动的振幅的绝对值,亦可写成

$$A_{kk'} = \sum_{k=1}^{k=\infty} \Delta a_k + \sum_{k=1}^{k=\infty} \Delta a'_k \qquad (2-79)$$

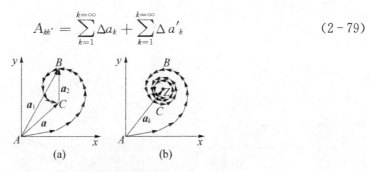

图 2-53　直条半波带矢量合成图

其中第一项代表柱面波的上半部对 P 点的贡献,而第二项代表下半部波阵面对 P 点的贡献。

现在,即可利用考纽螺线来讨论柱面波被直边遮蔽一部分(图 2-51(a))后,幕上各点的光强度:

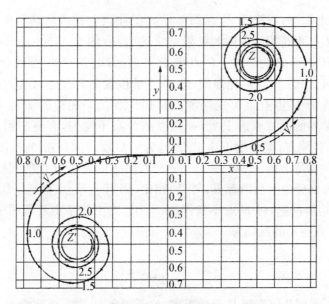

图 2-54　考纽螺线

(1) 对于几何影界上的 P 点(图 2-55(a)),B_0 之上的半个波阵面都对该点起作用,而 B_0 之下的半个波阵面被直边屏 N 所遮,所以合成振动的振幅

$$A_{kk'} = A_k = \sum_{k=1}^{k=\infty} \Delta a_k \qquad (2-80)$$

在考纽螺线上,此 A_k 相当于自 A 画到 Z 的直线,即 $A_k = \overrightarrow{AZ}$(图 2-53(b)),于是,几何影界上 P 点的光强度正比于 $\overrightarrow{AZ}^2$。

(2) 对几何影界上方的 P' 点(图 2-55(a)),由它向光源 S 作的直线与波阵面交于 B'_0,现在将波阵面重新分为许多半波带,自 B'_0 起为第一带,整个波阵面分为上下两部分,与(1)相比,相当于 B_0 点移到了 B'_0 点。B'_0 之上的半个波阵面都对该点起作用,而 B'_0 之下的一部分波阵面被直边屏所遮,P' 点离几何影界 P 愈远,此被遮的波阵面部分愈小,当 P' 点离几何影界 P 足够远时,直边屏将不产生影响,宛如不存在。所以,P' 点的振动的振幅为

$$A_{kk'} = \sum_{k=1}^{k=\infty} \Delta a_k + \sum_{k=1}^{k=m} \Delta a'_k \qquad (2-81)$$

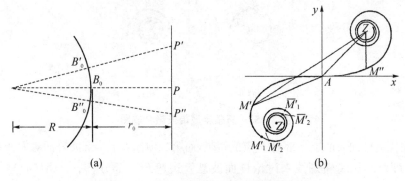

图 2-55　不同影界内直边衍射振幅计算图

其中第二项中的上限 m，取决于 P' 点到影界 P 的距离。在考纽螺线上，此 $A_{kk'}$ 相当于自第三象限的 M' 点画到第一象限的极限点 Z 的直线（图 2-55(b)），即 $A_{kk'} = \overrightarrow{M'Z}$，其中 M' 点决定于 P' 点到 P 的距离。P' 点离 P 点愈远，则 M' 点沿螺线愈趋近于 Z'。从而得知，正比于 $\overrightarrow{M'Z}^2$ 的 P' 点的光强度，随 P' 点的位置而有改变，并且与图 2-55(b) 中的 M'_1、M'_2、… 相应的 P' 点有最大光强度，而与 $\overline{M'_1}$、$\overline{M'_2}$、… 相应的 P' 点有最小光强度。也就是，在几何影界的上方靠近 P 处，光强度的分布不均匀，有亮暗相间的条纹，而距离 P 足够远的那些地方，光强度正比于 $\overrightarrow{ZZ'}^2$，为一常数，有均匀的光强度分布。

（3）对于几何影界下的 P'' 点（图 2-55(a)），由它向光源 S 作的直线与波阵面交于 B''_0，自此点将波阵面分为上下两部分，与（1）相比，相当于 B_0 点移到了 B''_0 点。B''_0 之下的半个波阵面被直边屏所遮，对 P'' 点不起作用，而 B''_0 之上的半个波阵面中也有一部分被屏遮住。于是 P'' 点振动的振幅为

$$A_{kk'} = \sum_{k=n}^{k=\infty} \Delta a_k \qquad (2-82)$$

其中，n 决定于 P' 点到几何影界 P 点的距离，此距离愈大，则 n 值亦愈大。由上式算出的 A_k 相当于在考纽螺线的第一象限的 M'' 点（图 2-55(b)）画到 Z 点的直线，即 $A_{kk'} = \overrightarrow{M''Z}$。$P''$ 点离 P 点愈远，则 M' 点沿螺线愈趋近于 Z 点。由于 P'' 点的光强度正比于 $\overrightarrow{M''Z}^2$，所以当 P'' 点到 P 点的距离逐渐增大时，P'' 点的光强度将单调地减小；当 P'' 点到 P 点的距离足够远时，则相应点的光强度趋于零。

图 2-56(a) 为用单色光在如图 2-51(a) 所示的布置中获得的幕上光强度分布的照片，图 2-56(b) 所示为相应的光强度分布曲线。

设 v 为考纽螺线上自 A 点算起的弧长的绝对值，已标注在螺线上；s 为在波阵面上 B'_0 或 B''_0 点到 B_0 点的距离的绝对值，s' 为在幕上 P' 或 P'' 点到 P 点的距离。用图 2-55(a) 中的三角形关系可得

$$s = \frac{R}{R+r_0} s',$$

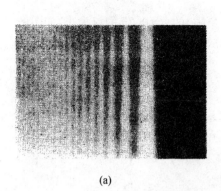

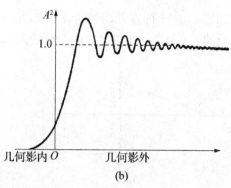

图 2-56　直边衍射不同影界光强分布图

又从解析方法获得直边衍射的光强公式时，有

$$s = u\sqrt{\frac{Rr_0\lambda}{2(R+r_0)}} \tag{2-83}$$

由此两式，得出：

$$s' = v\sqrt{\frac{\lambda(r_0+R)r_0}{2R}} = ev \tag{2-84}$$

这样一来，利用式(2-84)和考纽螺线，即可算出给定实验条件下的幕上各点的相对光强度的近似值。

对于影界下方 2 mm 的点，由式(2-84)(并参考图 2-55(b))可知，它与螺线上 $v = s'/e = 0.2/0.071 = 2.82$ 的点相应。利用图 2-54，量出 M'' 点到 Z 点的距离和 $\overline{ZZ'}$ 的长度。于是有

$$\frac{\overline{M'M}^2}{\overline{ZZ'}^2} \approx \left(\frac{1}{12.5}\right)^2 \approx \frac{1}{156}$$

此即表示距影界 2 mm 的点，其光强度已降为影外均匀强度的 0.6%。

从这个例子我们也看到了，在所述情况下如果用几何光学来研究，其所得结果的近似程度：在影界内 2 mm 处虽有光，但其强度已不及影外均匀光强度的 1%。

2.4.5　菲涅耳单狭缝衍射

图 2-57 中，S 为垂直于图面的线光源，NN' 为平行于线光源的狭缝。可把狭缝看做两个相距很近的平行直边屏 N 和 N' 的组合；它使由线光源发出的柱面波阵面只露出很窄的一部分，幕上各点的光强度便由这露出的部分波阵面来决定。

对于狭缝中心线上的 P 点(图 2-57(a))，B_0 点上半部的半个波阵面中只有开头的部分 $B_0\overline{B}$ 露出和 B_0 点下半部的半个波阵面中只有开头的部分 $B_0\overline{B'}$ 露出，总共露出的部分 Δs 决定于狭缝的宽度 a。在近似的情况下，可以认为 Δs 等于 a。有了 Δs 值后，再利用上节所得的考纽螺线及公式(2-83)和(2-84)，即可得幕上 P 点的光强度的相对值。例如，对于 $R = 100$ cm，$r_0 = 400$ cm，$\lambda = 4\,000$ Å 和狭缝宽度 $a = \Delta s = 0.02$ cm 的情况，可先利用式(2-83)将 Δs 折换成螺线上的相当弧长 $\Delta v = 0.5$。于是 P 点的光强度决定于这弧长所对应的弦的平方。由于所考察的 P 点在中心线上，所以此弧是由螺线下支(第

三象限)的 $v=0.25$ 的点开始到螺线上支(第一象限)的 $v=0.25$ 的点为止,如图 2-58 所示螺线上的 i、j 两点。此时合成的振幅约为 0.5,其平方值即 P 点的光强度。

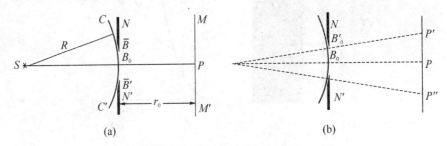

图 2-57 菲涅耳单狭缝衍射

对于在狭缝中心线 SP 上方的一点 P' 波阵面的中心线移至 B_0'(图 2-57(b))。于是 B_0' 上面的半个波阵面中所能露出的开头的部分较 B_0' 下面的半个波阵面中所能露出的开头的部分少,而当 P' 离 P 很远时甚至会是只有 B_0' 下面的某一部分露出,然而总的 Δs 或其相应的 Δv 不变。这相当于在考纽螺线上将不变的弧长 Δv 从原来对 A 点对称的位置开始,沿螺线向其下支滑动(例如图 2-58 的 $i'j'$),滑动的多少取决于 P' 点的位置,而弧 Δv 的弦的平方即为相应 P' 点的光强度。

对于在狭缝中心线下方的一点 P'',情况与上述相似,但不变的弧长须向螺线的上支滑动(如图 2-58 中,i 移到 i'',j 移到 j'')。

因此,为求得幕上的光强度分布,只需把和狭缝宽度对应的一定的弧长(例如 $\Delta v=0.6$)在螺线上滑动到各不同的位置,然后再量出它在每个位置所对应的弦长,即得振幅。图 2-59 是在如图 2-57(a)所示的位置中,对一些宽度不同的狭缝,在幕上得到的衍射图样的照片,每一组的三张照片是由三种不同曝光时间得出的。每图样旁都注明了狭缝宽度所对应的弧长 Δv 和由此弧在考纽螺线上

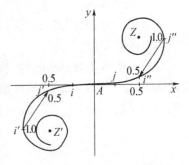

图 2-58 单狭缝衍射考纽螺线图

利用上述方法得到的光强度分布曲线。此外,在每一曲线下面都标出了几何影界的位置。从中可以看到,只有很少的光分布在几何影界之外;当狭缝很宽(如其中 $\Delta v=12$)时,所得的衍射图样与两个遥遥相对的直边衍射的衍射图样一样(参看图 2-56(a));当狭缝很窄时,所得的衍射图很像下面要讨论的夫琅禾费单狭缝衍射图样(图 2-60)。

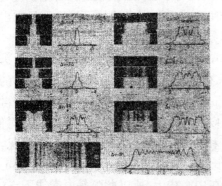

图 2-59 不同狭缝宽度下的衍射照片

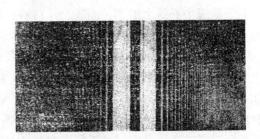

图 2-60 夫琅禾费单狭缝衍射光强分布

利用考纽螺线还可以研究以不透明直条代替狭缝而得的菲涅耳衍射图样,图2-60即为一根细金属丝的菲涅耳衍射图样的照片。

2.4.6　夫琅禾费单狭缝衍射

在光源和所考察的点到单狭缝的距离都是无限远或相当于无限远的情况下所发生的衍射,首先为夫琅禾费(1821—1822年)所研究,称为夫琅禾费单狭缝衍射,也就是平行光通过单狭缝的衍射。这种衍射的图样较图2-59所示的菲涅耳单狭缝的衍射图样简单些,但它在实际应用上有很重要的意义,并且也能够用较简便的计算求出较准确的光强度分布公式。产生这种衍射的实验布置如图2-61(a)所示。图中S'为一狭缝光源或为一灯丝,它位于透镜L_1的焦面上,通过透镜L_1的光是一束平行光,令此光照射在宽度为a的狭缝S上;透镜L_2将通过S的光会聚于焦面上,于是在焦面的幕上即得狭缝S的衍射图样。这种衍射图样是一组平行于狭缝的明暗相间的条纹,中央条纹为最亮,亦最宽。

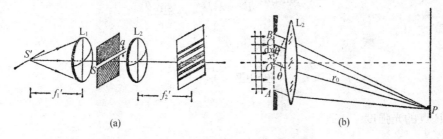

图2-61　夫琅禾费单狭缝衍射装置

用惠更斯-菲涅耳原理亦同样可求出透镜L_2焦面(幕)上的光强分布——衍射图样。

为计算衍射图样,我们在图2-61(a)所示的布置中,作一个包含系统光轴和垂直于狭缝的截面,其中一部分如图2-61(b)所示。研究此截面内幕上的光强分布即可得夫琅禾费单狭缝衍射图样。狭缝S使平面波阵面只露出宽度为a的一长条,在此截面图中它由AB代表。幕上P点的光强度即在与狭缝法线成θ角方向上的光强度,决定于由AB所代表的受限波阵面在该点或该方向作用的总和。令$\mathrm{d}x$代表一受限波阵面元的宽度,位于中心O点的波阵面$\mathrm{d}x$在P点所产生的振动可写成:

$$\mathrm{d}y_0 = C' \sin 2\pi \left(\frac{t}{T} - \frac{r_0}{\lambda} \right) \mathrm{d}x,$$

其中,r_0为由O点到P点的距离,C'为一常数。同样,AB上任意一点C的波阵面元$\mathrm{d}x$在P点所产生的振动可写成

$$\mathrm{d}y_0 = C' \sin 2\pi \left(\frac{t}{T} - \frac{r_0 + \Delta}{\lambda} \right) \mathrm{d}x \tag{2-85}$$

其中Δ为从中心O和任意点C到P点的光程差。由于可以认为透镜L_2是完善的,对通过它的光不产生光程差,所以此Δ值只决定于O点和C点的波阵面元在所研究的θ方向上的光程差,即

$$\Delta = x \sin \theta$$

将此值代入式(2-85)并将AB上的所有波阵面元在P点的作用都加起来,即得P点的

振动：

$$y = \int_s \mathrm{d}y_c = \int_{-\frac{a}{2}}^{\frac{a}{2}} C' \sin 2\pi \left(\frac{t}{T} - \frac{r_0 + x\sin\theta}{\lambda} \right) \mathrm{d}x \tag{2-86}$$

利用两角差的三角公式,将上式展开,则有

$$y = C' \sin 2\pi \left(\frac{t}{T} - \frac{r_0}{\lambda} \right) \int_{-\frac{a}{2}}^{\frac{a}{2}} \left(\cos 2\pi \frac{x\sin\theta}{\lambda} \right) \mathrm{d}x$$

$$- C' \cos 2\pi \left(\frac{t}{T} - \frac{r_0}{\lambda} \right) \int_{-\frac{a}{2}}^{\frac{a}{2}} \left(\sin 2\pi \frac{x\sin\theta}{\lambda} \right) \mathrm{d}x$$

而第二项积分恒为零,故上式变为

$$y = C' \sin 2\pi \left(\frac{t}{T} - \frac{r_0}{\lambda} \right) \frac{\sin 2\pi \frac{x\sin\theta}{\lambda}}{2\pi \frac{\sin\theta}{\lambda}} \Bigg|_{-\frac{a}{2}}^{\frac{a}{2}}$$

$$= C'a \frac{\sin \frac{\pi a\sin\theta}{\lambda}}{\frac{\pi a\sin\theta}{\lambda}} \sin 2\pi \left(\frac{t}{T} - \frac{r_0}{\lambda} \right) \tag{2-87}$$

所以,P 点的光强度

$$I = (C'a)^2 \frac{\sin^2 \frac{\pi a\sin\theta}{\lambda}}{\left(\frac{\pi a\sin\theta}{\lambda} \right)^2} \tag{2-88}$$

其中 $\pi a\sin\theta/\lambda$ 恰为狭缝边缘上的波阵面和中心的波阵面在 θ 方向的位相差,亦即为狭缝两边缘上的波阵面在 P 点的位相差之半,可用 u 表示,即

$$u = \frac{\pi a\sin\theta}{\lambda}$$

这样,式(2-88)即可简写为

$$I = I_0 \frac{\sin^2 u}{u^2}, \tag{2-89}$$

其中,$I_0 = (C'a)^2$。由式(2-88)或式(2-89)可得幕上光强度分布,具有相同 u 值(即 θ 角)的幕上的点有相同的光强度,因而在幕上所得的衍射图样中,条纹的轨迹平行于狭缝。

在透镜 L_2 的光轴和幕的交点处,$u=0$,由上两式可知,此处有最大光强度:$I=I_0=(C'a)^2$;此光强度最大值正比于狭缝的宽度的平方。

当 $u=k\pi(k=1,2,3,\cdots)$,即 $a\sin\theta = k\lambda$ 时,由上两式得 $I=0$;其中第一个光强度为零的点所在的方向与透镜 L_2 的光轴间的夹角

$$\theta = \arcsin \frac{\lambda}{a} \tag{2-90}$$

由于此 θ 角实际上很小，所以上式可写成

$$\theta = \frac{\lambda}{a} \tag{2-91}$$

在两相邻最小之间有一次最大，这些次最大的位置可由作式(2-89)的一级导数并使之为零而求出：

$$\frac{\mathrm{d}}{\mathrm{d}u}\left[\frac{\sin^2 u}{u^2}\right] = 0,$$

即

$$\tan u = u \tag{2-92}$$

在满足此式的方向上，有次最大出现。解此方程式可利用作图法：在同一坐标系上作 $y = \tan u$ 的曲线和 $y = u$ 的直线，两线的交点即为上式的解。图2-62的上端即为 $y = \tan u$ 和 $y = u$ 的两条线，按它们交点的位置在图的下端画出了由式(2-88)所求出的单狭缝衍射图样中的光强度的分布，图2-63为与之相应的衍射图样的照片。

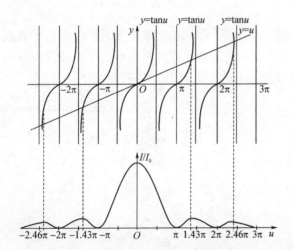

图 2-62　单狭缝夫琅禾费衍射相对光强分布

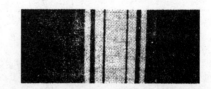

图 2-63　单狭缝夫琅禾费衍射照片

可见，夫琅禾费单狭缝衍射图样的特点是中央亮条纹的宽度两倍于各次最大的亮条纹的宽度，并且绝大部分光能都落在中央条纹上；此外，暗条纹是等间隔的，而次最大则是不等间隔的，例如第一次最大在1.43π处而不在1.5π处，第二次最大在2.46π处而不在2.5π处，然而愈向高级次，次最大也就愈趋近于等间隔。在实用上我们最感兴趣的还是中央亮条纹的宽度，在单狭缝的衍射图样中，中央亮条纹的角宽度之半 θ_0' 等于光强度为第一最小的点所对应的角度 θ，即

$$\theta_0' = \theta = \frac{\lambda}{a} \tag{2-93}$$

若透镜 L_2 的焦距为 f'，则在幕上所得的中央亮条纹的宽度之半为

$$\rho = f'\theta = f'\frac{\lambda}{a} \qquad (2-94)$$

可见，中央亮条纹的宽度与狭缝 S 的宽度成反比，与波长成正比。当 $a \gg \lambda$ 时，P 趋近于零，则所得的结果与几何光学的一致，所以在这里也可以看到，几何光学确实是波动光学在 $a \gg \lambda$ 时的极限。

2.4.7 夫琅禾费圆孔衍射

光源和所考察的点到有圆孔的屏的距离都是无限远或相当于无限远时，所发生的衍射称为夫琅禾费圆孔衍射，也就是平行光通过圆孔的衍射。与菲涅耳圆孔衍射相比，它更具有较普遍的意义，因为大多数光学仪器的通光孔都是圆形的并且是对平行光或近似于平行光成像的。此外，和计算夫琅禾费单狭缝衍射的光强度分布一样，也能用较简便的计算求出较准确的光强分布公式。下面就来讨论它。

令平行光通过圆孔，再由透镜或反射镜将它会聚在焦面的幕上。按几何光学，此时在幕上应得一个与圆孔无关的像点。而实际上，在应呈像点之处有一个光强分布相当复杂的图样，并且此图样与圆孔的大小有关。当圆孔换为其他形状的开孔时，此图样也随之而变。为计算所述的图样，仍须按惠更斯-菲涅耳原理，但可以比较简单地进行直接积分。

图 2-64 中，AB 代表半径为 a 的圆孔。自无限远一点光源发出的平行光的平面波受它限制，只露出与圆孔相应的一部分波阵面。现在来计算此圆孔形的平面波阵面在与圆孔屏法线成 θ 角的无限远的或光学系统焦面上的一点 P 所产生的振动。

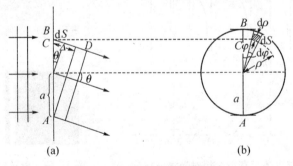

图 2-64 圆孔夫琅禾费衍射

在圆孔边缘 A 处的波阵面元 dS 对所考察的 P 点的作用，按式 $(2-55)$，可写成：

$$dy_A = C'\sin 2\pi \left(\frac{t}{T} - \frac{r_0}{\lambda} \right) dS,$$

其中 C' 为由倾斜因数、距离和比例系数等确定的一个系数，在这里可视为一常数，r_0 为 A 到 P 的距离。

圆孔波阵面上任一面元 dS，例如在图 2-64(b) 中的 dS，它对 P 点的作用可写成

$$dy = C'\sin 2\pi \left(\frac{t}{T} - \frac{r_0 + \Delta}{\lambda} \right) dS \qquad (2-95)$$

其中 Δ 为该面元与在 A 点的面元到 P 点的光程差，即该面元在直径 AB 上的投影 C 点

与 A 点在 θ 方向上的光程差。由图可得此 Δ 值：

$$\Delta = CD = AC\sin\theta$$

而

$$AC = a + \rho\cos\varphi$$

其中 ρ 为该面元到圆孔中心的距离，φ 为该面元所在的半径对 AB 的夹角。于是，式(2-95)变为

$$\mathrm{d}y_C = C'\sin 2\pi\left(\frac{t}{T} - \frac{r_0}{\lambda} - \frac{(a+\rho\cos\varphi)\sin\theta}{\lambda}\right)\mathrm{d}S$$

图 2-64(b)所示的面元的面积

$$\mathrm{d}S = \rho\mathrm{d}\varphi\mathrm{d}\rho,$$

代入上式，则有

$$\mathrm{d}y_C = C'\sin 2\pi\left(\frac{t}{T} - \frac{r_0}{\lambda} - \frac{a\sin\theta}{\lambda} - \frac{\rho\cos\varphi\sin\theta}{\lambda}\right)\rho\mathrm{d}\varphi\mathrm{d}\rho \qquad (2-96)$$

将圆孔波阵面上的所有面元在 P 点的作用加起来，即将上式对圆孔面积 S 求积分，得 P 点的振动

$$y = \int_S \mathrm{d}y_C$$

$$= \int_0^a\int_0^{2\pi} C'\sin 2\pi\left(\frac{t}{T} - \frac{r_0 + a\sin\theta}{\lambda} - \frac{\rho\cos\varphi\sin\theta}{\lambda}\right)\rho\mathrm{d}\varphi\mathrm{d}\rho,$$

令 $M = \frac{t}{T} - \frac{r_0 + a\sin\theta}{\lambda}$，$N = \frac{\rho\cos\varphi\sin\theta}{\lambda}$，代入上式，得

$$y = \int_0^a\int_0^{2\pi} C'[\sin 2\pi(M-N)]\rho\mathrm{d}\varphi\mathrm{d}\rho$$

由两角差的正弦公式，有

$$\sin 2\pi(M-N) = \sin 2\pi M\cos 2\pi N - \cos 2\pi M\sin 2\pi N$$

将此关系式代入上式，则有

$$y = C'\sin 2\pi M\int_0^a\int_0^{2\pi}\cos 2\pi N\rho\mathrm{d}\varphi\mathrm{d}\rho -$$

$$C'\cos 2\pi M\int_0^a\int_0^{2\pi}\sin 2\pi N\rho\mathrm{d}\varphi\mathrm{d}\rho \qquad (2-97)$$

由于第二项积分恒为零，故上式简化为

$$y = C'\sin 2\pi\left(\frac{t}{T} - \frac{r_0 + a\sin\theta}{\lambda}\right)\cdot\int_0^a\int_0^{2\pi}\rho\left[\cos 2\pi\frac{\rho\cos\varphi\sin\theta}{\lambda}\right]\mathrm{d}\rho\mathrm{d}\varphi \qquad (2-98)$$

由此可知,所考察的 P 点的振动的频率与圆孔波阵面的频率相同,而其振幅 A 则决定于上式的积分部分:

$$A = C'\int_0^a\int_0^{2\pi}\rho\Big[\cos 2\pi\frac{\rho\cos\varphi\sin\theta}{\lambda}\Big]\mathrm{d}\rho\mathrm{d}\varphi$$

A 的平方值,即为所求的光强度。此积分可化为贝塞尔函数,最后得 P 点的光强度

$$I = C'^2\pi^2 a^4\Big[1-\frac{1}{2}m^2+\frac{1}{3}\Big(\frac{m^2}{2!}\Big)^2-\frac{1}{4}\Big(\frac{m^3}{3!}\Big)^2+\frac{1}{5}\Big(\frac{m^4}{4!}\Big)^2\cdots\Big]^2 \tag{2-99}$$

其中 $m=(\pi a\sin\theta)/\lambda$。此式对任意 m 值均为收敛的,因而任意 θ 方向上的 P 点的光强度均有一定的值。对于 $\theta=0°$ 的 P 点,上式有最大值;由方括号对 m 的第一阶导数为零则得次最大;m 为某些值时,上式为零。表 2-1 给出了以 $\theta=0°$ 的 P 点的光强度为 1 的,各次最大的相对光强度以及前三个最大和最小(零)的位置。

表 2-1　$\theta=0°$ 的 P 点光强为 1 的各次最大光强度以及前三个最大和最小(零)的位置

	m/n	相对光强度
第一最大	0	1
第一最小	0.61	0
第二最大	0.81	0.017 4
第二最小	1.116	0
第三最大	1.333	0.004 1
第三最小	1.619	0

以 m/π 为横轴,I/I_0 为纵轴,则由式(2-99)可绘成如图 2-65 所示的曲线。它表明通过圆孔的光由透镜或反射镜会聚于焦面上时,所得的不是一个像点而是一个有明确结构的衍射图样,其中心光强度最大,两旁有若干最小和若干次最大。由于图 2-64 是一截面图,而实际上每一截面都相同,所以衍射图样具有对称性,呈现如图 2-66 所示的光斑。此光斑的中心亮盘称为艾利(Airy)斑,在它上面分布的光能量占通过圆孔总光能量的 84% 左右,其余约 16% 的光能量分布在周围的各级亮环中。应该指出的是,这样的衍射图样在近代物理学中具有比它在这里所表现的更为深刻的意义,例如,令一束高速的电子束通过一个圆孔时也能得到与图 2-66 所示相同的衍射斑,从而使人们确实地看到电子和光一样,也具有波动性。电子的粒子性(如有确定的质量和电量)是一般人们都知道的常识,至于在 1924 年法国人德布罗意(de Broglie)第一个说到电子还有波动性,这就不能不说是一个概念上的飞跃,但是也只有在电子衍射实验成功之后,才令人信服。

让我们回过头来再看艾利斑,它的半径的张角 θ_0 即为衍射第一最小对通过圆孔中心的法线的夹角

$$\theta_0 = \arcsin\frac{0.61\lambda}{a}$$

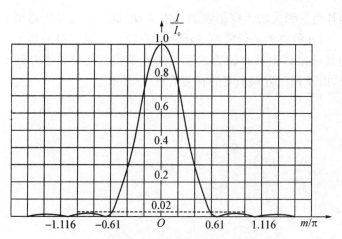

图 2-65 圆孔夫琅禾费衍射相对光强分布

图 2-66 圆孔夫琅禾费衍射照片

由于 θ_0 总是很小的,所以可以写成

$$\theta_0 = \frac{0.61\lambda}{a} \qquad (2-100)$$

可见,圆孔愈小和波长愈大,则所得艾利斑的半径的张角(或称角半径)亦愈大。对于半径为 a 的圆孔,若在它后面置一焦距为 f 的会聚透镜(图 2-67),则在其焦面所得的艾利斑的半径为

$$\rho = f'\theta_0 = 0.61\lambda \frac{f'}{a} \qquad (2-101)$$

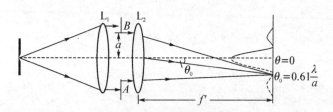

图 2-67 艾利斑示意图

任一实际的透镜、棱镜反射镜以及其他光学元件,总有一定的孔径(或圆,或方),所以即使不加任何光阑,平行光通过它们也有衍射现象。这样一来,任何实际的光学系统,即使是像差已完全校正或消除,也得不到真正的点像,因为在点像处呈现的是衍射图样,最小像点亦必大于或等于相应的艾利斑或衍射中心最大斑,这是几何光学预料不到的。不过,这也并不绝对排斥作为光学仪器理论基础的几何光学,因为由式(2-100)可知,只要光学系统的通光孔径的半径远大于用以成像的光的波长,则所得衍射的艾利斑的半径将非常小,实际上趋近于零,这又与几何光学的结果相符,而大多数实际的光学仪器是具备这样条件的。在这里,我们清楚地看到了物理光学在解决光的传播和成像问题上的严格和深入的方面,也看到了几何光学成立的前提条件,这实质上反映了光的波动属性和光直线传播的近似性。我们对待光学的这两个分支切不可偏废,应该都同样地精通它,因为任何一个实际的光学系统所提出的光学问题的解决既需要物理光学也需要几何光学,相辅相成不能互相代替。

　　以上诸节主要是讨论了菲涅耳衍射和夫琅禾费衍射的基本原理,也可以说是用惠更斯-菲涅耳原理计算了不同条件下的几种典型的受限制的波阵面在位于传播方向的幕上的贡献。后面章节我们将以此为基础来讨论具有较普遍意义的光学仪器的分辨本领问题和有重大应用价值的衍射光栅,以及现在方兴未艾的有关信息光学问题。

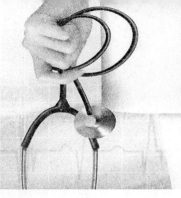

第三章 生物系统发光

生物发光(bioluminescence)是光生物物理学的主要问题之一,是广泛存在于自然界的一种自然现象。生物体不停地与外界进行物质、能量和信息的交换,其中光的吸收和发射是重要的交换方式。在提出"生物发光"概念后将近一百年的时间里,人们对它进行了深入细致的研究,取得了很大进展。现在,生物发光已经被应用于医学、药理学、农业、环境科学等领域,具有广阔的发展前景。

3.1 生物发光分类

尽管自然界中的生物体普遍存在发光现象,它们的发光机理、强度和光谱范围存在着很大差异。目前,国际上根据发光的机理不同将生物发光分为:受激荧光;发光生物发光;化学发光和生物的超微弱发光(表3-1)。不同发光过程的发光强度对比情况如图3-1所示。

表 3-1 生物发光分类表

分类	主要分支	发光强度	波长(nm)	应用领域
受激荧光	荧光指示剂发光	10^{12} cps/cell	300~800	物质分析
	固有荧光物质发光	10^{12} cps/cell	300~800	物质分析
发光生物发光	萤火虫发光	10^{10} cps/(cm² · s)	500~650	物质分析
	发光细菌发光	4.3~4.5×10^{15} cd/mg(25℃)	420~670	环境保护
	腔肠动物发光	10~10^{2} cps/(cm² · s)	400~600	药理分析
化学发光	自由基和活性氧发光	102cps/cell	360~800	疾病诊断
	吞噬细胞发光	10^{5} cps/mL	425(峰值)	疾病诊断
生物超微弱发光	血清发光	10^{3} cps/mL	360~800	疾病诊断
	超微弱光致发光	1~10^{4} cps/cm²	200~800	基础理论
	超微弱自发发光	1~10^{2} cps/cm²	200~800	基础理论

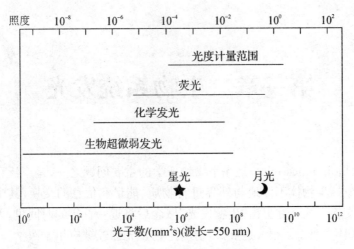

图 3-1 不同发光情况发光强度对比

3.2 荧光

3.2.1 引言

某些物质被一定波长的光照射时,会在较短时间内发射出波长比入射光长的光,这种光就称为荧光。1852 年,Stokes 阐明了荧光发射的机制,认为荧光是由于物质吸收了光能而重新发出的波长不同的光,并由一种能发荧光的矿物——萤石(fluospar)而定名为荧光。

我们通常所说的荧光,是指物质在吸收紫外光后发出的波长较长的紫外荧光或可见荧光,以及吸收波长较短的可见光后发出波长较长的可见荧光。除了紫外荧光和可见荧光,还有红外荧光、X 射线荧光等。这不是本章要介绍的内容。

荧光光谱有两个主要优点:第一是灵敏度高。由于荧光辐射的波长比激发光波长长,因此测量到的荧光频率与入射光的频率不同。另外,由于荧光光谱是发射光谱,可以在与入射光成直角的方向上检测,这样,荧光不受来自激发光的本底的干扰,灵敏度大大高于紫外－可见吸收光谱。第二,荧光光谱可以检测一些紫外－可见吸收光谱检测不到的过程。紫外和可见荧光涉及的是电子能级之间的跃迁,荧光产生包括两个过程:吸收以及随之而来的发射。每个过程发生的时间与跃迁频率的倒数是同一时间量级(大约 10^{-15} s),但两个过程中有一个时间延搁,大约为 10^{-9} s,这段时间内分子处于激发态。激发态的寿命取决于辐射与非辐射之间的竞争。由于荧光有一定的寿命,因此可以检测一些时间过程与其寿命相当的过程。例如,生色团及其环境的变化过程在紫外吸收的 10^{-15} s 的过程中基本上是静止不变的,因此无法用紫外吸收光谱检测,但可以用荧光光谱检测。

3.2.2 基本概念和原理

1) 荧光的产生

吸收外来光子后被激发到激发态的分子,可以通过多种途径丢失能量,回到基态,这种过程一般称为弛豫。在很多情况下,分子回到基态时,能量通过热量等形式散失到周围。但是在某些情况下，能量能以光子发射的形式释放出来。

图 3-2 表示了激发态分子的几种弛豫过程。由电子态基态被激发到第一电子激发态中各振动能级上的分子，一般会以某种形式（统称为内转换）丢失它们的部分能量，从第一电子激发态的不同振动能级以至从第二电子激发态等更高的电子激发态返回第一电子激发态的最低振动能级。这个过程大约为 10^{-12} s。从第一电子激发态的最低振动能级返回基态的不同振动能级，如果能量以光子形式释放，则放出的光称为荧光。这个过程通常发生在 $10^{-9} \sim 10^{-6}$ s 内。

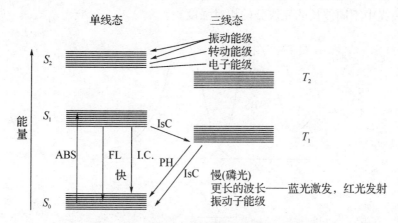

图 3-2 从激发态弛豫到基态的一些路径

ABS:吸收；S_0、S_1、S_2:单电子能级；FL:荧光；I. C.:无辐射内转换；

T_1、T_2:对应的三重态；IsC:内系统跃迁；PH:磷光。

由于荧光的频率低于入射光的频率，因此测量到的荧光频率与入射光的频率不同。同时，荧光是从与入射光成直角的方向上检测，这样荧光不受来自激发光的本底干扰，可以达到很高的灵敏度，一般比吸收光谱高两个数量级左右。此外，由于荧光有一定的寿命，且其寿命比紫外吸收的时间过程（10^{-15} s）要长，因此一些用紫外观测不到的变化过程（如生色团及其环境的变化），恰好可以用荧光来观测。在紫外吸收的时间过程（10^{-15} s）中，生色团及其环境基本上是静止不变的。而在很多反应中，溶剂的重新排列和分子的运动过程发生的时间与激发态的寿命是同一量级。

2）磷光

如果某种物质在被某种波长的光照射以后能在较长的时间内发出比荧光波长更长波长的光，则称这种光为磷光。磷光产生的机制与荧光是不同的，虽然它们都属于发射光谱，但磷光不是处于第一电子激发态的最低振动能级的分子直接释放出光子回到基态的结果，而是从某种能量低于第一电子激发态的最低振动能级的另一种亚稳能级——三重态向基态的各振动能级以辐射方式产生跃迁时发出的光。

所谓三重态或三线态，是指分子中电子自旋量子数 $S=1$，即原来两个配对的自旋方向相反的电子之一自旋方向改变，以至电子自旋之和不为 0 的情况。处于第一电子激发态最低振动能级的分子，有可能通过无辐射跃迁（系间交连，intersystem crossing）消耗部分能量，其中一个电子的自旋方向倒转，从而处于三线态。从三线态的最低振动能级向基态的各振动能级跃迁并释放出光子，则其发光为磷光。由于三线态的电子自旋和不为零,这种跃迁是一种被禁跃迁,即跃迁几率很小。这样,在三线态停留的时间即寿命就比较长(从 10^{-3} s 到数秒),强度很弱。由于三线态能量低于第一电子激发态最低振动能级,因此磷光的波长比荧光长。

3) 激发谱和发射谱

如图 3-3 所示,荧光光谱包括激发谱和发射谱两种。激发谱是荧光物质在不同波长的激发光作用下测得的某一波长处的荧光强度的变化情况,也就是不同波长的激发光的相对效率;发射谱则是某一固定波长的激发光作用下荧光强度在不同波长处的分布情况,也就是荧光中不同波长的光成分的相对强度。

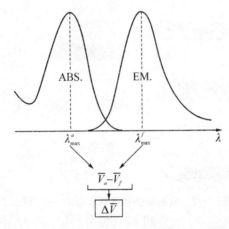

图 3-3 荧光的激发谱(吸收谱)与发射谱

激发谱既是表示某种荧光物质在不同波长的激发光作用下所测得的同一波长下荧光强度的变化,而荧光的产生又与吸收有关,因此激发谱和吸收谱极为相似,呈正相关。

由于激发态和基态有相似的振动能级分布,而且从基态的最低振动能级跃迁到第一电子激发态各振动能级的几率与由第一电子激发态的最低振动能级跃迁到基态各振动能级的几率也相近,因此吸收谱与发射谱呈镜像对称关系。在发射谱中最大荧光强度的位置称为 λ_{max},它是荧光光谱的一个重要参数,对环境的极性和荧光团的运动很敏感。

4) 荧光寿命(Fluorescence Lifetime)

去掉激发光后,分子的荧光强度降到激发时最大荧光强度的 $1/e$ 所需要的时间,称为荧光寿命,常用 τ 表示:

$$I_t = I_0 e^{-k\tau}$$

其中,I_0 是激发时最大荧光强度,I_t 是时间 t 时的荧光强度,k 是衰减常数。假定在 τ 时测得的 I_t 为 I_0 的 $1/e$,则 τ 是我们定义的荧光寿命。

$$I_t = \frac{1}{e} I_0$$

$$\frac{1}{e} I_0 = I_0 e^{-k\tau}$$

$$\frac{1}{e} = e^{-1} = e^{-k\tau}$$

$$k\tau = 1$$

$$\tau = 1/k$$

即寿命 τ 是衰减常数 k 的倒数。事实上,在瞬间激发后的某个时间,荧光强度达到最大值,然后荧光强度将按指数规律下降。从最大荧光强度值后任一强度值下降到其 $1/e$ 所需的时间都应等于 τ。

如果激发态分子只以发射荧光的方式丢失能量,则荧光寿命与荧光发射的速率常数成反比,速率常数即为单位时间中发射的光子数,因此有 $\tau_F = 1/k_F$,k_F 是速率常数。

τ_F 表示荧光分子的固有荧光寿命,k_F 表示荧光发射过程的衰减速率常数。如果除荧光发射外还有其他释放能量的过程(如淬灭和能量转移),则寿命 τ 还和这些过程的速率常数有关,结果是荧光寿命降低。

由于吸收几率与发射几率有关,τ_F 与摩尔消光系数 ε_{max}(单位为 L·cm^{-1}·mol^{-1})也就密切相关,从下式可以得到 τ_F 的粗略估计值(单位为秒)。

$$1/\tau_F \approx 10^4 \varepsilon_{max}$$

在讨论寿命时,必须注意不要把寿命与跃迁时间混淆起来。跃迁时间是跃迁频率的倒数,而寿命是指分子在某种特定状态下存在的时间。

通过量测寿命,可以得到有关分子结构和动力学方面的信息。

5) 量子产率(quantum yield)

荧光量子产率是物质荧光特性中最基本的参数之一,它表示物质发射荧光的本领。

荧光量子产率通常用 ϕ 来表示,定义为发射量子数和吸收量子数之比,即由荧光发射造成的退激分子在全部退激分子中所占的比例,又称为荧光效率,即

$$\phi = \frac{发射量子数}{吸收量子数}$$

处于激发态的分子,除了通过发射荧光回到基态以外,还会通过一些其他过程回到基态。其结果是加快了激发态分子回到基态的过程(或称退激过程)。

总的退激过程的速率常数 k 可以用各种退激过程的速率常数之和来表示:

$$k = k_F + \sum k_i$$

k_i 表示各种非辐射过程的衰减速率常数。

则总的寿命 τ 为:

$$\tau = 1/k = 1/(k_F + \sum k_i)$$

因此,量子产率又可以表示为

$$\phi = \frac{k_F}{k_F + \sum k_i}$$

因为 $1/k_F = \tau_F$,$\tau = 1/(k_F + \sum k_i)$,

所以 $\phi = \tau/\tau_F$。

ϕ 的绝对值是较难用实验的方法测量的,因为必须事先知道仪器的修正因子。实际测量中大多采用相对法,即用已知量子产率的标准样品与待测样品进行比较。

后面将要证明:对稀溶液来说,荧光强度 F 与吸收度 A 成正比:

$$F = kI_0A\phi$$

这里 k 是比例常数,I_0 是吸收前的光强度,ϕ 是荧光量子产率。

若两种溶液测量条件完全相同,则:

$$F_1/F_2 = A_1\phi_1/(A_2\phi_2)$$
$$\phi_1/\phi_2 = F_1A_2/(F_2A_1)$$

已知 ϕ_2 就可求出 ϕ_1。

由于各种竞争性过程而使荧光量子产率减小的现象称为淬灭(quenching),如温度淬灭、杂质淬灭等。量子产率对于生色团周围的环境以及各种淬灭过程很敏感。量子产率的改变必然会引起荧光强度的改变。因此,如果只要研究量子产率的相对值,那么量测荧光强度也就足够了。

6) 荧光强度

荧光强度 F 取决于激发态的初始分布 I_A 与量子产率 ϕ 的乘积。

这里的 F 指的是向各个方向上发射的荧光强度的总和,实际上,谱仪收集的只是其中的一小部分。因此仪器测到的荧光强度 $F = I_A\phi Z$,这里 Z 是仪器因子。

椐据 Beer-Lambert 定律,

$$I_A = I_0 - I_t = I_0\{1 - \exp[-2.3\varepsilon(\lambda_A) \cdot C \cdot l]\}$$

式中 $\varepsilon(\lambda_A)$ 为激发波长处的消光系数,C 为样品分子的浓度,I_0 为入射光强度,I_t 为透过样品后的光强度,l 为光程(样品池光径)

对于稀溶液,吸收很稀,$\varepsilon(\lambda_A)$ 很小

$$2.3\varepsilon(\lambda_A)C \cdot l \ll 1$$

因此,$1 - 2.3\varepsilon(\lambda_A)C \cdot l \approx \exp(-2.3\varepsilon(\lambda_A)C \cdot l)$

$$I_A = I_0(1 - (1 - 2.3\varepsilon(\lambda_A)C \cdot l)) = 2.3I_0\varepsilon(\lambda_A)C \cdot l$$
$$F_\lambda = I_A\phi Z = 2.3I_0\varepsilon(\lambda_A)C \cdot l \cdot \phi \cdot Z$$

如果激发光强保持不变,且 ϕ 和 Z 与激发波长无关,则 $F \propto \varepsilon(\lambda_A)$。

很显然,荧光强度与样品在波长 λ_A 处的消光系数有关,而消光系数与激发波长是密切相关的,消光系数随波长的变化即吸收谱,因此荧光强度也随激发波长的变化而变化。激发谱与吸收谱的正相关关系在此一目了然。

当然,实际上仪器因子 Z 与波长是有关的,这就使得激发谱与吸收谱并不完全相似。

7) 荧光偏振(偏振荧光,极化荧光)

用平面极化光(偏振光)去激发一个荧光系统,可以产生极化荧光。可以通过对极化荧光的分析确定分子的大小、形状和流动性等性质。因此极化荧光分析在生物研究中是一种有力的手段。

如图 3-4 所示,假设沿 z 轴振动的平面极化光由 x 轴入射原点,在原点有荧光分子,受其激发后此分子发射极化荧光,在 y 轴收集极化荧光,令 $I_\parallel$ 为沿 z 轴振动的极化荧光,令 $I_\perp$ 为沿 x 轴振动的极化荧光。

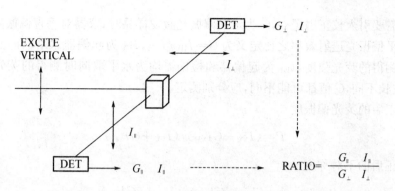

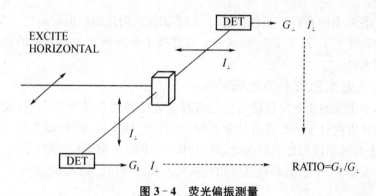

图 3-4　荧光偏振测量

定义极化率：

$$P=(I_\parallel-I_\perp)/(I_\parallel+I_\perp)=(I_{VV}-I_{VH})/(I_{VV}+I_{VH})$$

下标中的前、后两个字母分别表示入射光和发射光的偏振方向，V(Vertical)表示垂直，H(Horizontal)表示水平，如其中 I_{VH} 是指入射光偏振方向为垂直而发射光为水平时测得的荧光强度，其他如 I_{VV} 也以此类推。

荧光偏振是指物质在受激发时发射的荧光常为偏振光这样一种性质。从经典物理的观点来看，电子的跃迁相应于一个电偶极子的振动，其振动方向和电场变化方向一致时被激发的几率最大，并随两者间夹角余弦的平方($\cos^2\theta$)而变化。电偶极子发射的荧光在与电偶极子方向垂直的方向上最强(即荧光传播方向与电偶极子方向垂直的荧光最强)，在与电偶极子平行的方向上最弱。

溶液中的分子，其分布是随机的，而且从吸收到发射的时间之内，分子本身已经产生了转动，因此荧光偏振的程度将减小，所以荧光偏振又常称为荧光消偏振或荧光去偏振。

在分子朝向无规律但分子不能自由运动的溶液中，P 的值称为本征极化率 P_0。如果分子在激发态的寿命期间有一定的运动，则 P 的值可能与 P_0 不等。

定义不对称度(或荧光各向异性)

$$A=(I_\parallel-I_\perp)/(I_\parallel+2I_\perp)$$

($I_\parallel+2I_\perp$)表示发射光的全部，包括平行于入射光方向上的以及与入射光轴垂直的两个方向上的分量。

由于单色器和光电倍增管等对垂直和水平两个偏振成分的敏感度可能不同，因而严格的测定需要引入校正因子 G，G 为水平偏振光激发样品时，仪器对垂直偏振光的透射效率与对水平偏振光透射效率之比定义为 $G=I_{HV}/I_{HH}$，I_{HV} 为起偏器水平取向而检偏器垂直取向时测得的荧光强度，I_{HH} 为起偏器和检偏器均为水平取向时测得的荧光强度。仪器不同，波长不同，G 值都可能不同，应分别测定。

经校正后的荧光偏振度

$$P=(I_{VV}-GI_{VH})/(I_{VV}+GI_{VH})$$

经校正后的不对称度

$$A=(I_{VV}-GI_{VH})/(I_{VV}+2GI_{VH})$$

P 和 A 的量测有时在稳态条件下进行，即采用恒定的光照。但有时也用毫微秒量级的偏振光脉冲来测量 $I_{\parallel}$ 和 $I_{\perp}$ 的时间函数。这种技术常能测到一些其他的运动，是一种时间分辨的技术。

8）天然荧光生色团和荧光探针

生物化学中主要的荧光生色团可分为天然荧光生色团和荧光指示剂（荧光探针）两类。天然的荧光生物分子只有芳香族氨基酸、核黄素、维生素 A、叶绿素和 NADH 等少数分子，核酸中的碱基没有显著的荧光，只有 tRNA 中的 Y 碱基（二氢尿嘧啶）是个例外。在蛋白质的荧光谱中，由色氨酸残基发出的荧光占统治地位。如表 3-2 所示。

表 3-2　天然的荧光探针

荧光生色团	条件	吸收		荧光			灵敏度
		λ_{max} (nm)	ε_{max} ($\times 10^{-3}$)	λ_{max} (nm)	ϕ_F	τ_F (ns)	$\varepsilon_{max}\phi_F$ ($\times 10^{-2}$)
Trp	H_2O pH 7	280	5.6	348	0.20	2.6	11
Tyr	H_2O pH 7	274	1.4	303	0.1	3.6	1.4
Phe	H_2O pH 7	257	0.2	282	0.04	6.4	0.08
Y - base	Yeast t - RNA^{Phe}	320	1.3	460	0.07	6.3	0.91

总的来说，天然的荧光生物分子种类很有限，而且荧光强度较弱，为了研究多数的不发光的生物分子，人们广泛利用一类能产生稳定荧光的分子，把这些小分子和大分子结合起来，或者插入大分子中，根据这些较小的荧光分子性质的改变，分析大分子的结构，这类小分子称为荧光探针。对于作为荧光探针的分子有以下几个基本要求：

（1）能产生稳定的、较强的荧光。

（2）探针与被研究分子的某一微区必须有特异性的结合，而且结合得比较牢固。

（3）探针的荧光必须对环境条件较敏感。

（4）结合的探针不应影响被研究的大分子的结构和特性。

荧光探针种类很多。而且不断有人根据需要合成出新的探针。表 3-3 列举几种常用荧光探针及其典型的荧光探针的应用和基本性质（吸收波长、发射波长、灵敏度等）。

表 3 - 3　典型的荧光探针

荧光探针	用途	吸收		发射		灵敏度	
		λ_{max} (nm)	ε_{max} ($\times 10^{-3}$)	λ_{max} (nm)	ϕ_F	τ_F (ns)	$\phi_F \varepsilon_{max}$ ($\times 10^{-2}$)
Dansyl chloride	共价结合到蛋白: Lys,Cys	330	3.4	510	0.1	13	3.4
1,5 - I - AEDANS		360	6.8	480	0.5	15	34
7 - Chloro - 4 - nitrobenzo - 2 - oxa - 1,3 - diazole(NBD)	Lys,Tyr	345	9.5	—	～1		
Fluorescein isothiocyanate (FITC)	共价结合到蛋白: Lys	495	42	516	0.3	4	116
8 - Anilino - 1 - naphthalene sulfortate(ANS)	非共价结合到蛋白	374	6.8	454	0.98	16	67
Pyrene 和各种衍生物	膜表面偏振研究	342	40	383	0.25	100	100
Ethenoadenosine 和各种衍生物	核苷酸类似物结合到蛋白。成为核酸一部分	300	2.6	410	0.40	26	10
Ethidium bromide	非共价结合到核酸	515	3.8	600	～1	26.5	38
Proflavine monosemicarbazide	共价结合到 RNA 3′底	445	15	516	0.02	—	30

3.2.3　环境对荧光参数的影响

荧光分析的主要特点是灵敏度高。一般来说,荧光分析的灵敏度要比吸收光谱测量高 2～3 个数量级。但正因为其灵敏度高,因此也容易受到各种因素的干扰。例如样品的温度度、pH 以及样品中杂质的存在等。为了得到可靠的结果,实验设计和操作中需要考虑和设法减少这些因素的影响。在一定的场合,也可巧妙地利用荧光参数对环境因素的敏感性来达到我们的目的。

下面,我们将分别列举一些环境因素对 λ_{max}、φ_F 和 τ_F 等荧光参数的影响。

1) 环境因素对 λ_{max} 的影响

一般来说,处于第一电子激发态的分子,其电荷分布与它处于基态时是不同的。生色团与周围溶剂分子的相互作用可能会先于发射而发生,这种相互作用会改变激发态的能量及荧光发射的频率。引起每个电子能级中最低振动能级之间的吸收和发射跃迁(即 0—0 跃迁)的不平衡,并会破坏镜像关系。

(1) 环境（如溶剂）的极性对 λ_{max} 的影响

同一种荧光物质在不同极性的环境中，其 λ_{max} 可能会有所差别。一般来说，激发态的极性比基态要强，因此被激发的荧光分子将趋向于与极性溶剂（或极性环境）相互作用，使溶剂分子的电子分布会发生变化，偶极子重新取向，而这又会反过来影响荧光分子的基态和激发态能级，减少激发态的能量，引起发射谱的红移。例如，当溶剂的极性由乙二醇、甲醇、异丙醇到辛醇依次减小时，ANS（1-氨基-8-萘磺酸酯，一种荧光探针，常用于与蛋白质非共价结合）的荧光谱发生蓝移，量子产率提高。

这种影响的结果可以用 Lippert 方程来解释：

$$\sigma_a - \sigma_f \cong \frac{2}{hc}\left(\frac{\varepsilon-1}{2\varepsilon-1}-\frac{n^2-1}{2n^2-1}\right)\frac{(\mu^*-\mu)^2}{a^3}+常数$$

其中，σ_a 与 σ_f 分别为荧光分子的吸收波数与发射波数，$\sigma_a - \sigma_f$ 反映了吸收光与发射光能量的差别；ε 为溶剂的介电常数；h 为普朗克常数；c 为光速；a 为荧光分子在溶剂中所占空穴的半径；μ^* 与 μ 分别为荧光分子处于基态和激发态时的偶极矩。由上式可见，折射率增加使能量差减少，而介电常数增加会使能量差增大。由于荧光分子激发态的偶极矩 μ^* 一般要大于基态偶极矩 μ，荧光分子偶极矩的增大与溶剂分子相互作用，使溶剂分子的电子分布和偶极子取向发生变化。溶剂偶极子的重新取向需要比电子重新分布长得多的时间。介电常数 ε 不仅与偶极子取向有关，也与电子取向有关，上式中第一项 $(\varepsilon-1)/(2\varepsilon-1)$ 是电子和偶极子重新取向的结果；折射率 n 与电子重新分布有关，因此上式中第二项是电子重新分布的结果。

由于非极性溶剂分子没有偶极矩，因此没有在激发态荧光分子的作用下偶极子重新取向的问题，$\varepsilon \approx n^2$，$\sigma_a - \sigma_f$ 很小。而在极性溶剂中 $\sigma_a - \sigma_f$ 较大，产生红移。

ANS 在水中 λ_{max} 为 515 nm，与脱辅基肌红蛋白结合以后，λ_{max} 移到 454 nm。ANS 的 λ_{max} 蓝移告诉我们，ANS 与脱辅基肌红蛋白的结合部位可能在一个极性较小的疏水环境中。

实验事实还表明：ANS 与脱辅基肌红蛋白的结合可以被血红素置换。这提示：ANS 的结合是发生在血红素口袋（heme pocket）中或是其附近。这样可以进一步推测：血红素口袋附近也是（极性较小的）疏水环境。

上面提到的"环境极性加强，λ_{max} 红移"的规律，并不是绝对的。例如，如果在激发态的寿命之内，分子没有足够的时间来重新排列并降低激发态的能量，则可能发生 λ_{max} 蓝移的情况。这种现象称为方位限制（Orientation Constraint）。这说明在利用 λ_{max} 作为环境极性的探针时要十分谨慎。

(2) pH 对 λ_{max} 的影响

如果荧光物质为弱酸或弱碱，则溶液 pH 的改变常对 λ_{max} 有影响。这是因为弱酸和弱碱分子和其离子在电子结构上有所不同，因而荧光 λ_{max} 也可能发生变化。例如，1-萘胺-5-磺酸在不同 pH 时，会以两种不同离子的形式存在，这两种离子的荧光波长是不同的。利用这种效应，可以将其荧光波长作为 pH 的指示剂。

(3) 溶液黏度对 λ_{max} 的影响

溶液黏度有时也会对 λ_{max} 有影响，例如 TNS 在蔗糖水溶液中的 λ_{max} 会随蔗糖浓度的变化而变化。当蔗糖浓度由 10% 增加到 60%，黏度从 1.3 分泊增加到 58 分泊，λ_{max} 从

580 nm 蓝移到 555 nm。

（4）共振能量转移对 λ_{max} 的影响

如果两种生色团荧光频率接近,则当两种基团足够接近时,用一种生色团能吸收的光激发使之处于激发态后,处于激发态的这种生色团可能将激发能转移到另一种生色团,使第二种生色团进入激发态,产生第二种生色团特有的荧光。这种现象称为共振能量转移。显然,共振能量转移对 λ_{max} 可能造成影响。

2）环境对荧光量子产率 ϕ_F 和荧光强度的影响

由于稀溶液中荧光强度 $F_\lambda = KI_0 A\phi_F$（这里 I_0 是激发光强度,A 是光密度或吸收度,ϕ_F 是荧光量子产率,K 为常数）,因此凡是会影响荧光量子产率 ϕ_F 的环境因素也必然会影响荧光强度。

（1）溶剂（或环境）极性的影响

量子产率（荧光强度）会随着溶剂（或环境）极性的减小而增加。这一点前面已经提到过。一种可能的机制是:在非极性的溶剂中系间交连（转移到另外的激发态）的速率会减少。

（2）光化分解

荧光物质因吸收光能而造成某一键断裂的现象称为光化分解（Photodissociation）,光化分解会造成荧光逐渐减弱。尤其是对于稀溶液来说,光化分解就更为严重。通常,为减少光化分解现象造成的影响,可采取以下措施:

①减少光照时间和强度,例如,保存在深色瓶中,或用黑纸、铝箔等包好,测量时使用较弱的光源等。如果样品激发谱有一个以上的激发峰,一般采用激发波长最长的激发光,以减少样品的光化分解。样品放到样品架上后要尽快测量,不测时应立即关上光闸。

②由于稀溶液更容易变质,而样品在浓溶液中要稳定一些,因此储备液要配得浓一些,使用前再稀释。

③仪器本身的改进,如提高检测器灵敏度,降低光源强度等,也有利于减少光化分解。

（3）温度对荧光强度的影响

一般来说,溶液的荧光强度随温度的降低而增强,温度的升高与荧光强度的减弱在一定范围内是线性关系。温度每升高 1 ℃,荧光减弱的百分数称为温度系数。一般荧光物质的温度系数大约为 1%,但有些荧光物质可大到 5%。

温度升高,荧光强度减弱的原因主要是溶液的黏度减小,溶剂与溶质分子的动能增加,使得荧光分子的其他分子之间的碰撞几率增加,激发态荧光分子通过分子间碰撞或分子内能量的转移,将自己的能量转移出去。以非荧光发射的形式回到基态,这就造成荧光淬灭,量子产率降低的情况。如果溶液中有淬灭剂存在,则淬灭剂的作用也会随温度升高而增大。为减少温度对荧光强度的影响,可采用恒温样品架维持样品温度的恒定。

（4）样品浓度对荧光强度的影响

在样品浓度较低时,荧光强度与荧光物质的浓度成正比。但到了一定浓度以后,就不再存在这种正比关系。这是因为:

①荧光强度 $F = K\phi\epsilon I_0(1-e^{-\epsilon lc})$,这里 K 是仪器常数,ϕ 是量子产率,I_0 是激发光强

度，ε 是分子消光系数，l 是样品池光径，c 是样品浓度。浓度增加到一定程度后，接近 0，浓度继续增加，荧光强度不再增加。只有样品浓度很稀时

$$F = KI_0 \phi [1-(1-\varepsilon lc)] = KI_0 \phi \varepsilon lc$$

②荧光浓度过大时，常常发生淬灭现象。这样就使荧光强度反而大大低于接近饱和时的荧光强度。

淬灭产生的原因至今仍众说纷纭，最简单的解释是：单线能级的激发分子在发出荧光之前就和未激发的荧光物质分子碰撞而自淬灭。

③浓度过高，可能形成样品的二聚体或多聚体，因而降低荧光强度。

④产生浓度淬灭的重要原因之一是荧光分子在样品池中分布均匀：当溶液较稀时，均匀分布在样品池中的荧光吸收强烈，越进入溶液，发荧光分子越少，因而大量的激发光在到达池内之前就被吸收了。这样，从垂直于激发光方向的角度来接收荧光，检测到的荧光就很微弱了。即使是在靠近入射光的面上，也只有靠近检测器的面上荧光容易被接收到。离探测器较远的荧光分发出的荧光又会被瓣面的荧光分子吸收（如果物质本身的吸收光谱和发射光谱有重叠的话），即大部分荧光发射在离开吸收池前就又被吸收。

解决浓度淬灭的办法之一是将样品尽量稀释到荧光强度与荧光染料浓度成线性关系的浓度来测量。浓度淬灭的现象有时也可以加以利用，例如在脂质体里包裹高浓度的荧光染料，由于浓度淬灭，包裹在脂质体内的荧光染料荧光强度很低。一旦荧光染料从脂质体内泄漏出来，由于荧光染料浓度下降，进入线性区，因此荧光强度大大增加。

(5) 杂质对量子产率(荧光强度)的影响

除荧光分子之外的其他分子与荧光分子的相互作用使荧光量子产率减少的现象统称为杂质淬灭。

会引起荧光淬灭的物质称为淬灭剂。例如中性的 0.1 mol 磷酸缓冲液能淬灭酪氨酸的荧光。

杂质淬灭的形式大致有以下几种：

①碰撞淬灭：溶液中荧光分子与淬灭剂分子碰撞，荧光分子损失能量而导致量子产率减少，荧光强度降低。

②组成化合物导致荧光淬灭：一部分荧光分子与淬灭剂分子作用而形成络合物。这种络合物本身可能不发荧光，也可能会具有吸收激发光能或荧光物质所发射的荧光光能的能力，从而减少观察到的荧光(内滤光效应)。

③含溴化合物、含碘化合物、硝基化合物、重氮化合物、基化合物及某些杂质的化合物容易由单线态转变至三线态。转入三线态的分子在常温下不发光，它们把多余的能量消耗在与其他分子的碰撞中，引起荧光淬灭。只有在低温下，由三线态返回基态而放出波长较长的磷光。

④发生电子转移反应的淬灭：某些淬灭剂分子与荧光物质分子相互作用时，发生了电子能移反应，即氧化—还原反应，因而引起荧光淬灭。甲基蓝荧光溶液被 Fe^{2+} 淬灭便是一个例子。发生电子转移反应的淬灭剂并不限于金属离子。I^-、Br^-、CNs^- 等易于给出电子的阴离子对奎宁、罗丹明及荧光素钠等有机荧光物质也会发生淬灭作用。

引起淬灭的一种最常见的物质是大气氧。氧分子对荧光物质产生淬灭的原因可能主要是由于 O_2 在基态就是一种三线态，它在和单线态的荧光分子相互作用时会形成单

线态的氧分子和三线态的荧光分子。氧在弱极性溶剂中的溶解度比较高,例如氧在乙烷中的溶解度约为在水中的几倍。因此必须通氮赶氧,克服这种淬灭。

总的来说,为克服杂质淬灭带来的问题,对所使用的溶剂或缓冲液,首先要考虑其对所使用的荧光物质是否有直接作用。另外必须考虑溶剂的纯度。此外如洗液中的重铬酸钾,其两个吸收峰恰好在色氨酸的激发和发射峰附近,吸收了色氨酸的激发能及其发射的荧光(内滤光效应),因此荧光器皿不能用洗液来洗。

荧光淬灭剂有时也可以加以利用,例如,可以利用某种淬灭剂对荧光物质的淬灭作用来进行定量分析,如利用氧分子对硼酸根-二乙醇酮络合物的荧光淬灭效应,可以作微量氧的测定。由于淬灭作用是特异性的,因此用这种方法有时比直接测定法灵敏度更高,选择性更强。

(6)pH 对量子产率和荧光强度的影响

如荧光物质为弱酸或弱碱,则溶液 pH 的改变常对荧光强度有较大影响。利用这些物质对 pH 的敏感性,可以将它们用作 pH 指示剂,或利用它们在不同 pH 溶液中荧光强度的改变来判断酸碱滴定的终点(特别是在有色或混浊的溶液中)。

(7)溶液黏度对荧光强度的影响

荧光强度一般随介质黏度的升高而增强。因为介质黏度增加,减少了分子碰撞,从而减少了能量损失。例如荧光物质 NTS 在不同浓度的蔗糖水溶液中,荧光强度随黏度增加而增加。

(8)膜电位的影响

有些能和膜结合的荧光分子的荧光强度会随着膜电位的改变而改变,这种变化有的是由于带电的荧光染料随膜电位变化而在膜内外重新分布。有的是由于荧光分子的荧光谱在电场下发生改变(电生色性,electro chronism)。按照对膜电位变化的反应速度、大小和光学信号改变的机制,这类电位敏感的荧光染料又可以分为慢反应染料和快反应染料。

这种现象可以用来监测膜电位的变化。

(9)其他各种干扰因素

还有一些其他的干扰因素可能影响荧光强度,例如光散射就可能影响荧光强度。区分散射光和荧光发射的依据是散射光与激发光波长相同,离荧光峰较远。荧光污染也是影响荧光强度的一种因素。例如洗涤器皿的合成去污剂常能产生很强的荧光,分液漏斗上涂的润滑油也有很强的荧光。另外,溶液中微生物的产生、滤纸中的杂质,也都有可能造成荧光污染。另外,表面吸附也会对稀溶液的荧光测定造成影响。

3.2.4 环境因素对荧光寿命的影响

(1)碰撞淬灭

前面曾提到碰撞淬灭会降低荧光强度,碰撞淬灭也可能使荧光寿命缩短。例如前面提到的 0.1 M 磷酸缓冲液,能使酪氨酸的荧光寿命从 3.4 ns 缩短到 2.6 ns。

(2)浓度与荧光寿命的关系

一些荧光染料的荧光寿命随浓度的增加而延长。这种现象不是由于二聚体的形成,而是由于自吸收。特别是当吸收光谱与荧光光谱有较大重叠时,重叠区的荧光发射后,再一次被吸收,经历了二次激发或多次激发,测量到的表观寿命就会延长。

（3）分子内环境与荧光寿命

生色团在分子内的环境也会影响荧光寿命，正是由于这个原因，荧光寿命才被用来分析分子内不同的生色团所处的环境。当然，严格地说，分子内环境和外环境是两个不同的概念。

除上述可能影响荧光寿命的因素之外，实际中要注意的是，不同测量方法测出的寿命也会有一定差别。因此研究荧光寿命时，相同方法测量出来的寿命才有可比性。

3.2.5 荧光分析在生物学中的应用

荧光分析应用的范围很广。生物学和医学的各个学科，包括生理、生化、生物物理、药理、免疫、细胞、遗传等，都可以使用这一技术。从研究的材料来看，氨基酸、蛋白质核酸、维生素酶、药物、毒物等都可以采用。我们不准备系统介绍荧光技术在各方面的应用，只想就内源荧光和外源荧光在生物学、医学中应用的可能性，举一些例子。

1）荧光的应用

生物学中比较重要的天然荧光分子多属具有共轮双键的系统。如芳香氨基酸、核黄素、维生素 A、卟啉、叶绿素、NADH 和 tRNA 中的 Y 碱基（二氢尿嘧啶）等。对于含有这些天然荧光物质的样品，可以直接通过量测其荧光来确定其存在、分布及数量。

（1）蛋白质的内源荧光

利用蛋白质的内源荧光测蛋白含量，其灵敏度高于紫外吸收法，而且没有可检测的外加荧光剂。蛋白质的荧光来自色氨酸、酪氨酸和苯丙氨酸。它们的相对荧光强度为 $100:9:0.5$。检测蛋白质的天然荧光，可采用 280 nm 的激发波长，发射波长范围在 $340\sim350$ nm（蛋白溶液为中性时）。如果蛋白中不含色氨酸，只含苯丙氨酸和酪氨酸，则荧光光谱主要表现酪氨酸的特征，最大发射波长约为 304 nm。对于含有色氨酸的蛋白，荧光光谱则主要表现色氨酸的特征，最大荧光发射波长在 $320\sim350$ nm 之间。

利用蛋白质的天然荧光，可以检测蛋白质的含量。例如用荧光检测牛奶中的蛋白质含量，就是一种既快又准确的方法。

利用蛋白质的内源荧光，还可以分析蛋白质结构的变化。

（2）维生素的内源荧光分析

由于维生素大多会有芳香环结构，本身具有较强的天然荧光，因此可以利用内源荧光检测维生素。例如，可用 345 nm 激发，490 nm 处测量，用以确定血液中维生素 A 的含量。核黄素即维生素 B_2 在 pH＝7.0 时，用激发波长 370 nm（或 440 nm），发射波长为 565 nm 检测，可以确定组织中核黄素的总量。维生素 B_{12} 在 pH＝7 的溶液中，可以用 275 nm 激发，305 nm 处检测。维生素 C 用 490 nm 激发，可产生绿色荧光（530 nm）。

（3）外源荧光的应用

由于天然荧光分子种类有限，在生物学和医学的实际中，应用得更加广泛的是荧光探针，即外源荧光技术。目前，荧光探针的种类已经有上千种，人们可以根据所研究问题的不同，选择不同的荧光探针。下面我们将介绍几个荧光探针应用的例子。

2）蛋白质的荧光标记及应用

有些荧光探针可以与蛋白质上特定的基团共价结合，例如胺基（Amine）和巯基（Thiol）就是蛋白质中容易结合的两种基团。例如：卤代乙酰类衍生物（Haloacetyl Derivatives）顺丁烯二酰亚胺（Maleimides）及其他一些巯基反应剂，可以和巯基共价结合；异硫氰酸盐（Isothiocyanates）、琥珀酰亚胺酯（Succinimidyl Esters）、羧酸（Carboxylic Acid）、磺酰氯（Sulfonyl Chloride）等，可以和氨基共价结合，等等。另外有一些荧光探针可以和蛋白质非共价结合。例如：1,8 - ANS 和 2,6 - TNS，DNS 等，在水中基本不发荧光，但当结合到一些蛋白质上时，可以发出很强的荧光。利用蛋白质的荧光标记方法，可以研究荧光探针标记的部位微环境的极性、结构、分子运动、结合紧密程度等，也可以利用共振能量转移原理测定基团之间的距离等。

（1）利用荧光探针研究蛋白结合部位的极性

前面曾提到过 ANS 荧光谱会随着所处环境特性的增加而发生蓝移，且量子产率也随之提高。利用 ANS 的这个性质，可以衡量 ANS 标记部位的极性大小。根据极性大小，又可以进一步推测蛋白质结构的变化。

（2）利用荧光探针研究蛋白质结构的变化

由于荧光探针的荧光谱对环境变化十分敏感，因此它对蛋白质分子的构象变化也就十分敏感。利用荧光探针研究了许多酶的变化效应。例如用 DNS - Cl 标记 DNS - GDH（GDH 谷氨酸脱氢酶）在有辅酶存在时的荧光光谱与没有辅酶时相比，有明显变化，表明辅酶的存在会引起 GDH 构象的变化。

外源荧光团标记到蛋白质上以后，也可以通过荧光偏振来检测蛋白质构象的变化。

（3）分子运动量测

处于激发态的分子在发射荧光前的寿命是有限的，大约为 10^{-9} s。任何发生在这个时间量级内的分子的运动，例如翻滚碰撞，都会引起荧光观测值的变化。通过分析这种变化，就可以得到有关分子动力学的信息。例如从荧光寿命和荧光强度的变化情况，可以估算出由于淬灭物的存在而引起的荧光淬灭的速率常数，进而估算出淬灭物的扩散系数 D。

研究分子运动情况时常常利用的又一个荧光参数是荧光偏振或荧光消偏振。荧光偏振的定义我们在前面已经介绍过。由于荧光偏振和分子的运动，温度及介质的黏度等有关。因此荧光偏振常用来研究生物大分子的运动。Perrin 公式表示了荧光偏振度 P 与荧光寿命 τ，旋转弛豫时间 ρ。黏滞系数 η 和分子体积 V_0 的关系：

$$1/P \pm 1/3 = (1/P_0 \pm 1/3)(1 + 3\tau/\rho) = (1/P_0 \pm 1/3)(1 + RT\tau/\eta V_0)$$
（用自然光激发时上式中用正号，用偏振光激发时用负号）

这里 R 为气体常数，T 为绝对温度，P_0 为固有偏振或极限偏振度（即黏度极大，温度极低时的 P 值），旋转弛豫时间 ρ 定义为分子转动一个角度 θ，其余弦降为 e^{-1} 所需的时间，可以用来衡量分子转动的速度。

（4）利用荧光探针研究生物分子的结合程度

在生物学中，抗体和抗原，酶和底物，药物与受体等分子间的结合，是研究生物活性的重要内容。生物分子结合时，标记在其中的荧光探针的荧光参数会随之改变。通过这些参数的变化，就可了解它们结合的牢固程度，例如，结合得牢固的分子，结合后的复合物弛豫时间长,荧光偏振也就大。如果结合得较为松散,则复合物的弛豫时间短,荧光偏振就小。例如,用荧光探针标记的抗原与抗体反应,由于抗原-抗体复合物的迁移率小于原来的迁移率,因此荧光偏振就增加。利用这种办法,可以检测免疫反应的发生与否,并进一步研究免疫反应的机制。在底物与酶结合时,荧光标记的底物由于与酶的结合迁移率减小,偏振度增加。因此,可以由荧光偏振度的变化来求得结合常数。

(5)共振能量转移测量生色团之间的距离——光谱尺

如果两种不同的荧光生色团离得较近,且其中一种生色团的荧光发射谱与另一种生色团的激发谱有相当程度的重叠。则当第一种荧光团被激发时,另一种荧光团却因第一种生色团激发能的转移而被激发,这种现象称为共振能量转移。转移效率 T 与两种生色团之间的距离 R 有下列关系:

$$T = \frac{R_0}{R + R_0}$$

转移效率 $T = 1 - \phi_T / \phi_D$,ϕ_T 和 ϕ_D 分别表示存在和不存在共振能量转移时供体的量子产率。

这里 R_0 称为临界距离,定义为能量转移效率为 50% 时两个生色团之间的距离,对于每个供体—受体对,R_0 是常数。R_0 可以根据受体的吸收谱和供体的发射谱,介质的折射系数、供体和受体跃迁电偶极矩的朝向因子、供体在没有受体存在时的量子产率等参数估算出来(这里不详细介绍)。根据 T 和 R_0,即可求出两个生色团之间的距离。这种测定生色团距离的方法,常被人称为光谱尺。

转移效率 T 也可以用其他方式估算出来:

$$T = \frac{\eta_{SA}}{\tau_s^{-1} + \eta_{S \to A}}$$

式中,S 为敏化剂;A 为受体;$\eta_{S \to A}$ 为共振能量转移的速率常数,η_S 为敏化剂不转移能量时供体的寿命;τ_s^{-1} 为敏化剂不转移能量时供体的速率常数。

3.3 发光生物发光

在生物发光领域中最容易被人们所接受的发光现象就是以萤火虫的闪光为代表的发光生物发光。这种发光体系是各种酶促过程的原型,从海洋细菌到南美洲的大发光甲虫,都是这种酶促过程产生光。发光生物的发光是指一种高效率的冷光发射,这些生物为了生存的目的利用生物发光,使它们在所处的环境中更有效地竞争。在许多陆栖生物中存在生物发光,但最常见的是在海洋里,特别是在深海中,那里几乎所有种属的生物都能发光,其中最大的生物发光族要算腔肠动物。这些生物的发光不仅比较强,而且都有明确的生理功能,是求偶(萤火虫尾部发光)、猎食(安康鱼头须发光)、防御或欺骗敌人的手段(水生生物发光)。研究发现生物发光有以下几个特点:生物发光的颜色范围很宽,从铁路蛆虫发出的红光,到大多数海洋生物所发的特征的深蓝光;氧是几乎所有生物发光系统中必需的因素;生物发光是由"荧光素酶"与"荧光素"的化学反应所引起的;所有的生物发光反应似乎都是酶底物类型的反应,但复杂程度不同,某些生物发光反应涉及 3 种或 4 种底物,而另一些生物发光反应甚至需要 3 个或 4 个酶的体系。

现在,已了解各种发光生物发光的基本反应,在这个领域中也取得了一些新的进展,例如在体外重组虫荧光素酶,用基因工程技术在大肠杆菌中表达;人工合成荧光素;体外模拟细菌发光体系已获成功;细菌的发光基因已被提出,同样也已用基因工程方法在大肠杆菌中表达。水母发光蛋白已经分离纯化,一级结构已经清楚。由于生物发光的量子效率极高,所以研究生物发光能量的转化具有重要的理论与实际意义。近年来被广泛应用的发光蛋白,如 GFP、YFP、CFP 等,其发光原理就是源自动物的自发发光,从而为生物医学研究提供了新的手段。

3.4　化学发光

化学发光(Chemiluminescence)是在化学反应过程中(主要为氧化还原反应)发出可见光的现象。早在 19 世纪 70 年代,Radzisewski(1877)等发现咯粉碱在碱性介质中与过氧化氢等进行氧化还原时,有光子产生(发绿光)。Albrecht(1928)证明了鲁米诺在碱性介质中具有发光作用。Glue 和 Petsh(1935)第一个报告了光泽精在碱性条件下与过氧化氢反应产生化学发光。

化学发光反应是由两个关键步骤组成:激发和发射。许多化学反应进行时能释放足够的自由能而把参加反应的物质之一激发到能发射光的电子激发态,生成一种激发态产物(C^*),在它回到基态时,剩余能量转变成光子能量($h\nu$)产生发光现象,即 $A+B \rightarrow C^*$,然后 $C^* \rightarrow C+h\nu$,其中"*"表示 C 处于单线激发态。化学发光的光谱与 C 的荧光相一致。随着化学发光物质合成技术的进步,化学发光在生物医学及其他领域的应用越来越广泛,将化学发光与免疫反应结合起来建立的化学发光免疫测定法和化学发光标记是继荧光标记、放射性核素标记、酶标记三大标记技术之后发展起来的最新检测技术。用化学发光法、化学发光免疫测定法可检测多种物质,其检测极限达到 10^{-10} mol/L。近 20 年来在此领域发表有关论文达数千篇,我国在这方面的研究虽然起步较晚,但也取得了很大进步,例如用黄嘌呤氧化酶-鲁米诺(XO - L)化学发光体系测定不同茶叶清除超氧阴离子的能力,发现不同品种的茶叶的抗氧化活性存在一定的差异,一般情况下绿茶优于乌龙茶和红茶,名茶优于普通茶,优级茶优于次级茶;利用该系统还讨论了影响茶叶抗氧化能力的条件。利用化学发光研究血小板对多形核白细胞(PMN)化学发光的调控作用,发现腺苷酸对 PMN 化学发光的调控作用具有浓度依赖性,且呈双相效应等。这些工作促进了我国化学发光体系的研究。

3.5　生物超微弱发光

随着生物发光研究的进一步深入,发现人体的器官、组织、细胞,乃至大分子都在发光,不过发光强度更弱。这些有关生物超微弱发光(Ultra-weak Bioluminescence)的研究课题,构成了当前生命科学发展前沿中的一个极其重要的研究领域——生命系统的超微弱光子辐射(Ultra-weak Photon Emissionfrom Living System)。1920 年,前苏联的 Gurwitch 夫妇用洋葱根做试验,指出微弱的紫外辐射是细胞分裂过程中产生的,并能促进其他细胞的分裂,即所谓的有丝分裂光辐射,他们的试验和提出的解释开辟了生物超微弱发光研究的先河。但是由于当时仪器设备受限和理论不完备,他们的解释无法证实。直至 1954 年,Colli 等人在实验中也发现了萌发植物中的超微弱发光现象,此课题才重新进行研究,并提出很多解释和假说。20 世纪六七十年代以来,各国先后出现了一些研究小组专门进行这方面的探讨,如日本的稻场文男小组(1991)研究了鼠肝核的超微弱天然光子发射;德国 F. A. Popp 小组提出了"生物光子"概念和一系列的相干理论。

3.5.1 超微弱发光机理研究

生物体在进行生理生化反应的过程中,处于基态的原子或原子团获得能量,其电子从基态跃迁到激发态,处于激发态的原子或原子团不稳定,它将释放多余的能量回到基态,能量的释放伴随有热、电离和光子的发射等,其中能量以光子形式释放的过程称为生物的超弱发光。关于生物超弱发光机制的理论研究很多,可初步分为物理的和化学的两大类。化学方面主要有"代谢发光"机制,而物理方面则以"相干辐射"机制为主。

1)"代谢发光"机制

"代谢发光"机制以光生物化学为基础,把生物超弱发光与有机体内的代谢过程联系起来,认为这种发光主要来源于氧化还原等代谢反应,如脂肪酸氧化、酚和醛的氧化、H_2O_2 的酶解、花生四烯酸的氧化、儿茶酚胺和单宁的过氧化、醌的氧化裂解、氨基酸的氧化等。其中脂类自由基在超弱发光中的作用尤为重要,因为在生物膜的磷脂中含有许多不饱和脂肪酸,它们在一定条件下可以按照自由基锁链反应机制进行氧化反应。锁链反应的特点是自由基在与其他分子反应后并不消失,而是转化为另一种自由基,因此,脂类锁链氧化的过程包括在一自由基引导下,引发产生一脂自由基,然后此自由基反应继续发展,并产生分支,从而产生更多的脂自由基。不饱和脂肪酸的氧化作用产生了过氧化自由基,过氧化自由基复合时能形成处于激发态的过氧化物,其退激时即可产生超弱发光。反应的一般过程如下:

①引发反应 $RH \rightarrow R^*$;

②链的延续 $R^* + O_2 \rightarrow ROO^*$;

③链的扩展 $ROO^* + RH \rightarrow ROOH + R^*$;

④复合反应形成激发态

$$\left.\begin{array}{l} R^* + R^* \\ R^* + ROO^* \\ ROO^* + ROO^* \end{array}\right\} \rightarrow P^* ;$$

⑤介质中无活化剂时,激发态产物自身发光,这些产物为醛、酮、酸等,$P^* \rightarrow P + h\nu$;

⑥介质中有活化剂如麦角脂醇、芳香氨基酸、蛋白质等时,则发生能量转移,使活化剂激发,它们在跃迁至基态时发出光子,但通常其发射波长都移向长波方向。添加各种活化剂可以提高反应时的发光强度。$P^* + A \rightarrow P + A^* \rightarrow P + A + h\nu$(A 为活化剂);

⑦介质中存在抗氧化剂或抑制剂时则能使活化剂不被氧化,而转化为低活性基团,从而中止链式氧化。

$$\left.\begin{array}{l} R^* \\ ROO^* \\ I_n + O_2 \rightarrow I_nOO^* \end{array}\right. + A + I_n \xrightarrow[ROOH]{RH} I_n^* + A(I_n \text{ 为抗氧化剂})$$

"代谢发光"机制的实验依据来自多方面,小鼠肝脏微粒体的化学发光与脂类过氧化的研究表明,脂肪酸的最大发光值或总发光值都与脂肪酸氧化酶呈线性关系;药物提取物对超弱发光和脂肪酸氧化酶有相似的抑制作用;脂肪酸氧化酶抑制剂 Co^{2+}、Mn^{2+}、Hg^{2+}和 EDTA(乙二胺四乙酸)等同样也抑制超弱发光。呼吸代谢抑制剂 NaN_3 对萌发绿豆超弱发光的抑制实验表明,萌发绿豆至少 72% 的超弱发光与呼吸作用等氧化过程相关联,证明脂肪酸氧化是超弱发光的主要来源之一。

"代谢发光"机制包括了活性氧生成与控制两个方面,能较好地解释自由基引起超弱发光的可能性。一些自由基复合反应时释放的能量高达 480 kJ/mol 足以产生大约 230 nm 的紫外光子(该波长近似于有丝分裂辐射光子的波长),同时,由于活体内的氧化反应速率受抑制剂的控制,如生育酚、过氧化物酶、过氧化物歧化酶、维生素 A、C 和 K 等都能清除活性自由基 R,因此,生物在代谢过程中生产的大量自由基不可能使超弱发光强度太高。但是当生物体内的天然阻氧化剂和氧化脂类之间的平衡被打破后,将导致发光强度瞬时剧增(即"闪光现象")。

上述"代谢发光"机制不能完全解释生物系统的超弱发光,如细胞有丝分裂时产生的超弱发光。其波长在 190~325 nm 的紫外波段,与代谢发光的光谱范围有所不同。因此,分裂发光与代谢发光可能有不同的来源和机制。Popp 等人提出了 DNA 光子存贮假说和分化模型,有实验为这种观点提供了依据。一般来说,细胞的代谢发光与分裂发光是同时或相继进行的,光谱从紫外到红外呈准连续谱。

生物超弱发光包含自发的和外因诱导的发光两大部分。电离辐射对活细胞超弱发光的影响实验表明,在电离辐射作用下的细胞的发射光谱与自发发光相比未发生改变,这暗示辐射诱导的发光机制与自发发光一样,取决于羰基化合物 $R=O^*$ 和单线态分子氧 $^1O_2^*$,它们的发射峰值分别位于 636.4 nm 和 440 nm 附近。当然辐射诱导发光还涉及电子转移和能量传递过程。因为活细胞受电离辐射作用后,发光强度明显增加,而且和照射剂量有关,因此可通过对辐射诱导生物发光的测量研究辐射对生物体的作用以及生物的自发发光现象。

2)"相干辐射"机制

以德国生物物理学家 Popp 为代表的小组从超弱发光的物理机制出发,研究了生物超弱发光的光谱、光学透射性、光子计数统计和光照诱导的延迟发光的衰减动力学以及生物超弱发光与生物体的生理和病理过程的相关性和对生物体温度的依赖关系,提出如下假说:一部分自发的和光诱导的生物超弱发光的光子(叫"生物光子",简称 PE),起源于生物系统内一个高度相干的电磁场,这种相干电磁场很可能是活组织内通信联络的基础。这就是生物光子的"相干辐射"机制(又称"相干理论")。

在把生物光子和激光的特性作了比较后,顾樵认为生物系统和激光器都是非线性的非平衡的开放系统,都具有产生相干辐射的激活物质、泵浦源和谐振腔。由光或代谢过程激发的 DNA 分子的碱基所形成的激发体具有良好的激光物质特性。在生物系统中维持生物分子处于稳定非平衡态的能源是新陈代谢中的生化能;生物细胞相当于一个小小的球状谐振腔,球状腔内具有很高的光场,可以引发各种非线性效应,产生相干辐射。

生物光子常表现出非线性特征,反映了一个系统内部各个组成单元之间的相互作用和偶联关系。实验表明,黄瓜幼苗发射的光子在通过不同厚度的大豆薄层时,其消光系数比利用分光仪分出的同等强度和波长的人工光的消光系数至少低一个量级,说明 PE 具有部分相干性。在 PE 与水蚤的数量关系实验中,PE 的强度一开始随水蚤数目的增加而增加,水蚤数目超过 20 以后,发光强度随数目的变化出现极大与极小值,这些极大和极小值有规律地出现在当水蚤间的平均距离为虫体尺寸的整数比时。这说明比色杯中的水蚤之间存在相互作用,PE 的强度与水蚤数目呈非线性关系,这一现象能较好地用长程相干作用加以解释。

由于生物光子的强度极弱,通常检测光相干性的方法如干涉不再适用,而需要采用光子统计的方法。用该方法对黄瓜幼苗、绿豆芽和大豆根瘤菌类菌体所发光子的统计结果表明,它们的发光接近泊松分布,而纯粹属于随机事件的鲁米诺的化学发光则偏离泊松分布很远,这至少说明生物系统的发光不完全是纯化学激发造成的偶然事件,它们发射的光子彼此间存在着一定的位相关系。但服从泊松分布只是相干场的一个必要条件,而非必要充分条件。当模很大时,多模混沌场的光子计数统计也趋向泊松分布。

利用经典、时间演化算符和光子计数都可以得出这样的结论:如果一个各态遍历场的弛豫是按照一个双曲线衰减的话,那么该场就是一个充分相干场。对光诱导生物系统的延迟发光研究表明,延迟发光不遵循指数衰减规律,而十分接近于双曲线衰减规律。这充分说明了生物系统内各个激发态分子之间是相互偶联的,它们很可能通过在生物系统内存在的电磁场相互联系,这正是相干场的重要特征。

综上所述,"代谢发光"机制和"相干辐射"机制都只能解释部分超弱发光现象,刘颂豪等利用量子化学和辐射与物质相互作用的时间量子理论研究了生物光子的全同粒子模型,对"代谢发光"机制和"相干辐射"机制的统一性进行了有益的探讨。但是生命是一个极其复杂的运动形式,每种生物都具有高度有序和复杂的结构,虽然生物超弱发光只是生物众多物理特性中的一个,但是它与生物的有序性及许多重要特性及过程相关联,包含着大量的生物学信息,产生机制非常复杂,目前人们对它的认识还具有一定的局限性,仍需要在理论和实验方面进行深入研究。

3.5.2 超微弱发光特点

目前研究已涉及细胞、亚细胞乃至生物大分子的层次。越来越多的实验表明,DNA 是生物超微弱发光的一个辐射源。生物超微弱发光研究中最棘手的问题是实验现象难以重复,这是实验参数过于繁多的缘故。尽管如此,人们从大量的实验中还是总结出了一些规律性的结果,反映了超微弱发光的基本特征。

（1）普遍性

几乎所有的被测生命体样品都产生超微弱发光。研究发现种子、动物的肝脏、癌症患者的血液、人的手指等都是超微弱发光的产生者。

（2）强度极弱

超微弱发光的强度为几个至几千个光子（以每秒每平方厘米计）,生物体的等级越高,发光强度也就越大。

（3）光谱较宽

光谱分布从红外延伸到紫外波段，最短达 200 nm，而且随着生物等级的提高，辐射谱发生一定的红移。

（4）非线性

超微弱发光具有非线性的特征，例如切割成块的种子比完整的种子光强大 2～3 倍。

（5）相干性

经典相干性研究结果表明，其相干时间至少具有几分钟的量级。

（6）反映细胞的新陈代谢

许多实验证实，细胞的繁殖、增生、死亡等过程中发光的强弱有很大变化，说明生物超微弱发光是细胞新陈代谢的一种体现。

（7）对氧有依赖性

氧在超微弱发光中扮演重要角色。在断氧的情况下，任何动、植物组织的超微弱发光都会停止，而且生物体对氧的依赖性是非线性的。

（8）对温度的依赖性

生物超微弱发光与环境温度的关系存在高温和低温的临界点，在此范围内是线性变化；超过临界点后，发光逐渐减弱；当温度过高或过低，生物濒临死亡时，发光又增强。

（9）化学物质对超微弱发光有明显影响

生物超微弱发光作为普遍存在的一种自然现象，作为生物体固有的一种功能，必然有其深刻的产生机理。从物理学角度看，生命系统的发光现象是非线性的非平衡的开放系统；从化学角度看，生物体的超微弱发光是从代谢过程中产生活性氧并引发自由基反应，造成可观测到的超微弱发光。生物超微弱发光与发光生物发光不同，超微弱发光是一种更加复杂的生物-化学-物理作用，而发光生物发光本质上是一种生物-化学作用。它们两者的区别可由表 3-4 进行说明。

生物超微弱发光具有广泛的应用前景，应用的基本思想是将其作为微观生命活动的一种宏观表现，这种表现必然与各种细微的生命过程相联系。通过对生物体超微弱发光的测量和分析可以深入地认识这些生命过程，而且在此基础上还可能利用各种手段（物理的、化学的、生物的等）人为地调节生物体的超微弱发光，以控制（加速或抑制）生命过程。现在，生物超微弱发光作为一种极其灵敏的生物指标，已经在医学、药理学、农业、环境科学和地震预报等领域显示了诱人的应用潜力。

表 3-4　生物超微弱发光与发光生物发光的比较

生物超微弱发光	发光生物发光
辐射的物质基础是 DNA 分子	发光的物质基础是荧光素和荧光素酶
存在于一切生命体之中	只存在于某些生物体内，如细菌、昆虫、软体动物等
最大辐射强度量级为 10^3 Photons/（s·cm^2）	最小发光强度的量级为 10^5 Photons/（s·cm^2）
具有高度相干性	几乎没有相干性

3.5.3 超弱发光的主要检测方法

由于生物超弱发光的强度极其微弱,所以必须使用背景噪声极低和探测灵敏度极高的光电探测仪器才能进行有效的探测。1923 年 Gurwitsch 在"洋葱实验"中发现了超弱发光,但由于当时条件限制,该发现未被承认,直到 1954 年 Colli 研究小组才用光电倍增管首次证明了生物体确实具有弱光子辐射的本领,之后许多国家的科学家也用不同型号的探测仪器对生物系统的超弱发光进行了全面研究。20 世纪 80 年代后期,以光纤微通道板像增强器为主的光子计数成像技术给生物超弱发光的研究提供了新的探测方法。虽然用于生物超弱发光的探测仪器种类很多,但按照仪器的结构和性能可以归为两大类:一类是以光电倍增管为主的单光子计数探测系统,可提供生物超弱发光总强度的时域信息;另一类是以微通道板像增强器为主的超弱发光图像探测系统,具有二维光子计数成像功能,可同时获得有机体超弱发光强度的时间和空间信息。

1) 光子计数探测系统

图 3-5 是同步单光子计数探测系统结构简图。生物样品放在样品池中,小盒放在暗室里,彩色滤光片用来选择性地让生物发射的某些光通过,斩波器(遮光片)用来分隔由光电倍增管本底噪声引起的暗计数率和由信号引起的真实计数率,以便实现噪声自动扣除,这样可大大提高测量系统的信噪比和灵敏度。由光电倍增管输出的脉冲经三级快脉冲放大器放大,用恒比定时甄别器将小于单光子脉冲的噪声小脉冲过滤掉,再送入计算机进行数据分析和记录。用光电倍增管进行光电探测的方法主要有:①测量输出光电流的 DC 方法;②测量输出光电流中交流成分的 AC 法;③单光子计数(SPC)法;④同步单光子计数(SSPC)法。在弱光下,它们的信噪比性能排列为:DC＜AC＜SPC＜SSPC。在弱光测量中常用的是后两种方法。

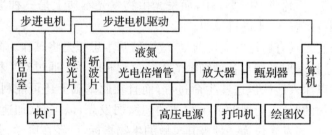

图 3-5　同步单光子计数探测系统结构简图

2) 超弱发光图像探测系统

图 3-6 是超弱发光图像探测系统结构简图。该系统由样品盒、变焦物镜、微通道板像增强器、中继镜、肯向照明致冷 CCD 探测系统、控制器、计算机及打印机等部分组成。光电探测系统是以微通道板像增强器为核心的超高灵敏度成像系统。生物样品经变焦物镜成像在微通道板像增强器的光阴极上,光阴极的光敏波长在 350~850 nm 范围内,透过输入窗口到光阴极上的光子由于光电效应转换成电子图像,电子透镜将电子图像耦合到微通道板上,在微通道板的光纤通道内,电子经过加速并不断和通道壁撞击,每个入射电子便会产生 10^2~10^6 个次级电子,并保持图像的空间分布信息,从微通道板出射的电子撞击荧光屏,重新激发出光子图像,再经中继镜投射到致冷 CCD 的成像平面上,数

据经控制器采集到计算机里,配合信号图像增益修正和背景噪声扣除等技术,由计算机对图像进行显示并结合图像处理技术提高测量系统的成像质量。

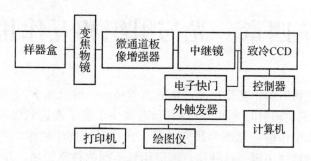

图 3-6 超弱发光图像探测系统结构简图

该类仪器常见的有用微通道板像增强器组成的光子计数成像系统(MIC,英国),由三极微通道板像增强器作为光子计数成像探测器和四象限位置敏感器组成的光子计数图像采集系统(PIAS,日本),多阳极微通道阵列式(MAMA)光子计数成像系统(美国),利用高速数字自处理器(DSP)实时探测光子坐标的光子计数成像系统(法国)等。这些测量系统的共同点是都采用像增强器作光电转换和放大。光子坐标的探测方法分别采用了 CCD、四象限位置敏感器、多阳极阵列和专用数字信号处理器等。

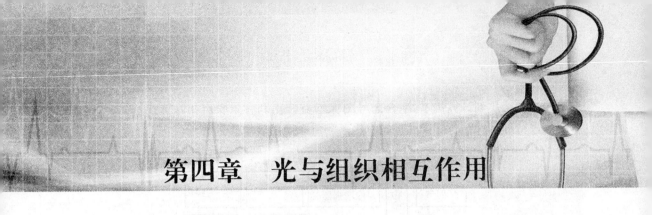

第四章　光与组织相互作用

　　光与混浊的生物组织相互作用而产生的新学科——组织光学,主要的目的是回答基本的问题,光在组织中辐射时光的分布如何,有多少个光子能达到吸收体并被吸收。光在组织和光在组织中传输一起作为研究对象。光在混浊的生物组织中传输完全由生物组织的吸收和散射特性决定。这些信息能应用到不同的科学领域。在医学上,组织光学特性的知识可以应用到癌症的诊断和治疗。组织光学特性就是众所周知的吸收系数、散射系数、约化散射系数和各向异性因子。吸收系数给出了组织中各种生色团的浓度信息、散射特性和各向异性因子给出了组织中不同散射成分的形状、大小和浓度信息。这里我们简要介绍组织的光学特性,吸收、散射和光在组织中的传输及光与组织相互作用的生物学效应。

4.1　组织光学

　　组织是各种细胞的集合,而光学更是一门既古老又新兴的学科,根据第二章的介绍,光学主要是完成光的产生、传输及与物质相互作用等方面的研究。而光辐射生物组织后,光子的传播过程涉及组织体内的散射与吸收,以及边界的反射与透射。图 4-1 给出了垂直入射的一束光进入组织体后的传播示意图。

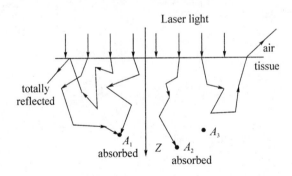

图 4-1　垂直入射光子在组织中的传播示意图

　　从图中可看出:
　　(1) 光进入组织后,很多光子的传输方向在不断改变,这是散射造成的;
　　(2) 但总的看来,光子"向前"的几率大于"向后"的几率;
　　(3) 当光子遇到吸收团之后,则会被其吸收。同一吸收团可吸收来自不同位置、经历了不同路径、不同散射次数的光子(如吸收团 A_1),但有些吸收团(如 A_3)可能从未吸收到光子;
　　(4) 光遇到边界时,如在组织-空气界面,光子可能被全内反射而从组织边界发射回来,也可能穿过边界而离开组织。
　　因为光的固有属性,如:无电离辐射、无损伤和快速等,我们可以研究光作用组织后的光信息可以无损,在体内获取大量组织或分子的结构和功能信息。而组织光学最关键的问题就是要研究有多少个光子能到达吸收团,并被吸收。吸收是最关键的光与组织的作用形式。因为生物组织中的吸收团在吸收光子后,会将光能转换成其他形式的能,是能量转换最主要的因素,散射并不能将光的能量转入到组织中。能量被转入到组织中后会呈现新的能量,如热能、机械能、化学能等。从而引起一系列的生物学效应,如热效应、机械效应、光化学反应等,这些都是光治疗的基础。而且组织对光的吸收与其成分具有强相关,如原子能级的吸收,主要表现为对紫外或短波段吸收;而分子的振动或转动能级的吸收波段主要是红外波段。生物组织中的吸收团在吸收光子后,也会引起光子的再发射,再发射光子频率及发射光强度的改变将能提供生物分子的结构信息,这对生物组织的光学诊断是至关重要的。因此,准确获取光在生物组织的传输与分布即是光子医学诊断与治疗的基础。

未与生物组织进行能量交换的光子,其频率保持不变,形成散射光。这些散射光子在空间上的分布也与组织结构与功能密切相关,与组织的分子结构及这些结构的振动相关。准确获取光在组织中的传输与分布,还需要建立能描述组织结构的空间及分布、吸收特性、折射率的模型。

因此,描述光在生物组织中传输常结合两种理论:经典的电磁理论常被用于描述光传输的动力学问题(如关于散射截面的计算);而光子的概念常常用在描述诸如吸收、光子发射与拉曼散射等分子跃迁过程。

在可见及近红外波段,光在组织中的多重散射很显著。所以直接应用电磁理论来解释组织光学问题异常复杂。因此,在研究光在生物组织的传输与分布时,是从光的粒子性出发,即利用辐射传输理论来描述光在组织中的吸收与散射,它忽视光波的偏振和干涉现象,只追踪介质中光能量的传输。其实辐射传输理论隐含了光的经典理论和量子理论。该理论并不仅仅应用于光在生物组织中的传输,在其他重要场合比如中子传输和热力学都有用到。

辐射传输理论中,是从光的粒子性入手,根据光子在传输过程中的产生和消失机制,即光子与物质的相互作用后,并结合光的粒子性和能量(粒子数)守恒定律,建立起来的一般情况下的非线性辐射传输方程。把光的传输看成是一群分散的光子流在介质中的吸收与散射过程,且认为散射不改变能量,虽然荧光或拉曼频移的发生会使得能量发生变化。光与组织的相互作用由吸收截面、弹性散射截面,及反映散射分布的相函数决定。

组织光学中辐射传输理论得以快速发展,并广泛应用于生物医学领域。当然,其在解释单个粒子尺度远大于波长的米氏散射的相函数还存在问题,散射粒子的尺寸与细胞直径相近时,米氏相位函数与软组织的实验数据相吻合。但这并不意味着组织可以简单看做是群细胞的累加,因为细胞器与组织间液并不都是光学透明,因此,有着不同的散射参数。因此,辐射传输理论的适用性还有待进一步证实。

尽管辐射传输理论的物理基础并不严格,但其在研究光在生物组织中的传输规律时能与实验结果很好地吻合,当然,其在类似于肌肉这样一类特定结构的组织,吻合得并不是很好,这可能是肌纤维的排列使用光的干涉效果过于明显,而不能看做是一种随机的散射。

此外,辐射传输方程应用于生物组织时,并不能得到精确解。在辐射传输理论的其他应用中,可以将问题分为三个情况:低散射介质(散射粒子所占体积分比小于 10)、中等散射介质、高散射介质(散射粒子所占体积分比小于 10)。对于低散射介质,多重散射理论的第一级就给出了在任意位置的光子能流密度,此时,可以忽略来自其他粒子的散射。这种情形通常不仅适用于生物组织,还可以用于稀释的血红细胞液等。

生物组织可看做是高散射介质,此时,可以将辐射传输方程用扩散近似理论来简化。此时,可以利用解析方法获得扩散近似的解,也可以采用其他数值计算方法,这可以用于激光与生物组织相互作用;扩散理论的有效性仅限于高散射情形,且依赖于散射中心的平均距离、光学反照度以及光源-组织-探测器的几何形状等。当然这已包含了光子医学应用的可见光到近红外波长区域。

对于传输理论无法解决的情况,最有效的还是蒙特卡罗方法模拟光子传输。把光子与粒子的相互作用看成是随机的吸收与散射过程,跟踪单个光子的运动轨迹,模拟有限多个光子来得到其统计分布。扩散方法方程能够解决空间角度的分析问题,并用于许多其他技术中。蒙特卡罗模拟就是一种非常灵活的方法,它能够处理任何光源、任何探测器、任意边界,以及具有任何光学特性的生物组织。

严格说来,中等散射介质最难处理。许多空间事件,光通过层状组织时是用前向与后向光子流来描述。这种近似包括 Kebelka-Munk 模型,在早期组织光学研究中得以广泛应用,特别适用皮肤组织,但有两方面限制:一方面,衰减系数没有严格的物理解释,其值取决于对边界条件的设定;另一方面,该模型的有效性范围也没有划定,且不适用于多数的生物组织。但它在粒子尺寸远小于或远大于波长两种极端情况可能有效,前一种情形对应于各向同性的散射,可以直接推出扩散理论;后一种情形则对应于前向散射,它可以由辐射传输方程来得到精确的解析解。所以 Kebelka-Munk 模型在生物医学中的应用受到限制。

所有这些研究光传输的方法在实际的情况中都得到了成功应用。波动现象可以解释为在局部光场分布。至于未来的组织光学研究中是否会需要用到电磁理论还有待观察,但辐射传输理论在组织光学中的作用暂时不可取代。具体的理论分析及模型我们将在以下部分描述。

4.2　光在组织中的吸收

在量子理论中,分子或原子在光波辐射场的作用下,从低能态跃迁到高能态时吸收一个光子 $h\nu$(见光的量子理论),这种跃迁也等效于一个具有一定固有频率的振子。

考虑到分子或原子处于一定能态时的寿命(相当于振子作自由振动时的衰减),也可以得到线性吸收系数和频率的关系,结果与经典理论一致。

在考虑金属的吸收时要同时考虑束缚电子与自由电子的作用。对于红外线或更低频率的辐射,自由电子起主要作用,而对于紫外线及更高频率的辐射,则束缚电子的作用比较显著,这时金属实际上表现出与电介质相似的光学性质。被吸收的光子将转换成原子系统内其他的能量(如热能等),这里不具体讨论。所以对于物质来说并不是所有的物质都具有相同的吸收特性,而是不同的物质具有不同的光子吸收特性。

1) Lanber-Bouguer 定律

光在纯吸收物质中的光的吸收和物质的厚度之间的关系已经在 1729 年由 Bouguer

给出了。约三十年后 Lambert（1760 年）得到了吸收与物质厚度的数学表达式,即 Lambert-Bouguer 定律

$$\frac{\mathrm{d}I}{I}=\mu_a \mathrm{d}l \tag{4-1}$$

给出了光在均匀吸收的物质中的光强度与物质的厚度成正比例。出射光强度不但与物质的厚度有关,还与物质对光的吸收系数 μ_a（单位:mm^{-1}）有关。若入射强度为 I_0,则通过厚度为 l 的物质后透射强度为

$$I=I_0 e^{-\mu_a l} \tag{4-2}$$

吸收系数 μ_a 可以理解为光子被每单位长度的物质吸收的可能性。吸收系数的倒数理解为吸收长度,就是吸收 e^{-1} 光子能量所需要的距离。当方程（4-2）用 10 的对数可以表示为:

$$I=I_0 10^{-Kl} \tag{4-3}$$

这里常数 K 就是消光系数。物质的吸收定义为入射与出射强度的 10 的对数比。

$$A=\lg\left(\frac{I_0}{I}\right)=Kl \tag{4-4}$$

这里吸光度的单位是光学密度（OD）。因此 K 的单位就是每单位长度的吸光度（通常是 OD,cm^{-1}）。消光系数和吸收系数概念上是相同的,不同的是用在 Lambert-Bouguer 表示中的对数的底部。对于同样的单位长度,消光系数对于吸收系数的比为 0.444。

在 1852 年 Beer 给出了在吸收物质溶解在不吸收的物质中的浓度 c 与吸收系数成线性的关系

$$\mu_a=\alpha c \tag{4-5}$$

α 称为消光系数。将式（4-5）代入到 Lambert-Bouguer 定律给出众所周知的 Beer-Lambert 定律

$$I=I_0 e^{-\alpha c l} \tag{4-6}$$

用 10 为底的对数为

$$I=I_0 10^{-\varepsilon c l} \tag{4-7}$$

其中,ε 为摩尔消光系数。在 n 种吸收物质混合的溶液中,总吸收系数为各个消光系数乘距离 l 的总和

$$A=(K_1+K_2+\cdots+K_n)l=(\varepsilon_1 c_1+\varepsilon_2 c_2+\cdots+\varepsilon_n c_n)l \tag{4-8}$$

Beer-Lambert 定律只适用于如下确定有限的条件:入射到物质的光必须是单色光和极好准直的光,物质也必须是纯的,均匀吸收的物质。这样应用这个定律在实际光谱测量时必然产生误差,即使激光也不是绝对单色的。

吸收光辐射的生物组织中含有许多混合物,都是已知的组织生色团,每个都有它自己特有的光谱。如方程（4-8）描述的,这些混合物的消光系数等于每个消光系数乘上它们相对浓度的权重的总和。而且把组织近似成均匀的混合物的混合,在给定波长上组织

所有光吸收依赖于组织中存在的生色团的类型和浓度。下面我们将给出组织中一些生色团的吸收特性光谱。

2) 各种生色团的吸收特性

生物组织中,特别是人体中的主要的生色团有水、血红蛋白(含氧和去氧血红蛋白)、黑色素、脂质、蛋白质等。这里为了我们研究的需要,我们给出可见、近红外光谱范围内组织中的生色团的吸收特性。部分生色团的吸收系数如图 4-2 所示。

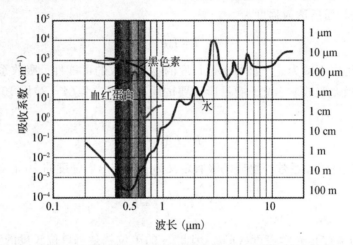

图 4-2 生物组织中一些成分的吸收光谱(水,黑色素,血红蛋白)

(1) 水

水是人体中最丰富的化学物质,占人体质量的 $60\%\sim80\%$。水含量与人体的组织类型、年龄和性别有关。例如:新生儿脑中水占脑质量的 90%,而在成年人骨骼肌肉中只占 74%。因为水在大多数生物组织中具有较高的浓度,水在生物组织光谱测量中被认为是最重要的生色团之一。如图 4-2 所示的水的吸收光谱曲线,波长范围是 $200\sim20\,000$ nm。从图中可以看出,水对光的吸收主要集中在紫外和红外区域,尤其在红外区域吸收最为明显。而在可见和近红外区域吸收很少,可以认为是光学窗口。

以上光谱是对纯水测量的结果,但组织中的水不是以纯水的形式存在,而是以生物分子和离子与氢基结合的产物。根据核磁共振组织研究的结果可以看出水是与生物大分子结合的。组织水可以分成三种类型:

①强结合的水,普遍地存在于生物体表面,也就是说,细胞膜的磷脂双分子层表面;

②弱结合的水,氢基与强结合的分子结合;

③自由水,氢基自己结合,与纯水的性质类似。

由于氢结合强度对分子振动的影响,有理由认为结合水与自由水的光谱存在差别。在球蛋白水合研究中观察到一个中红外的吸收带不同于纯液态水中红外的光谱特性。因此认为水分子与蛋白是强结合的。一些试验也已经证明,活体组织中的水的光学特性与纯水的光学特性不同。但当前应用的基本都是纯水的吸收光谱特性对组织进行相互作用,尤其是激光治疗上的应用。所以为了更好地研究在体组织光谱特性,今后必须对组织中生色团的研究投入大的力量。

(2) 血红蛋白

人体中血液中的血红蛋白有两种:携带氧的含氧血红蛋白和不含氧的去氧血红蛋白。

在组织中水的光学窗口中对可见近红外光最主要的吸收是血红蛋白。血红蛋白运送红血细胞或红血球,为全血的 40%～45%。它负责从肺携带氧气到身体各组织器官,并输送回废气,如二氧化碳,到肺呼出。血红蛋白由球蛋白与四个血色素群组成。每个血色素群包含一个铁原子位于环形结构的中心。铁离子以亚铁的形式(Fe^{2+})物理地结合一个氧分子成为氧化的,相反失氧便形成化学结合。因此,带有四个铁离子的一个血红蛋白分子共运送四个氧分子,这种情况就称为 100%饱和。这种氧化态的血红蛋白就是含氧血红蛋白(HbO_2)。去氧血红蛋白的形式就是没有氧分子附着,定义为去氧血红蛋白(Hb)。

含氧和去氧血红蛋白的吸收光谱如图 4-3 所示。明显的区别在于红光和近红外光谱区域。在可见光区域 HbO_2 在 540 nm 和 570 nm 附近有两个明显的吸收峰,而 Hb 只有在 550 nm 处有一个吸收峰。在红光区域和近红外区域吸收系数的区别解释了静脉血和动脉血视觉颜色的不同。动脉血,成年人通常具有 98%的氧饱和度是鲜红色的,而静脉血约为 74%的饱和度是暗红色的。

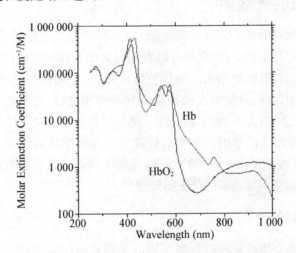

图 4-3　含氧和去氧血红蛋白的吸收光谱

(3) 脂质

身体中的大多数脂质以甘油三酸酯存在,存在于皮下组织和内脏组织周围。磷脂,另一组脂质,为细胞膜的主要成分,存在于人体中的每个器官中。

脂质组成脑,包含类固醇脂质,随着年龄变化,由新生儿的 2.6%变到成人的 11.6%。在动物组织中,脂质的浓度与年龄和性别有关。具体范围为新生儿的 24%～47%到成人的 68%～87%。脂质对近红外光的吸收光谱如图 4-4 所示。

(4) 其他生色团

这里主要介绍两种组织生色团:黑色素和肌红素。黑色素存在于人体皮肤的表皮层,在极紫外区有很强的散射系数,保护皮肤免受太阳光中紫外辐射的伤害,在近红外光谱区有一明显的吸收系数。因此,尽管与组织氧化没有关系,但在体近红外光的衰减也必须要考虑。肌红素存在于骨骼肌肉的细胞中,与氧结合的红色素,与红血细胞的血红蛋白类似具有相同的吸收光谱。但是,肌红素没有血红蛋白那么容易被氧化。

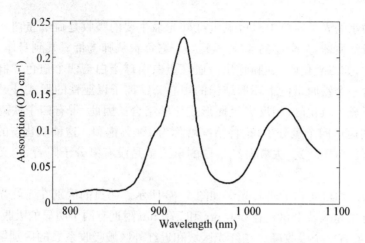

图 4 - 4　猪脂肪红外光谱区(800~1 080 nm)的吸收光谱

4.3　生物组织的光散射

散射现象在自然界中是非常普遍的现象,像早晨的阳光照射到房间内,我们可以看到窗户投射进房间的几缕光束,光束中可以看到混杂的颗粒的运动;还有蔚蓝的天空,也是因为大气层对太阳光散射的结果。对生物组织来说,生物组织是浑浊的介质,散射特性尤为突出。本文中,我们只集中在两种重要相互作用之一:细胞的散射特性。特别是散射和细胞形态学之间的关系,和细胞的那一部分对散射起了主要作用。

对光散射起源于细胞的基础理解和对癌症和一些组织病理学的非侵入式诊断技术有关。例如,光学 X 线断层摄影术、弹性散射光谱学和光子迁移技术的发展都是因为非侵入式诊断在某种程度上与光散射产生测量信号。

4.3.1　光散射理论

光线通过均匀的介质或两种折射率不同的均匀介质的界面,产生光的直射、折射或反射等现象。这仅限于给定的一些方向上能看到光线,而其余方向看不到的。当光线通过不均匀介质(例如空气中含有尘埃)时,我们可以从侧面清晰地看到光线的轨迹,这种现象称为光的散射。这是由于介质的光学性质不均匀,使光线向四面八方散射的结果。很多理论已经被运用到光被不同形状和大小的粒子散射的描述。基于散射光的特点,可以把散射光分为弹性散射和非弹性散射。弹性散射表现为只改变光波的传播方向,即只改变光波矢量,不改变光的频率;而非弹性散射除了改变光的传播方向外,也改变了光波的频率,非弹性散射的理论有拉曼散射和布里渊散射,在生物医学光学范围内主要表现为拉曼散射。

1) 弹性散射理论

弹性散射框架下,单次散射理论中假设粒子间分离得足够大,或者粒子的数量充分小,一般认为粒子的直径小于入射光波的波长。这样由于光与粒子相互作用后不再与其他粒子发生再次的作用,所以叫做单次散射理论,包括瑞利散射(Rayleigh Scattering)和米散射(Mie scattering)。

(1) 瑞利散射(Rayleigh Scattering)

瑞利散射的理论,首先是由瑞利(Lord Rayleigh)在 1871 年提出来的。这个理论也可以解释分子散射现象。瑞利认为由于分子的热运动破坏了分子间的相对位置,次波源的分布成为无序的,使分子所发出的次波到达观察点没有稳定的光程差,不再相干,因而产生了散射光。计算散射光强度时,直接把每一个次波的强度叠加起来就可以了。根据电磁波理论,光进入介质后,将使介质的电子受迫振动,产生次波,这些次波向各方散射,每个次波的振幅是和它的频率 ω 平方或波长平方的倒数成正比。于是散射光强和波长的四次方成反比,即

$$I\propto\omega^4\propto\frac{1}{\lambda^4}\text{或 } I=f(\lambda)/\lambda^4 \tag{4-9}$$

$I/I_0=\dfrac{16\pi^4\alpha^2\sin^2\theta}{\lambda^4 r^2}$,$\alpha$ 为分子极化率,θ 是散射角,r 是观测点距散射中心的距离。

式中,$f(\lambda)$ 是光源中强度按波长分布的函数,这就是瑞利散射定律。这种线度小于入射光波长的微粒对入射光的散射现象,称为瑞利散射。

用以上的散射理论可以解释天穹为什么是蔚蓝色的,早晨和傍晚为什么天空是红色的以及云为什么是白色的等自然现象。

白昼天空是亮的,是大气对太阳光散射的结果。如果没有大气,即使是白昼,人们仰观天空,将看到光辉夺目的太阳悬挂在漆黑的背景中。这是宇航员在太空中观察到的事实。由于大气的散射,将阳光从各个方向射向观察者,我们才看到了光亮的天穹。按照瑞利定律,白光中的短波部分比长波部分的散射强烈得多。散射光中因短波成分多,因而天空呈现蔚蓝色。

(2) 米散射(Mie scattering)

19 世纪末,英国科学家瑞利首先解释了天空的蓝色:在清洁大气中,起主要散射作用的是大气气体分子的密度涨落。分子散射的光强度和入射光波长四次方成反比,因此在发生大气分子散射的日光中,紫、蓝和青色彩光比绿、黄、橙和红色彩光为强,最后综合效果使天穹呈现蓝色。从而建立了瑞利散射理论。

20 世纪初,德国科学家 G. Mie 从电磁理论出发,进一步解决了均匀球形粒子的散射问题,建立了米散射理论,又称粗粒散射理论。米式散射的应用范围涵盖了瑞利散射一直到几何光学的所有尺度范围,从气态分子(瑞利散射)到所有的气溶胶分子,甚至最大的雨滴(几何光学)。不难看出,米式散射是瑞利散射更为一般的情况,米式散射成立的条件更为宽松。特点:粗粒散射与波长无关,对各波长的散射能力相同,大气较浑浊时,大气中悬浮较多的尘粒与水滴时,天空呈灰白色。

①单球形粒子的米散射

当球形粒子的尺度与波长可比拟时,必须考虑散射粒子体内电荷的三维分布。此散射情况下,散射粒子应考虑为由许多聚集在一起的复杂分子构成,它们在入射电磁场的作用下,形成振荡的多极子,多极子辐射的电磁波相叠加,就构成散射波。又因为粒子尺度可与波长相比拟,所以入射波的相位在粒子上是不均匀的,造成了各子波在空间和时间上的相位差。在子波组合产生散射波的地方,将出现相位差造成的干涉。这些干涉取决于入射光的波长、粒子的大小、折射率及散射角。当粒子增大时,造成散射强度变化的干涉也增大。因此,散射光强与这些参数的关系,不像瑞利散射那样简单,而用复杂的级

数表达,该级数的收敛相当缓慢。这个关系首先由德国科学家 G. Mie 得出,故称这类散射为米散射。它具有如下特点:a. 散射强度比瑞利散射大得多,散射强度随波长的变化不如瑞利散射那样剧烈。随着尺度参数增大,散射的总能量很快增加,并最后以振动的形式趋于一定值。b. 散射光强随角度变化出现许多极大值和极小值,当尺度参数增大时,极值的个数也增加。c. 当尺度参数增大时,前向散射与后向散射之比增大,使粒子前半球散射增大。当尺度参数很小时,米散射结果可以简化为瑞利散射;当尺度参数很大时,它的结果又与几何光学结果一致;而在尺度参数比较适中的范围内,只有用米散射才能得到唯一正确的结果。所以米散射计算模式能广泛地描述任何尺度参数均匀球状粒子的散射特点。

米散射理论是由麦克斯韦方程组推导出来的均质球形粒子在电磁场中对平面波散射的精确解。一般把粒子直径与入射光波长相当的微粒子所造成的散射称为米散射。米散射适合于任何粒子尺度,只是当粒子直径相对于波长而言很小时利用瑞利散射;很大时利用夫琅禾费衍射理论就可以很方便地近似解决问题。

1908 年,G. Mie 通过电磁波的麦克斯韦方程,解出了一个关于光散射的严格解,得出了任意直径、任意成分的均匀粒子的散射规律,这就是著名的米氏理论。根据米散射理论,当入射光强为 I_0,粒子周围介质中波长为 λ 的自然光平行入射到直径为 D 的各向同性真球形粒子上时,在散射角为 θ,距离粒子 r 处的散射光和散射系数分别为:

$$K(A) = \frac{2}{a^2} \sum_{n=1}^{1} (2n+1)(\mid a_n \mid^2 + \mid b_n \mid^2) \tag{4-10}$$

$$\tag{4-11}$$

从上式中可以看到,因为是各向同性的粒子,散射光强的分布和立体角 φ 角无关。同时,

$$\tag{4-12}$$

$$\tag{4-13}$$

上式中:i_1、i_2 为散射光的强度函数;s_1、s_2 称为散射光的振幅函数;x 为粒子的尺度参数($x = \pi D/\lambda$);D 为粒子直径;$m = m_1 + im_2$ 为粒子相对周围介质的折射率,当虚部不为零时,表示粒子有吸收。对于散射光的振幅函数,有:

$$s_1(\theta) = \sum_{n=1}^{1} \frac{2n+1}{n(n+1)} [a_n(x,m)\pi_n(\cos\theta) + b_n(x,m)\tau_n(\cos\theta)] \tag{4-14}$$

$$s_2(\theta) = \sum_{n=1}^{1} \frac{2n+1}{n(n+1)} [a_n(x,m)\tau_n(\cos\theta) + b_n(x,m)\pi_n(\cos\theta)] \tag{4-15}$$

式中:$s_1(\theta)$ 和 $s_2(\theta)$ 是振幅函数;π_n 和 τ_n 称为角度系数(angular coefficient),为连带勒让德函数,仅与散射角 θ 有关。

$$\pi_n = \frac{\mathrm{d}p_n(\cos\theta)}{\mathrm{d}(\cos\theta)} \tag{4-16}$$

$$\tau_n = \frac{\mathrm{d}}{\mathrm{d}\theta} p_n^{(1)}(\cos\theta) \tag{4-17}$$

a_n 和 b_n 是与贝塞尔函数和汉克尔函数有关的函数：

$$a_n = \frac{\varphi_n(\alpha)\varphi'_n(m\alpha) - m\varphi'_n(\alpha)\varphi_n(m\alpha)}{\varepsilon_n(\alpha)\varphi'_n(m\alpha) - m\varepsilon'_n(\alpha)\varphi_n(m\alpha)} \tag{4-18}$$

$$b_n = \frac{m\varphi_n(\alpha)\varphi'_n(m\alpha) - \varphi'_n(\alpha)\varphi_n(m\alpha)}{m\varepsilon_n(\alpha)\varphi'_n(m\alpha) - \varepsilon'_n(\alpha)\varphi_n(m\alpha)} \tag{4-19}$$

其中

$$\phi_n = \left(\frac{z\pi}{2}\right)^{1/2} J_{n+\frac{1}{2}}(z) \tag{4-20}$$

$$\delta_n = \left(\frac{z\pi}{2}\right)^{1/2} H^{(2)}_{n+\frac{1}{2}}(z) \tag{4-21}$$

式中：$\varphi_n(\alpha)$ 和 $\varepsilon_n(\alpha)$ 分别是贝塞尔函数和第一类汉克尔函数；$\varphi'_n(\alpha)$ 和 $\varepsilon'_n(\alpha)$ 是 $\varphi_n(\alpha)$ 和 $\varepsilon_n(\alpha)$ 的导数；α 为无因次直径，$\alpha = \pi D/\lambda$，D 为颗粒的实际直径；λ 是入射光的波长；m 是散射颗粒相对于周围介质的折射率，它是一个复数，虚部是颗粒对光的吸收的量化。可以发现当 m 趋于 1 时，$a_n(x,m)$，$b_n(x,m)$ 即将变为零，这就是当粒子消失时，散射场自然也会消失。

由以上公式可见，米散射计算的关键是振幅函数 $s_1(\theta)$ 和 $s_2(\theta)$，它们是一个无穷求和的过程，理论上无法计算。求解振幅函数的关键是计算 a_n 和 b_n，所以米散射的计算难点是求解 a_n 和 b_n。

② 米散射理论的数值计算

通过以上分析可知，米散射计算的核心是求解 a_n 和 b_n，我们编制程序也是围绕它进行编写。在 a_n 和 b_n 的表达式中 $\varphi_n(\alpha)$，$\varphi'_n(\alpha)$，$\varepsilon_n(\alpha)$ 和 $\varepsilon'_n(\alpha)$ 满足下列递推关系：

$$\varphi_n(\alpha) = \frac{2n-1}{\alpha}\varphi_{n-1}(\alpha) - \varphi_2(\alpha) \tag{4-22}$$

$$\varphi'_n(\alpha) = -\frac{n}{\alpha}\varphi_n(\alpha) + \varphi_{n-1}(\alpha) \tag{4-23}$$

$$\varepsilon_n(\alpha) = \frac{2n-1}{\alpha}\varepsilon_{n-1}(\alpha) - \varepsilon_{n-2}(\alpha) \tag{4-24}$$

$$\varepsilon'_n(\alpha) = -\frac{n}{\alpha}\varepsilon_n(\alpha) + \varepsilon_{n-1}(\alpha) \tag{4-25}$$

这些函数的初始值为：

$$\varphi_1(\alpha) = \cos\alpha$$
$$\varphi_0(\alpha) = \sin\alpha$$
$$\varepsilon_1(\alpha) = \cos\alpha + i\sin\alpha$$
$$\varepsilon_0(\alpha) = \sin\alpha + i\cos\alpha$$

与散射角有关的 $\varphi_n(\alpha)$ 和 $\varepsilon_n(\alpha)$ 满足下列递推公式：

$$\pi_0 = 0$$
$$\pi_0 = 0$$
$$\pi'_0 = \pi'_1 = 0$$

有了这些递推公式可以很方便地通过计算机程序求解。但是对于 n 的大小，因为计算机不可能计算无穷数据，所以 n 在计算之前就要被确定。

（3）多次光散射理论

当散射粒子的浓度增加时，光离开这个系统前被多次散射，光可以以各种轨道不同的路径长度出射，如图 4-5 所示。一个均匀介质中的散射光子遇到另一个散射中心时，光子的传输方向发生改变，一般新的散射方向不与原方向相同，这样给出的微分散射系数为 $d\mu_s(\hat{s}, \hat{s}')$，其中 $\hat{s}$ 为原方向向量，$\hat{s}'$ 为散射后的新方向向量；所有立体角内总的散射为

$$\mu_s = \int_{4\pi} d\mu_s(\hat{s}, \hat{s}') d\hat{s}' \tag{4-26}$$

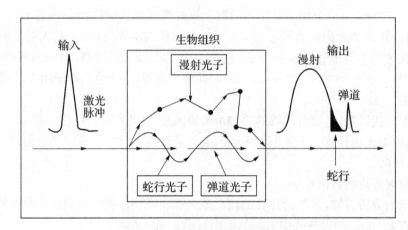

图 4-5　光在浑浊介质中的传输

这里假设散射系数与光子的原方向向量无关，只与原方向和散射后的方向的夹角有关。这些假设对于任意结构的介质都是成立的，但有些介质有与方向有关的结构，这样的散射强度分布将依赖入射方向。散射相位函数是微分散射系数的归一化函数

$$p(\hat{s}, \hat{s}') = \frac{1}{\mu_s} d\mu_s(\hat{s}, \hat{s}') \tag{4-27}$$

这样 $\int_{4\pi} dp_s(\hat{s}, \hat{s}') d\hat{s} = 1$。入射方向和散射方向的夹角为散射角 θ，散射角的平均余弦即为散射的各向异性因子 g。

$$g = \int_{4\pi} p(\theta) \cos(\theta) d\hat{s}' \tag{4-28}$$

如果散射是完全等方向的，那么对于所有角度 p 是相等的，g 将等于 0。随着粒子尺寸的增加，在前向方向上光子能量分布增加。结合散射系数和各向异性因子给出传输散射系数，也叫约化散射系数

$$\mu_s' = (1 - g)\mu_s \tag{4-29}$$

从约化散射系数定义可以给出传输衰减系数为

$$\mu_t = \mu_s' + \mu_a \tag{4-30}$$

衰减系数的倒数就是传输平均自由程。

（4）细胞的散射特性及检测方法

生物组织中，散射的对象是哺乳动物的细胞、原子、其他的细胞器官以及器官的一些结构。哺乳动物的细胞直径大小在 $10\sim40~\mu m$ 之间，原子在 $4\sim10~\mu m$ 之间，线粒体的长度在 $1\sim4~\mu m$ 之间，直径在 $0.4\sim0.7~\mu m$ 之间。球形的溶酶体和过氧物酶体直径在 $0.2\sim0.5~\mu m$ 之间。

在流动血细胞中，最小角度的散射来于细胞本身。原子和线粒体的悬浮液测量表明小角度光散射主要来于较大的粒子如原子的散射，较大角度散射主要来于小的细胞器官和细胞器官的一部分结构。因此我们可以得出一个结论：散射光的角度和散射粒子大小有相互关系。

大多数散射发生在细胞内，散射特性对细胞结构和大小的独立性不仅为借助光散射组织诊断建立科学基础还对设计光学测量仪器有着重要的意义。下面介绍细胞的散射特性及检测方法。

①同心椭球模型理论

此模型应用修正的瑞利-德拜-甘斯近似理论，并且仅仅研究单一散射及弹性光散射的情况。对于有形体、有核的真实细胞采用两个同心旋转椭球模型来近似表示，数学表达式为式（4-31）所示：

$$\frac{x^2}{\eta^2 a^2}+\frac{y^2}{a^2}+\frac{z^2}{a^2}=1 \tag{4-31}$$

外椭球表示细胞质，其数学表达式为式（4-32）所示：

$$\frac{x^2}{\eta^2 b^2}+\frac{y^2}{b^2}+\frac{z^2}{b^2}=1 \tag{4-32}$$

η 为细胞的形体因子，同心椭球内部体极化率可以用均匀体质量平均体极化率近似，α'_a、α'_b 表示细胞核和细胞质的体极化率。内椭球相对折射率为 m_a，外椭球相对折射率为 m_b。经简化，形态因子的具体表达式如式（4-33）所示：

$$P(\theta)=8\int_0^a\int_0^{\sqrt{a^2-y^2}\eta}\int_0^{\sqrt{a^2-y^2-z^2}}\alpha'_a\,|\,m_a^2-1\,|\exp\Big[\mathrm{i}2k_0 m_a\,\sqrt{x^2+y^2+z^2}\sin\Big(\frac{\theta}{2}\Big)\Big]\mathrm{d}x\mathrm{d}y\mathrm{d}z+$$

$$8\int_a^b\int_{\sqrt{a^2-y^2}\eta}^{\sqrt{b^2-y^2}\eta}\int_{\sqrt{a^2-y^2-z^2}}^{\sqrt{b^2-y^2-z^2}}\alpha'_b\,|\,m_b^2-1\,|\exp\Big[\mathrm{i}2k_0 m_b\,\sqrt{x^2+y^2+z^2}\sin\Big(\frac{\theta}{2}\Big)\Big]\mathrm{d}x\mathrm{d}y\mathrm{d}z$$

$$\tag{4-33}$$

$P(\theta)$ 为形态因子，包含了细胞大小、形状和周围介质的相对折射率 $m(r)$ 等信息，通过散射光强度信号可以反演得到细胞大小的分布，散射光的振幅函数为：

$$\left.\begin{array}{c}s_1(\theta)\\s_2(\theta)\end{array}\right\}=\mathrm{i}k_0^3\alpha(r)P(\theta)\left\{\begin{array}{c}1\\\cos\theta\end{array}\right. \tag{4-34}$$

其中，θ 为探测角，k_0 指微粒外传播区域内的传播常数，$k_0=2\pi/\lambda_0$，$\alpha(r)$ 为极化率。形态因子 $P(\theta)$ 的引入，使模型可以系统讨论细胞形体变化和核存在、胞质厚度变化以及折射率不同对细胞光散射分布效果的动态影响。

选取不同的参量代入,模拟计算可以得到在各散射角方向的各种不同大小、不同形体因子、不同细胞质厚度和不同折射率的同心椭球模型的散射光强分布。对于不同形体因子的同心椭球模型,细胞的体积比较大,散射光强基本集中在前向,且随着形体因子的增大,前向散射的角度越集中;当内椭球大小变化而外椭球不变时,前向散射结果不变,但反映内部信息的侧向及后向散射将随着内椭球尺寸的减小而逐渐产生;当内椭球不变而外椭球变化时,反映内部信息的侧向及后向散射将随着外椭球尺寸的增大发生变化;对于不同折射率、相同大小的同心椭球模型,散射光分布几乎不变,但强度大小要随着总体折射率的增大而增大。同心椭球模型的散射符合一定的散射规律,可以满足多种形体、结构和折射率的细胞的要求,模拟多种类椭球形复合实体,可以较大地提高测量的精度和范围,能够更精确地反映非球形有核细胞光散射的真实情况。但是,对于实际问题中存在的细胞核和细胞质既不同心、也不同轴的情况此种模型是不适合的,还必须进一步地建立新的细胞散射模型。

②细胞共聚焦散射理论

此理论采用标量波模型,考虑到共聚焦光吸收与散射光谱(Confocal light Absorption And Scattering Spectroscopy,CLASS)显微技术的共聚焦特性,突破了细胞壁的束缚,直接研究细胞内部单个细胞器,将单个细胞器看做同质的球形散射体,并运用球形粒子的米散射理论计算散射光振幅,最终得到矩阵形式的散射光强表达式,由光强分布曲线来表征细胞器的粒径大小分布。

细胞共聚焦吸收与散射光谱表征细胞中不同粒径大小、不同折射率的细胞器光谱的线性组合,通过细胞器直径和折射率的函数来解释光谱,考虑到实际散射体的线度范围,此函数亦可用细胞器直径的离散函数和表征:

$$S(\lambda, NA) = \frac{C_R}{\lambda^4} N_R + \sum_{\delta_g}^{\delta_{MAX}} I\left(\frac{\lambda}{\delta}, n, NA\right) N(\delta) + E(\lambda) \qquad (4-35)$$

其中,S 表示通过相应物镜所得的光谱响应,δ 为粒子的线度,$N(\delta)$ 为粒子的线度分布,NA 为透镜的数值孔径,I 为单散射光强,第一部分表示瑞利散射,E 指实验的噪声。标量波模型中入射波与散射波均被看做数值孔径限定方向的平面波。单个散射体信号振幅为式(4-36):

$$A(R) = \iint_\Omega \iint_\Omega P(-\hat{K}) P(\hat{K}') \exp\left(i\frac{2\pi}{\lambda} R(\hat{K}' - \hat{K})\right) \times f\left(\frac{\delta}{\lambda}, n, \hat{K}, \hat{K}'\right) d\hat{K} d\hat{K}'$$

$$(4-36)$$

$P(\hat{K})$ 是物镜的入瞳函数,$\hat{K}$ 为入射光的方向矢量,$\hat{K}'$ 为散射光的方向矢量,$f\left(\frac{\delta}{\lambda}, n, \hat{K}, \hat{K}'\right)$ 是用米散射理论计算的远场散射振幅。当只考虑焦点处 $R=0$ 的单个粒子散射,式(4-36)可简化为:

$$A(0) = \iint_\Omega \iint_\Omega P(-\hat{K}) P(\hat{K}') f\left(\frac{\delta}{\lambda}, n, \hat{K}, \hat{K}'\right) d\hat{K} d\hat{K}' \qquad (4-37)$$

采用散射光强来描述光谱得式(4-38):

$$I\left(\frac{\delta}{\lambda},n,NA\right)=\frac{|A(0)|^2}{I_0}=\frac{\left|\iint_{\Omega}\iint_{\Omega}P(-\hat{K})P(\hat{K}')f\left(\frac{\delta}{\lambda},n,\hat{K},\hat{K}'\right)\mathrm{d}\hat{K}\mathrm{d}\hat{K}'\right|^2}{\left|\iint_{\Omega}\iint_{\Omega}P(-\hat{K})P(\hat{K}')\mathrm{d}\hat{K}\mathrm{d}\hat{K}'\right|^2}$$

$$(4-38)$$

对于固定相对折射率 n，共聚焦吸收散射光谱显微系统中，显微物镜的数值孔径 NA 也是确定的，$I\left(\frac{\delta}{\lambda},n,NA\right)$ 只是 $\frac{\delta}{\lambda}$ 的单值函数，所以只要测定了 $I\left(\frac{\delta}{\lambda},n,NA\right)$，建立以 λ 为行，δ 为列的 I 矩阵，通过测定散射光谱 $I(\lambda)$ 就可以得到细胞器的粒径大小分布。这个模型测量范围是 100 nm 到 7 μm，当粒子小于 100 nm 时，粒子的散射近似为瑞利散射，散射强度与波长的四次方成反比，当大于 7 μm 时，细胞的光学特性可以用衍射理论进行分析。如果将离散电偶极子近似和瑞利-德拜-甘斯近似理论统一到此模型中，将能够得到更准确和有用的结果。

③多细胞器的细胞散射理论

将包含多种细胞器的细胞作为研究对象，采用时域有限差分法（Finite-difference Time-domain，FDTD）计算含有多细胞器的细胞散射。FDTD 是时域中麦克斯韦（Maxwell）方程的三维矢量计算方法，可以计算散射光的角分布、散射方式、各向异性因子和散射截面，并据此来表征散射电磁场中包含细胞核和其他细胞器的细胞散射。

应用 Yee 运算法则，使麦克斯韦方程在时域和空域中离散化，形成以下六个差分方程：

$$E_x^{n+1}(i+1/2,j,k)=E_x^n(i+1/2,j,k)+\frac{\mathrm{d}t}{\sigma(i+1/2,j,k)\mathrm{d}x}$$
$$+\frac{\mathrm{d}t}{\mu\mathrm{d}x}[E_x^n(i+1/2,j,k+1/2)$$
$$-E_x^n(i,j,k+1/2)$$
$$+E_x^n(i+1/2,j,k)$$
$$-E_x^n(i+1/2,j,k+1)]\qquad(4-39)$$

$$H_y^{n+1}(i+1/2,j,k+1/2)=H_y^{n-1/2}(i+1/2,j,k+1/2)$$
$$+\frac{\mathrm{d}t}{\mu\mathrm{d}x}[E_x^n(i+1/2,j,k+1/2)$$
$$-E_x^n(i,j,k+1/2)$$
$$+E_x^n(i+1/2,j,k)$$
$$-E_x^n(i+1/2,j,k+1)]\qquad(4-40)$$

(i,j,k) 表示坐标位置，$\mathrm{d}x$ 和 $\mathrm{d}t$ 是空域和时域的微元，上标 n 表示时间的步长，σ 和 μ 分别表示电导率和磁导率，方程随着时间的变化而变化。考虑了边界条件的限制和吸收物质的影响，而且线性的麦克斯韦方程将入射场与散射场分离。如图 4-6 所示，将含有不同折射率和介电常数的细胞器所组成的细胞用 FDTD 方法定义，则细胞就构成为含有不同形体、不同粒径分布的电介质体。FDTD 方法能够做到并行的计算机处理，可以方便地用于三维形体的计算。采用自由场格林公式和对散射面积分，运用离散傅里叶变换，将近场散射转换为远场散射，则

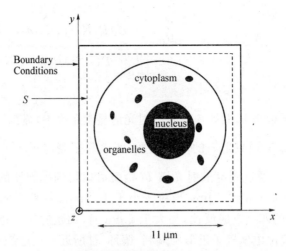

图 4-6 折射率不同的细胞器官的 FDTD 几何模拟

可以确定光强随着角度变化的远场散射函数 $F_s(\theta,\phi)$ 为 (4-41) 式：

$$F_s(\theta,\phi) = \frac{1}{2} R_e(E_\theta H_\phi^*) + \frac{1}{2} R_e(-E_\phi H_\theta^*) \qquad (4-41)$$

θ 和 ϕ 分别表示与 z 轴和 x 轴的夹角，图 4-6 中各细胞器有着不同的介电常数和折射率，同一方位角下远场散射函数 (4-41) 式变为：

$$F(\theta) = \frac{1}{2\pi} \int_0^{2\pi_0} F_s(\theta,\phi) \mathrm{d}\phi \qquad (4-42)$$

经过标准化为：$P(\theta) = \dfrac{F(\theta)}{\displaystyle\int_0^\pi F(\theta)\sin\theta\mathrm{d}\theta}$

各向异性因子表达式为：$\qquad g = \displaystyle\int_0^\pi P(\theta)\cos\theta\sin\theta\mathrm{d}\theta$

散射截面表达式为：$\qquad C = \displaystyle\int_0^{2\pi}\int_0^\pi F_s(\theta,\phi)\sin\theta\mathrm{d}\theta\mathrm{d}\phi$

　　模拟包含不同体积比的不同细胞器来评定这些细胞器在细胞散射中的作用，所得的函数曲线表明：散射截面和散射角余弦作为黑色素和线粒体的体积比函数，粒径小的细胞器在细胞散射中起到重要的作用，细胞器的体积比影响到散射光总量和散射角度的分布。细胞质或者整个细胞的大小和形体决定了细胞的前向散射特性，而细胞器的作用在散射角大于 90° 后，效果明显，因为其线度接近于光波长；各向异性因子的不同也会带来所有角度散射相位函数的变化。

　　然而，模型假定细胞器为同质的电介质粒子，实际的细胞器官是非同质电介质粒子从而影响散射光。FDTD 方法可以阐明已知的细胞内部结构，但是三维的细胞电解质结构需要更精确的计算，细胞和各细胞器的折射率也需要更进一步的研究。

　　2）非弹性散射——拉曼散射（Raman Scattering）

　　（1）拉曼效应

　　1928 年由印度物理学家拉曼发现，指光波在被散射后频率发生变化的现象。1930 年诺贝尔物理学奖授予拉曼（Sir ChandrasekharaVenkata Raman，1888—1970），以表彰他研究了光的散射和发现了以他的名字命名的定律。在光的散射现象中有一特殊效应，和 X 射线散射的康普顿效应类似，光的频率在散射后会发生变化。"拉曼散射"是指一定频率的激光照射到样品表面时，物质中的分子吸收了部分能量，发生不同方式和程度的振动（例如：原子的摆动和扭动，化学键的摆动和振动），然后散射出与入射光频率不同的光波。频率的变化决定于散射物质的特性，不同原子团振动的方式是唯一的，因此可以产生特定频率的散射光，其光谱就称为"指纹光谱"，可以照此原理鉴别出组成物质的分子的种类。这是拉曼在研究光的散射过程中于 1928 年发现的。在拉曼和他的合作者宣布发现这一效应之后几个月，前苏联的兰兹伯格（G. Landsberg）和曼德尔斯坦（L. Mandelstam）也独立地发现了这一效应，他们称之为联合散射。拉曼光谱是入射光子和分子相碰撞时，分子的振动能量或转动能量和光子能量叠加的结果，利用拉曼光谱可以把处于红外区的分子能谱转移到可见光区来观测。因此拉曼光谱作为红外光谱的补充，是研究分子结构的有力武器。

（2）拉曼散射原理与拉曼光谱

当光照射到物质上时会发生散射，散射光中除了与激发光波长相同的弹性成分（瑞利散射）外，还有比激发光的波长长的和短的成分，后一现象统称为拉曼效应，如图 4 - 7 所示。由分子振动、固体中的光学声子等元激发与激发光相互作用产生的非弹性散射称为拉曼散射，一般把瑞利散射和拉曼散射合起来所形成的光谱称为拉曼光谱。由于拉曼散射非常弱，所以直到 1928 年才被印度物理学家拉曼等人发现。

当时他们用汞灯单色光来照射某些液体时，在液体的散射光中观测到了频率低于入射光频率的新谱线。在拉曼等人宣布了他们发现的几个月后，前苏联物理学家兰兹伯格等也独立地报道了晶体中的这种效应存在。由于拉曼散射非常弱，强度大约为瑞利散射的千分之一。在激光器出现之前，为了得到一幅完善的光谱，往往很费时间。激光器的出现使拉曼光谱学技术发生了很大的变革。因为激光器输出的激光具有很好的单色性、方向性，且强度很大，因而它们成为获得拉曼光谱近乎理想的光源。

拉曼效应的机制和荧光现象不同，并不吸收激发光，因此不能用实际的上能级来解释，黄昆等人用虚的上能级概念说明拉曼效应，如图 4 - 8 所示。

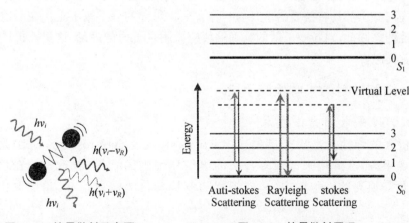

图 4 - 7　拉曼散射示意图　　　　图 4 - 8　拉曼散射原理

假设散射物分子原来处于电子基态，振动能级如图 4 - 8 所示。当受到入射光照射时，激发光与此分子的作用引起极化可以看做虚的吸收，表述为电子跃迁到虚态（Virtual state),虚能级上的电子立即跃迁到下能级而发光,即为散射光。存在如图4-8所示的三种情况,散射光中既有与入射光频率相同的谱线,也有与入射光频率不同的谱线,前者称为瑞利线,后者称为拉曼线。在拉曼线中,又把频率小于入射光频率的谱线称为斯托克斯线,而把频率大于入射光频率的谱线称为反斯托克斯线。

样品分子被入射光照射时,光电场使分子中的电荷分布周期性变化,产生一个交变的分子偶极矩。偶极矩随时间变化二次辐射电磁波即形成光散射现象。单位体积内分子偶极矩的矢量和称为分子的极化强度,用 P 表示。极化强度正比于入射电场

$$P = \alpha E \tag{4-43}$$

α 被称为分子极化率。在一级近似中,α 被认为是常数。则 P 和 E 的方向相同。设入射光频率 ν 的单色光,其电场强度,则

$$P = \alpha E_0 \cos(2\pi\nu t) \tag{4-44}$$

如果认为分子极化率 α 由于各原子间的振动产生而与原子的振动有关,则它应由两部分组成:一部分是一个常数 α_0,另一部分是以各种简正频率为代表的分子振动对 α 贡献的总和,这些简正频率的贡献主随时间做周期性变化,所以

$$\alpha = \alpha_0 + \sum \alpha_n \cos(2\pi\nu_n t) \tag{4-45}$$

式中,ν_n 表示 n 个简正振动频率,可以是分子的振动频率或转动频率,也可以是晶体中晶格的振动频率或固体中声子散射频率。因此

$$P = \alpha_0 E_0 \cos(2\pi\nu t) + E_0 \sum \alpha_n \cos(2\pi\nu t) \cos(2\pi\nu_n t) \tag{4-46}$$

上式第一项产生的辐射与入射光具有相同的频率 ν,是瑞利散射;第二项为包含有分子各振动频率信息 ν_n 在内的散射,其散射频率分别为 $(\nu+\nu_n)$ 和 $(\nu-\nu_n)$,前者为反斯托克斯拉曼线,后者为斯托克斯拉曼线。式(4-45)是用一般的电磁学方法解释拉曼散射频率的产生,但并不能给出拉曼谱线的强度。能给出拉曼强度的分子被称为具有拉曼活性,但并不是任何分子都具有拉曼活性,例如,具有中心对称的分子就不是拉曼活性的,但却是红外活性的。因此,对拉曼散射的精确解释应该用量子力学理论,这里不再详述,请参考其他相关文献。

4.3.2 细胞散射的光学检测手段

1) 弹性光散射光谱技术

非侵入的弹性光散射光谱技术(Light Scattering Spectroscopy,LSS)是光散射研究的重要手段,在此用来记录多种类的组织和细胞的结构,着重观测在培养液和完整细胞及其独立的细胞器中,单层细胞随波长变化的散射信号,角度变化从前向到后向。

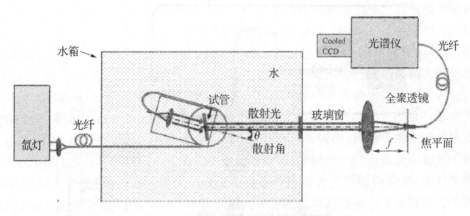

图4-9 弹性光散射光谱实验装置图

实验装置如图4-9所示，采用75 W的氙弧灯作为宽带白光光源，200 μm光纤传输，后经焦距为100.mm的透镜准直到小孔，准直光直径6 mm，发散角0.06°，放置样品的试管规格：18 mm×15 mm×1.1 mm，为避免照明光在表面反射和强的前向散射，试管倾斜25°放置，准直仪和试管均安置在可旋转的台面上。为了减小因试管表面反射和缩小由于台面旋转所造成的样品散射光光程的偏差，这些器件均浸在水里。确定散射角方向的散射光经焦距为200 mm的透镜，再通过光纤传输，最后到达耦合了CCD相机的光谱仪。散射角最小间隔0.02°，系统可以测量样品散射光范围：1.1°至165°，光谱仪分辨率为7 nm，散射光波长范围是400~700 nm。

被测细胞被视为细胞核、线粒体和细胞质三部分组成的完整细胞，被测样品浓度并不会对最终的光谱测量带来太大的影响。而且，应用乙酰溶液处理样品，更容易得到正常与病变组织差别明显的光谱图像。测量细胞悬液和单层细胞培养样品的散射光谱表明：小角度前向散射时，乙酰的作用轻微地降低了散射光强，原因尚不明确；大角度散射时乙酰作用增强光强的效果明显。测量细胞悬液和单层细胞培养样品和独立细胞核悬液时表明：细胞及核的米散射在小角度（<4°）时，作用明显；散射角增加时，细胞质中微小结构成分对散射分布影响很大。

弹性光散射光谱技术是传统的测量光散射方法与光谱仪测量相结合的技术，可以检测到细胞器的结构特征和微小结构对弹性散射光强的影响。但是，实验装置的分辨率有限，没有太多的考虑到样品溶液中散射光的多重散射和微小粒子间的相互作用对散射光的影响。

2）共聚焦光吸收与散射光谱显微技术

共聚焦光吸收与散射光谱显微技术（CLASS）依据细胞器共聚焦散射理论，应用后向散射光检测亚细胞结构，能够探测活细胞中个体细胞器的特征，并实现细胞的点对点扫描。为了使CLASS与LSS的频谱相匹配，选用数值孔径$NA=0.5$的物镜，可以平衡空间分辨率用以定位和区分不同的细胞器。

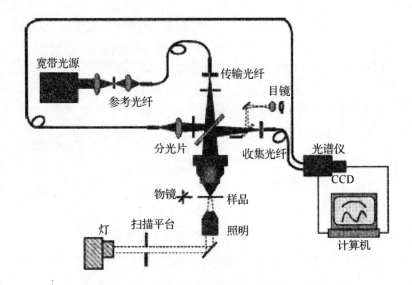

图 4-10   共聚焦光吸收与散射光谱显微技术实

如图 4-10 所示,选用宽带光源和光纤(直径 200 μm,$NA=0.22$)传输,针孔 30 μm,针孔后设置可变光阑限制光束偏离和杂光干扰,采用消色差反射物镜和宽带分束器,满足 CLASS 为多波长光谱技术的要求,样品放置在三维平移台上,随着平台的移动,可以实现点对点扫描。系统采用直流伺服激励和光编译器在任一方向上分辨率达到 40 nm。样品的后向散射光被物镜收集,再被分束器反射,进入 30 μm 的针孔,针孔收集到的小范围焦平面散射光经光纤耦合到光谱仪,光谱仪波长范围:400~960 nm,分辨率为 4 nm。由于光源的光谱宽度决定了所获得信息的准确性,光源的光亮度决定系统信噪比,所以系统选用氙弧灯或者连续激光光源。采用实时的 Lab VIEW 编码配置图像用户接口来控制整个系统,同步光栅扫描并用 CCD 接受。

CLASS 显微系统的线度信息分辨本领,理论与实际存在 1% 的差别;将 CLASS 显微图像与电子显微镜(EM)形态图像比较说明,在线度 200~500 nm 两者吻合得比较好,低于 200 nm 时,等同于微粒体测量,峰值位置差别;细胞重建的 CLASS 图像中球体直径表示重建的细胞器的线度,灰度级表示细胞器官的折射率,位置由信号强度确定,所以细胞内的细胞器很容易被检测到。

CLASS 显微技术能够重建亚微米量级的活细胞图像,在 100 nm 尺寸上观察细胞和细胞器的功能,用于非侵入的动态检测亚细胞结构。因为吸收系数和折射率对散射光谱影响较强,此技术不仅能提供线度分布的信息还能得到细胞的生物和物理特性。但是,对于密集排列的散射颗粒,还需要考虑 CLASS 密集系统中重建散射粒子的特性,来观察相邻粒子的干涉;在亚波长量级,非侵入的探测活细胞和连续检测细胞内的亚细胞结构有待进一步研究。

4.4   光子传输理论模型

4.4.1   光子漫射理论模型

对于光的吸收特性和散射特性的数学描述有两种不同的方法:分析理论和传输理

论。第一种方法是以麦克斯韦方程物理学为基础的,麦克斯韦电磁理论原则上可以解决光在任意介质中的所有传播问题,其前提是掌握介质的光学性质。一旦拥有介质折射率的完备知识(物质方程),从理论上可以求解麦克斯韦方程组,从而唯一地得到全部的关于经典意义下的光与物质相互作用的细节,这是电动力学已有的基本结论。归根结底,需要知道的是给定条件下光如何在某种介质中传播问题的答案。麦克斯韦提供了传播方程,当确定介质的光学性质或折射率后,剩下的任务就是解方程了。生物组织对光具有强散射特性,这种特性源于折射率的微米量级上的不均匀性。回到光的电磁理论上,这里的"不均匀"描写的对象是介电常数 ε,实际上也就是折射率 n。这反映折射率以一种无法预知的类似随机变数方式随空间而变化的情况。因此,在这种复杂的条件下,麦克斯韦方程组的解是无法得到的。

根据生物组织离散随机的特点,可以借鉴现成的中子传输理论,给出一个简化模型,以抽象出主要的生物组织的光学性质。具体地说,可以把光在生物组织体中的传播进而有光能分布的物理实在,用一种粒子的传输过程来模拟。粒子的数密度等价为光能。这种假想的粒子无妨也称为光子(与光本性无关),可以等效于光量子 $h\nu$ 的集合。同时把生物组织理解为大量无规则分布的散射粒子和吸收粒子,这与生物组织的结构特征基本相符。吸收系数 μ_a 反映的是组织的原子能级结构性质,而散射系数 μ_s 及散射角度分布函数 $P(\theta)$ 则由组织的电磁性质或折射率及其分布决定。这种把光在组织中的传播看成某种要么被弹性散射要么被完全吸收的粒子在组织中传输的方法,称为传输模型理论(transport model theory)。该理论中不再出现衍射和偏振等物理光学概念,仅有所谓的可由实验确定的组织光学性质基本参数。显然,不同波长的光与组织相互作用时,效果不同。这表明,这些参数是光波波长的函数。此外,由于组织体的不均匀性,实验测出的基本参数是一种统计平均值。

在光子传输理论中,忽略光的波动性。光线被看成是由离散的光子组成的,单个光子在介质中作随机游走运动。光子在连续介质中是以一个固定的速度和角度运动,直至碰到组织中的某些小粒子。根据这些粒子的散射和吸收特性的不同,或发生弹性碰撞或被该粒子吸收。光子从组织表面某处进入组织,并以一个固定的速度传输。这个速度取决于该介质的光折射率。光子在传输过程中会发生两种情况:一种情况是光子在某个传播位置上被组织内的生色团吸收而停止继续传播;另一种情况是光子遇到一个可以被看成散射源的粒子,这时就会发生随机性的弹性碰撞(即只改变其传输方向而速度保持不变)。光子由于弹性碰撞改变了飞行方向,并沿着这个方向继续传播,而后此光子或被吸收或再次发生散射。这个过程不断进行,直到光子被吸收或逸出介质。

这部分回顾了漫射方程的引出的关键问题和在简单边界条件下对于同性和异性介质的分析结果的发展作了略述。这些回顾主要是基于 Haskel、patterson 等人在漫射方程解法的报道和 Maureen O'Leary、David Boas 等研究和简略描述光子密度波传输的现象等。这些理论工作经常在我们的研究中用到,所以在这里总结了他们的工作。许多其他的科学家也对生物医学光子漫射场的发展做出了明显的贡献。

1) 从传输到漫射

不连续的光子在散射和吸收的介质中传输用 Boltzmann 传输方程描述,如下:

$$\frac{1}{c}\frac{\partial L(\vec{r},\hat{s},t)}{\partial t}+\nabla \cdot L(\vec{r},\hat{s},t)\hat{s}=-(\mu_a+\mu_s)L(\vec{r},\hat{s},t)$$

$$+\mu_s\iint_{4\pi}L(\vec{r},\hat{s},t)f(\hat{s},\hat{s}')\mathrm{d}\hat{s}'+Q(\vec{r},\hat{s},t)$$

$$(4-47)$$

其中，$L(\vec{r},\hat{s},t)$ 是在点 $\vec{r}$，时间 t，沿单位向量 $\hat{s}$ 上传输的辐射能 $[W/(m^2 \cdot sr)]$。吸收系数 $\mu_a[cm^{-1}]$ 和散射系数 $\mu_s[cm^{-1}]$ 是吸收和散射平均自由程的倒数，$c\,[cm/sec]$ 是在介质中的光速。方程 $f(\hat{s},\hat{s}')$ 是由一个弹性散射事件中光子传输方向从 $\hat{s}$ 到 $\hat{s}'$ 变化的所有立体角的概率密度函数（pdf）。对于任意的 pdf，我们有 $\iint_{4\pi}f(\hat{s},\hat{s}')\mathrm{d}\hat{s}'=1$。$Q(\vec{r},\hat{s},t)[W/(m^4 \cdot sr)]$ 是在位置 $\vec{r}$，沿单位向量 $\hat{s}$ 单位体积中注入的光子功率。

对方程（4-47）在所有立体角上积分得到一个简单的形式，如下：

$$\frac{1}{c}\frac{\partial L(\vec{r},t)}{\partial t}+\nabla \cdot \vec{j}(\vec{r},t)\hat{s}=-(\mu_a+\mu_s)\phi(\vec{r},t)+S(\vec{r},t) \qquad (4-48)$$

其中，

$$\phi(\vec{r},t)=\iint_{4\pi}L(\vec{r},\hat{s},t)\mathrm{d}\Omega \qquad (4-49)$$

是光子流率 $[W/cm^2]$；

$$\vec{j}(\vec{r},t)=\iint_{4\pi}L(\vec{r},\hat{s},t)\hat{s}\,\mathrm{d}\Omega \qquad (4-50)$$

是光子通量 $[W/cm^2]$；

$$S(\vec{r},t)=\iint_{4\pi}Q(\vec{r},\hat{s},t)\mathrm{d}\Omega \qquad (4-51)$$

是积分的源项 $[W/cm^2]$。

方程（4-47）和（4-48）反映了系统中的能量转换。数学上，由于它的微积分特性这个方程的使用对组织测量强加了几个实际的限制。在形式上为了使传输方程更好管理作了些近似。一个标准的方式，展开辐射和源项为一系列球谐振子。在 N 项切断的序列能简化传输方程，表示为 P_N 近似。最一般和最简单的近似是当 $N=1$ 时一阶近似 P_1。这个近似进一步地简化漫射方程。这个有效的简化描述了漫射近似的限制。通常，当不采用一些近似时，我们不得不返回初始状态，重新得到一个能更好描述指定问题的方程。对于实际测量辐射源，流率和通量之间的关系是描述适当边界条件的基础。这里我简略给出在 P_1 近似下产生漫射方程的关键步骤。

在 P_1 近似中，辐射源展开式可以写为：

$$L(\hat{r},\hat{s},t)=\frac{1}{4\pi}\phi(\vec{r},t)+\frac{3}{4\pi}\vec{j}(\vec{r},t)\cdot \hat{s} \qquad (4-52)$$

当散射强于吸收时，这个近似是好的。方程（4-52）表示辐射源为均匀流率和小方向光子通量的和。而且，为了得到漫射方程，假设光源是均匀的。在 P_1 和漫射近似下，将方程（4-52）代入式（4-47），然后乘上 $\hat{s}$，在所有立体角内积分

$$\frac{3}{c}\frac{\partial \vec{j}(\vec{r},t)}{\partial t} = -\nabla \cdot \vec{j}(\vec{r},t) - \frac{1}{D}\vec{j}(\vec{r},t) \tag{4-53}$$

其中 D 为漫反射系数，$D = \frac{1}{3(\mu_a + \mu_s')}$；$\mu_s'$ 为约化散射系数，$\mu_s' = \mu_s(1-g)$，其中，μ_s 是漫射系数。g 是各向异性系数，表示散射角的平均余弦。对于生物组织 $g = 0.9$。约化散射系数 μ_s' 是一个解释，为近似的各向同性散射现象的光子漫射近似。也可以说散射中散射方向主要是前向的。约化散射系数是平均任意步长的倒数。式(4-53)经傅里叶变换后得

$$\vec{j}(\vec{r}) = -\frac{cD}{c - 3i\omega D}\nabla\phi(\vec{r}) \tag{4-54}$$

当 $\omega < 2\pi GHz$ 对于大多数生物应用 $c \gg 3\omega D$，这样

$$\vec{j}(\vec{r}) = -D\nabla\phi(\vec{r}) \tag{4-55}$$

方程(4-55)与方程(4-48)的傅里叶变换结合产生的频域漫射方程

$$\frac{i\omega}{c}\phi(\vec{r}) - D\nabla^2\phi(\vec{r}) + \mu_a\phi(\vec{r}) = S(\vec{r}) \tag{4-56}$$

直接把式(4-55)代入式(4-48)得到时域方程，即

$$\frac{1}{c}\frac{\partial\phi(\vec{r},t)}{\partial t} - D\nabla^2 \cdot \phi(\vec{r},t) + \mu_a\phi(\vec{r},t) = S(\vec{r},t) \tag{4-57}$$

在空间不变漫射系数 D 和吸收系数 μ_a 的均匀无限介质，对于流率得到了由光源的扰动方程(4-55)和方程(4-56)。这个也可以用在分层的均匀介质的范围。

2）均匀介质漫射方程的解

一个无限漫射介质的脉冲相应解已经由 Patterson 等给出，也就是

$$\phi(|\vec{r}-\vec{r}_s|,t) = \frac{c}{(4\pi Dt)^{-3/2}}\exp\left(-\frac{|\vec{r}-\vec{r}_s|^2}{4Dct} - \mu_a ct\right) \tag{4-58}$$

在频域中漫射方程可以写成 Helmholtz 方程。如果我们进一步假设用振幅为 A 的强度调制的点源在位置 $\vec{r}$，方程(4-55)能写成

$$[\nabla^2 + k^2]\phi(\vec{r},\vec{r}_s) = -A\frac{\delta(\vec{r}_s)}{D} \tag{4-59}$$

其中

$$k^2 = \frac{-c\mu_a + i\omega}{cD} \tag{4-60}$$

Helmholtz 方程的解为

$$\phi(|\vec{r}-\vec{r}_s|) = \frac{A}{4\pi D|\vec{r}-\vec{r}_s|}\exp(-ik|\vec{r}-\vec{r}_s|) \tag{4-61}$$

描述一个标量的阻尼传输波，被称为在调制频率 ω 下的漫射光子密度波。在介质中，被式(4-60)描述的波是一个交互的强度波，加载一个常强度的光子分布，也就是一个常强

度的漫射光子密度波。对于 $\omega=0$，方程(4-61)是对连续强度的光源的解。

由方程(4-59)和(4-60)给出的解描述了在无限均匀介质中漫射光子密度波的传输。将方程中的位置坐标转换成光源与探测器位置 ρ 和组织深度 z 的函数可得方程(4-59)的解为

$$\phi(\rho,z,t)=\frac{c}{(4\pi Dct)^{3/2}}\exp\left(-\frac{z_0^2+\rho^2}{4Dct}-\mu_act\right) \quad (4-62)$$

根据 Fick 定律，源点在观察点产生的矢量光通量沿 z 轴的分量 j_z 为

$$j_z(\rho,t)=D\left.\frac{\partial\phi}{\partial z}\right|_{z=0} \quad (4-63)$$

3）边界条件下的解

(1) 零边界条件

在零边界条件下，边界上的能流率为 0，即 $\phi(\rho,z,t)\big|_{z=0}=0$。其半无限大板时镜像源的分布如图 4-11(a)。此时漫反射系数 $R(\rho,t)$ 只与光通量沿 z 轴分量有关，可表示为

$$R(\rho,t)=(4\pi Dc)^{-3/2}t^{-5/2}z_0\exp\left(-\mu_act\right)\cdot\exp\left(\frac{-\rho^2}{4Dct}\right)\cdot\exp\left(\frac{-z_0^2}{4Dct}\right) \quad (4-64)$$

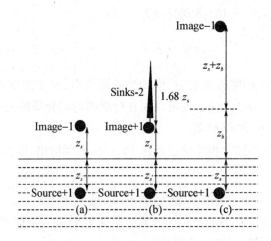

(a)零边界条件；(b)部分流边界条件；(c)外推边界条件

图 4-11　边界条件

(2) 外推边界条件

在外推边界条件下，认为 $z=z_b$ 处，能流率为 0。镜像源的分布如图 4-11(c)。半无限组织体中的光子的漫射光的能流率为

$$\phi(\rho,z,t)=\frac{c}{(4\pi Dct)^{3/2}}\exp\left(-\mu_act\right)\cdot$$
$$\left\{\exp\left(-\frac{(z-z_0)^2+\rho^2}{4Dct}\right)-\exp\left(-\frac{(z+z_0+2z_b)^2+\rho^2}{4Dct}\right)\right\} \quad (4-65)$$

其中，$z_b=2D\dfrac{1+R_{eff}}{1-R_{eff}}$ 为外延虚拟界面到实际界面的距离；R_{eff} 为菲涅耳反射系数，不同界面的 R_{eff} 值列表 4-1：

表 4-1 不同界面折射率及 R_{eff} 值

界面类型	n_{in}	n_{out}	R_{eff}	$Z_b(1/\mu_s')$
空气—空气	1.00	1.00	0	0.667
水—空气	1.33	1.00	0.431	1.677
组织—空气	1.40	1.00	0.493	1.963

在外推边界条件下考虑矢量光通量沿 z 轴的分量 j_z 对漫反射系数的贡献(EBCF)为

$$R(\rho,t) = 1/2(4\pi Dc)^{-3/2} t^{-5/2} \exp(-\mu_a ct) \cdot \exp\left(\frac{-\rho^2}{4Dct}\right) \cdot$$

$$\left[z_0 \exp\left(\frac{-z_0^2}{4Dct}\right) + (z_0 + 2z_b)\exp\left(\frac{-(z_0+2z_b)^2}{4Dct}\right)\right] \quad (4-66)$$

(3) 部分流边界条件

部分流边界条件是最精确的物理表示,但是它很难与漫射方程组合。在部分流边界条件下,实际界面上($z=0$)有能流率与矢量光通量的关系为

$$\phi(\rho,z,t)\big|_{z=0} = -2\frac{1+R_{\text{eff}}}{1-R_{\text{eff}}} j_z \quad (4-67)$$

半无限厚板是镜像源的分布,如图 4-11(b)所示。考虑矢量光通量的 z 轴的分量 j_z 对漫反射的贡献,取 $n=1.4$ 有

$$R(\rho,t) = 0.17c(4\pi Dc)^{-3/2}\exp(-\mu_a ct) \cdot \exp\left(\frac{-\rho^2}{4Dct}\right) \cdot$$

$$\left[z_0 \exp\left(\frac{-z_0^2}{4Dct}\right) + (z_0 + 2z_b)\exp\left(\frac{-(z_0+2z_b)^2}{4Dct}\right)\right] \quad (4-68)$$

以上给出了不同边界条件下根据漫射方程给出了组织界面上漫反射率与漫射系数(吸收系数和约化散射系数)之间的关系,利用这个关系可以根据测量条件,给出不同波长上的组织漫反射率,进而可以给出组织的光学特性。这也是当前研究的热点,是对生物组织的光学特性进行无创检测的理论基础。一般情况下边界条件都采用外推边界条件,可以与蒙特卡罗模拟结果符合。

4.4.2 随机游走模型

基于组织内光传输随机性的随机模型是分析生物组织光传输问题的最具鲁棒性的方法,如蒙特卡罗方法,它在组织光学内通常被作为评价别的近似方法准确性的标准。常见的随机模型除蒙特卡罗方法外,还有随机行走模型。组织光学参数及辐射传输方程的概率化定义是随机模型的基础,不同的模型对不同的物理量进行随机化处理,如蒙特卡罗模型,它对光子随机行走的每一步进行随机化处理,包括散射事件、吸收事件和位置的随机迁移(随机迁移的步长由概率密度函数 $p(s)$ 演化的抽样函数随机产生,而两个散射角分别由概率密度函数 $p(\theta)$ 和 $p(\phi)$ 演化的抽样函数随机产生)。光在从组织界面处入射后经过一系列随机散射和吸收事件之后从组织界面逸出或被组织吸收,形成如图4-12所示的随机路径。通过统计大量光子在设定网格内的权重的累积,可分析生物组织的反射特性、透射特性,以及组织内部的光场分布情况等。蒙特卡罗模型不受任何条件的限制,只要确定了组织的几何结构和光学参数之后,就可对各种光源照射下生物组织内

的光场分布进行模拟分析,同时通过适当的扩展,如考虑非弹性散射事件,可进一步对组织荧光的激发和波长的 Doppler 频移等进行分析,从而为发展基于非弹性散射的光学无创伤诊断技术提供理论指导。因此它具有较好的灵活性和鲁棒性。这种模型的最大缺点是计算量太大。Lihong Wang 和 Steven L. Jacques 等在生物组织光传输规律的蒙特卡罗研究方面做了非常重要的贡献,他们详细地论述了生物组织光传输的蒙特卡罗模型,成为蒙特卡罗模型的经典。

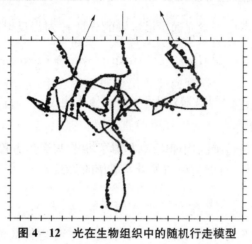

图 4-12 光在生物组织中的随机行走模型

随机行走模型是组织光学存在的随机模型。随机行走模型可以看成是蒙特卡罗模型的一种简化,它限制光子只能沿三维立方网格的六个正交方向进行传播,因此它比蒙特卡罗模型简单,可得到一些描述组织光传输特性的解析表达式。

4.4.3 蒙特卡罗模拟方法

1)蒙特卡罗方法基本思想

蒙特卡罗方法,又称随机抽样或统计试验方法,属于计算数学的一个分支。蒙特卡罗是欧洲的一个著名的赌城。蒙特卡罗方法借用这一城市的名称虽属象征性的,但也反映了该方法是以概率和统计为基本特点,故此方法也称统计模拟方法或统计试验方法(Statistical Testing)或随机抽样方法(Random Sampling)。具体地说,蒙特卡罗方法属于试验数学的一个分支,它是利用随机数进行统计试验,以求得统计特征值(如均值、概率等)作为待解问题的数值解。20 世纪 40 年代中期,由于科学技术的发展和计算机的发明,蒙特卡罗方法作为一种独立的方法被提出来,并且首先在核武器的研制中得到了应用。然而其思想并不新颖,在很早以前,人们在生产实践和科学实验中就已经发现,并加以利用,如古典概率中著名的蒲丰氏问题。

当所求的问题是某种事件出现的概率,或者是某个随机变量的期望值时,它可以通过某种"实验"的方法,得到这种事件出现的频率,或者这个随机变数的平均值,并用它作为问题的解,这就是蒙特卡罗模拟的基本思想:

①建立一个与问题相关的随机模型(或概率过程),在其上定义某个随机变量(或随机向量)。

②按照所建立的模数进行大量的随机试验,从而获得随机变量(或随机向量)的大量试验值。即从已知的概率分布中抽样获得抽样值。

③用统计的方法作出随机变量(或随机向量)的某个数字特征(如概率、期望、二阶矩

等)的估计,使该估计量恰好是问题的近似解。

在很多问题中,概率分布函数是难以处理和分析的,蒙特卡罗方法的关键一点是利用一些均匀分布的随机数列,求出这些概率分布的抽样数值。这些数值已隐藏着概率分布的特征,因而免除了直接分析原来的概率分布函数的困难。由于蒙特卡罗方法具有很大的灵活性,所以能够模拟各种性质的组织中光的传输。在计算过程中,它能够动态地改变组织的光学参数,适用于组织各种不同边界条件的情况,并且没有引入近似条件。因此,它是研究生物组织中的光传输方面问题的一个较为理想的模型。

2) 蒙特卡罗方法的收敛性和特点

设所求的量 x 是随机变量 ξ 的数学期望 $E(\xi)$,那么用蒙特卡罗方法来近似确定的方法是对 ξ 进行 N 次重复采样,产生相互独立的 ξ 值序列 $\xi_1,\xi_2,\cdots,\xi_N$,并计算其算术平均值

$$\bar{\xi}_N = \frac{1}{N}\sum_{n=1}^{N}\xi_n \tag{4-69}$$

根据柯尔莫哥罗夫(Kolmogorov)加强大数定理有

$$P(\lim_{N\to\infty}\bar{\xi}_N = x) = 1 \tag{4-70}$$

即当 N 充分大时,下式

$$\bar{\xi}_N \approx E(x) = x \tag{4-71}$$

成立的概率等于 1。亦即大量采样后,可以用算术平均值 $\bar{\xi}_N$ 作为所求 x 的近似值。

按照中心极限定理,对于任何 $\lambda_a > 0$ 有

$$P\left(|\bar{\xi}_N - x| < \frac{\lambda_a\sigma}{\sqrt{N}}\right) \approx \frac{2}{\sqrt{2\pi}}\int e^{-\frac{1}{2}t^2}\,\mathrm{d}t = 1-\alpha \tag{4-72}$$

这表明,不等式

$$|\bar{\xi}_N - x| < \frac{\lambda_a\sigma}{\sqrt{N}} \tag{4-73}$$

近似地以概率 $1-\alpha$ 成立。通常 α 称为置信度,$1-\alpha$ 称为置信水平。如果 $\sigma \neq 0$,由上式可知,蒙特卡罗方法的误差 ε 为

$$\varepsilon = \frac{\lambda_a\sigma}{\sqrt{N}} \tag{4-74}$$

α 和 λ_a 是一一对应的,其对应关系可用正态分布 $N(0,1)$ 积分表查得。从上式可以看出,蒙特卡罗方法的误差 ε 是由 σ 和 N 决定的。要减小误差 ε 可减小 σ,或者增大 N。但是在固定 σ 下,要提高精度一位数字,就要增加 100 倍工作量,片面增加 N 不是一个有效的方法。事实上,提高蒙特卡罗方法效率的重要方向,应该是在减小标准差的同时兼顾考虑费用的大小,使方差 σ^2 与费用 C 的乘积尽量小。

蒙特卡罗方法的优点可以归纳为下面三个方面:

①程序结构简单;

②收敛的概率性和收敛速度与问题维数无关;

③适应性强,受问题条件限制的影响较小。

3）光传输的蒙特卡罗模拟

（1）蒙特卡罗方法模拟光传输基本思路

蒙特卡罗模拟光在组织中传输的基本思路是，应用吸收和散射现象来跟踪光子通过混浊介质的光程。将光子的两次碰撞之间的距离设置为对数分布，并且用一个由计算机产生的随机数表示。对每一个光子给定一个初始权重来处理吸收问题。在光子的传输过程中，该权重将持续地减小。若发生散射，则通过给定相函数和另一个随机数就选定了一个新的传播方向。只有光子从组织边界逸出或者它的权重小于给定的截止阈值时，整个过程才算结束，主要由以下几个步骤组成：

①按照入射条件确定起始跟踪点和初始化光子（权重、方向、位置）；

②确定光子下一次碰撞位置；

③确定光子在该位置上由于吸收而导致的权重衰减，选取适当的散射相位函数确定光子由于散射而导致的方向改变；

④如果光子权重小于设定的阈值，或逸出组织上下表面时，则结束对该光子的跟踪，既而开始对下个光子的跟踪；

⑤否则重复②、④步骤，直至所设定的光子数都已被跟踪完毕。

只要对足够多的光子不断重复①～⑤步骤后，在计算机中就可以得到一幅光子分布图，并且存储在其中。这样，就可得到入射光子在介质中的最终位置分布，并且得到从组织边界逸出的光子的空间分布和角度分布。图 4-13 给出了蒙特卡罗方法计算的流程图。

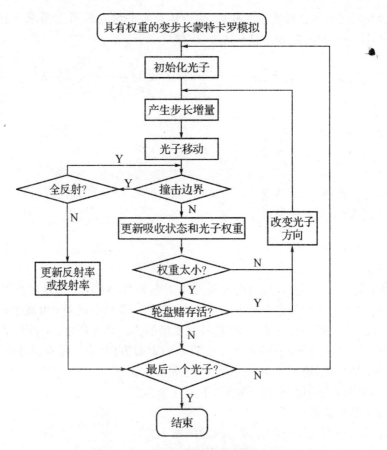

图 4-13　蒙特卡罗计算流程图

（2）光子的传输规则

目前对于光在单层和双层的生物组织中传播的光学特性的研究已经比较深入。然而由于生物组织的多样性和复杂性，对于某一生物样品，认为是由多层组织组成的可能更符合实际。论文处理的不是一个单一的半无限大的组织，而是具有多层介质的组织。在进行处理时，按照生物介质的不均匀性将其分成多个层面，使层内介质基本均匀。这样在每层内部均能像处理半无限大组织那样进行蒙特卡罗模拟，而对每层之间又主要考虑边界问题。

①光子的入射

以入射光束的光轴为 z 轴建立坐标系。因此光子的初始位置为$(0,0,0)$，初始方向余弦为$(0,0,1)$，设入射光子的初始权重为 $w=1$，由于组织表面存在不匹配的截面，所以存在镜面反射，使得光子的权重减小为

$$w=1-R_{sp} \tag{4-75}$$

这里 R_{sp} 为镜面反射的反射系数，其表达式为：

$$R_{sp}=\frac{(n_1-n_2)^2}{(n_1+n_2)^2} \tag{4-76}$$

式中，n_1、n_2 分别为外部介质和组织表层的折射率。

②步长的抽样

按照吸收和散射系数的定义，在$[s',s'+ds']$范围内每单位长度发生吸收或散射的几率为

$$\mu_t=\frac{-dP(s\geqslant s')}{P(s\geqslant s')ds'} \tag{4-77}$$

其中，$P(s\geqslant s')$代表步长大于 s' 时发生吸收或散射的几率。利用 $P(s\geqslant 0)=1$，对（4-77）式在$(0,s_1)$上积分得：

$$P(s\geqslant s_1)=\exp(-\mu_t s_1)=\exp[-(\mu_a+\mu_s)s_1] \tag{4-78}$$

又

$$P(s<s_1)=P(s>0)-P(s\geqslant s_1)=1-\exp[-(\mu_a+\mu_s)s_1] \tag{4-79}$$

可以将这个累计分布函数的值赋给一个在$(0,1)$上均匀分布的随机数 ξ，该等式可以重新整理为步长的平均值

$$s_1=\frac{-\ln(1-\xi)}{\mu_t}\bigg|_{\eta=1-\xi}=\frac{-\ln(\xi)}{\mu_t} \tag{4-80}$$

由于$-\ln(\xi)$的平均值为 1，所以（4-80）式给出了一个光子和组织之间发生吸收或散射时的两点平均自由程。

为方便起见，文中用 s 来表示步长。

③光子的传输

设光子的当前位置为(x,y,z)，当前传播方向由其方向余弦(μ_x,μ_y,μ_z)确定。光子到达下一位置时的坐标由下式确定：

$$x \leftarrow x + \mu_x \cdot s \\ y \leftarrow y + \mu_y \cdot s \\ z \leftarrow z + \mu_z \cdot s \quad \right\} \tag{4-81}$$

箭头代表值的替换,上式左边的变量为更新后的值,右边的变量为更新前的值。

④光子的吸收

光子运动一个步长之后,由于吸收的存在,而导致光子权重衰减,权重损失量:

$$\Delta w = w \cdot \frac{\mu_a}{\mu_t} \tag{4-82}$$

更新后的光子权重为:

$$w \leftarrow w - \Delta w = w \cdot \left(1 - \frac{\mu_a}{\mu_t}\right) = w \cdot \frac{\mu_a}{\mu_t} \tag{4-83}$$

于是经过 n 次吸收过后,光子权重有:

$$w_n = w \cdot \left(\frac{\mu_a}{\mu_t}\right)^n \tag{4-84}$$

⑤散射方向的抽样

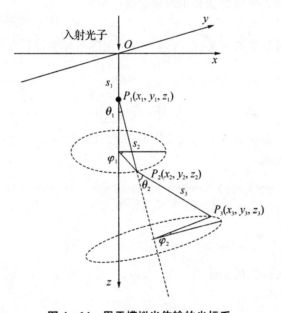

图 4-14   用于模拟光传输的坐标系

光子每传输一步,将有部分被吸收和被散射。因吸收其权重下降,因散射其传输方向将发生改变。光子散射后,散射步长 s 给出光子到下一个散射点的距离,随机取样的散射偏转角 $\theta \in [0,\pi]$ 和方位角 $\varphi \in [0,2\pi]$ 来确定散射后光子的新的运动方向。考虑到光的散射是沿原入射方向轴对称的,采用极坐标,如图 4-14 所示。偏转角 θ 的抽样可由方向余弦 $\mu = \cos\theta$ 的几何密度函数来确定,该散射函数由 Henyey 和 Greenstein 首先提出:

$$p(\cos\theta) = \frac{1-g^2}{(1+g^2-2g\cos\theta)^{3/2}} \tag{4-85}$$

因为 $1\leqslant\cos\theta\leqslant1,\theta\in[0,\pi]$,令 $\eta=\cos\theta$,则由概率密度函数和分布函数知识可知:

$$F(\eta_1)=\int_{-1}^{\eta_1}p(\eta)\mathrm{d}\eta \tag{4-86}$$

即

$$\xi=\int_{-1}^{\eta_1}p(x)\mathrm{d}x \tag{4-87}$$

分布函数取值范围 $[0,1]$,所以 $0\leqslant\xi\leqslant1$。按照(4-87)式的方法,可以对(4-86)式两边积分,得

$$\xi=\int_{-1}^{\mu}p(\mu)\mathrm{d}\mu=\int_{-1}^{\mu}\frac{1-g^2}{2(1+g^2-2g\mu)^{3/2}}\mathrm{d}\mu \tag{4-88}$$

从中解得

$$\mu=\frac{1}{2g}\left[1+g^2-\left(\frac{1-g^2}{(1+g^2-2g\xi)}\right)^2\right]g\neq0 \tag{4-89}$$

当 $g=0$ 时散射为各向同性状态,概率密度函数 $p(\mu)=1/2$,则

$$\xi=\int_{-1}^{\mu}p(\mu)\mathrm{d}\mu=\int_{-1}^{\mu}\frac{1}{2}\mathrm{d}\mu=\frac{1}{2}(\mu+1) \tag{4-90}$$

从中解得

$$\mu=2\xi-1 \tag{4-91}$$

由(4-89)式和(4-90)式可以得到散射偏转角

$$\theta=\begin{cases}\arccos\left(\frac{1}{2g}\left(1+g^2-\left(\frac{1-g^2}{1-g+2g\xi}\right)^2\right)\right),g\neq0\\\arccos(2\xi-1),g=0\end{cases} \tag{4-92}$$

同样的,方位角的概率密度函数为

$$p(\varphi)=\frac{1}{2\pi} \tag{4-93}$$

可以得到方位角的抽样

$$\varphi=2\pi\xi \tag{4-94}$$

方位角 φ 和偏转角 θ 确定以后,那么散射后新的方向余弦 (μ_x',μ_y',μ_z')

$$\mu_x'=\frac{\sin\theta}{\sqrt{1-\mu_z^2}}(\mu_x\mu_z\cos\varphi-\mu_y\sin\varphi)+\mu_x\cos\theta$$

$$\mu_y'=\frac{\sin\theta}{\sqrt{1-\mu_z^2}}(\mu_y\mu_z\cos\varphi+\mu_x\sin\varphi)+\mu_y\cos\theta$$

$$\mu_z'=-\sin\varphi\cos\varphi\sqrt{1-\mu_z^2}+\mu_z\cos\theta \tag{4-95}$$

当 μ_z 的绝对值非常接近1时,上式退化为:

$$\mu_x'=\sin\theta\cos\varphi$$

$$\mu'_y = \sin\theta\cos\varphi$$

$$\mu'_z = \frac{\mu_z}{|\mu_z|}\cos\theta \qquad (4-96)$$

⑥边界问题

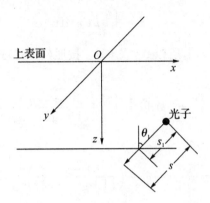

图 4-15　步长 s 和约化步长 s_1 示意图

当光子到达组织边界时，要么逃逸出组织，要么被边界反射而返回组织。称光子沿其传输方向到组织边界的距离为约化步长 s_1，如图 4-15 所示，则有

$$s_1 = \begin{cases}(z_0-z)/\mu_z & \mu_z<0 \\ (z_1-z)/\mu_z & \mu_z>0\end{cases} \qquad (4-97)$$

其中，z_0、z_1 是组织的上、下边界在直角坐标系中的 z 坐标，z 是光子在到达边界前散射点处的 z 坐标。由于 $\mu_z=0$ 是光子沿平行于边界的方向运动，光子不会碰到边界，因此这里不考虑体 $\mu_z=0$ 的情况。

光子是否到达组织边界的判据是：当 $s < s_1$ 时，光子未到达组织边界，将在组织中继续传播；当 $s > s_1$ 时，光子到达组织边界。设此时光子的入射角为 θ_i，透射角为 θ_t，其中 θ_i 由(4-97)式给出

$$\theta_i = \arccos(|\mu_z|) = \begin{cases}\arccos(\mu_z) & \mu_z<0 \\ \pi-\arccos(\mu_z) & \mu_z>0\end{cases} \qquad (4-98)$$

θ_t 由折射定律给出：$n_i\sin\theta_i = n_t\sin\theta_t$。到达边界的光子发生全反射的反射率 $R(\theta_i)$ 可以由菲涅耳公式得到。

利用随机数 ξ，得到光子发生全反射的判断依据：

$$\begin{cases}\xi\leqslant R(\theta_i)，光子发生全反射；\\ \xi>R(\theta_i)，光子被透射（逃逸出组织）\end{cases} \qquad (4-99)$$

光子无论透射还是反射，它在边界上的空间位置都是不变的。但方向余弦却有所改变：

a. 如果光子被全反射回入射方的组织(n_1)，则方向余弦只是 z 分量的异号，即由 (μ_x,μ_y,μ_z) 变为 (μ'_x,μ'_y,μ'_z)。然后检验剩余步长 $s-s_1$，如果它足够大，还能到达其他边界，就要重复以上过程。如果剩余步长不是很大，光子将留在组织中以剩余步长传输，并在剩余步长的末端，相应地发生吸收和散射。

b. 如果光子被折射到透射方的组织（n_2），则方向余弦由（μ_x,μ_y,μ_z）变为（μ_x',μ_y',μ_z'），即

$$\begin{cases} \mu_x' = \mu_x \dfrac{n_1}{n_2} \\[2mm] \mu_y' = \mu_y \dfrac{n_1}{n_2} \\[2mm] \mu_z' = \dfrac{\mu_z}{|\mu_z|}\cos\theta_t \end{cases} \qquad (4-100)$$

此时光子已经逃逸出组织，从而结束对该光子的跟踪，转而追踪下一个光子。

⑦交界面上的反射和透射

考虑两层介质交接面上的反射和透射问题。考虑一个步长为 s 的光子，其当前位置在参数为 μ_{a1}、μ_{s1}、n_1 的第一层，在该光子走过约化步长 s_1 后碰到了第 2 层介质，其参数为 μ_{a2}、μ_{s2} 和 n_2，与上面的讨论类似，这时需根据菲涅耳公式判断光子是被反射还是被透射。如果光子发生了反射，它将以剩余步长 $s \leftarrow s-s_1$ 在第一层中继续传输。如果该光子被透射到第 2 层中，它将在第 2 层中继续传输而不是被终止。由于两层组织中散射系数的不同，该光子在第 2 层中所传输的剩余步长为：$s \leftarrow s \cdot \mu_{t1}/\mu_{t2}$，$\mu_{ti}$ 是第一节提到的总衰减系数。最后检验剩余步长，如果它足够大，还能到达其他交界面，就要重复以上过程。如果剩余步长不是很大，光子将留在原来的层中以剩余步长传输，并在剩余步长的末端，相应地发生吸收和散射。以此类推，可以得到所有层介质界面问题。

⑧光子的中止

光子在组织中传输，如果已经逃逸出组织，认为光子自然中止。对于仍在组织中传输的光子，如果其权重小于预先设定的阈值权重 w（论文中 $w=0.0001$），进一步研究光子的传播已无太大意义，应该结束对该光子的跟踪。但是如果武断地中止光子，放弃剩余的权重，则会破坏能量的守恒。用一种叫轮盘赌（Roulette）的技术来结束光子的行为。当光子权重减小到一个既定最小值（阈值权重）后，设此时权重为 w，让权重乘以一个数值 m（比如 $m=10$），此时权重变为 mw，然后产生一个均匀分布的随机数 ξ，如果 $\xi \leqslant 1/m$，则光子复活，以权重 mw 继续传输；如果 $\xi>1/m$，光子的权重变为零，此时结束对该光子的跟踪。这种方法再给光子一次存活的机会，它将光子的 $1/m$ 的概率保存下来，使光子的终止更接近自然终止，因此模拟的结果精度更高。

至此，光子在介质内部的一个模拟过程结束了。跟踪完一个光子后，继续跟踪下一个光子，直至所有光子都被跟踪完毕。

根据以上理论分析我们可以知道，辐射传输理论为分析生物组织内的光传输问题提供了多种近似的方法和计算工具，但是这些方法都存在自己的适用条件，因此在实际应用时，我们应该根据具体问题（组织结构，光学参数，需提取何种信息）来选择适当的近似方法。接下来，我们将从组织光学特性的角度出发，简单讲述一下近似理论的合适选择问题。

根据组织光学特性的不同，组织可以简单分为三类：吸收主导的组织、散射占主导的组织和散射和吸收互不占优的组织（它介于前两类之间）。对于吸收占主导的生物组织，如血液组织，在散射光的影响可忽略的条件下，可利用 Beer-Lambert 定律分析光在组织

内的传输过程。如果需考虑散射光的影响,则"一级散射近似"理论是一种较为合适的选择。

对于另外一种极端情况——散射占主导的组织,在其内光受到的散射远强于吸收,因此漫射光场迅速建立且占据主体地位,这时可采用"二/四流理论"或"漫射近似"理论进行分析。要注意的是:"由于组织散射的前向特性,使得漫射近似、二/四流理论等模型只有在远离光源和组织边界处才具有较高的精确性,因此通常引入修正因子或将相函数进行适当展开,将散射的各向异性考虑进二流模型或漫射模型以提高方法的精确性"。对于散射和吸收互不占优的组织,在处理其内的光传输问题时必须选择能同时兼顾组织的散射和吸收特性的近似模型,如倍加法、路径积分法等。

激光在生物组织中的传播可用玻尔兹曼传输方程予以描述,但由于该方程的复杂性,很难获得其解析解。基于中子传输理论而得到的漫射近似理论,在距离光源较远处能较好地描述光的分布规律,而在离光源较近处其偏差较大。对于一定厚度且折射率匹配的半无限大生物组织模型,可解得漫射方程的解析式。但是对于折射率不匹配的有限大小的生物组织,情况要复杂得多。它需考虑到各种各样的边界条件。漫射理论的优点是在某些特定情况下可快速给出解析解。缺点是它不适用于研究光源附近及生物组织边缘区域的光的传输与分布。而在许多实际应用中,了解这些区域的光分布情况又是很重要的事情。总之,目前虽初步建立了光在生物组织中的传播模型,但与建立组织光学的统一理论构架体系尚有较大距离。需要做的工作,其一是建立较为准确的组织光学模型,它能确切反映生物组织各个部分的散射与吸收特性以及折射率在一定情况下的变化情况;其二是改造传输方程使之适应新的条件,并能在某些情况下求出光在生物组织中传输的基本性质。

随机行走模型的代表是蒙特卡罗模型,蒙特卡罗模型的主要优点是:精度高且可模拟任意边界条件的介质;可同时得到多个光学参量的值;灵活、可编程、适应性强等。其主要缺点是:收敛速度慢,在给定时间内光子被接收的概率很小,为得到可靠的计算结果,需跟踪大量光子的行迹,因此所费机时较多。该算法已在研究生物组织中的光传输方面发挥了不可替代的作用。它除了能够求解生物组织中的光分布外,还能够从大量数字模拟中得到光在组织中的宏观分布与其光学性质基本参量之间的确定的经验关系。为适应生物组织的多样性、复杂性的要求还需继续开展新的更有效的算法研究。发展非稳态光传输的蒙特卡罗模拟方法也是一个重要的研究课题。主要缺点就是需要先设定组织的光学参数,如吸收系数和散射系数及折射率等。

以上我们给出了当前比较流行的几种光在组织中传输的理论模型,每种模型都具有不同的优点和应用范围,随着人们对光与组织相互作用的研究的发展也将有更多的新的理论模型出现和应用,这也将是以后对于光与组织相互作用研究的一个主要内容,只有理论模型的发展和应用,才能从根本上解决处理光在组织中传输的问题,避免了各种经验的假设,使得激光医学的临床应用更加客观,更加精确。

4.5 光与组织作用的生物学效应

目前认为激光生物学作用的生物物理学基础主要是光热效应、光化学效应、光致压力与冲击效应、光致电磁场效应等。

1）热效应

激光作用于生物体会使其局部温度升高,称为激光生物热效应。生物体生热机制视光子能量而定,低能量光子可引起生物体直接生热,而高能量光子多经过一些中间过程使生物体生热,故生热的途径有两种:其一为吸收生热,激光的本质是电磁波,若其传播的频率与组织分子等的振动频率相等或相近,就将吸收其光子能量,增强其振动,这种分子振动即产生热的机理,故也称热振动。生物分子吸收激光特别是红外激光光能,本身运动动能增加,温度升高。其二为碰撞生热,生物分子吸收激光光能跃迁到某一激发态,在返回到原来的能态或其他低能态时与周围其他生物分子发生多次碰撞,同样使周围分子运动动能增加温度升高。激光生物热效应的对外表现为生物体局部温度升高、汽化、切开、凝固等。如图 4-16 所示为组织在不同温升下光学和机械上的变化。在 37～60℃,组织既没有光学上的变化也没有机械方面的变化;60～65℃范围,蛋白质开始变性,在光学上我们看到诸如鸡蛋清逐渐皱缩由透明的液态逐渐变白色的固态等现象,此时在光学上,蛋白质皱缩形成了很大蛋白颗粒,形成了强的散射中心,使光散射增加,此时的光散射可以用米散射理论来描述,所以我们看到的是蛋清逐渐变白;在 90～100 ℃持续加热下,组织不断脱水变干,在光学上散射强度达到极值不再改变,机械上组织皱缩变小;几百摄氏度以上时,组织发生了炭化和气化过程,组织被移除,这也是激光切割和手术的主要形式。

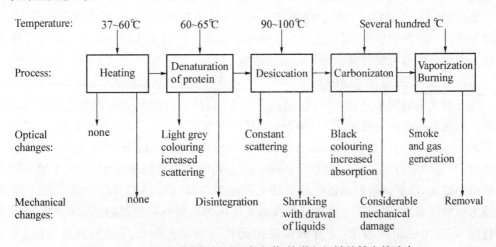

图 4-16 组织在激光辐射过程中光学、热学和机械特性上的改变

基于光热效应实现激光治疗的一个里程碑式的理论在 1983 年被 Anderson 等提出——选择性光热理论,其理论精髓在于从理论上阐述了如何在激光治疗时限制组织的无辜热损伤。该原理认为要想将治疗时的热损伤局限在靶组织内,首先必须选择一种光源能最大程度被靶色基所吸收,而周围组织相对不吸收,这是取得选择性治疗的非常重要的一步。通常情况下,靶色基为黑色素、血红蛋白等物质,而它们在相当宽的一个光谱范围内对光的吸收明显要高于周围正常组织的,一般认为当靶色基对光的吸收性高于周围组织 10 倍以上时,治疗将相对要安全。要想在治疗时最大程度获得热限制,关键的一个步骤是激光治疗时的速度必须较靶组织的冷却时间更短,也就是说激光的脉冲宽度（Pulse Duration/Pulse Width）必须短于靶组织的热弛豫时间（Thermal Relax Time,TRT）,只有这样,靶组织在吸收光能后,热能就没有足够的时间释放和弥散到周围组织进而导致周围组织的无辜损伤,这是选择性光热作用最精髓的内容之一。当激光与光子的能量非常大时,靶组织将会被热能摧毁,摧毁的形式依照能量的高低、色基的不同、作用时间的快慢、光源的不同可以是崩解、热变性坏死、气化等。

2) 光化学效应

光化学效应是指生物组织吸收激光能量并将光能转变成化学能所导致的化学反应。紫外波段的激光具有较高的光子能量。但是,如果不加特殊的调控,其能量还不足以使原子中的电子脱离原子核的束缚,成为自由电子。然而,它们可以打断生物大分子的化学键,从而引发光化学效应。主要有四种类型:即光致分解、光致氧化、光致聚合和光致敏化。在眼科治疗中常见到的是光致分解,如用波长为 193 nm 间隔极短(10 ns)的高能量密度的 ArF 准分子激光束照射组织作"冷光刀"来分解生物分子化学键,"切割"角膜。可使组织表面被一层一层地蚀刻掉,实现光切除。光致敏化在临床上也称为光动力学疗法(Photodynamic Therapy, PDT),采用血卟啉衍生物(Hematoporphrin Derivative, HPD)作为光敏化剂,在血清中的荧光激发峰值波长在 405 nm 处,荧光发射波长范围为 600~700 nm,对肿瘤组织的亲和力比正常组织大 2~10 倍。HPD 吸收光能后被激发到三重态,然后将能量转移给氧,使之激发为单态氧。单态氧是瞬时存在的强氧化剂,它对细胞有强烈的氧化破坏作用,从而导致肿瘤细胞失活坏死。人体静脉注射 HPD 后 48~72 h,它在正常组织中基本排泄干净,但肿瘤组织内仍有很高浓度的 HPD,这时用波长 630 nm 的连续波红染料激光照射瘤体(630 nm 激光不仅处在 HPD 的光谱吸收范围内,而且有较高的组织透射率)可以选择性地破坏瘤细胞。眼科临床用这项技术治疗脉络膜黑色素瘤和视网膜母细胞瘤获得了一定的疗效。

3) 光致压强与冲击效应

当一束光辐射到某一物体时,在物体上产生辐射压力,激光比普通光的辐射压力强得多。若焦点处的能量密度为 10^8 W/cm^2,其压力为 40 g/cm^2;当激光束聚焦到 0.2 mm 以下的光点时,压力可达 200 g/cm^2;用 10^7 W 巨脉冲红宝石激光照射人体或动物的皮肤标本时,产生的压力实际测定为 175.8 kg/cm^2。当激光束照射活组织时,由于单位面积上的压力很大,故活体组织表面的压力传入到组织内部,即组织上辐射的部分激光的能量变为机械压缩波,出现压力梯度。如果激光束压力大到能使照射的组织表面粒子蒸发的程度,则喷出活组织粒子,并导致同喷出的粒子运动方向相反的机械脉冲波(反冲击)——冲击波出现,这种冲击波可使活组织逐层喷出不同数量的粒子,最后形成圆锥形"火山口"状的空陷。除上述由于强大的辐射压引起的反冲击压而形成的冲击波外,组织的热膨胀也可能产生冲击波。由于在短时间内(毫秒或更短)温度急剧上升,瞬间释放出来的热来不及扩散,因而产生加速的体热膨胀,例如,用 60 J 的红宝石激光照射小鼠腹壁,在几毫秒内腹壁形成半圆形突起,此即被照射的皮下组织处产生了爆炸性的体热膨胀。因体热膨胀而在组织内形成的压力以及反冲压,都可产生弹性波向其他部位传播,最初是形成超声波,逐渐因减速而变为声波,进而变为亚声波形式的机械波,最后停止传播。

在组织的微腔液体层内,因超声波在传播同时可出现空穴现象,因空穴的积聚可造成明显的组织塌陷现象,有时又可产生数值较大的压缩冲击波,这一系列的反应均可造成损伤。弹性波对组织的影响可远离受照射的部位,例如,用极微弱的红宝石激光照射人和动物的眼部时,在头皮层均可记录到声波和超声波。在强激光束造成的极强的电场中,组织的电致伸缩现象也可产生冲击波和其他弹性波。

4) 光致电磁场效应

在一般强度的激光作用下,电磁场效应不明显。只有当激光强度极大时,电磁场效应才较明显。将激光聚焦后,焦点上的光能量密度达 10^6 W/cm^2 时,相当于 10^5 V/cm^2 的电场强度。电磁场效应可引起或改变生物组织分子及原子的量子化运动,可使体内的原子、分子、分子集团等产生激励、振荡、热效应、电离,对生化反应有催化作用,生成自由基,破坏细胞,改变组织的电化学特性等;激光照射后究竟引起哪一种或哪几种反应,与其频率和剂量有重要的关系,例如:电场强度只有高到 10^{10} V/cm^2 以上时,才能形成自由基。激光照射肿瘤时,只是直接照射一部分组织,但对全部肿瘤可有良好的作用,其中可能的作用机理之一,有人认为就是电磁场作用的结果。

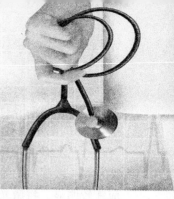

第五章　组织光学性质

5.1　简介

近期光子学系统的科技进步鞭策着临床功能成像、外科及治疗系统方面的实际进步。组织光学探索的功效取决于光子传播和发光组织的积分通量率的分布,现代医学的诊断、外科、治疗领域的光学方法的进步激励着人类组织光学特性的研究。诊断应用的例子有:血氧饱和度和组织新陈代谢的监控、恶性肿瘤的检测和近来针对光学成像提出的多项技术。

治疗大多包括激光在外科手术和光力学治疗的应用。对于这些应用,对于诊断数据的解释和量化、外科手术应用中光分布及治疗中吸收能量的预测,组织光学特性的知识是极其重要的。关于组织光学性质的测定都有文献记载。但是,很多组织的光学性质还没有在宽的波长范围内进行研究。

在此,我们将利用积分球光谱学技术,提出在宽波长范围内的组织光学性质测量的论述。

5.2　组织光学性质测量的基本原则

对于决定组织光学参量的方法可以划分成两大类,即直接法和间接法。直接法包括基于一些基本概念和准则,比如朗伯－比尔定律、薄样本的单次散射相位函数或者厚片样品的有效光穿透深度。测量的参量有平行光透过率 T_c、薄样本的散射图 $I(\theta)$[散射光强度的角度相干性,W/(cm^2·sr)]或厚片的光通量分布。标准化的散射图相当于散射相位函数 $I(\theta)/I(0) \equiv p(\theta)$,1/sr。这些方法都是很有优势的,因为这些方法使用的是数据处理中非常简单的分析表达。缺点是必须严格满足实验条件的必要性有关(薄样本的单次散射,忽略光的偏振效应,试管边缘的折射等)。在有多次散射的厚片情况下,记录探测器必须放置在远离光源和介质边界的地方,这种记录探测器通常是一个在末端有各向同性的散射球的纤维光导。

间接法利用理论模型在介质里的光传播来获取逆散射问题的解决方法。反过来它们又分为迭代模型和非迭代模型。迭代模型使用方程,在该方程中通过与工程量评估直接相关的参量来定义光学性质。非迭代模型是基于双通量 Kubellka-Munk 模型和多通量模型。在间接迭代法中,光学性质由测量到的参量含蓄地定义。决定散射媒介的光学性质的工程量一个个计算,直到反射比和透射比的估算量和测得量与理想精度一致。这些方法是繁琐的,但是当前使用的光学模型的复杂度甚至会超过那些潜在的非迭代法(比如:扩散理论、逆倍增法(IAD)、逆蒙特卡罗法(IMC))。

组织样本的光学参数 (μ_a,μ_s,g) 可以由不同的方法测量。这里的 μ_a 是吸收率,μ_s 是散射率,g 是散射的各向异性因子。结合平行透射率测量的单积分球和双积分球法是在组织的体外实验中最常用到的(图 5-1 和图 5-2)。这个方法意味着关于 μ_a、μ_s、g 的三参量是顺序测量或同时测量(这三个参量包括平行的透射比 $T_c = I_d / I_0$(其中 I_d 是用小口径的远程光电探测器测量到的透射光亮度,W/cm^2;I_0 是入射辐射的密度),总的透射率 $T_t = T_c + T_d$(其中 T_d 是漫透射率),即散开的反射比 R_d,组织的光学参量利用定理表达和数字方法从这些测量数据中推断出来。

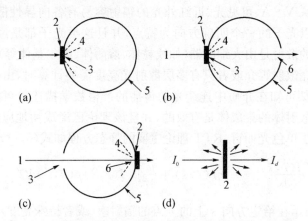

图 5-1　利用积分球的组织光学性质的测量。积分球表面覆有 BaSO₄,MgO 等高散射材料,散射率接近 100%

(a) 为全透射模式;(b) 为漫透射模式;(c)为漫反射模式;(d) 为平行透射模式。(1—入射光;2—组织样品;3—入射口;4—透射辐射;5—积分球;6—出口)

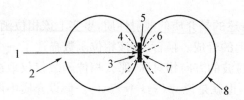

图 5-2　双积分球装置

1—入射光;2、7—入射口;3—出口;4—漫反射辐射;5—组织样品;6—透射辐射;8—积分球

下面的五种评估方式的任意三种,对于三个光学参数的评估都是绰绰有余的。

(1) 平行辐射或漫辐射的总透射率(或者漫透射率);

(2) 平行辐射或漫辐射的总反射率(或者漫反射率);

(3) 放置在积分球里的样本的吸收量;

(4) 非散射光的准直透射率;

(5) 样本辐射分散的角分布。

通常情况下迭代法会考虑到样本边缘的折射指数和样本多层的性质之间的差异。下列因素是造成评估光学系数数值出错的原因,这些因素需要从不同实验中得到的光学参数进行对比分析来确定生物组织的光学参数。即

(1) 组织的生理条件(如水合作用的程度、均匀性、特别种类的可变性、冰冻状态/解冻状态、体外实验/体内实验、平滑表面/粗糙表面);

(2) 辐射的几何结构;

（3）界面折射率的匹配或者不匹配；

（4）光电探测器的角分辨率；

（5）从不扩散辐射到扩散辐射的辐射距离；

（6）解决逆向问题所使用的原理。

为了分析多重反射条件下的光传播问题，就假设吸收中心和散射中心均匀地分布在组织上。一般而言，UV‐A、可见光、近红外光的辐射容易有各向异性散射的倾向，这种各向异性的散射多以光子的一个明确方向为特点，并且这类光子都是经历单次散射的，这么一种各向异性的散射是由大细胞器（如线粒体、溶酶体、高尔基体等）的存在造成的。

当非偏振光照亮散射媒介或者只有多层散射光亮度需要计算时，由标量静态辐射传播理论（RTT）的框架可知在介质中连续光的传播的严格数学描述是可能的。该理论对于放置间隔较大的散射体的集成体是有效的，并且该理论已经成功地应用到计算组织光学的实用方面。对于单色光而言，RTT理论主要的静态方程如式（5‐1）所示。

$$\frac{\partial I(\vec{r},\vec{s})}{\partial s} = -\mu_t I(\vec{r},\vec{s}) + \frac{u_s}{4\pi}\int_{4\pi} I(\vec{r},\vec{s}) p(\vec{s},\vec{s'}) \mathrm{d}\Omega' \qquad (5-1)$$

式中，$I(\vec{r},\vec{s})$表示在给定方向$\vec{s}$上的$\vec{r}$点的辐射率（或者特殊亮度）平均功率通量密度$W/(cm^2 \cdot sr)$；$p(\vec{s},\vec{s'})$表示散射相位函数，$1/sr$；$\mathrm{d}\Omega'$表示关于方向$\vec{r}$的单位立体角，sr；$\mu_t = \mu_a + \mu_s$，表示总的衰减系数。并且假设在介质中的没有辐射源。

在散射粒子的大小远小于波长的情况下，辐射传递方程（RTE）的标量近似值的精确度较差，如果散射粒子的大小相当于波长甚至大于波长时，该标量近似值的精确度还是可以接受的。

相位函数$p(\vec{s},\vec{s'})$表述的是介质的散射性质，事实上该相位函数是光子在$\vec{s'}$方向上的概率密度函数在$\vec{s}$方向上的合成。换言之，该相位函数描述了一个基本的散射行为的特征。如果散射方向与入射波的方向相对称，那么相位函数仅仅取决于入射角θ（θ角度介于$\vec{s}$方向和$\vec{s'}$方向之间），也就是说，$p(\vec{s},\vec{s'}) = p(\theta)$。假设介质中散射体的随意分布的标准化为$\int_0^\pi p(\theta) 2\pi \sin\theta \mathrm{d}\theta = 1$。实际中，在下面的Henyey-Greenstein函数的协助下相位函数通常很好估计。

$$p(\theta) = \frac{1}{4\pi} \frac{1-g^2}{(1+g^2-2g\cos\theta)^{\frac{3}{2}}} \qquad (5-2)$$

这里的g是散射的各向异性参数（即散射角θ的余弦），$g \equiv \langle\cos\theta\rangle = \int_0^\pi p(\theta)\cos\theta \cdot 2\pi\sin\theta \mathrm{d}\theta$，$g$的值从$-1$到$1$变化，$g=0$相当于各向同性（瑞利）散射，$g=1$相当于总的向前散射，$g=-1$相当于总的向后散射。

5.3　积分球技术

决定体外实验组织光学性质的其中一个间接方法是积分球技术。漫反射率R_d、总透射率T_t和漫透射率T_d和平行透射率T_c都可以测量出。通常情况下，吸收系数、散射系数、各向异性因子都可以通过这些数据并使用基于辐射传播理论的逆向方法而获得。当散射相位函数$p(\theta)$可以从多分布光度中获得时，g也就可以被计算出来了。这种情况下,对于吸收系数 μ_a 和散射系数 μ_s,已经足够测量漫反射率 R_d 和总透射率 T_t。有时在有血液样本和组织的实验中,双积分球结构是更好一些的,因为这种情况下反射率和透射率可以同时被测量,并且在测量中样本受到的影响也是很少的(图 5-2)。然而,假设除了被测信号的单积分球纠正之外的双积分球准备,光在不同球之间的多重改变应该能被解释。

　　一些组织(如黑色素)和血液在可见光和近红外波段范围有总的高衰减系数。因此,对于这些样本(比如:有中等厚度的未稀释血液层≈0.1 mm)的平行透射率测量是一种非常困难的科技任务。为了解决这种问题,要将强光源和灵敏探测器联合使用。可供选择的是,用第三个积分球采集向前散射的平行光。这种情况下,平行透射率和散射通量在数据处理应用层面上区分开来,比如:Monte Carlo 技术或者小角度近似值。另一个方法由 Bashkatov 等(2007)、Friebel 等(2006)、Hayakawa 等(2001)和 Meinke 等(2007a,b)用在论文里。在这些论文中漫反射率、总透射率和漫透射率已被测出(图5-1),并且考虑到测量的几何学,反 Monte Carlo(IMC)算法已经被应用到实验数据的处理上。

5.4　Kubelka-Munk 法和多流法

　　为了分离由于吸收导致的损耗和散射而造成的光束衰减,要使用一维、双通量 Kubelka-Munk 模型作为最简单的解决这个问题方法。假如散射系数明显大于吸收系数,该方法已经被广泛应用到决定生物组织的吸收系数和散射系数。Kubelka-Munk 模型假设光入射厚组织因为散射媒介与光的相互影响,可以由双通量模仿,并在组织厚片中对向传输。与入射通量以相同方向传播的光学通量因为吸收和散射而减少,并且因为与入射光通量对向传输通量的反向反射回入射光通量方向上而增加;对向通量也以类似的方式处理。由吸收造成的每个单元通路长度的通量损耗的部分定义为 K,由散射造成的损耗的那部分定义为 S。KM 模型的主要假设:假设组织厚片每一部分的 K、S 参数都保持一致,所有的通量都是漫射的,在反射实验中在样本界面处的光损耗总和是可以忽略不计的。基础 KM 模型不考虑在有不匹配折射率边界处的反射。

　　下面的 KM 模型和辐射传播方程的漫射近似,KM 参数用光传播理论表达,光传播理论规定吸收系数、散射系数和散射各向异性因子。因此,当组织散射明显大于吸收时,利用修正过的 KM 模型的简单实验方法可以成功地应用,如公式(5-3)。

$$S=\frac{1}{bd}\ln\left[\frac{1-R_d(a-b)}{T_t}\right];$$

$$K=S(a-1);a=\frac{1-T_t^2+R_d^2}{2R_d};b=\sqrt{a^2-1};$$

$$K=2\mu_a;S=\frac{3}{4}\mu_s(1-g)-\frac{1}{4}\mu_a;$$

$$\mu_t=\mu_a+\mu_s;\mu_s'=\mu_s(1-g)>\mu_a \tag{5-3}$$

　　这里的 μ_t 是从测量到的平行透射率 T_c 通过 Beer-Lambert 定律 $T_c=\exp(-\mu_t l)$ 定义的,其中 l 是组织的厚度。因此,可以从样本的总透射率 T_t、漫反射率 R_d、平行透射率

T_c 的实验数据中得到这三个参量(μ_a,μ_s,g)。

通常情况下,就如 KM 模型这样的简单方法或者漫射近似可以作为评估样本和血液光学属性逆向算法的第一步。然后,组织或血液里的光学属性评价值用到一个更加复杂的光传输模型计算反射或透射信号大小。下一步,把计算量和测得量进行比较。如果达不到要求的精度,用一个最优化算法修改已有的光学性质。修改光学性质和计算反射透射信号的步骤重复进行,直到计算量和测得量的精度达到要求。

5.5 逆倍增法

对于逆反射问题快速精确解决方法,逆倍增法提供了一个有力工具。它是基于 van de Hulst 针对水平平行面提出的传播方程解决的基本方法,并由 Prahl 引入到组织光学。逆倍增法应用到组织光学有一个显著的优势,即在更先进的计算机帮助下迅速获取迭代解;并且,考虑到散射的各向异性和样本边缘处的内部反射,该方法应用上也是足够灵活的。该方法包括下列步骤:

(1) 选择要测量的光学参量去测量;

(2) 计算反射和透射;

(3) 比较反射率和透射率的计算值和测量值;

(4) 重复这些步骤,直到估计量和测得量达到理想精确度。

原则上讲,只要计算机的计算时间足够,该方法可以使所有的测量参数达到任何期望的精度。误差率小于等于 3% 是可以接受的。另外,逆倍增法可以直接用于修正在积分球的帮助下获得的实验数据。逆倍增法中的"双倍"意味着:某一层上特定的入射和出射角的反射和透射估值可以借助于相互叠加和汇总每一层的反射率及透射率,来计算某一层透射率和反射率。用连贯的顺序计算有任意厚度层的透射和反射,先是有相同光学特性(单散射)的层,然后是双倍厚度。"双倍"的概念表明为了模仿多层组织或者考虑到与突变的折射率有关的内反射,双重步骤可以延伸使用到不均匀膜。

倍增法是一种为了解决平板几何条件下一维传播方程的数字方法。空间均匀的有任意相位函数和任意角分布的辐射都可以使用该方法。因此,有限的光束尺寸和光的边缘损耗都不能考虑在内。这个方法基于对入射辐射角分布 $I_{in}(\eta_c)$ 的测量,这里的 η_c 是极角的余弦。反射的辐射角分布为

$$I_{ref}(\eta_c) = \int_0^1 I_{in}(\eta_c')R(\eta_c',\eta_c)2\eta_c'\mathrm{d}\eta_c' \tag{5-4}$$

式(5-4)中的 $R(\eta_c',\eta_c)$ 由厚片的光学性质决定的反射再分配函数。

透射的辐射分布可以用类似的方式表达出来,即换成透射再分布函数 $T(\eta_c',\eta_c)$。如果选择正交点 M 的间距为$(0,1)$,相应的矩阵可以近似为反射、透射再分布函数,即:

$$R(\eta_{ci}',\eta_{cj}) \rightarrow R_{ij}; T(\eta_{ci}',\eta_{cj}) \rightarrow T_{ij} \tag{5-5}$$

这些矩阵可以分别看做反射符、透射符。如果一个有边界索引 0 和 2 的两层厚片,(01)和(12),在层之间有内置接口 1,整个厚片(02)反射符、透射符表达如下:

$$\boldsymbol{T}^{02} = \boldsymbol{T}^{12}(\boldsymbol{E}-\boldsymbol{R}^{10}\boldsymbol{R}^{12})^{-1}\boldsymbol{T}^{01},$$
$$\boldsymbol{R}^{20} = \boldsymbol{T}^{12}(\boldsymbol{E}-\boldsymbol{R}^{10}\boldsymbol{R}^{12})^{-1}\boldsymbol{R}^{10}\boldsymbol{T}^{21}+\boldsymbol{R}^{21},$$

$$T^{20} = T^{10} (E - R^{10} R^{12})^{-1} T^{21},$$
$$R^{02} = T^{10} (E - R^{10} R^{12})^{-1} R^{12} T^{01} + R^{01} \qquad (5-6)$$

这里的 E 是单位矩阵,表达如下

$$E_{ij} = \frac{1}{2\eta_a w_i} \delta_{ij} \qquad (5-7)$$

这里的 w_i 是加在第 i 个正交分上的重量,δ_{ij} 是克罗内克符号的标志,如果 $i = j$,那么 $\delta_{ij} = 1$,否则 $\delta_{ij} = 0$。

这里的矩阵乘法的定义也和标准的定义稍微有些差别。特别是:

$$(AB)_{ik} = \sum_{j=1}^{M} A_{ij} 2\eta_{cj} w_j B_{ij} \qquad (5-8)$$

当这些合成层已知情况下,公式(5-6)允许计算一个厚片的反射符和透射符。一个薄片的可靠性试验鉴定(RTE)可以被简化并且成比例地简化,这给逆倍增法提供了思路,并提出了薄膜的反射算子和透射算子,然后用膜的双倍厚度计算,直到整个厚片的厚度达到要求。还有一些技术应用在初始化上。

Henyey-Greenstein 函数的反射和透射的单散射方程,由 van de Hulst 和 Prahl 分别于 1980 年和 1988 年提出。通过增加有效的零厚度边界和通过由 Fresnel 公式定义的反射算子和透射算子,就能考虑折射指数不匹配的问题。厚片的总透射率 T_d 和反射率 R_d 可以通过方程(5-4)的直接积分得到。运算积分的不同方法和由 Prahl 提出的逆倍增算法,可以从组织厚片的漫透射率和漫反射率当中获得吸收系数和散射系数。这个算法是稳态 RTE 实现迭代处理的一个近似解,它可以从一系列光学参量里面预估反射率和透射率,直到反射率和透射率的计算值与测量值相匹配。各向异性因子 g 及折射率 n 的数值必须作为初始值提供给该算法。

可以看出,逆倍增法仅用 4 个正交相位就可以使得光学参量的精确度达到 2%~3% 之间。然而,虽然可以使用更多正交相位获得更高精度,但是这就需要更长的计算机运行时间。另外一个逆倍增法的数值特点是它对于有可以比较的吸收系数、散射系数的样本的正确性。因为其他的只基于扩散逼近的方法是不充分的。并且,因为各向异性相位函数和边界处的菲涅耳反射的高精度近似,所以逆倍增技术也适用于两玻璃片之间的生物组织及血液的光学测量。在边缘损耗不严重的情况下,倍增法可以得出精确的结果,但是比 MC 法的灵活性差一些。

逆倍增法已经成功地应用到决定血液、人类及动物的真皮、脑组织、支气管组织、眼部组织(如视网膜、脉络膜、巩膜、睫状体)、黏液组织、皮下组织、头盖骨、大动脉和一些其他的波长范围较宽的软组织的光学参量当中。

5.6 组织的光学性质

上述讨论的方法技术都已成功地用在宽范围组织光学性质估计中。各个研究组织做的体外的和间接体内的测量都总结在表 5-1 中。虽然很显然的是动物和人类很多类型的组织有很接近的光学性质,但还是有特异性的。人类和动物组织光学性质的早期数据在下面的论文中有介绍。

表 5-1　人类和动物皮肤和皮下组织的光学性质在体内体外的测量结果

组织	$\lambda(nm)$	$\mu_a(cm^{-1})$	$\mu_s(cm^{-1})$	g	$\mu_s'(cm^{-1})$	标注
白种人皮肤($n=21$)	400	3.76(0.35)	—	—	71.8(9.4)	单积分球技术、逆倍增法全身皮肤,1 mm 到 6 mm,死后 24 h 之内,20 ℃环境下贮存在生理盐水中;室温下测量;光谱范围为 $400\sim2\,000$ nm; $\mu_s'=1.1\times10^{12}\lambda^{-4}+73.7\lambda^{-0.22}$ 数据来自于 Bashkatov et al.(2005a)
	500	1.19(0.16)	—	—	32.5(4.2)	
	600	0.69(0.13)	—	—	21.8(3.0)	
	700	0.48(0.11)	—	—	16.7(2.3)	
	800	0.43(0.11)	—	—	14.0(1.9)	
	900	0.33(0.02)	—	—	15.7(2.1)	
	1 000	0.27(0.03)	—	—	16.8(2.8)	
	1 100	0.16(0.04)	—	—	17.1(2.7)	
	1 200	0.54(0.04)	—	—	16.7(2.9)	
	1 300	0.41(0.07)	—	—	14.7(2.6)	
	1 400	1.64(0.31)	—	—	14.3(3.7)	
	1 500	1.69(0.35)	—	—	14.4(3.8)	
	1 600	1.19(0.22)	—	—	14.2(3.4)	
	1 700	1.55(0.28)	—	—	14.7(3.5)	
	1 800	1.44(0.22)	—	—	13.4(2.9)	
	1 900	2.14(0.28)	—	—	12.2(3.1)	
	2 000	1.74(0.29)	—	—	12.0(2.9)	
白种人皮肤($n=3$)	400	13.48	—	—	34.28	单积分球技术、逆倍增法全身皮肤,女性皮肤,光谱范围为 $400\sim1\,800$ nm; $\mu_s'=2.85\times10^7\lambda^{-2.311}+209.311\lambda^{-0.518}$ 数据来自于 Chan et al.(1996b)的图表
	500	6.19	—	—	25.05	
	600	3.77	—	—	18.67	
	700	2.41	—	—	14.82	
	800	1.94	—	—	12.42	
	900	1.76	—	—	10.57	
	1 000	1.55	—	—	9.23	
	1 100	1.33	—	—	7.91	
	1 200	1.76	—	—	7.11	
	1 300	1.76	—	—	6.6	
	1 400	10.29	—	—	6.21	
	1 500	16.21	—	—	5.47	
	1 600	5.44	—	—	5.87	
	1 700	4.11	—	—	5.59	
	1 800	6.05	—	—	5.68	

组织	$\lambda(nm)$	$\mu_a(cm^{-1})$	$\mu_s(cm^{-1})$	g	$\mu_s'(cm^{-1})$	标注
白种人皮肤($n=22$)	1 000	0.98	—	—	12.58	双积分球技术、逆倍增法 全部皮肤,来自 14 个主体的 22 个样本;手术切除的 24 h 之内测量;光谱范围为 1 000~1 250 nm; $\mu_s'=7.59\times10^7\lambda^{-2.503}+165.86\lambda^{-0.403}$ 数据来自于 Troy 和 Thennadil(2001)的图表
	1 100	0.98	—	—	11.77	
	1 200	1.87	—	—	11.08	
	1 300	1.77	—	—	10.69	
	1 400	7.94	—	—	11.39	
	1 500	13.1	—	—	11.38	
	1 600	5.2	—	—	10.1	
	1 700	4.85	—	—	9.96	
	1 800	6.5	—	—	9.96	
	1 900	13	—	—	10.63	
兔皮肤(表皮+真皮)	630	0.94(0.13)	213 (21)	0.812 (0.017)	40(2.2)	双积分球技术、逆倍增法 数据来自于 Beek et al. (1997)
	632.8	0.33(0.02)	306 (12)	0.898 (0.007)	31.6(2.2)	
	790	0.70(0.07)	321 (8)	0.94 (0.003)	18.4(0.5)	
乳猪皮肤(表皮+真皮)	632.8	1.0(0.1)	492 (17)	0.953 (0.001)	22.7(0.8)	双积分球技术、逆倍增法 数据来自于 Beek et al. (1997)
	790	2.4(0.2)	409 (14)	0.952 (0.001)	19.3(0.6)	
	850	1.6(0.1)	403 (20)	0.962 (0.005)	14.3(1.5)	
角质层	350	25.92	500	0.902	48.99	光谱范围为 400~700 nm;$g=0.918+0.304[1-\exp(-(\lambda-507.4)/2 404)]$ 数据来自于 Patwardhan et al. (2005)
	400	17.28	500	0.903	48.44	
	450	11.63	500	0.91	45.24	
	500	10.47	500	0.916	41.93	
	550	9.83	500	0.923	38.69	
	600	8.67	500	0.93	35.21	
	650	8.21	500	0.936	32.21	
	700	8.15	500	0.942	28.93	
表皮(轻度着色、中度着色、高度着色)	350	9.99/30.16/69.8	210.4	0.702	—	
	400	6.77/20.2/46.67	156.3	0.712	—	
	450	4.41/13.5/31.52	121.6	0.728	—	

组织	$\lambda(nm)$	$\mu_a(cm^{-1})$	$\mu_s(cm^{-1})$	g	$\mu_s'(cm^{-1})$	标注
表皮(轻度着色、中度着色、高度着色)	500	2.58/9.77/21.82	93.01	0.745	—	光谱范围为 350~700 nm；$g=0.745+0.546(1-\exp(-(\lambda-500)/1806))$；$\mu_s=1.752\times10^8\lambda^{-2.33}+134.67\lambda^{-0.494}$
	550	1.63/6.85/16.13	74.70	0.759	—	
	600	1.47/5.22/12.35	63.76	0.774	—	
	650	1.2/3.68/9.15	55.48	0.787	—	数据来自于 Patwardhan et al(2005)的图表
	700	1.06/3.07/7.11	54.66	0.804	—	
人类表皮 ($n=10$)	400	26.36	—	—	31.73	单积分球技术散射近似值,来自白种人皮肤的 10 个样本 $\mu_s'=1.175\times10^3\lambda^{-0.6}$
	450	13.84	—	—	30.11	
	500	7.79	—	—	28.27	
	550	5.73	—	—	26.82	
	600	3.01	—	—	25.29	
	650	1.58	—	—	24.14	数据来自于 Marchesini et al. (1992)的图表
	700	0.89	—	—	22.97	
	750	0.49	—	—	22.09	
	800	0.35	—	—	21.27	
人类表皮 ($n=7$)	400	12.96(1.44)	—	—	106.2(11)	
	500	7.07(0.66)	—	—	70.6(7)	
	600	3.08(0.76)	—	—	51.45(5.0)	
	700	2.58(0.77)	—	—	42.7(4.1)	
	800	1.71(0.59)	—	—	36.8(3.6)	单积分球,逆蒙特卡罗法
	900	0.80(0.45)	—	—	33.6(3.5)	光谱范围为 370~1 400 nm；$\mu_s'=1.08\times10^8\lambda^{-2.364}+135.71\lambda^{-0.267}$
	1 000	0.45(0.28)	—	—	30.6(3.4)	
	1 100	0.17(0.14)	—	—	29.2(3.2)	
	1 200	0.71(0.44)	—	—	26.5(3.1)	数据来自于 Salomatina et al. (2006)
	1 300	0.71(0.42)	—	—	25.7(3.1)	
	1 400	15.53(2.5)	—	—	27.5(3.6)	
	1 500	23.69(3.5)	—	—	28.3(4.2)	
	1 600	7.49(1.64)	—	—	23.0(3.3)	

组织	$\lambda(nm)$	$\mu_a(cm^{-1})$	$\mu_s(cm^{-1})$	g	$\mu'_s(cm^{-1})$	标注
人类真皮	350	20.74	212.7	0.715	—	光谱范围为350～700 nm；$g=0.715+3.8\times10^{-4}[1-\exp(-(\lambda-542)/1129)]$；$\mu_s=1.752\times10^8\lambda^{-2.33}+134.67\lambda^{-0.494}$ 数据来自于 Patwardhan et al.(2005)的图表
	400	13.82	159.9	1.715	—	
	450	9.31	124.1	2.715	—	
	500	8.37	92.24	3.715	—	
	550	7.86	77.22	4.715	—	
	600	6.94	63.09	5.715	—	
	650	6.57	55.98	6.715	—	
	700	6.52	53.62	7.715	—	
人类真皮 ($n=8$)	400	9.13(1.18)	—	—	76.8(11)	单积分球,逆蒙特卡罗法光谱范围为 370～1 400 nm；$\mu'_s=1.19\times10^8\lambda^{-2.427}+71.476\lambda^{-0.258}$ 数据来自于 Salomatina et al.(2006)
	500	3.36(0.43)	—	—	76.8(12)	
	600	1.72(0.24)	—	—	76.8(13)	
	700	1.53(0.25)	—	—	76.8(14)	
	800	1.22(0.21)	—	—	76.8(15)	
	900	0.83(0.17)	—	—	76.8(16)	
	1 000	0.79(0.18)	—	—	76.8(17)	
	1 100	0.46(0.17)	—	—	76.8(18)	
	1 200	1.33(0.22)	—	—	76.8(19)	
	1 300	1.19(0.24)	—	—	76.8(20)	
	1 400	11.7(1.14)	—	—	76.8(21)	
	1 500	17.5(1.48)	—	—	76.8(22)	
	1 600	6.63(0.57)	—	—	76.8(23)	
白种人真皮($n=12$)	633	0.32	—	—	26.99	单积分球,逆蒙特卡罗法；来自整形手术和验尸检查的腹部组织和胸部组织的样本；$\mu'_s=1.66\times10^5\lambda^{-1.356}$ 数据来自于 Simpson et al.(1998)的图表
	700	0.12	—	—	23.02	
	750	0.09	—	—	20.62	
	800	0.02	—	—	18.8	
	850	0.01	—	—	17.41	
	900	0.03	—	—	16.18	
	950	0.22	—	—	15.1	
	1 000	0.39	—	—	14.68	
黑种人真皮($n=5$)	633	2.45	—	—	32.29	
	700	1.51	—	—	27.24	
	750	1.12	—	—	24.02	

组织	λ(nm)	μ_a(cm^{-1})	μ_s(cm^{-1})	g	μ_s'(cm^{-1})	标注
黑种人真皮($n=5$)	800	0.8	—	—	21.26	单积分球,逆蒙特卡罗法;来自整形手术和验尸检查的腹部组织和胸部组织的样本;$\mu_s'=3.33\times10^5\lambda^{-1.438}$ 数据来自于 Simpson et al. (1998)的图表
	850	0.61			19.7	
	900	0.46			18.55	
	950	0.49			17.67	
	1 000	0.49	—		16.83	
白种人真皮	450	5.13	134.9	0.054		单积分球,逆蒙特卡罗法;在光谱为 450~800 nm 时:$\mu_s'=2.97\times10^5\lambda^{-1.257}$;$g=0.334+0.217(1-\exp(-(\lambda-567)/90.76))$ 数据参考了 Prahl(1988)
	500	3.45	119.9	0.12		
	550	2.28	108.1	0.288		
	600	1.81	97.38	0.41		
	650	1.44	87.89	0.461		
	700	1.16	78.48	0.5		
	750	1.03	72.29	0.519		
	800	0.88	65.89	0.531		
乳猪皮肤真皮	632.8	0.89(0.1)	289(7)	0.926(0.002)	21.1(0.4)	双积分球技术,逆倍增法 数据来自于 Beek et al. (1997)
	790	1.8(0.2)	254(5)	0.945(0.001)	19.3(0.3)	
	850	0.33(0.03)	285(5)	0.968(0.001)	9(0.2)	
猪的皮肤真皮($n=44$)	900	0.06	282.6	0.904	—	单积分球,逆蒙特卡罗法;死后 2~10 h 之内;光谱范围为 1 000~1 300 nm:$\mu_z=440.2\times\lambda^{-0.072}$ 数据来自于 Du et al. (2001)的图表
	1 000	0.12	270.4	0.904	—	
	1 100	0.17	267.2	0.904	—	
	1 200	1.74	263.9	0.903	—	
	1 300	1.04	262.8	0.903	—	
	1 400	9.11	246.2	0.872	—	
	1 500	7.32	259.6	0.873	—	
猪的皮肤真皮($n=40$)	325	5.6	220	0.38	—	单积分球,逆蒙特卡罗法 $\mu_s=3.286\times10^8\lambda^{-2.487}+80.454\lambda^{-0.215}$ 数据来自于 Ma et al. 2005 的图表
	442	1.9	89	0.36	—	
	532	1.4	69	0.64	—	
	633	0.7	58	0.72	—	
	850	1.6	90	0.88	—	
	1 064	3.1	26	0.86	—	
	1 310	6.2	40	0.87	—	
	1 557	10.4	21	0.82	—	

第五章　组织光学性质

续表 5-1

组织	$\lambda(nm)$	$\mu_a(cm^{-1})$	$\mu_s(cm^{-1})$	g	$\mu'_s(cm^{-1})$	标注
皮下组织（主要是球状的脂肪细胞）($n=12$)	633	0.12	—	—	12.58	单积分球，逆蒙特卡罗法；来自整形手术和验尸检查的腹部组织和胸部组织的样本；$\mu'_s=139.24\lambda^{-0.373}$ 数据来自于 Patwardhan et al. 1998
	700	0.09	—	—	12.1	
	750	0.09	—	—	11.75	
	800	0.08	—	—	11.4	
	850	0.09	—	—	11.17	
	900	0.12	—	—	10.95	
	950	0.15	—	—	10.81	
	1 000	0.12	—	—	10.71	
人类皮下脂肪组织 ($n=6$)	400	2.26(0.24)	—	—	13.4(2.8)	单积分球技术、逆倍增法；组织厚片，1～3 mm；手术后 6 h 之内；贮存在 20 ℃ 的生理盐水中；室温下测量；光谱范围为 600～1 500 nm 时；$\mu'_s=1.05\times10^3\lambda^{-0.68}$ 数据来自于 Bashkatov et al. (2005a)
	500	1.49(0.06)	—	—	13.8(4.0)	
	600	1.18(0.02)	—	—	13.4(4.7)	
	700	1.11(0.5)	—	—	12.2(4.4)	
	800	1.07(0.07)	—	—	11.6(4.6)	
	900	1.06(0.06)	—	—	10.0(3.4)	
	1 000	1.01(0.05)	—	—	9.39(3.3)	
	1 100	1.06(0.06)	—	—	8.74(3.3)	
	1 200	1.06(0.07)	—	—	7.91(3.2)	
	1 300	0.89(0.07)	—	—	7.81(3.2)	
	1 400	1.08(0.03)	—	—	7.51(3.3)	
	1 500	1.05(0.02)	—	—	7.36(3.4)	
	1 600	0.89(0.04)	—	—	7.16(3.2)	
	1 700	1.26(0.07)	—	—	7.53(3.3)	
	1 800	1.21(0.01)	—	—	7.5(3.48)	
	1 900	1.62(0.06)	—	—	8.72(4.2)	
	2 000	1.43(0.09)	—	—	8.24(4.0)	
人类皮下脂肪组织 ($n=10$)	400	15.98(3.2)	—	—	49.5(6.5)	
	500	5.50(0.69)	—	—	35.4(4.5)	
	600	1.89(0.40)	—	—	27.0(3.2)	
	700	1.27(0.24)	—	—	23.0(2.5)	
	800	1.08(0.23)	—	—	20.2(2.1)	
	900	0.95(0.22)	—	—	18.5(1.8)	
	1 000	0.89(0.25)	—	—	17.4(1.7)	

组织	λ(nm)	μ_a(cm^{-1})	μ_s(cm^{-1})	g	μ_s'(cm^{-1})	标注
人类皮下脂肪组织 ($n=10$)	1 100	0.74(0.22)	—	—	16.6(1.5)	单积分球,逆蒙特卡罗法;光谱范围为 370 ～ 1 300 nm; $\mu_s'=1.08\times10^8\lambda^{-2.525}+157.494\lambda^{-0.345}$

数据来自于 Salomatina et al.(2006) |
	1 200	1.65(0.30)	—	—	16.6(1.5)	
	1 300	1.05(0.27)	—	—	16.1(1.5)	
	1 400	6.27(0.88)	—	—	15.8(1.4)	
	1 500	8.52(1.46)	—	—	16.8(1.6)	
	1 600	3.60(0.61)	—	—	17.6(1.8)	
大鼠皮下脂肪组织 ($n=10$)	400	2.25(1.34)	—	—	15.7(1.6)	单积分球技术、逆倍增法;组织厚片 1～2 mm;手术后 6 h 之内;贮存在 20 ℃的生理盐水中;室温下测量;光谱范围为 600～1 400 nm 时: $\mu_s'=25.51\lambda^{-0.12}$

数据来自于 Bashkatov et al.(2005b) |
	500	0.64(0.34)	—	—	19.8(6.3)	
	600	0.64(0.33)	—	—	14.3(4.1)	
	700	0.75(0.36)	—	—	12.2(3.5)	
	800	1.05(0.47)	—	—	11.4(3.2)	
	900	1.25(0.55)	—	—	11.0(3.2)	
	1 000	1.43(0.61)	—	—	10.8(3.0)	
	1 100	1.43(0.61)	—	—	10.0(2.8)	
	1 200	2.07(0.99)	—	—	11.2(2.9)	
	1 300	1.43(0.64)	—	—	10.5(2.8)	
	1 400	2.29(1.20)	—	—	10.7(3.0)	
	1 500	2.03(1.07)	—	—	10.3(3.0)	
	1 600	1.40(0.72)	—	—	9.33(2.7)	
	1 700	3.04(1.69)	—	—	11.6(3.4)	
	1 800	2.67(1.43)	—	—	10.8(3.2)	
	1 900	4.55(2.65)	—	—	13.8(4.5)	
	2 000	3.99(2.28)	—	—	12.7(4.2)	
	2 100	2.76(1.53)	—	—	11.3(3.6)	
	2 200	2.65(1.48)	—	—	12.2(3.6)	
	2 300	6.92(3.67)	—	—	22.7(6.0)	
	2 400	6.54(3.52)	—	—	24.0(6.1)	
	2 500	5.58(3.04)	—	—	23.9(6.4)	

表 5-1 所示的数据能很好地反映出组织光学参量测量的情况。显而易见的是,大多注意力都集中在皮肤和皮下组织及一些重要部位如头/脑部光学性质,以及皮下肿瘤的断层摄影透视图和精神疾病的检测和治疗的调查研究上。女性乳房的光学性质也在重点研究,并给乳房 X 线照相术作透视图。然而,总体上来讲,文献中没有很多光学传播参量的数据。而且,这些数据都依赖于组织准备技术、贮存步骤、使用的测量方法、解决逆向问题的算法、使用的仪器的噪声以及系统错误。

5.6.1 皮肤和皮下组织的光学性质

皮肤是不均匀的介质,其中的血液和色素含量空间分布在深度上容易变化。从表面开始,表皮包括三层主要的可见层:表皮(厚度从 $100\ \mu m$ 到 $150\ \mu m$,无血层)、真皮(厚度 $1\ mm$ 到 $4\ mm$,血管层)、皮下脂肪(厚度从 $1\ mm$ 到 $6\ mm$,根据身体部位而定)。

皮肤里血液的任意不均匀分布及不同种类的发色团和色素,使得皮肤各层产生了各种不同的平均光学性质。然而,皮肤细胞的结构及发色团的梯度、每一深度伴随的血液变化总量都可以粗略地看做是零,所以这就很容易定义皮肤中的位置。这样就可以把皮肤各层细分为子层。就生理特性、细胞的物理和光学性质、色素含量方面而言,表皮可以分为两层:无生命表皮和有生命表皮。无生命表皮或者角质层($20\ \mu m$ 厚)只有死掉的鳞状细胞和相当少的水分,这些鳞状细胞有高含量的脂质和蛋白质并且高度角质化。有生命表皮($100\ \mu m$ 厚)包含了很多的皮肤色素沉积,而且大多数是由黑素细胞产生的黑色素。

真皮是带血管的那一层,在可见光光谱范围内的主要吸收者是血红蛋白、胡萝卜素和胆红素。在红外光谱范围内,真皮的吸收性质由吸水性决定。真皮的散射性质主要由组织的纤维结构决定,这些纤维结构可能是胶原蛋白组成的胶原纤维束并且也有壳层结构。光线会散射在单个小纤维上或者散射中心上,散射中心是由胶原纤维和胶原纤维束交织而成的。总的来说,因为真皮层相当厚的厚度(高达 $4\ mm$)及表皮和网状的真皮可以相比较的散射系数,皮肤的平均散射性质由网状的真皮的散射性质决定。真皮的水和血红蛋白的吸收及表皮的脂质决定了整个皮肤的吸收性质。

皮下脂肪组织是由脂肪细胞聚合形成,这些脂肪细胞包含瘦人和正常人的一些小液滴形式的脂质和肥胖人的每一细胞中的一些甚至一大滴形式的脂质,以及由甘油三酸酯组成的脂质。甘油细胞的直径从 $15\ \mu m$ 到 $250\ \mu m$ 不等,并且平均直径从 $50\sim120\ \mu m$ 不等。细胞之间的空间里有毛细血管、神经、连接细胞的并给脂肪组织提供新陈代谢物质的网状纤维。人类脂肪组织的吸收由血红蛋白、脂质和水的吸收决定。脂肪组织的主要散射体是脂质的球形微滴,它们在脂肪里均匀分布。

皮肤组织和皮下组织的光学性质利用积分球技术在可见的、近红外光谱的光谱范围内测得,并总结在表 5-1 中。

5.6.2 眼部组织的光学性质

早前很多研究赞成利用经巩膜睫状体光凝术作为晚期青光眼的治疗技术。通常利用接触式探头进行光的传播,从结膜和巩膜的浅层到睫状体。虽然很多的研究都讲述了经巩膜睫状体光凝术,但是激光的选择主要是基于利用不同种类激光的临床比较结果。有了眼部组织的光学性质的知识,我们可以发展新的并优化已有的青光眼治疗的激光术。

除了经巩膜睫状体光凝术之外,激光小梁成形术已经作为一种外科手术的方法,成功地应用到原发性开角型青光眼的治疗当中,可以增加房水的外流量。为了优化步骤,关于人眼小梁组织结构的知识是非常重要的。除了青光眼的治疗步骤,眼底的眼科检查对于诊断和治疗也是非常重要的工具。

因此,眼部组织的光学性质的更多基础知识对于得到正确的应用和解释是非常必需的。眼部组织的光学性质利用积分球技术在可见的、近红外光的光谱范围内测得,并总结在表 5-2 当中。

表 5-2　眼部组织的光学性质在体内体外的测量

组织	$\lambda(\mathrm{nm})$	$\mu_a(\mathrm{cm}^{-1})$	$\mu_s(\mathrm{cm}^{-1})$	g	$\mu_s'(\mathrm{cm}^{-1})$	标注
人类巩膜 ($n=10$)	400	4.25(0.25)	—	—	78.63(9.35)	
	500	1.84(0.21)	—	—	61.49(5.56)	
	600	0.85(0.21)	—	—	51.95(4.94)	
	700	0.59(0.21)	—	—	43.62(4.91)	
	800	0.48(0.21)	—	—	36.68(4.92)	
	900	0.52(0.21)	—	—	31.47(4.51)	
	1 000	0.77(0.25)	—	—	26.30(3.78)	
	1 100	0.57(0.22)	—	—	21.57(3.12)	
	1 200	1.56(0.34)	—	—	19.09(2.89)	单积分球技术,逆倍增法;贮存在 20 ℃的生理盐水中;室温下测量;光谱范围为 370~1 800 nm 时:$\mu_s'=2.411\times10^6\lambda^{-1.325}$ 数据来自于 Bashkatov et al. (2010)
	1 300	1.58(0.33)	—	—	16.47(2.44)	
	1 400	9.50(1.19)	—	—	21.23(3.39)	
	1 500	14.1(1.91)	—	—	23.26(4.19)	
	1 600	6.05(1.13)	—	—	15.23(2.32)	
	1 700	5.33(1.02)	—	—	13.39(2.00)	
	1 800	6.94(1.27)	—	—	13.84(2.07)	
	1 900	28.8(3.98)	—	—	28.85(6.11)	
	2 000	38.4(6.25)	—	—	36.07(8.54)	
	2 100	20.1(2.56)	—	—	22.32(4.18)	
	2 200	15.97(1.89)	—	—	18.50(2.97)	
	2 300	19.4(2.23)	—	—	21.56(3.14)	
	2 400	28.7(3.46)	—	—	28.57(5.07)	
	2 500	49.16(5.72)	—	—	39.31(8.88)	

组织	$\lambda(nm)$	$\mu_a(cm^{-1})$	$\mu_s(cm^{-1})$	g	$\mu_s'(cm^{-1})$	标注
猪的巩膜	413	7.28	—	—	146.5	双积分球技术,逆蒙特卡罗法;在光谱范围内: $\mu_s'=5.5\times10^5\lambda^{-1.37}$ 数据来自于 Hammer et al. 1995 的图表
	430	6.73	—	—	136.7	
	450	5.95	—	—	125.9	
	488	5.4	—	—	115	
	514	4.85	—	—	108.5	
	540	4.63	—	—	99.85	
	559	4.19	—	—	91.16	
	586	3.86	—	—	88.99	
	633	2.43	—	—	81.4	
	700	1.76	—	—	69.46	
	780	0.44	—	—	60.78	
	1 064	0.22	—	—	42.33	
猪 的 巩 膜 $(n=4)$	650	4.25	—	—	42	单积分球技术,逆倍增法;在光谱范围内: $\mu_s'=51.65-0.023\lambda+1.45\times10^6\lambda^{-2}$ 数据来自 Chan et al. 1996b 的图表
	700	3.75	—	—	42	
	750	3	—	—	41	
	800	2.5	—	—	40.5	
	850	2	—	—	40.5	
	900	1.75	—	—	39.6	
	950	2	—	—	38.7	
	1 000	1.75	—	—	37.8	
	1 050	1.5	—	—	35.1	
	1 100	1.25	—	—	32.4	
	1 150	2.25	—	—	30.6	
	1 200	2.25	—	—	28.8	
	1 250	2	—	—	26.1	
	1 300	2.5	—	—	23.4	
	1 350	3.75	—	—	21.6	
	1 400	15	—	—	20.7	
	1 425	20	—	—	19.8	
	1 450	21.5	—	—	18.9	
	1 500	12.5	—	—	18	
	1 550	7.5	—	—	18	

组织	λ(nm)	$\mu_a(cm^{-1})$	$\mu_s(cm^{-1})$	g	$\mu_s'(cm^{-1})$	标注
猪的巩膜 (n=4)	1 600	5.75	—	—	15.3	
	1 650	5	—	—	14.4	
	1 700	5.5	—	—	13.5	
	1 750	7.5	—	—	12.6	
	1 800	8	—	—	10.8	
兔的巩膜 (n=8)	500	3.9(1.2)	—	—	85.96(29.08)	单积分球技术,逆倍增法;在光谱范围内:$\mu_s'=1.001\times10^8\lambda^{-2.234}$ 数据来自于 Nemati et al. (1996)
	550	3.7(1.1)	—	—	75.54(25.16)	
	700	2.2(0.6)	—	—	50.40(15.39)	
	850	1.6(0.5)	—	—	29.83(7.50)	
	1 050	1.4(0.6)	—	—	16.28(3.20)	
兔的结膜 (n=3)	500	1.4(0.8)	—	—	19.4(9.78)	单积分球技术,逆倍增法;在光谱范围内:$\mu_s'=5.28\times10^7\lambda^{-2.474}+129.974\lambda^{-0.437}$ 数据来自于 Nemati et al. (1996)
	550	1.8(0.9)	—	—	17.07(7.25)	
	700	0.6(0.3)	—	—	11.55(4.74)	
	850	0.7(0.4)	—	—	9.54(3.32)	
	1 050	0.5(0.4)	—	—	8.41(3.06)	
兔的睫状体(n=8)	500	52.8(28.6)	—	—	65.75(38.84)	单积分球技术,逆倍增法;在光谱范围内:$\mu_s'=889.37\lambda^{-0.417}$ 数据来自于 Nemati et al. (1996)
	550	51.2(27.7)	—	—	64.18(36.97)	
	700	40.8(20.7)	—	—	59.66(29.32)	
	850	23.9(11.0)	—	—	51.18(22.41)	
	1 050	8.2(2.5)	—	—	49.40(19.62)	
牛的视网膜	413	11.63	—	—	14.34	双积分球技术,逆蒙特卡罗法;在光谱范围内:$\mu_s'=6.99\times10^7\lambda^{-2.311}+97.656\lambda^{-0.426}$ 数据来自于 Hammer et al. 1995 的图表
	430	10.72	—	—	13.64	
	450	6.97	—	—	12.48	
	488	3.82	—	—	11.06	
	514	3.9	—	—	10.49	
	540	4.76	—	—	9.91	
	559	4.66	—	—	9.35	
	586	3.8	—	—	8.64	
	633	1.58	—	—	7.75	
	700	1.12	—	—	7.29	
	780	0.82	—	—	6.91	
	1 064	0.65	—	—	5.59	

组织	λ(nm)	μ_a(cm^{-1})	μ_s(cm^{-1})	g	μ_s'(cm^{-1})	标注
猪的视网膜色素上皮细胞	413	1216.6	—	—	192.4	双积分球技术,逆蒙特卡罗法 数据来自于 Hammer et al. 1995 的图表
	430	1197	—	—	192.1	
	450	1168	—	—	198.5	
	488	1111.6	—	—	197.8	
	514	1117.7	—	—	180.3	
	540	1062.6	—	—	186.5	
	559	1027	—	—	184.5	
	586	970.97	—	—	187.6	
	633	880.67	—	—	185.8	
	700	678.86	—	—	228.1	
	780	454.77	—	—	158.5	
	1 064	75.306	—	—	158.2	
猪的无血的脉络膜	413	239.7	—	—	93.5	双积分球技术,逆蒙特卡罗法 数据来自于 Hammer et al. 1995 的图表
	430	243.2	—	—	90	
	450	236.4	—	—	85	
	488	218.5	—	—	80.2	
	514	215.8	—	—	79.6	
	540	207.3	—	—	78.8	
	559	205.4	—	—	77.8	
	586	195.6	—	—	76.9	
	633	171.1	—	—	77	
	700	131.3	—	—	79.6	
	780	87.79	—	—	79.9	
	1 064	5.491	—	—	69.2	
人的小梁细胞($n=10$)	400	9.62	—	—	21.61	单积分球技术,库伯尔-芒克模型,计算出 K－M 系数再转化为线性传输系数在光谱范围内:$\mu_s'=7.8\times10^7\lambda^{-2.871}+117.4\lambda^{-0.417}$
	450	7.57	—	—	17.49	
	500	5.28	—	—	14.61	
	550	3.61	—	—	12.71	
	600	2.29	—	—	11.47	
	650	1.32	—	—	10.86	
	700	0.7	—	—	10.34	
	750	0.32	—	—	9.89	
	800	0.16	—	—	9.56	

5.6.3 头部、脑部组织的光学性质

正常及凝固的脑组织(如:灰质、白质、小脑、脑桥、丘脑)和脑瘤组织(星形细胞瘤、脑膜瘤)利用单积分球在 360 nm～1 100 nm 光谱范围测量的体外研究细节以及数据处理的逆蒙特卡罗算法,都在 Yaroslavsky 等(2002b)的研究中展示出来(表 5 - 3)。按表 5 - 3 所示,所有被研究的脑部组织都在光学性质上对波长有相似的依赖性。随着波长的增加,散射系数减小而各向异性因子增大,这是因为随着波长的增加,瑞利散射的贡献减少而米氏散射的贡献增加。

所有脑组织的吸收系数对波长的依赖性类似于氧合血红蛋白、脱氧血红蛋白混合的吸收光谱。这意味着即使样本都认真准备,但是也不可能去除组织切片里全部的血液残余。

与此同时,也检测到了脑部组织光谱特点的差别。比如,白质的总衰减系数($\mu_t = \mu_a + \mu_s$)大体上高于灰质的总衰减系数。两个脑干组织(脑桥和丘脑)也有不同的光学性质。比起任意的正常组织,通常而言在宏观上肿瘤组织更加不均匀,因此,肿瘤的散射系数和各向异性因素比其他的正常灰质组织稍微高一些。

凝固之后,所有组织的吸收系数和散射系数都会增加。各个组织的增长幅度不同,基本在 2～5 倍。大量的结构变化使得相互作用系数明显增大,这些结构变化主要包括组织的收缩和聚合、胶原纤维肿胀、血管壁均匀化。凝结过程水分丢失造成的组织收缩使得组织更加密集,这会导致在光谱范围内吸收系数和散射系数都增大而水的吸收减弱。因为细胞和纤维蛋白在热力作用下发生的变性和同质化而导致的组织的折射指数微观再分配也可能在散射性质和吸收性质的变化方面有强大的包容。已经发现在人类凝固的血液中,当波长从 500 nm～1 100 nm 变化时,吸收系数、散射系数也有类似的增长。

头盖骨的散射系数的减小明显地小于脑部白质,但比得上灰质、小脑、脑干组织(脑桥、小脑),也可以和头皮组织相比较。软的脑部组织的凝固处的散射系数的减少明显地超过颅骨处的所有组织,见表 5 - 3。这意味着成人头部在近红外区域光谱学中,颅骨的光散射的影响和周围头皮组织及大脑有相同的大小量级。这种状况可能的原因是由于骨头的特殊结构造成的散射各向异性因素 g 的高位值。比如,由胶原纤维的基本矩阵组成的致密骨,含钙的羟基磷灰石晶体沉积在周围。这些晶体是骨头的主要散射体,它们的体积很大,有很强的屈光状态,因此因素 g 会有很高的值。头部脑部组织的光学性质利用积分球技术在可见的、近红外光谱的光谱范围内测得,并总结在表 5 - 3 中。

表 5 - 3 头/脑部组织的光学性质在体内体外的测量

组织	λ(nm)	μ_a(cm^{-1})	μ_s(cm^{-1})	g	μ_s'(cm^{-1})	标注
人 的 白 质 ($n=19$)	400	16.47	—	—	85.29	
	500	3.38	—	—	67.58	
	600	2.12	—	—	56.35	
	700	1.42	—	—	47.7	
	800	1.35	—	—	41.64	

组织	λ(nm)	μ_a(cm^{-1})	μ_s(cm^{-1})	g	μ_s'(cm^{-1})	标注
人的白质 ($n=19$)	900	1.41	—	—	37.42	单积分球技术,逆倍增法;在光谱范围内:$\mu_s'=$ $2.67\times10^7\lambda^{-2.188}+$ $399.6\lambda^{-0.396}$ 数据来自于 Gebhart et al. 2006 的图表
	1 000	1.76	—	—	32.56	
	1 100	1.57	—	—	29.33	
	1 200	2.81	—	—	26.63	
	1 300	2.32	—	—	24.35	
人的灰质 ($n=25$)	400	20.33	—	—	27.33	单积分球技术,逆倍增法;在光谱范围内:$\mu_s'=$ $9.21\times10^7\lambda^{-2.564}+$ $99.4\lambda^{-0.473}$ 数据来自于 Gebhart et al. 2006 的图表
	500	4.08	—	—	15.3	
	600	2.61	—	—	11.05	
	700	1.41	—	—	9.18	
	800	1.07	—	—	8	
	900	1.05	—	—	7.23	
	1 000	1.23	—	—	5.21	
	1 100	1.12	—	—	5.28	
	1 200	1.97	—	—	4.69	
	1 300	1.75	—	—	4.33	
肿瘤(胶质瘤)	400	21.5	—	—	38.07	单积分球技术,逆倍增法;在光谱范围内:$\mu_s'=$ $2.25\times10^7\lambda^{-2.279}+$ $266.6\lambda^{-0.4495}$ 数据来自于 Gebhart et al. 2006 的图表
	500	4.09	—	—	28.13	
	600	2.35	—	—	22.74	
	700	1.42	—	—	18.34	
	800	1.35	—	—	15.58	
	900	1.4	—	—	14.47	
	1 000	1.89	—	—	11.28	
	1 100	1.7	—	—	10	
	1 200	2.86	—	—	8.95	
	1 300	2.62	—	—	8.88	
猪的颅脑 ($n=24$)	650	0.37	350.1	0.923	27.25	单积分球技术,逆蒙特卡罗法;在光谱范围内:$\mu_s'=1.82\times10^5\lambda^{-0.965}$;$\mu_s'=1.357\times10^6\lambda^{-1.675}$;$g=0.724+0.216(1-\exp(-\lambda-398)/97.8))$ 数据来自于 Firbank et al. 1993 的图表
	700	0.24	325.6	0.93	23.13	
	750	0.25	307.1	0.934	20.45	
	800	0.25	287.1	0.936	18.53	
	850	0.26	271.7	0.938	17.04	
	900	0.35	257.1	0.941	15.57	
	950	0.47	242.1	0.945	13.36	

组织	$\lambda(nm)$	$\mu_a(cm^{-1})$	$\mu_s(cm^{-1})$	g	$\mu_s'(cm^{-1})$	标注
骨密质（马腿中的）	550	11.2	—	—	162.8	单积分球技术，逆蒙特卡罗法；在光谱范围内：$\mu_s'=7.216\times10^5\lambda^{-1.424}+38.86\lambda^{-0.094}$ 数据来自于 Ugryumova et al. 2004
	600	8.11	—	—	150.6	
	650	6.9	—	—	142.5	
	700	5.71	—	—	135.2	
	750	4.63	—	—	128.7	
	800	4.1	—	—	125.6	
	850	3.8	—	—	122.3	
	900	3.9	—	—	119.8	
	950	3.83	—	—	107.9	
人的骨密质（$n=10$）	800	0.11(0.02)	—	—	19.48(1.52)	单积分球技术，逆倍增法；在光谱范围内：$\mu_s'=1533.02\lambda^{-0.65}$ 数据来自于 Bashkatov et al. 2006b
	900	0.15(0.02)	—	—	18.03(1.19)	
	1 000	0.22(0.03)	—	—	17.10(0.91)	
	1 100	0.15(0.02)	—	—	16.20(0.80)	
	1 200	0.65(0.06)	—	—	16.38(0.84)	
	1 300	0.49(0.05)	—	—	14.92(0.78)	
	1 400	1.37(0.13)	—	—	16.10(1.10)	
	1 500	3.13(0.26)	—	—	15.96(1.37)	
	1 600	2.47(0.40)	—	—	15.843.05)	
	1 700	2.77(0.46)	—	—	16.12(3.72)	
	1 800	2.97(0.62)	—	—	15.42(3.98)	
	1 900	4.39(1.33)	—	—	11.37(2.76)	
	2 000	4.47(1.18)	—	—	11.48(2.01)	
人的白质（原始样本）（$n=7$）	400	2.8	413.4	0.756	—	单积分球技术，逆蒙特卡罗法；光谱范围为 700～1 100 nm 时：$\mu_s'=1.67\times10^6\lambda^{-1.375}+702.8\lambda^{-0.192}$ 光谱范围为：360～1100 nm 时：$g=0.8+0.099(1-\exp(-(\lambda-484.7)/216.18))$ 数据来自于 Yaroslavsky et al. 2002b 的图表
	500	0.97	422.8	0.807	—	
	600	0.8	408.3	0.838	—	
	700	0.75	395.2	0.862	—	
	800	0.87	369.3	0.875	—	
	900	1.01	335.7	0.883	—	
	1 000	1.16	309.6	0.887	—	
	1 100	1.01	297	0.893	—	

组织	λ(nm)	μ_a(cm^{-1})	μ_s(cm^{-1})	g	μ_s'(cm^{-1})	标注
人的白质（凝固态）($n=7$)	400	9.08	532.8	0.827	—	单积分球技术,逆蒙特卡罗法;光谱范围为 600～1 100 nm 时:$\mu_s'=1.92\times10^6\lambda^{-1.434}+846.94\lambda^{-0.168}$光谱范围为:360～1 100 nm 时:$g=0.859+0.082(1-\exp(-(\lambda-468.2)/200.3))$ 数据来自于 Yaroslavsky et al. 2002b 的图表
	500	3.3	498.5	0.87	—	
	600	2.05	479.5	0.899	—	
	700	1.61	443.3	0.916	—	
	800	1.66	412.2	0.926	—	
	900	1.96	380.7	0.932	—	
	1 000	2.17	357.8	0.937	—	
	1 100	2.72	344.2	0.935	—	
人的灰质（原始样本）($n=7$)	400	2.3	124.6	0.865	—	单积分球技术,逆蒙特卡罗法;在光谱范围内:$\mu_s'=2.08\times10^4\lambda^{-0.847}$;$g=0.883+0.019(1-\exp(-(\lambda-482.8)/105.6))$ 数据来自于 Yaroslavsky et al. 2002b 的图表
	500	0.47	106.5	0.884	—	
	600	0.22	92.8	0.894	—	
	700	0.16	81.11	0.899	—	
	800	0.2	75.67	0.899	—	
	900	0.32	65.16	0.901	—	
	1 000	0.49	58.89	0.905	—	
	1 100	0.48	53.04	0.906	—	
人的灰质（凝固态）($n=7$)	400	8.12	297.7	0.785	—	单积分球技术,逆蒙特卡罗法;在光谱范围内:$g=0.833+0.046(1-\exp(-(\lambda-459.4)/90.9))$ 数据来自于 Yaroslavsky et al. 2002b 的图表
	500	2.01	330.9	0.52	—	
	600	0.8	342	0.87	—	
	700	0.87	332.3	0.883	—	
	800	0.96	261.5	0.875	—	
	900	1.1	226.2	0.872	—	
	1 000	1.55	201.6	0.879	—	
	1 100	1.65	192.2	0.879	—	
人的小脑（原始样本）($n=7$)	400	4.6	279.1	0.802	—	单积分球技术,逆蒙特卡罗法;在光谱范围内:$g=0.836+0.067(1-\exp(-(\lambda-459.4)/90.9))$ 数据来自于 Yaroslavsky et al. 2002b 的图表
	500	1.3	284.6	0.85	—	
	600	0.79	274.1	0.872	—	
	700	0.58	267.1	0.89	—	
	800	0.58	248.5	0.896	—	
	900	0.64	226.6	0.899	—	
	1 000	0.73	210.9	0.901	—	
	1 100	0.67	204.2	0.9	—	

组织	$\lambda(nm)$	$\mu_a(cm^{-1})$	$\mu_s(cm^{-1})$	g	$\mu_s'(cm^{-1})$	标注
人的小脑（凝固态）($n=7$)	400	19.5	575.4	0.599	—	单积分球技术,逆蒙特卡罗法；在光谱范围内：$g=0.743+0.184(1-\exp(-(\lambda-519.7)/217))$ 数据来自于 Yaroslavsky et al. 2002b 的图表
	500	4.75	474.7	0.744	—	
	600	2.79	466.3	0.789	—	
	700	1.5	488.6	0.851	—	
	800	1.01	459.9	0.877	—	
	900	0.99	455.6	0.894	—	
	1 000	1.04	427.8	0.906	—	
	1 100	0.87	418.9	0.913	—	
人的脑桥（原始样本）($n=7$)	400	3.29	162.3	0.897	—	单积分球技术,逆蒙特卡罗法；在光谱范围内：$\mu_s'=4.332\times10^4\lambda^{-0.934}$；$g=0.908+0.012(1-\exp(-(\lambda-484.4)/153.7))$ 数据来自于 Yaroslavsky et al. 2002b 的图表
	500	0.83	129	0.911	—	
	600	0.57	108.2	0.914	—	
	700	0.48	94.01	0.916	—	
	800	0.67	83.57	0.917	—	
	900	0.77	75.61	0.919	—	
	1 000	0.99	68.93	0.92	—	
	1 100	0.96	64.29	0.921	—	
人的脑桥（凝固态）($n=7$)	400	15.9	728.3	0.842	—	单积分球技术,逆蒙特卡罗法；在光谱范围内：$\mu_s'=9.779\times10^5\lambda^{-1.2}$ $g=0.86+0.027(1-\exp(-(\lambda-425.1)/56.4))$ 数据来自于 Yaroslavsky et al. 2002b 的图表
	500	8.77	637.6	0.884	—	
	600	7.64	524	0.892	—	
	700	7.08	407	0.889	—	
	800	6.48	331.8	0.887	—	
	900	6.01	278.9	0.883	—	
	1 000	5.9	237.1	0.881	—	
	1 100	5.96	218.3	0.883	—	
人的丘脑（原始样本）($n=7$)	400	3.19	154.1	0.847	—	单积分球技术,逆蒙特卡罗法
	500	1.01	187	0.867	—	
	600	0.66	175.4	0.882	—	
	700	0.5	165.5	0.888	—	
	800	0.58	158.7	0.893	—	
	900	0.6	153.1	0.897	—	
	1 000	0.87	145.1	0.899	—	
	1 100	0.8	143.7	0.906	—	

组织	λ(nm)	μ_a(cm^{-1})	μ_s(cm^{-1})	g	μ_s'(cm^{-1})	标注
人的丘脑（凝固态）（$n=7$）	400	14.9	434	0.831	—	单积分球技术,逆蒙特卡罗法;光谱范围为 500～1 100 nm 时:$\mu_s'=5.578\times10^4\lambda^{-0.792}$ 光谱范围为 360～1100 nm 时:$g=0.864+0.068(1-\exp(-\lambda-431.3)/115.6))$ 数据来自于 Yaroslavsky et al. 2002b 的图表
	500	3.9	403.1	0.903	—	
	600	1.59	354.2	0.916	—	
	700	1.23	316.1	0.921	—	
	800	1.08	279.8	0.928	—	
	900	1.06	253.5	0.932	—	
	1 000	1.24	236	0.932	—	
	1 100	1.32	222.4	0.935	—	
脑肿瘤（脑膜瘤）（$n=6$）	400	3.75	196.2	0.872	—	单积分球技术,逆蒙特卡罗法;光谱范围为 500～1 100 nm 时:$\mu_s'=1.69\times10^4\lambda^{-0.718}$ 光谱范围为 360～1 100 nm 时:$g=0.889+0.07(1-\exp(-\lambda-418)$ 数据来自于 Yaroslavsky et al. 2002b 的图表
	500	1.07	183.4	0.932	—	
	600	0.67	175	0.952	—	
	700	0.3	154.9	0.956	—	
	800	0.23	138.9	0.959	—	
	900	0.22	125.9	0.95	—	
	1 000	0.37	116.8	0.956	—	
	1 100	0.64	115.2	0.965	—	
脑肿瘤（星形细胞瘤世卫组织2级）（$n=4$）	400	16	200.3	0.889	—	单积分球技术,逆蒙特卡罗法;在光谱范围内:$\mu_s'=9.254\times10^4\lambda^{-1.025}$ $g=0.903+0.06(1-\exp(-(\lambda-410.5)/33.7))$ 数据来自于 Yaroslavsky et al. 2002b 的图表
	500	2.03	155.4	0.958	—	
	600	1.19	130.4	0.962	—	
	700	0.41	112	0.96	—	
	800	0.5	96.94	0.967	—	
	900	0.32	86.62	0.963	—	
	1 000	0.44	78.81	0.961	—	
	1 100	0.45	72.22	0.968	—	
人的硬脑膜（$n=10$）	400	3.08	—	—	22.35	单积分球技术,逆倍增法;在光谱范围内:$\mu_s'=2.887\times10^4\lambda^{-1.164}$ 数据来自于 Genina et al. 2005
	450	1.51	—	—	22.89	
	500	1.09	—	—	21.6	
	550	1.1	—	—	18.48	
	600	0.8	—	—	17.11	
	650	0.7	—	—	15.51	
	700	0.74	—	—	13.99	

5.6.4 上皮组织/黏膜组织的光学性质

上皮组织/黏膜组织的光学性质的调查在膀胱、结肠、食道和胃等的光动力学治疗法中光计量是非常必要的。即便是有外科方法和制药方法的广泛应用，化脓的上颌窦炎在现代的鼻科学中仍然是重要的问题。这个疾病的一个新治疗方法是上颌窦黏膜的光力学疗法。上皮组织/黏膜组织的光学性质利用积分球技术在可见、近红外光谱范围内测得，并总结在表 5-4 中。

表 5-4 皮膜/黏液组织的光学性质在体内体外的测量

组织	λ(nm)	μ_a(cm^{-1})	μ_s(cm^{-1})	g	μ_s'(cm^{-1})	标注
正常人的结肠黏膜/黏膜下层(n=13)	476.5	2.32(0.09)	214(5.35)	0.885(0.019)	—	单积分球技术,逆倍增法 数据来自于 Wei et al. 2005 的图表
	488	3.27(0.13)	228(5.69)	0.89(0.021)	—	
	496.5	2.58(0.10)	212(5.27)	0.897(0.024)	—	
	514.5	3.12(0.12)	216(5.38)	0.902(0.026)	—	
	532	3.33(0.14)	2089(5.16)	0.908(0.029)	—	
腺瘤人的结肠黏膜/黏膜下层(n=13)	476.5	5.27(0.21)	233(5.72)	0.897(0.023)	—	单积分球技术,逆倍增法 数据来自于 Wei et al. 2005 的图表
	488	5.34(0.22)	238(5.84)	0.903(0.027)	—	
	496.5	4.87(0.19)	228(5.67)	0.907(0.028)	—	
	514.5	4.37(0.17)	2319(5.69)	0.917(0.033)	—	
	532	5.16(0.20)	223(5.63)	0.913(0.031)	—	
正常人的结肠肌肉层/绒毛膜(n=13)	476.5	1.31(0.05)	221(5.61)	0.923(0.037)	—	单积分球技术,逆倍增法 数据来自于 Wei et al. 2005 的图表
	488	1.14(0.04)	215(5.33)	0.932(0.044)	—	
	496.5	1.53(0.06)	200(5.08)	0.927(0.041)	—	
	514.5	3.17(0.12)	189(5.03)	0.933(0.045)	—	
	476.5	3.51(0.14)	193(5.05)	0.941(0.048)	—	

组织	$\lambda(nm)$	$\mu_a(cm^{-1})$	$\mu_s(cm^{-1})$	g	$\mu_s'(cm^{-1})$	标注
腺瘤的人类结肠肌肉层/绒毛膜($n=13$)	488	2.90(0.11)	233(5.710)	0.927(0.042)	—	单积分球技术,逆倍增法 数据来自于 Wei et al. 2005 的图表
	496.5	2.57(0.09)	223(5.62)	0.935(0.046)	—	
	514.5	2.75(0.10)	216(5.36)	0.933(0.044)	—	
	532	4.89(0.92)	198(5.07)	0.936(0.047)	—	
	532	1.13(0.18)	208(5.14)	0.945(0.049)	—	
人的上颌窦黏膜($n=10$)	400	0.45(0.23)	—	—	36.01(6.14)	单积分球技术,逆倍增法;20℃环境下贮存在生理盐水中;室温下测量;光谱范围为 400～2 000 nm 时:$\mu_s'=443\,742.6\lambda^{-1.62}$ 数据来自 Bashkatov et al. 2004
	500	0.16(0.24)	—	—	17.69(2.84)	
	600	0.13(0.16)	—	—	13.81(2.43)	
	700	0.12(0.09)	—	—	11.53(2.02)	
	800	0.27(0.21)	—	—	9.79(1.68)	
	900	0.16(0.24)	—	—	7.62(0.92)	
	1 000	0.13(0.16)	—	—	6.14(0.74)	
	1 100	0.12(0.09)	—	—	5.19(0.71)	
	1 200	0.27(0.21)	—	—	4.43(0.43)	
	1 300	0.16(0.14)	—	—	3.90(0.38)	
	1 400	0.57(0.31)	—	—	5.07(0.71)	
	1 500	0.67(0.35)	—	—	4.95(1.21)	
	1 600	4.84(1.79)	—	—	3.13(0.55)	
	1 700	6.06(2.38)	—	—	2.84(0.51)	
	1 800	2.83(1.01)	—	—	3.04(0.57)	
	1 900	9.2392.69)	—	—	7.01(3.57)	
	2 000	9.30(2.28)	—	—	6.26(3.56)	
人的胃壁黏膜($n=15$)	400	13.4(2.09)	53.0(3.23)	0.037(0.107)	51.06(6.85)	
	500	2.07(0.25)	44.1(2.47)	0.439(0.108)	24.77(2.24)	
	600	1.37(0.22)	46.72(1.69)	0.622(0.109)	17.65(1.54)	
	700	0.75(0.15)	48.02(1.19)	0.714(0.086)	13.72(1.09)	

组织	λ(nm)	μ_a(cm^{-1})	μ_s(cm^{-1})	g	μ_s'(cm^{-1})	标注
人的胃壁黏膜($n=$15)	800	0.78(0.17)	46.99(0.89)	0.761(0.018)	11.22(0.81)	单积分球技术,逆蒙特卡罗法;20 ℃环境下贮存在生理盐水中;室温下测量;光谱范围为400~2 000 nm时:$\mu_s'=1.027\times10^{12}\lambda^{-4}+164.3\lambda^{-0.446}$ $g=0.498+0.319(1-\exp(-(\lambda-533.7)/138.7))$ 数据来自于 Bashkatov et al. 2004
	900	0.92(0.20)	44.65(0.83)	0.784(0.108)	9.64(0.760)	
	1 000	1.18(0.23)	42.17(0.74)	0.793(0.108)	8.73(0.67)	
	1 100	1.11(0.24)	42.66(0.66)	0.817(0.108)	7.80(0.60)	
	1 200	1.76(0.28)	40.83(0.59)	0.819(0.109)	7.38(0.53)	
	1 300	1.76(0.27)	39.99(0.51)	0.833(0.109)	6.67(0.47)	
	1 400	8.70(1.02)	25.72(0.97)	0.637(0.109)	9.34(0.88)	
	1 500	11.9(1.85)	23.45(1.56)	0.574(0.097)	10.01(1.42)	
	1 600	5.05(0.680)	31.25(0.56)	0.790(0.105)	6.56(0.51)	
	1 700	4.74(0.56)	34.11(0.47)	0.824(0.105)	5.99(0.43)	
	1 800	6.05(0.68)	31.15(0.61)	0.794(0.105)	6.43(0.55)	
	1 900	19.5(2.78)	17.34(2.620)	0.294(0.104)	12.25(2.38)	
	2 000	20.9(3.53)	26.28(3.80)	0.563(0.105)	11.48(3.45)	
人的子宫(子宫肌层)($n=6$)	610	0.45	—	—	13.3	单积分球技术,逆蒙特卡罗法;在光谱范围内:$\mu_s'=9.597\times10^5\lambda^{-1.731}$ 数据来自于 Ripley et al. 1999
	700	0.19	—	—	11.47	
	800	0.1	—	—	9.08	
	900	0.1	—	—	7.32	
	1 000	0.38	—	—	6.09	
人的子宫(平滑肌瘤)($n=6$)	610	0.15	—	—	10.99	单积分球技术,逆蒙特卡罗法;在光谱范围内:$\mu_s'=1.029\times10^6\lambda^{-1.783}$ 数据来自于 Ripley et al. 1999
	700	0.07	—	—	8.73	
	800	0.03	—	—	6.75	
	900	0.03	—	—	5.47	
	1 000	0.32	—	—	4.73	

组织	λ(nm)	μ_a(cm^{-1})	μ_s(cm^{-1})	g	μ_s'(cm^{-1})	标注
胆囊组织 ($n=6$)	350	37.62	—	—	29.34	
	450	23.17	—	—	16.66	
	550	13.63	—	—	10.76	
	650	5.16	—	—	8.19	
	750	4.84	—	—	6.67	
	850	4.43	—	—	5.92	
	950	4.53	—	—	5.44	
	1 050	4.5	—	—	4.75	
	1 150	5.27	—	—	4.5	单积分球技术;散射逼近; 光谱范围为350~1 850 nm 时:$\mu_s'=1.762\times10^8\lambda^{-2.692}$ $+5.95\lambda^{-0.061}$ 数据来自于 Maitland et al. 1993
	1 250	5.29	—	—	4.39	
	1 350	6.95	—	—	4.56	
	1 450	24.43	—	—	5.92	
	1 550	11.36	—	—	4.62	
	1 650	8.07	—	—	4.15	
	1 750	9.24	—	—	4.45	
	1 850	14.03	—	—	5.25	
	1 950	78.15	—	—	10.94	
	2 050	36.11	—	—	6.38	
	2 150	20.2	—	—	4.99	
	2 250	20.35	—	—	4.33	
	2 350	30.86	—	—	5.8	
	2 450	49.57	—	—	10.76	
胆囊胆汁 ($n=5$)	350	32.98	—	—	16.39	
	450	75.81	—	—	26.01	
	550	2.58	—	—	2.48	
	650	1.81	—	—	1.74	
	750	0.53	—	—	1.67	
	850	0.39	—	—	1.91	
	950	0.41	—	—	1.97	
	1 050	0.92	—	—	1.74	
	1 150	1.89	—	—	1.97	
	1 250	2.3	—	—	2.21	

组织	λ(nm)	μ_a(cm^{-1})	μ_s(cm^{-1})	g	μ_s'(cm^{-1})	标注
胆囊胆汁 (n=5)	1 350	3.99	—	—	2.94	散射逼近 数据来自于 Maitland et al. 1993
	1 450	25.13	—	—	9.01	
	1 550	9.98	—	—	3.98	
	1 650	5.82	—	—	3.05	
	1 750	7.54	—	—	3.44	
	1 850	13.18	—	—	5.52	
	1 950	71.63	—	—	20.77	
	2 050	38.09	—	—	9.16	
	2 150	19.31	—	—	5.84	
	2 250	19.48	—	—	4.45	
	2 350	31.84	—	—	9.18	
	2 450	53.18	—	—	15.22	

5.6.5 乳房组织的光学性质

对于乳房的光学成像的研究通常都集中在特定的光源检测系统的临床评价上。临床上,光学成像在区分囊性和实质性病灶方面展现出很大用处,尤其是在血肿的诊断上。光学成像已经能检测一些乳房 X 线照相术不能显示的癌症,因此也可能算是一个有用的补充性检测手段。然而,光学的方法仍是一种实验性技术。虽然光学方法在评估乳房疾病时有无风险的优势,但是现在的操作步骤无法检测到小的深处病变。光学成像的最优化要求对乳房组织光学特性及图像处理有更好的理解。乳房组织的光学性质利用积分球技术在可见的、近红外光谱的光谱范围内测得,并总结在表 5 - 5 中。

表 5 - 5 乳房组织光学性质在体内体外的测量

组织	λ(nm)	μ_a(cm^{-1})	μ_s(cm^{-1})	g	μ_s'(cm^{-1})	标注
人的乳房 (正常腺组织)(n=3)	500	3.42	461.8	0.947	—	单积分球技术,逆蒙特卡罗法;$g=0.737+0.229$ $(1-\exp(-(\lambda-282.7)/93))$ 数据来自于 Peters et al. 1990 的图表
	600	0.92	431.5	0.959	—	
	700	0.48	409.1	0.965	—	
	800	0.55	332.7	0.965	—	
	900	0.67	275.1	0.965	—	
	1 000	0.9	213.7	0.957	—	
	1 100	0.82	200.2	0.961	—	
人的乳房 (正常脂肪组织)(n=7)	500	2.73	313.8	0.971	—	
	600	0.99	294.1	0.972	—	
	700	0.81	306.3	0.9749	—	

组织	$\lambda(nm)$	$\mu_a(cm^{-1})$	$\mu_s(cm^{-1})$	g	$\mu_s'(cm^{-1})$	标注
人的乳房（正常脂肪组织）($n=7$)	800	0.82	313.8	0.976	—	单积分球技术,逆蒙特卡罗法;$g=0.741+0.236(1-\exp(-(\lambda-23.3)/148))$
	900	0.84	306.1	0.976	—	
	1 000	0.9	306.2	0.976	—	数据来自于 Peters et al. 1990 的图表
	1 100	1.14	332.2	0.977	—	
人的乳房（纤维囊性组织）($n=8$)	500	2.28	879.2	0.98	—	单积分球技术,逆蒙特卡罗法;$g=0.749+0.234(1-\exp(-(\lambda-15.1)/177))$
	600	0.47	623.5	0.977	—	
	700	0.24	568	0.978	—	
	800	0.28	548.8	0.981	—	
	900	0.39	536.5	0.981	—	数据来自于 Peters et al. 1990 的图表
	1 000	0.63	485.6	0.982	—	
	1 100	0.84	465.9	0.983	—	
人的乳房（纤维腺瘤）($n=6$)	500	4.02	447.7	0.97	—	单积分球技术,逆蒙特卡罗法;$g=0.749+0.235(1-\exp(-(\lambda-255.9)/89))$
	600	1.76	492.6	0.979	—	
	700	0.53	438.4	0.982	—	
	800	0.34	384	0.983	—	
	900	0.79	327.3	0.983	—	数据来自于 Peters et al. 1990 的图表
	1 000	1.57	269.1	0.982	—	
	1 100	1.48	209.2	0.979	—	
人的乳房（导管癌）($n=9$)	500	2.6	426.4	0.954	—	单积分球技术,逆蒙特卡罗法;$g=0.727+0.236(1-\exp(-\lambda/156.5))$
	600	1.61	337.5	0.958	—	
	700	0.44	277.4	0.961	—	
	800	0.34	233	0.962	—	
	900	0.45	181.2	0.957	—	数据来自于 Peters et al. 1990 的图表
	1000	0.64	143.7	0.95	—	
	1100	0.52	123	0.946	—	

5.6.6　软骨

软骨的光学性质和热特性知识有助于诊断和激光协助软骨重塑研究中决定激光剂量。虽然软骨的光学性质很重要,提供散射和吸收系数数据的研究却发表得很少。Ebert(1998)研究了在 $300\sim850$ nm 的光谱范围内被测的马的关节软骨的光学性质。虽然体内大多数软骨由相似的化学结构组成,如水、胶原蛋白、蛋白多糖,但是这些成分却占有不同的比重。正因为不同的组成,鼻中隔软骨的光学性质与其他的关节软骨的光学性质不同。软骨的光学性质的知识对于无创光学诊断的发展是非常重要的,可用来最小化激光协助软骨重塑造成的热损害的步骤。在可见的、近红外光谱的光谱范围内,软骨的光学性质可利用积分球技术测得,并总结在表 5 - 6 中。

表 5 - 6　软骨的光学性质在体内体外的测量

组织	$\lambda(nm)$	$\mu_a(cm^{-1})$	$\mu_s(cm^{-1})$	g	$\mu_s'(cm^{-1})$	标注
软骨（兔）马的关节软骨（$n=18$）	632.8	0.33(0.05)	—	—	19.4(1.1)	双积分球技术,逆倍增法,Beek et al1997;单积分球技术,库伯尔-芒克模型,K - M 参数转化成线性传输系数;在光谱范围为 400~850 nm 时:$\mu_s'=5.448\times10^7\lambda^{-2.333}$ 数据来自于 Ebert et al. 1998 的图表
	350	3.28	—	—	53.9	
	400	1.35	—	—	47.09	
	450	0.79	—	—	35.35	
	500	0.6	—	—	27.7	
	550	0.53	—	—	22.26	
	600	0.53	—	—	17.94	
	650	0.55	—	—	14.74	
	700	0.58	—	—	12.39	
	750	0.64	—	—	10.62	
	800	0.67	—	—	9.22	
	850	0.71	—	—	7.32	
鼻中隔软骨（猪）（$n=25$）	400	0.5	—	—	18.14	单积分球技术,逆倍增法;在光谱范围为 400~1 150 nm时:$\mu_s'=1.29\times10^8\lambda^{-2.638}+6.72\lambda^{-0.308}$ 数据来自于 Youn et al. 2000 的图表
	500	0.26	—	—	10.79	
	600	0.22	—	—	6.88	
	700	0.2	—	—	4.71	
	800	0.18	—	—	3.6	
	900	0.23	—	—	2.88	
	1 000	0.39	—	—	2.51	
	1 100	0.24	—	—	2.21	
	1 200	0.74	—	—	2.32	
	1 300	0.65	—	—	2.27	
	1 400	2.31	—	—	5.51	
猪的耳软骨（$n=2$）	400	1.03	—	—	60.6	单积分球技术,逆倍增法;$\mu_s'=1.624\times10^7\lambda^{-2.249}+16.04\lambda^{-0.088}$ 数据来自于 Youn et al. 2000
	500	0.28	—	—	39.5	
	600	0.2	—	—	28.8	
	700	0.19	—	—	23	
	800	0.27	—	—	19.5	
	900	0.42	—	—	17.2	

组织	$\lambda(nm)$	$\mu_a(cm^{-1})$	$\mu_s(cm^{-1})$	g	$\mu_s'(cm^{-1})$	标注
猪的耳软骨($n=2$)	1 000	0.72	—	—	15.5	
	1 100	0.55	—	—	13.9	
	1 200	1.6	—	—	13.5	
	1 300	1.57	—	—	12.6	
鼠耳朵($n=8$)	400	7.54(1.71)	64.72 (6.80)	0.289 (0.110)	—	单积分球技术,逆蒙特卡罗法;在光谱范围为 400～1 300 nm 时:$\mu_s'=1.224\times10^8\lambda^{-2.508}+28.84\lambda^{0.03}$ $g=0.405+0.232(1-\exp(-\lambda-554.7)/340))$ 数据来自于 Salomatina Yaroslavsky 2008
	500	2.41(0.43)	54.37 (0.86)	0.341 (0.044)	—	
	600	1.95(.030)	49.88 (1.13)	0.451 (0.039)	—	
	700	0.97(0.09)	45.90 (1.66)	0.485 (0.049)	—	
	800	0.61(0.06)	40.99 (1.42)	0.511 (0.047)	—	
	900	0.49(0.07)	39.92 (1.56)	0.546 (0.045)	—	
	1 000	0.45(0.10)	38.66 (1.16)	0.573 (0.051)	—	
	1 100	0.26(0.09)	37.16 (1.21)	0.592 (0.044)	—	
	1 200	0.85(0.17)	38.21 (1.31)	0.607 (0.038)	—	
	1 300	0.72(0.20)	37.56 (1.22)	0.612 (0.035)	—	
	1 400	5.68(1.28)	44.10 (1.14)	0.582 (0.047)	—	
	1 500	8.22(1.93)	46.28 (1.65)	0.549 (0.058)	—	
	1 600	3.45(0.81)	40.80 (1.09)	0.625 (0.032)	—	
鼠耳朵($n=10$)	400	7.23(1.14)	83.93 (9.55)	0.327 (0.048)	—	单积分球技术,逆蒙特卡罗法;在光谱范围为 400～1 300 nm 时:$\mu_s'=1.293\times10^8\lambda^{-2.478}+33.7\lambda^{0.048}$ $g=0.454+0.186(1-\exp(-(\lambda-523)/249.2))$ 数据来自于 Salomatina Yaroslavsky 2008
	500	2.33(0.37)	70.37 (3.83)	0.417 (0.0370)	—	
	600	1.69(0.23)	64.58 (3.13)	0.521 (0.0280)	—	

组织	$\lambda(nm)$	$\mu_a(cm^{-1})$	$\mu_s(cm^{-1})$	g	$\mu_s'(cm^{-1})$	标注
鼠耳朵 ($n=10$)	700	1.07(0.13)	60.61 (2.78)	0.558 (0.027)	—	
	800	0.80(0.11)	54.14 (2.48)	0.569 (0.023)	—	
	900	0.65(0.11)	52.67 (2.56)	0.591 (0.021)	—	
	1 000	0.67(0.14)	50.58 (2.09)	0.591 (0.023)	—	
	1 100	0.52(0.14)	50.03 (2.32)	0.620 (0.020)	—	
	1 200	0.98(0.17)	50.03 (2.35)	0.638 (0.020)	—	
	1 300	0.90(0.17)	49.52 (2.35)	0.651 (0.020)	—	
	1 400	4.69(0.43)	55.74 (2.91)	0.663 (0.018)	—	
	1 500	7.26(0.74)	57.20 (3.09)	0.645 (0.018)	—	
	1 600	3.23(0.39)	52.45 (2.26)	0.679 (0.015)	—	
鼠耳朵（冷冻）（$n=$10）	400	10.87(2.93)	90.03 (10.6)	0.401 (0.038)	—	
	500	2.44(0.51)	69.17 (3.72)	0.453 (0.025)	—	
	600	1.44 * 0.24)	63.24 (3.10)	0.546 (0.021)	—	
	700	0.94(0.18)	59.19 (2.84)	0.576 (0.016)	—	
	800	0.65(0.17)	52.90 (2.80)	0.580 (0.015)	—	
	900	0.52(0.16)	51.50 (2.58)	0.605 (0.011)	—	
	1 000	0.52(0.16)	48.98 (2.49)	0.600 (0.009)	—	
	1 100	0.37(0.15)	48.64 (2.50)	0.631 (0.008)	—	

组织	λ(nm)	μ_a(cm^{-1})	μ_s(cm^{-1})	g	μ_s'(cm^{-1})	标注
猪耳朵（冷冻）（$n=$10）	1 200	0.81(0.19)	48.51(2.48)	0.649(0.008)	—	单积分球技术,逆蒙特卡罗法;在光谱范围为 400～1 300 nm 时:$\mu_s'=1.523\times10^8\lambda^{-2.487}+29.12\lambda^{0.062}$ $g=0.466+0.189(1-\exp(-(\lambda-486)/292.2))$ 数据来自于 Salomatina Yaroslavsky 2008
	1 300	0.74(0.18)	47.92(2.46)	0.658(0.009)	—	
	1 400	4.51(0.45)	50.43(2.74)	0.672(0.010)	—	
	1 500	7.09(0.68)	55.20(2.91)	0.649(0.012)	—	
	1 600	3.05(0.36)	50.62(2.94)	0.680(0.012)	—	

5.6.7　肝脏

　　肝脏是直结肠癌远程转移的最常见的表现点。在 25% 的病人之中,在初次诊断时就会检测到肝脏转移,另外 50% 会发展为异时肝转移。然而,只有最多 30% 的病人考虑外科手术切除,这却是目前肝转移仅有的、确立的标准治疗步骤。因此,有必要标准化其治疗概念,比如激光温热治疗,是非常必要的。激光温热治疗中,清楚地了解其诱发的热组织损害的空间分布、在特定靶器官的温度分布及对选择的应用参量的依赖性,这些方面的精确知识对于激光温热治疗的应用有决定性的重要作用。理想情况下,应该提前计划被测应用体的参量,以便于治疗可以精准地适用于个人的检查结果。这需要靶组织光学参量(如吸收、散射、各向异性)的知识,这可能与依赖组织结构有很大不同。尤其是在肝脏转移的激光温热治疗中,不仅是在健康的肝脏,也在转移的组织,这些参量的决定都是非常必要的。

　　在可见的、近红外光谱的光谱范围内,肝脏组织的光学性质可利用积分球技术测得,并总结在表 5－7 中。

表 5－7　肝脏的光学性质在体内体外的测量

组织	λ(nm)	μ_a(cm^{-1})	μ_s(cm^{-1})	g	μ_s'(cm^{-1})	标注
兔的肝脏（$n=9$）	500	7.19	106.5	0.812	—	单积分球技术,逆蒙特卡罗法;在光谱范围为 550～800 nm 时:$\mu_s'=4.446\times10^3\lambda^{-0.588}$ $g=0.814+0.108(1-\exp(-(\lambda-555.6)/50.3))$ 数据来自于 Nilsson et al. 1995
	550	11.41	111.5	0.814	—	
	600	5.27	103.4	0.875	—	
	650	2.2	98	0.91	—	
	700	1.34	92.7	0.915	—	
	750	1.13	92.1	0.918	—	
	800	0.99	88.9	0.919	—	

组织	$\lambda(nm)$	$\mu_a(cm^{-1})$	$\mu_s(cm^{-1})$	g	$\mu_s'(cm^{-1})$	标注
兔的肝脏 ($n=11$)	400	63.68	242.32	0.895	—	单积分球技术；7通量爱丁顿相位函数；在光谱范围为 400~800 nm 时：$\mu_s'=1.046\times10^6\lambda^{-1.4}$ 数据来自于 Parsa et al. 1989 的图表
	500	12.7	167.34	0.933	—	
	600	10.56	150.12	0.946	—	
	700	5.45	120.25	0.95	—	
	800	5.55	95.16	0.945	—	
	900	5.74	64.45	0.916	—	
	1 000	6.18	67.18	0.932	—	
	1 100	5.67	58.98	0.925	—	
	1 200	6.31	50.83	0.917	—	
	1 300	5.9	46.75	0.911	—	
	1 400	18.7	45.98	0.899	—	
	1 500	20.56	38.36	0.907	—	
	1 600	9.26	34.92	0.902	—	
	1 700	8.86	31.02	0.891	—	
	1 800	11.07	22.62	0.817	—	
	1 900	52.51	86.16	0.826	—	
	2 000	52.45	42.24	0.742	—	
	2 100	27.46	26.02	0.813	—	
	2 200	23.54	16.29	0.769	—	
猪的肝脏（原始组织）（$n=15$）	400	44.26	123.2	0.767	—	
	500	9.88	93.65	0.88	—	
	600	6.56	75.96	0.903	—	
	700	1.44	64.53	0.923	—	
	800	0.8	56.62	0.929	—	
	900	0.61	51.95	0.932	—	
	1 000	0.48	47.52	0.934	—	
	1 100	0.21	43.12	0.933	—	
	1 200	0.99	37.66	0.93	—	
	1 300	1.1	33.63	0.931	—	
	1 400	10.02	32.21	0.915	—	
	1 500	17.54	29.09	0.881	—	
	1 600	7.78	25.86	0.928	—	

组织	λ(nm)	μ_a(cm^{-1})	μ_s(cm^{-1})	g	μ_s'(cm^{-1})	标注
猪的肝脏（原始组织）（$n=15$）	1 700	6.76	24.33	0.93	—	双积分球技术,逆蒙特卡罗法；在光谱范围为 400~2 400 nm 时：$\mu_s'=6.847\times10^4\lambda^{-1.059}$；在光谱范围为 400~1 300 nm时：$g=0.725+0.208(1-\exp(-(\lambda-363.4)/111.9))$ 数据来自于 Ritz et al. 2001 的图表
	1 800	8.4	23.84	0.911	—	
	1 900	51.56	24.68	0.795	—	
	2 000	68.84	20.96	0.735	—	
	2 100	29.46	19.86	0.779	—	
	2 200	21.41	19.9	0.815	—	
	2 300	28.11	18.68	0.757	—	
	2 400	41.48	21	0.703	—	
猪的肝脏（凝固组织）（$n=15$）	400	91.83	711.29	0.76	—	双积分球技术,逆蒙特卡罗法；在光谱范围为 400~2 400 nm 时：$\mu_s'=1.442\times10^5\lambda^{-0.882}$；在光谱范围为 400~1 300 nm时：$g=0.699+0.226(1-\exp(-(\lambda-316.5)/220))$ 数据来自于 Ritz et al. 2001 的图表
	500	15.04	640.29	0.838/	—	
	600	7.52	503.6	0.861	—	
	700	2.38	441.8	0.885	—	
	800	1.01	393.6	0.899	—	
	900	0.54	355.3	0.908	—	
	1 000	0.28	326.9	0.913	—	
	1 100	0.14	300.4	0.919	—	
	1 200	0.52	272.7	0.922	—	
	1 300	0.5	252.5	0.923	—	
	1 400	12.93	237.9	0.919	—	
	1 500	17.88	223.3	0.919	—	
	1 600	8.02	207.3	0.928	—	
	1 700	7.89	198.6	0.93	—	
	1 800	8.97	189.7	0.924	—	
	1 900	60.58	192.5	0.879	—	
	2 000	59.32	182.2	0.865	—	
	2 100	29.82	167.7	0.897	—	
	2 200	30.03	164.1	0.904	—	
	2 300	34.41	162.3	0.899	—	
	2 400	50.44	165.5	0.889	—	

组织	$\lambda(nm)$	$\mu_a(cm^{-1})$	$\mu_s(cm^{-1})$	g	$\mu_s'(cm^{-1})$	标注
肝脏(兔)	632.8	11.3(5.2)	190 (41)	0.934 (0.023)	8.9 (3.9)	双积分球技术,逆倍增法 数据来自于 Beek et al. 1997
肝脏(羊)	632.8	12.3(9.0)	491 (72)	0.980 (0.011)	8.7 (4.6)	双积分球技术,逆倍增法 数据来自于 Beek et al. 1997
肝脏(鼠)	632.8	3.8(0.2)	289 (10)	0.952 (0.004)	13.0 (1.0)	双积分球技术,逆倍增法 数据来自于 Beek et al. 1997
肝脏(鼠)	1064	2.0(0.3)	151 (6)	0.948 (0.005)	7.9 (0.7)	双积分球技术,逆倍增法 数据来自于 Beek et al. 1997
人的正常肝脏组织 ($n=10$)	850	0.8 (0.1)	204 (36)	0.955 (0.01)	—	双积分球技术,逆倍增法 数据来自于 Beek et al. 1997
	980	0.5(0.1)	182 (33)	0.955 (0.01)	—	
	1 064	0.5(0.1)	169 (33)	0.952 (0.01)	—	
人的凝固肝脏组织 ($n=10$)	850	0.7(0.2)	236 (47)	0.887 (0.02)	—	双积分球技术,逆蒙特卡罗法 数据来自于 Germer et al. 1998
	980	0.5(0.1)	210 (27)	0.896 (0.02)	—	
	1 064	0.2(0.1)	200 (26.8)	0.904 (0.01)	—	

5.6.8 肌肉

在可见的、近红外光谱的光谱范围内,肌肉组织的光学性质可利用积分球技术测得,并总结在表 5-8 中。

表 5-8 肌肉组织的光学性质在体内体外的测量

组织	$\lambda(nm)$	$\mu_a(cm^{-1})$	$\mu_s(cm^{-1})$	g	$\mu_s'(cm^{-1})$	标注
肌肉($n=1$)	633	1.23	—	—	8.94	单积分球技术,逆蒙特卡罗法;腹下和乳房组织样本来自于整形手术或尸检;$\mu_s'=7.67\times10^3\lambda^{-1.045}$ 数据来自于 Simpson et al. 1998 的图表
	700	0.48	—	—	8.18	
	750	0.41	—	—	7.71	
	800	0.28	—	—	7.04	
	850	0.3	—	—	6.67	
	900	0.32	—	—	6.21	
	950	0.46	—	—	5.9	
	1 000	0.51	—	—	5.73	

组织	$\lambda(nm)$	$\mu_a(cm^{-1})$	$\mu_s(cm^{-1})$	g	$\mu_s'(cm^{-1})$	标注
肌肉	630	1.4(0.2)	110 (5)	0.846 (0.009)	16.5(0.7)	兔子；双积分球技术，逆倍增法
	632.8	0.74(0.06)	140 (6)	0.968 (0.002)	4.4(0.3)	数据来自于 Beek et al. 1997
	790	2.3(0.2)	157 (11)	0.95 (0.005)	6.8(0.7)	
肌肉	630	1.2(0.1)	239 (16)	0.732 (0.013)	62.1(2)	乳猪；双积分球技术，逆倍增法
	632.8	0.59(0.01)	179 (12)	0.858 (0.012)	24.7(0.4)	数据来自于 Beek et al. 1997
肌肉（$n=$9）	500	1.17	89.2	0.903	—	兔子；单积分球技术，逆蒙特卡罗法；在光谱范围内：$\mu_s'=2.39\times10^7\lambda^{-2.215}+376.94\lambda^{-0.274}$ $g=0.883+0.051(1-\exp(-(\lambda-469.3)/84))$ 数据来自于 Nilsson et al. 1995
	550	1.66	88.2	0.909	—	
	600	0.95	83.3	0.926	—	
	650	0.56	79	0.93	—	
	700	0.52	73.56	0.93	—	
	750	0.52	71.3	0.931	—	
	800	0.54	66.7	0.93	—	

5.6.9 主动脉

主动脉是一个由互相交织的弹性蛋白和胶原纤维组成的浑浊的组织，主动脉有三层膜，包括内膜、血管中膜和外膜。在尸体样本中，它的外形从不透明的白色到略带桃色的白色。在可见的、近红外光谱的光谱范围内，该部分组织的光学性质可利用积分球技术测得，并总结在表 5-9 中。

表 5 - 9 主动脉的光学性质在体内体外的测量

组织	$\lambda(nm)$	$\mu_a(cm^{-1})$	$\mu_s(cm^{-1})$	g	$\mu_s'(cm^{-1})$	标注
牛的主动脉（$n=1$）	400	2.93	—	—	29.61	
	500	1.15	—	—	34.37	
	600	0.61	—	—	30.99	
	700	0.41	—	—	27.73	
	800	0.41	—	—	25.31	
	900	0.57	—	—	23.53	
	1 000	0.98	—	—	23.36	
	1 100	0.7	—	—	22.5	
	1 200	1.79	—	—	21.3	

组织	λ(nm)	$\mu_a(\text{cm}^{-1})$	$\mu_s(\text{cm}^{-1})$	g	$\mu_s'(\text{cm}^{-1})$	标注
牛的主动脉(n=1)	1 300	1.7	—	—	20.4	单积分球技术,逆倍增法;在光谱范围为 500 ~ 1 350 nm时:$\mu_s'=883.96 \times \lambda^{-0.527}$
	1 400	6.82	—	—	15.82	
	1 500	8.29	—	—	12.78	
	1 600	5.38	—	—	17.01	
	1 700	4.8	—	—	17.93	数据来自于 Chan et al. 1996b 的图表
	1 800	5.94	—	—	16.62	
人的主动脉(n=9)	300	53.65	—	—	71.26	单积分球技术;爱丁顿相位函数的散射逼近在光谱范围为 300~1 800 nm 时:$\mu_s'=2.78\times10^5\lambda^{-1.443}$
	400	10.72	—	—	49.06	
	500	4.82	—	—	33.41	
	600	2.95	—	—	26.56	
	700	2.9	—	—	21.95	
	800	2.99	—	—	18.56	
	900	2.99	—	—	16.27	
	1 000	3.37	—	—	13.89	
	1 100	3.02	—	—	12.03	
	1 200	4.51	—	—	10.56	数据来自于 Cilesiz Welch 1993
	1 300	4.59	—	—	9.47	
	1 400	26.44	—	—	7.49	
	1 500	25.63	—	—	6.04	
	1 600	10.83	—	—	7.1	
	1 700	10.04	—	—	6.65	
	1 800	12.96	—	—	6.24	

5.6.10 肺

在可见的、近红外光谱的光谱范围内,肺部组织的光学性质可利用积分球技术测得,并总结在表 5 - 10 中。

表 5 - 10 肺部组织的光学性质在体内体外的测量

组织	λ(nm)	$\mu_a(\text{cm}^{-1})$	$\mu_s(\text{cm}^{-1})$	g	$\mu_s'(\text{cm}^{-1})$	标注
肺部上皮组织(n=9)	400	3.41	355.8	0.938	—	单积分球技术,逆倍增法 数据来自于 Qu et al. 1994 在光谱范围内:$\mu_s'=1.219\times10^6\lambda^{-1.347}$ $g=0.946+0.047(1-\exp(-\lambda-500.9)/556.3))$
	500	2.03	286.2	0.945	—	
	600	1.29	211.8	0.954	—	
	700	1.1	189.5	0.967	—	

组织	λ(nm)	μ_a(cm^{-1})	μ_s(cm^{-1})	g	μ_s'(cm^{-1})	标注
肺部黏膜下层($n=$ 15)	400	38.8	263.1	0.911	—	单积分球技术,逆倍增法;在光谱范围内:$\mu_s'=$ $6.036\times10^5\lambda^{-0.52}$
	500	4.03	241	0.923	—	
	600	2.21	212.4	0.935	—	
	700	1.79	205	0.946	—	数据来自于 Qu et al. 1994
肺部软骨($n=12$)	400	15.1	300.9	0.902	—	单积分球技术,逆倍增法
	500	2.53	275.1	0.929	—	数据来自于 Qu et al. 1994 在光谱范围内:$\mu_s'=$ $3.524\times10^5\lambda^{-0.09}$
	600	1.13	255	0.948	—	
	700	0.87	246.3	0.965	—	
肺(兔子)	632.8	2.8(0.2)	330 (21)	0.904 (0.012)	30.8 (3.2)	双积分球技术,逆倍增法 数据来自于 Beek et al. 1997
肺(乳猪)	632.8	2.0(0.1)	301 (22)	0.933 (0.003)	19.7 (1.4)	双积分球技术,逆倍增法 数据来自于 Beek et al. 1997
肺(狗)	632.8	3.2(0.7)	230 (5)	0.935 (0.017)	15.4 (4.3)	双积分球技术,逆倍增法 数据来自于 Beek et al. 1997
肺(乳猪)	790	2.4(0.3)	263 (18)	0.926 (0.004)	20.0 (1.7)	双积分球技术,逆倍增法 数据来自于 Beek et al. 1997
肺(乳猪)	850	0.76(0.07)	278 (21)	0.957 (0.002)	10.9 (0.7)	双积分球技术,逆倍增法 数据来自于 Beek et al. 1997

5.7 总结

我们相信组织光学性质的概论会让用户有更大的概率预测他们感兴趣的组织的光学性质、评估实验或治疗中器官里的光分布。对于组织光学性质,作者努力收集尽量全面的数据,并且把其中的一些数据以逼近公式的形式作为波长的一个函数,以便于更好地利用这些数据。显而易见的是,尽管有这个概论和其他的一些评论,但是为了获得正常体和病态下的不同组织的更完整更精准的信息、为了确认增龄性、疾病相关的、治疗相关的光学性质的改变,数据的收集和测量工作应该继续。

深处病变的激光动力疗法、激光导热疗法是众多癌症微创治疗方法中最具有前景的技术。这种情况下,除了病变组织及周围实质的光学特性的知识,血液成分及其光学性质对于治疗计划和实际计量学也是必需的。血液光学性质的数据可以在许多论文、专著中找到,本书第四章也有一些数据,这里就不再详述了。

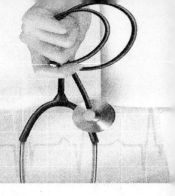

第六章　医学光谱技术

光谱分析技术具有快速、灵敏、准确等一系列优点,加上试样制备简单,对试样损伤小,不产生化学和生物污染等现代科技(尤其是生物、医学)领域特别要求的特性,因此早已成为最广泛应用的分析技术,但是,近年来的科技发展已不再满足于"有什么""有多少"的传统定性和定量分析结果,提出了"在哪处、有什么、有多少"的综合分析新要求,而经典光谱分析一般只能给出试样的总体或平均分析信息,不能给出"定位"信息,只有将光谱分析和图像分析有机地结合起来才能达到上述要求,光谱成像技术因此应运而生,特别是 1999 年 Pittsburg 会议将光谱成像技术(Spectral Imaging)作为一项重要技术方法加以介绍,受到了与会学者的广泛关注。

6.1　近红外光谱技术及应用

6.1.1　近红外光谱技术简介

近红外光谱的发现距今已有 200 年的历史,但仅在 20 世纪 50 年代才被广泛地应用。随着计算机的发展和化学计量学的应用,80 年代才产生了现代近红外光谱技术。现代近红外光谱分析技术迅速发展,被称为分析领域的巨人,它的出现带来了一场分析技术的革命。它因不需处理样品可直接快速准确地分析样品而被广泛地应用于农业、石油化工、食品和生物医学。

近红外光谱用于人体分析最引人注目的优点是不需要做任何样品处理准备,对人身体无任何探伤和损害。在临床中可以测定组织中的血液的体积、血流速度及组织耗氧量,还包括皮肤性质的测定、体液组成的鉴定等。

近红外(Near Infrared,缩写为 NIR)光谱区域按美国试验材料学会(American Society of Testing Material,ASTM)定义是指波长在 780~2 526 nm 范围内的电磁波,是人们最早发现的非可见光区域,距今已有近 200 年的历史。20 世纪初,人们采用摄谱的方法首次获得了有机化合物的近红外光谱,并对有关基团的光谱特征进行了解释,预示着近红外光谱有可能作为分析技术的一种手段得到应用。由于缺乏仪器基础,20 世纪 50 年代以前,近红外光谱的研究只限于为数不多的几个实验室中,且没有得到实际应用。50 年代中后期,随着简易型近红外光谱仪器的出现及 Norris 等人在近红外光谱漫反射技术上所做的大量工作,掀起了近红外光谱应用的第一个高潮,近红外光谱在测定农副产品(包括谷物、饲料、水果、蔬菜、肉、蛋、奶等)的品质(如水分、蛋白、油脂含量等)方面得到广泛使用。由于这些应用都基于传统的光谱定量方法,当样品的背景、颗粒度、基体等发生变化时,测量结果往往产生较大的误差。进入 20 世纪 60 年代中后期,随着(中)红外光谱技术的发展及其在化合物结构表征中所起的巨大作用,使人们淡漠了近红外光谱在分析测试中的应用。在此后约 20 年的时间里,除在农副产品领域的传统应用之外,近红外光谱技术几乎处于徘徊不前的状态,以致被人们称其为光谱技术中的沉睡者。

进入 20 世纪 80 年代后期,近红外光谱才真正为人们所注意,这在很大程度上应归功于化学计量学方法的应用,再加上过去中红外光谱技术积累的经验,使近红外光谱分析技术迅速得到推广,成为一门独立的分析技术,有关近红外光谱的研究及应用文献几乎呈指数增长。

近红外光谱技术之所以能在短短的 10 多年内,在众多领域得到应用,进而在数据处理及仪器制造方面有如此迅速的发展,主要因为它在有机化合物的分析测定中有以下独特的优越性。

(1) 很多物质在近红外区域的吸收系数相对较小,使分析过程变得简单

作为分子振动能级跃迁产生的吸收光谱,近红外区域的倍频或合频吸收系数很小,一般较红外基频吸收低 1~3 个数量级,故样品无需用溶剂稀释即可直接测定,便于生产过程的实时测定。所用样品池的光程不像中红外区常在 1 mm 以下,近红外区域根据所使用的谱带和测试物含量的高低,光程可以是 1~100 mm,长样品池使清洗过程变得非常方便。虽然吸光系数小会妨碍样品中微量杂质的测定,但也保证了微量杂质或在近红外吸收弱的组分不至于干扰测定结果。

(2) 适用于漫反射技术

近红外区内光散射效应大,且穿透深度大,使得近红外光谱技术可以用漫反射技术对样品直接测定。固体样品可以是任何形状,如水果、谷物或固体药丸都可以直接测定,便于检查各部位或每一颗粒的质量。在短波近红外区域(700~1 100 nm),对固体样品的穿透深度可达几厘米,而被吸收的光强很小。大部分固体样品的在线检测都使用漫反射技术。

(3) 近红外光可以在玻璃或石英介质中穿透

近红外区的波长比红外短,因而不被玻璃或石英介质所吸收。所用的样品池容器可以用常用的玻璃或石英制成,价格较低,使用也方便。有时可以直接在玻璃容器中进行测定,而无需打开密封的容器,避免样品的转移手续及不必要的污染。近红外光的这一特性,更重要的是使一般玻璃或石英光纤可以用于近红外光谱技术,光导纤维的引进使传统的近红外光谱技术扩展到了过程分析及有毒材料或恶劣环境中样品的远程分析,同时也使光谱仪的设计得以更实用,且小型化。

(4) 可以用于样品的定性,也可以得到精度很高的定量结果

采用多元校正方法及一组已知的同类样品所建立的定量模型,可以快速得到相对误差小于 0.5% 的测量结果。例如,汽油辛烷值的测定重复性可以达到 0.3 单位,其中苯含量测定的相对误差可以小于 0.5%。定性分析采用识别分析程序,先取得一组已知样品的吸光度分布模型,再测得待定性样品在不同波长下的吸光度分布,用聚类原理确定样品是否属于已有的模型,即这一类已知的样品。如果已知样品有好几类,则可以从几种模型中选出最接近的一类以定性。例如,在石油化工中,可以用定性的方法指出某一个样品汽油是属于直馏、催化裂化还是重整工艺的产品。在织物的分类中,可以区别毛纺、棉纺、涤纶及混纺等不同的纤维类型。

(5) 不破坏样品,不用试剂,故不污染环境

近红外光谱分析中只是取得样品的光谱信号,有时甚至可以在原容器中进行测定,

因此不需要其他试剂,样品测定后一般可以送回原生产地或容器,因此测试过程中不会产生任何污染。

（6）测定速度极快

近红外光谱的信息必须由计算机进行数据处理及统计分析,一般一个样品取得光谱数据后可以立刻得到定性或定量分析结果,整个过程可以在不到 2 分钟内完成。近红外光谱技术的另一个特点是通过样品的 1 张光谱可以计算出样品的各种组成或性质数据。当然,如前面所提到的,这种快速分析是建立在已有模型基础上的,也就是说必须事先对这类样品的光谱及各种性质的关联做好前期工作。已有一些商品模型可以购买,以节省很多建模的费用及时间。

（7）不适合于痕量分析及分散性样品的分析

如果面对的样品仅有几毫克或要分析的组分在样品中的含量仅有 $1 \times 10^{-6} (g/L)$,近红外光谱分析是有困难的,最好去寻求另一种方法。前已说明,建立近红外光谱方法之前,必须投入一定的人力、物力和财力才能得到一个准确的校正模型。因此,对于经常的质量控制是十分经济且快速的,但对于偶然做一两次的分析或分散性样品则不太适用。

6.1.2 近红外光谱在生物医学中的应用

1）血氧检测

鉴于血液中还原血红蛋白（Hb）和氧合血红蛋白（HbO₂）在红光、红外光区（600～1 000 nm）有独特的吸收光谱,从而使红外光谱法成为研究组织中血液成分简单可靠的方法。利用光谱学的方法对生物组织进行无损检测具有安全可靠、连续实时及无损伤的特点。

由于人体动脉的搏动能够引起测试部位血液流量的变化,从而引起光吸收量的变化,而非血液组织（皮肤、肌肉、骨骼等）的光吸收量通常认为是恒定不变的。脉搏式血氧饱和度（SpO₂）测量技术就是利用这个特点,通过检测血液容量波动引起的光吸收量的变化,并且消除非血液组织的影响来求得血氧饱和度（SpO₂）,这种测试方法简单易行。

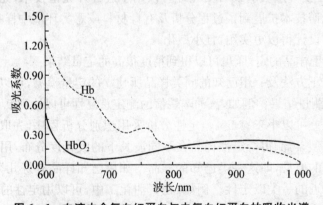

图 6-1　血液中含氧血红蛋白与去氧血红蛋白的吸收光谱

脉搏式血氧饱和度测量技术作为一种能够无创、连续、实时的监测动脉血氧饱和度的方法,按照所使用的传感器采样方式的不同,还可以分为透射式和反射式两种,其中透射式和反射式传感器的结构示意图如图 6-2 所示。

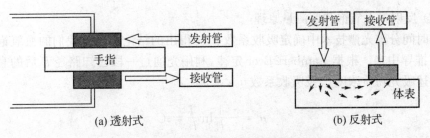

图 6-2 透射式和反射式传感器的结构示意

（1）透射式血氧饱和度测量原理

无创血氧饱和度检测是基于动脉血液对光的吸收量随动脉波动而变化的原理。透射式血氧饱和度检测中，当透光区域动脉血管搏动时，动脉血液对光的吸收量将随之变化，称为脉动分量或交流量（AC）；而皮肤、肌肉、骨骼和静脉血等其他组织对光的吸收是恒定不变的，称为直流量（DC）。如果忽略由于散射、反射等因素造成的衰减，按照朗伯-比尔（Lamber-beer）定律，当动脉不搏动时，假设波长为 λ、光强为 I_0 的单色光垂直照射人体，通过人体的透射光强度为

$$I_{DC} = I_0 \cdot e^{-\varepsilon_0 C_0 L} \cdot e^{-\varepsilon_{HbO_2} C_{HbO_2} L} \cdot e^{-\varepsilon_{Hb} C_{Hb} L} \tag{6-1}$$

其中组织内的非脉动成分及静脉血的总的吸光系数、光吸收物质浓度、光路径长度分别表示为 ε_0、C_0 和 L，动脉血液的主要成分是还原血红蛋白（Hb）和氧合血红蛋白（HbO_2），其中 ε_{HbO_2}、C_{HbO_2} 分别是动脉血液中 HbO_2 的吸光系数和浓度，ε_{Hb}、C_{Hb} 分别是动脉血液中 Hb 的吸光系数和浓度。当动脉搏动、血管舒张时，假设动脉血液光路长度由 L 增加了 ΔL，相应的透射光强由 I_{DC} 变化到 $I_{DC} - I_{AC}$。则式（6-1）可写作：

$$I_{DC} - I_{AC} = I_{DC} \cdot e^{-(\varepsilon_{HbO_2} C_{HbO_2} + \varepsilon_{Hb} C_{Hb}) \Delta L} \tag{6-2}$$

对上式进行变形并求 e 的对数：

$$\ln[(I_{DC} - I_{AC})/I_{DC}] = -(\varepsilon_{HbO_2} C_{HbO_2} + \varepsilon_{Hb} C_{Hb}) \Delta L \tag{6-3}$$

考虑投射光中交流成分占直流量的百分比为远小于1的数值，则

$$\ln[(I_{DC} - I_{AC})/I_{DC}] \approx I_{AC}/I_{DC} \tag{6-4}$$

对式（6-4）进行变形，得

$$I_{AC}/I_{DC} = -(\varepsilon_{HbO_2} C_{HbO_2} + \varepsilon_{Hb} C_{Hb}) \Delta L \tag{6-5}$$

因为光路径长度变化属于未知量，所以采用两束不同波长的光作为入射光分时入射，即双光束法。设两束光的波长分别为 λ_1 和 λ_2，令：

$$D_{\lambda_1} = I_{AC}^{\lambda_1}/I_{DC}^{\lambda_1}, \quad D_{\lambda_2} = I_{AC}^{\lambda_2}/I_{DC}^{\lambda_2} \text{ 则：}$$

$$\frac{D_{\lambda_1}}{D_{\lambda_2}} = \frac{I_{AC}^{\lambda_1}/I_{DC}^{\lambda_1}}{I_{AC}^{\lambda_2}/I_{DC}^{\lambda_2}} = \frac{\varepsilon_{HbO_2}^{\lambda_1} C_{HbO_2} + \varepsilon_{Hb}^{\lambda_1} C_{Hb}}{\varepsilon_{HbO_2}^{\lambda_2} C_{HbO_2} + \varepsilon_{Hb}^{\lambda_2} C_{Hb}} \tag{6-6}$$

有 $SpO_2 = C_{HbO_2}/(C_{HbO_2} + C_{Hb})$，得

$$SpO_2 = \frac{\varepsilon_{Hb}^{\lambda_2} \cdot (D_{\lambda_1}/D_{\lambda_2}) - \varepsilon_{Hb}^{\lambda_1}}{(\varepsilon_{HbO_2}^{\lambda_1} - \varepsilon_{Hb}^{\lambda_1}) - (\varepsilon_{HbO_2}^{\lambda_2} - \varepsilon_{Hb}^{\lambda_2}) \cdot (D_{\lambda_1}/D_{\lambda_2})} \tag{6-7}$$

（2）反射式血氧饱和度测量原理

将时间分辨光谱技术中确定吸收系数 μ_0 时得出的结论引入到我们的血氧饱和度检测原理推导中来。根据 Lambert-Beer 定律，利用光通过一段已知路径 L 后的衰减可以定量描述吸光物质浓度 C 及吸收系数 μ_0：

$$\mu_0 = -\frac{1}{L}\ln\frac{I}{I_0} = \varepsilon C \qquad (6-8)$$

利用扩散传输理论来解释光在组织中的行为，并利用此理论同时对透射式与反射式血氧饱和度检测原理进行推导可得出透射光强与反射光强的变化率是相等的，都与吸收系数成正比。由此，我们通过理论推导验证了：在生物组织中，利用透射检测方式与反射检测方式得到的光强变化率是相同的。由 D 表示光强的变化率，得到通用的光强变化公式：

$$D = -\mu_0 C \qquad (6-9)$$

光通过组织和血管时，可分为非脉动成分（如皮肤、肌肉、骨骼、静脉血等）和脉动成分（如动脉血），分别可称为直流量和交流量。因此，光强在组织中的变化率，又可以表示为

$$D = I_{AC}/I_{DC} \qquad (6-10)$$

有研究表明，在近红外光区，由水、细胞色素等物质引起的吸收与还原血红蛋白（Hb）和氧合血红蛋白（HbO_2）相比要小得多。因此，当选择波长位于近红外光区（如 $\lambda_1 = 730$ nm 和 $\lambda_2 = 850$ nm）的两束光探测组织时，仅考虑还原血红蛋白（Hb）和氧合血红蛋白（HbO_2）的影响，在两个波长下的吸收系数可写成下式：

$$\mu_0^{\lambda_1} = \varepsilon_{HbO_2}^{\lambda_1} C_{HbO_2} + \varepsilon_{Hb}^{\lambda_1} C_{Hb}$$
$$\mu_0^{\lambda_2} = \varepsilon_{HbO_2}^{\lambda_2} C_{HbO_2} + \varepsilon_{Hb}^{\lambda_2} C_{Hb} \qquad (6-11)$$

以上三式联立得

$$\frac{D_{\lambda_1}}{D_{\lambda_2}} = \frac{\mu_0^{\lambda_1}}{\mu_0^{\lambda_2}} = \frac{\varepsilon_{HbO_2}^{\lambda_1} C_{HbO_2} + \varepsilon_{Hb}^{\lambda_1} C_{Hb}}{\varepsilon_{HbO_2}^{\lambda_2} C_{HbO_2} + \varepsilon_{Hb}^{\lambda_2} C_{Hb}} \qquad (6-12)$$

在实际应用时，考虑到作为光源的发光二极管的个体差别以及人体生理组织的较大差异等因素，在计算中应采用经验化计算公式，也就是通过对实验的统计分析所获得的经验公式。即：

$$SpO_2 = A - B \cdot \frac{I_{AC}^{\lambda_1}/I_{DC}^{\lambda_1}}{I_{AC}^{\lambda_2}/I_{DC}^{\lambda_2}} \qquad (6-13)$$

其中，A、B 通过实验定标确定。

在透射型的血氧传感器中，光源波长一般选择为 660～940 nm。选择 660 nm 可保证血氧饱和度公式中的常数项 B 尽可能小以提高检测的灵敏度；另一光波长 940 nm 尽管偏离了等吸收点 805 nm，但两物质在这一范围的吸光系数变化不大，且经实验证明，波长选择在 940 nm 可以更好地满足透射式血氧计算公式中的线性关系。

在反射型血氧传感器中,除了应将其中一个波长选在 805 nm 附近以保证公式的线性关系,还有一点就是探测深度的考虑。根据大量实验证明,反射型探头的光源波长应选择 730~850 nm。

2）血糖检测

在各种血糖浓度测量方法中,近红外光谱无创血糖检测技术具有检测快速、无创伤、不易感染、无污染等优点,是血糖测量技术的发展趋势,也是能够真正实现糖尿病人实时自测血糖的最佳方案。利用近红外光谱分析技术进行人体血糖浓度的无创测量,已成为当前国内外研究的热点课题。

血液中的糖类主要是葡萄糖,简称血糖。其分子式为 $C_6H_{12}O_6$,包含有多个羟基（O-H）和甲基（C-H）,均是能够在近红外光谱区产生吸收的主要含氢官能团,从而为利用近红外光谱测定葡萄糖提供了理论基础。皮肤和大多数组织一样,以葡萄糖和脂肪作为能源物质。尤其在真皮乳头层中含有丰富的血管丛,通过分析经过真皮的近红外光谱特征来测量血糖浓度,被认为是一种可行的血糖浓度测量方法。近年来,近红外经皮漫反射光谱测量血糖浓度检测技术得到了较好的发展。

根据人手掌的分层特点,血管主要分布在手掌皮肤的真皮层,而且手掌皮肤较厚,入射的近红外光较难进入肌肉组织中,所以,经皮反射回的光谱信号中携带了血糖变化的量化信息。针对人体漫反射光谱测量的特点,系统中光谱测量使用的传感元件为一个包含两路光纤束的光学测头,测头中的两路光纤为同轴结构。测量时,测头与被测者的皮肤接触,测头中心的光纤束被用作光发射光纤,把近红外光传输到人体组织内。与输入光纤成同轴圆环状的另一路光纤束被用作接收光纤,把人体组织中扩散反射回来的光传送到测量路检测器。

6.2　荧光光谱

激光荧光光谱技术的发展使其在肿瘤的诊断上应用已日渐引起国内外肿瘤专家的关注。由于这种诊断方法具有快速客观、灵敏准确、无痛无损且简单实用等特点,并可检测出常规方法难以发现的早期癌症的微弱荧光,因而在皮肤、口腔、肺、肠胃、膀胱、子宫等肿瘤的临床诊断上得到了应用。目前,应用荧光光谱法诊断癌肿瘤主要有两种做法:一是使用荧光药物诊断;二是利用生物组织的自体荧光诊断。前者是利用荧光物质与肿瘤细胞有较强的亲和力的原理,在病人服下或注入荧光物质后一段时间内接受激光照射,根据记录下来的荧光特征曲线来确定肿瘤部位;而后者则是根据人体正常和癌组织在激光激发下产生的不同特征谱来加以诊断的。本文分析荧光产生的物理机制,全面介绍荧光光谱技术在肿瘤诊断中的具体应用,并对癌组织中的发光物质和应用中的注意事项等作一些探讨。

1）荧光产生的物理机制与荧光谱

当一束光照射到某种物质上时,该物质分子吸收光子能量从基态跃迁到某一激发态,处于某一激发态的分子可以通过不同弛豫过程失去一部分能量回到基态,其中一种是无辐射弛豫,如物理淬灭、分子间能量转移、分子内能量转移、光化学反应等;另一种为辐射弛豫,如荧光和磷光。若受激分子用 AB* 表示,则能量耗散及化学变化途径可用图 6-3 表示。

由电子基态被激发到第一电子激发态中各振动能级上的分子,一般会以某种形式丢

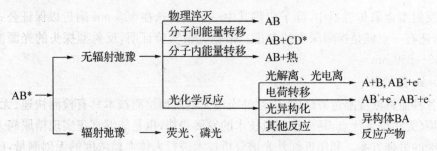

图 6-3　激发态能量的耗散途径

失它们的能量,从第一电子激发态的不同振动能级甚至第二电子激发态等更高的电子激发态回到第一电子激发态的最低振动能级。从第一电子激发态的最低振动能级返回基态的不同振动能级,如果能量是以光子的形式释放,则发出的光称为荧光。这一过程通常发生在 $10^{-6} \sim 10^{-9}$ s 内。如果从能量低于第一电子激发态的最低振动能级的另一种亚稳态能级——三重态的最低振动能级向基态的各振动能级以辐射的形式产生跃迁时发出的光,则称为磷光。由于三重态能量低于第一电子激发态最低振动能级,因此,磷光的波长比荧光长。荧光可以通过荧光谱仪检测,为了避开来自激发光的本底干扰,常在与入射光成直角的方向上检测,其检测示意图如图 6-4 所示。

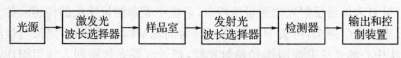

图 6-4　荧光激发检测示意图

　　荧光光谱有两种不同的测定方法。一种方法是固定激发光的波长,然后测定体系所发荧光在不同波长处的强度,这种荧光光谱称为荧光发射光谱。另一种方法是用不同波长的光激发样品,记录在某个固定波长处的荧光强度,所得到的是荧光激发光谱。前者可以找到在某个固定的激发光作用下样品的最大发射波长,而后者可以得到对给定样品的最佳激发波长的信息。

　　从荧光光谱中,我们可以获得如下几个重要参数:

　　(1)发射谱中最大荧光强度对应的激发波长 λ_{max}。即给定波长的激发光作用下样品的最大发射波长,它是荧光光谱的一个重要参数,对环境的极性和荧光团的运动很敏感。这是因为激发态的极性比基态要强,因此被激发的荧光分子将趋向于极性环境相互作用,使环境分子的电子分布会发生变化,偶极子重新取向,而这又会反过来影响荧光分子的基态和激发态的能级,减少激发态的能量,引起发射谱的红移。因此可利用 λ_{max} 特性作为环境极性的探针,但应用时要十分谨慎,因为如果在激发态的寿命内,分子没有足够的时间来重新排列,并降低激发态的能量,则可能发生 λ_{max} 蓝移的情况。此外,共振能量转移、溶液黏度也可能会对 λ_{max} 产生影响。

　　(2)荧光寿命 τ。指去掉激发光后,分子的荧光强度降到激发光时刻荧光强度的 $1/e$ 所需要的时间。寿命和跃迁时间是两种不同的概念,前者是指分子在某种特定状态下存在的时间,而后者为跃迁频率的倒数。通过测量寿命可以得到有关分子结构和动力学方面的相关信息。影响荧光寿命的因素有很多,如碰撞淬灭、荧光生色团的浓度和在分子内的环境以及测量方法等。

(3) 量子产率 Φ 和荧光强度 F。量子产率定义为发射量子数和吸收量子数之比，即由荧光发射造成的退激分子在全部退激分子中所占的比例，它表示物质发射荧光的效率。激发态的初始分布强度 I 和量子产率 Φ 的乘积为荧光强度。量子产率和荧光强度与溶剂的极性、荧光物质的光化分解和样品中的杂质等因素有关。溶剂的极性增加会使系间交连的速率增加，从而使量子产率和荧光强度减少；荧光物质吸收光能，可能造成某一键的断裂而发生光化分解使量子产率降低；样品中杂质分子与荧光分子的相互作用也会使量子产率减少。如分子间碰撞导致能量损失、荧光分子与淬灭剂分子作用形成络合物、淬灭剂分子与荧光分子间氧化—还原反应、荧光生色团与杂质之间的共振能量转移等都能降低量子产率。

(4) P 极化率，又称偏振度。根据经典物理的观点，电子跃迁相应于一个偶极子的振动，其振动方向和电场变化方向一致时被激发的几率最大，并随两者间夹角余弦的平方而变化。电偶极子发射的荧光在与电偶极子方向垂直的方向上最强，在与电偶极子平行的方向上最弱。影响荧光较大的因素有温度和黏度。一般说来，温度升高，荧光偏振度下降；黏度升高，荧光偏振度上升。

2) 荧光技术

如果荧光是由生物体本身的荧光生色团发出的，称之为内源荧光或称自体荧光，利用内源荧光进行研究的技术称为内源荧光技术。然而，天然荧光生物分子的种类极为有限，且荧光强度较弱，为了研究多数不发光的生物分子，人们常利用一类能产生稳定荧光的小分子，把这些小分子和大分子结合起来，或者插入大分子中，根据这些较小的荧光分子性质的改变，分析大分子的结构。这类小分子称之为荧光探针。利用荧光探针标记生物分子来进行荧光研究的技术称为外源荧光技术。这两种技术都可以应用于癌症的诊断。在生物医学研究和应用中，荧光技术常和其他技术紧密结合，如显微荧光光度术、流式细胞术、光镊等。随着近红外高功率激光器的出现，分子对红外光子的吸收分为线性吸收、饱和吸收和多光子吸收。当光子密度足够高时，一个分子同时吸收两个或更多个光子而发射荧光，激发波长为荧光波长的两倍或更多倍，多光子荧光应用在显微术上有独特优点，比传统显微镜有更好的穿透深度，减小了对生物组织的破坏，提高了成像像质，因此多光子荧光引起了人们的普遍关注。

3) 荧光光谱技术在癌症诊断中的应用

正常组织和癌组织在一定波长的激光激发下会发出不同的自体荧光，这种荧光是生物组织更为本质的反映，借助于光谱仪和光学多道分析仪可将这些荧光信号记录为光谱图，通过分析光谱的形态和强度可以区分不同的组织，可达到诊断肿瘤的目的，称之为光谱学诊断。此技术因不用光敏剂而直接检测人体组织的自体荧光，且能揭示活体组织分子结构的内部信息，并可避免注射荧光物质所带来的一些副作用，因而更引起了各国学者的广泛重视。荧光光谱技术在癌肿瘤诊断中的另一方面的应用就是荧光药物与激光激发相结合所产生的药物荧光诊断。一些光敏药物在人体组织中的吸收、分布和排出速度不同，除了肝、脾、肾外，恶性肿瘤组织吸收光敏剂快且多于其他组织，24 h 达高峰。其他组织排出较快，而肝、脾、肾、肿瘤组织中的光敏剂排出慢，在 48～72 h，这些组织中的光敏剂浓度明显高于周围正常组织。光敏剂被特定的光激发能产生特定的荧光，如 HPD 被 405 nm 光激发能产生红色荧光，其波长主要为 630 nm，且在 630 nm、690 nm 处各有一高一低的峰。荧光肉眼可见，并可被图像增强器放大和被光谱仪器记录，故可用来作定位、诊断之用。在生物医学研究中常用的荧光物质主要有荧光素钠盐、血卟啉衍生物等。目前，荧光诊断技术在各种消化道肿瘤的诊断中，国内外已有广泛的基础和临床应用。研究焦点主要包括：

（1）寻找正常组织和癌变组织的自体荧光特征谱和不同癌变组织自体荧光的最佳激发波长。这方面研究方法一般采用将正常组织和癌变组织设为对照组，用激光激发各自的荧光，记录各自的自体荧光特征谱并与病理结果相比较。研究几乎涉及肿瘤的各个领域，为癌症的临床诊断提供了理论基础和依据。如杨远龙等通过对 50 例肿瘤离体样品及近百名口腔部位癌症患者用氮分子和氩离子激光器诱发自体荧光，观察到在口腔、食管、胃、肺、膀胱、乳腺等部位的癌组织的荧光光谱中，除了肺癌以外，所测的恶性肿瘤除了同正常组织一样在 560 nm 处有一主峰外，在 630 nm 和 690 nm 附近还有一特征峰，而良性肿瘤或溃疡的荧光光谱则和正常组织光谱一样，无这两个荧光峰，利用这种特征峰，可以判别这些部位的恶性肿瘤。王伟等使用三倍频 YAG 激光（波长 355 nm）和光学多道分析仪（OMA）测定肺癌组织和正常肺组织的激光诱发荧光光谱，结果发现：①正常肺组织和肺癌组织的主峰位置不同；②肺癌组织的相对荧光强度大于正常肺组织；③正常肺组织在 560 nm 及 600 nm 处有 2 个次峰，而肺癌组织平滑下降，正常肺组织在 580 nm 与 600 nm 的荧光强度比为 01831±01178；肺癌为 11269±01147。所以，正常肺组织和肺癌组织的激光诱发自体荧光光谱有明显区别，可用于肺癌诊断；萧树东等采用氦镉激光系统对胃癌和慢性胃炎患者进行自体荧光光谱检测，并作自身对照，发现在内镜下以氦镉激光诱发的胃癌自体荧光光谱强度和形态与正常组织有显著差异，所以，胃癌的自体荧光检测有望成为早期胃肠道癌肿诊断的有效辅助工具；研究发现自体荧光的变化与人体从正常状态→癌前病变→癌变→癌细胞增殖这一连续的变化过程相关。因此，体液自体荧光光谱对早期癌、微小癌乃至癌前病变的诊断均有临床应用价值。吴芳英等通过对尿液的 NMR 分析，证实恶性肿瘤患者尿液在 3.00～3.09(δ) 区域内有特异性波谱，产生特异波谱的物质属于对羟基苯酚衍生物（p-hy-droxyphenol derivaties），提出用尿液的荧光光谱来进行癌症的早期检测。德国 Helmut Weingandt 等用波长 375～440 nm 的氙弧灯激发子宫上皮内的正常和癌变组织发现两者的自体荧光有明显的差异，因此，可以用自体荧光的特征谱来诊断子宫上皮内的肿瘤。研究表明，自体荧光诊断方法中，不同的组织，要用不同的激光去激发才能发出特征荧光，而在药物诊断方法中，各种组织体中同一种光敏剂的最佳激发波长相同，所以可以采用同种激光光源。由于不同的生物组织的分子结构不同，它们所对应的自体荧光光谱也不同，癌变组织和正常组织相比，它的物理、化学性质都发生了变化，所以自体荧光谱强度、峰值位置和大小不同，可以作为诊断的依据。又由于激光诱导病变组织的自发荧光，不会改变病变组织的生理状态和影响正常细胞的生理功能，因而是一种无损伤诊断技术。

（2）探讨癌组织自发荧光产生和诊断机制。目前对于癌组织自发荧光物质的来源存在许多不同的说法，Kevin 等认为正常结肠光谱在 390 nm 和 460 nm 处有高峰出现，与相应的物质作对比后确信这两个峰来自肠壁内的胶原蛋白和烟酰胺腺嘌呤二核苷酸。在正常肠壁这两种物质含量较多，因而荧光强度较高，而在癌组织，由于癌细胞的破坏作用，正常的肠黏膜被癌组织所取代，癌组织的荧光较弱，因而癌组织的荧光强度较低，而

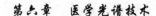

在 25 nm 处有一低峰,是由于血红蛋白吸收所致荧光强度的下降。Romer 等人认为正常结肠的荧光主峰来自肠壁内的胶原蛋白等,其荧光强度高,主峰偏紫光侧;癌组织的荧光主要来自癌组织内的卟啉类物质,主峰偏红光侧。Kojiro Onizawa 等分析了口腔扁平细胞癌的红色荧光光谱特性,认为红色荧光是由口腔扁平细胞在恶变过程中产生的并积集在癌组织表面的卟啉所发出的。国内杨远龙等认为由于癌组织的特征荧光光谱峰在 630 nm 及 690 nm 附近,与卟啉的特征荧光峰相合,所以认为癌组织的特征荧光峰是由卟啉产生的,但这些卟啉不是体外注的,而是来自生物体内的内源性卟啉。但通过比较研究活体癌组织的荧光光谱与纯卟啉的荧光光谱,两者有明显的区别,这说明癌组织中的发光物质并不是纯的卟啉,而是卟啉和癌组织相结合产生的某种化合物。人体内的卟啉化合物主要来源于血红蛋白的分解,但含铁的卟啉环(血红素)没有荧光,当血红素失铁后才成为有荧光的卟啉,称之为内源性卟啉。1975 年,Daviol 等对生物组织的元素分析发现,许多癌肿样品的含铁量比正常组织低,这与不含铁的产生荧光的卟啉在癌组织中积聚这一实验现象是一致的。癌组织中内源性卟啉含量的增多与癌组织周围毛细管的增殖有关,当癌细胞发展成细胞团时,为了摄取足够的氧和营养,释放出一种血瘤自管生成因子,它刺激邻近的毛细血管内皮细胞,长出新的毛细血管,伸向肿瘤。因此癌组织内部的血流量比正常组织丰富得多。这可能导致血红蛋白分解产物——卟啉在癌组织中积聚,表现出激光激发下的特征荧光。但许多学者报道癌组织未见到所说的特征荧光,故上述看法也有待于进一步验证。李连等认为癌组织的荧光是卟啉与蛋白的复合物的荧光。其中蛋白必含有芳香氨基酸。在光的作用下,卟啉和蛋白的复合物产生有效能量转移表现出敏化荧光峰,这些敏化荧光在不同的介质条件下,其强度和峰位可能有所不同。与此有关的问题还有待深入研究。综上所述,正常组织与肿瘤组织间激光荧光光谱有显著差异。不论是主峰位置,还是在强度上都有不同。尽管其间的规律还需深入研究探索,但激光荧光光谱区分正常组织与癌组织是可行的。激光荧光光谱技术是一个很有发展前途的新技术。然而,由于人体正常组织和癌肿及癌变不同阶段的组织结构和生物成分各不同,肿瘤自体荧光特性十分复杂。此外,因激光激发波长的改变而产生的自体荧光发射谱也千差万别,因此,深入了解人体组织的荧光物质及其自体荧光特征,是分析荧光光谱数据得到其中隐藏的特异性变化的重要前提。

(3) 研究光敏剂与肿瘤组织结合机制,研究和开发新的光敏剂。作为荧光诊断的光敏剂应该满足如下条件:无毒副作用或副作用小;只选择性地积聚在肿瘤组织中而在正常组织和器官中不发生积累或分布较少;荧光产率高;能和其他诊断手段同时使用。光敏剂已发展到第三代。第一代为血卟啉衍生物,如国外的光敏素 Ⅱ,国内的 YHPD、PDS007 等。这一代在肿瘤的临床诊断中取得了肯定的效果,但其作用谱不理想、排泄慢、易发生光毒反应,用后需要避光护理 4 周以上。第二代仍以卟啉为基础,为卟啉类化合物的衍生物,如取代苯基卟吩、叶绿素 Ⅱ 降解衍生物、苯并卟啉等。但组分单一,分子机构明确,吸收波段在较长的波段上,吸收系数比第一代高出一个数量级。且这类药物在体内排泄快,光毒反应小,用药后只需避光 1 天。第三代主要以非卟啉为基础,以连接单克隆体为代表,正在进行各种试验。新药的开发要与临床光动力诊断和治疗方案的研究同步,因为要有好的效果,需要更大吸收系数的化合物,这在加大光动力反应深度的同时，必然增加正常组织的光毒反应。光敏剂选择沉积机理，还不十分清楚，一种理论认为光敏剂选择沉积与肿瘤中血清蛋白有广泛联系，这种联系使肿瘤血管渗透性增强，并提高了对肿瘤中脂蛋白的压力。另一种理论认为是肿瘤中的巨噬细胞吸引了光敏物质，或肿瘤中的较低的 pH 以及较高的线粒体蛋白是导致光敏剂聚集的缘故。目前，这方面的研究，还有待更进一步深入。

（4）激光诱导荧光的探测方法和荧光诊断、定位系统研究与开发。激光诱导的荧光诊断，其本质就是利用癌变组织和正常组织的特异性荧光谱的差异，如何探测这些荧光光谱，涉及组织光学、激光技术、电子技术、计算机和图像处理技术等。典型的组织荧光光谱如图 6-5、图 6-6 所示：

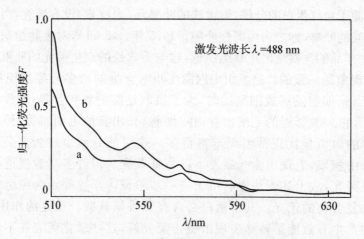

图 6-5　小鼠组织自体荧光光谱（a 肿瘤，b 正常）

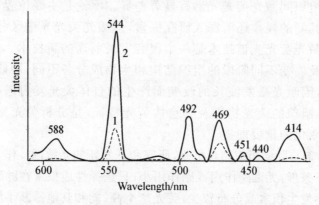

图 6-6　直肠组织自体荧光光谱（1 癌变，2 正常）

6.3　拉曼光谱技术应用

当用强单色光源照射样品时，会发生非弹性散射现象，在散射光中，除了有与入射光频率相同的瑞利散射外，还有对称排列于瑞利散射光谱两边的一系列散射光谱——拉曼光谱。拉曼光谱与物质分子的振动、转动能级有关，因此拉曼光谱技术主要用来探测物质的分子结构和临床医学特征。拉曼光谱技术同其他光谱技术相比，具有许多明显的优点。首先，它具有优秀的指纹能力，在 $10~\mathrm{cm}^{-1} \sim 4~000~\mathrm{cm}^{-1}$ 范围内的谱线对应着生物大分子的振动基频,因而它的谱线锐利,可以反映出组织中大分子组分或结构的细微变化。其次,由于它对样品无特殊要求,故可以在生理条件下进行原位置的测量。再次,由于它是一种散射技术,可以进行单端测量,因而能够测量厚器官的上层组织。这对基于红外吸收的光谱方法具有特殊的诊断优越性。另外,拉曼光谱技术具有很高的空间分辨能力,结合显微镜空间分辨力可达到 1 μm;结合光纤,利用内窥镜技术,拉曼光谱技术不但可以运用于体表的肿瘤探测,而且还可以进行体内的探测。拉曼光谱的这些优点使得其早在 20 世纪 60 年代末至 70 年代初,就开始被用于生物医学方面的研究。虽然在研究分子的结构以及分子的动力学变化等方面取得了很大的成就,但是拉曼光谱技术在临床医学上的发展却非常缓慢,其原因有二:①生物体自身的强荧光背景降低了拉曼光谱的信噪比。②拉曼光谱具有散射截面低、散射光强弱的缺点,这使得获得清晰的生物样品的拉曼光谱变得困难重重。90 年代后,近红外拉曼光谱技术、紫外共振拉曼光谱技术以及表面增强拉曼光谱技术的发展,有效地克服了生物组织的强荧光背景,提高了拉曼光谱的信噪比;拉曼光谱多维成像技术能在不破坏生物组织的情况下对生物组织进行成像,测试结果不再是一些深奥的谱线,而是非常直观的二维、三维图像,这更易被广大医务工作者接受。

二十多年来,由于这些技术在生物医学上的广泛应用,拉曼光谱技术在生物医学方面的应用有了长足发展。

6.3.1 近红外拉曼光谱技术

近红外拉曼光谱技术在研究生物医学问题方面具有很大优势:用近红外光作为激发光源,激发能量低,不但降低了对样品的光损伤,而且更重要的是避开了荧光干扰。因此,近十年来,近红外拉曼光谱技术在医学上发展很快,覆盖了从活体内监控白内障的形成到在冠状动脉内对粥形硬化斑化学成分的精确分析(主要成分的相对浓度可以精确到 3%);最近又发现拉曼技术在肿瘤的早期诊断方面有着巨大的潜力,目前研究对象包括了脑癌、乳腺癌、结肠癌、膀胱癌、皮肤癌和妇科肿瘤。此外,近红外拉曼光谱技术在测量骨骼的钙化机理、眼睛晶状体内的葡萄糖成分、晶状体鸡蛋清的溶解霉素特性、核酸胞嘧啶以及皮肤的自然变化特性等方面也都取得了颇具实效的成果。

1) 癌组织和正常组织的区分

癌症严重影响着人类的健康,随着对癌症认识的不断深化,人类逐渐意识到癌症预防是抗击癌症最有效的途径。许多科学研究及有效控制活动表明,癌症是可以避免的。1/3 的癌症可以预防;1/3 的癌症如能及早诊断,则可能治愈;合理而有效的姑息治疗可使剩余 1/3 的癌症病人的生存质量得到改善。因此预防和及早发现癌症是治疗癌症的最好方法,这就需要发展一种新技术,来区分癌组织和正常组织,获取正常组织病变的特征,及早预防和治疗。有关文献报道:近红外拉曼光谱技术可以区分正常组织、癌前病变组织及癌组织,在诊断子宫癌、结肠癌等方面很有成效。Sohji 等使用近红外拉曼光谱技术研究了人体肺组织(正常、非正常组织)(图 6-7),并取得了很好的成果。从图 6-7 可以看出,癌组织和正常组织有着明显的区别。最常见的不同是 1 670 cm^{-1} 和 1 450 cm^{-1} 处的拉曼强度发生了明显改变。这表明组织内的氨基酸 I(1 670 cm^{-1})和 CH$_2$

（1 450 cm⁻¹）的弯曲模式发生了变化。Sohji 的实验表明：用近红外拉曼光谱技术不仅有能力区分癌组织和正常组织，而且还能为癌变的机理研究提供实验依据。

2）龋齿的诊断

用探头进行接触式检查是检查龋齿的常规方法，但是这种方法既费时，检测点又非常有限，同时还带有主观色彩。由于近红外激发能降低生物自身的强荧光干扰，因此 Wieland H 等人尝试着用近红外拉曼光谱技术来研究龋齿。图 6 - 8 是健康牙组织的光谱图，Wieland 等认为 1 070 cm⁻¹、587 cm⁻¹、432 cm⁻¹、960 cm⁻¹ 处出现的拉曼峰是因为牙齿中含有羟磷灰石，960 cm⁻¹ 处的强拉曼峰对应着磷酸盐对称伸展运动；2 940 cm⁻¹、1 670 cm⁻¹ 和 1 453 cm⁻¹ 处出现的拉曼峰是源于有机胶原质。把健康牙组织 960 cm⁻¹ 处的拉曼峰光强设为 100%，则可以算出其他处的拉曼峰值。

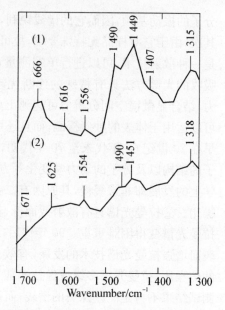

图 6 - 7　人肺拉曼光谱（1 064 nm 激发）
（1）肿瘤肺组织；（2）正常肺组织（400 s）

然后根据磷酸盐（960 cm⁻¹）、有机物（1 670 cm⁻¹）以及（1 900 cm⁻¹）的峰值来分析龋齿。图 6 - 9 是健康牙齿和龋齿组织的对照图。根据该图可算出：一般的龋齿在 1 900 cm⁻¹ 显示较强的强度（17%～55%），磷酸盐的拉曼强度下降 22%～53%，有机物强度相对健康牙组织而言，基本不变；急性（rampant）龋齿在 1 900 cm⁻¹ 处强度为 29%。磷酸盐强度为 26%；慢性（chronic）龋齿在 1 900 cm⁻¹ 处具有极大的强度（为 300%，估计与微生物新陈代谢产生的棕色物质有关），磷酸盐只有 22%，有机物的强度减少 1.9%。这种根据拉曼光谱强度的变化来研究牙组织的方法，相对常规的测量方法而言，要简便、准确得多，相信不久之后，这种方法将会在生物医学上得到广泛运用。

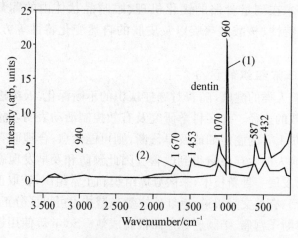

图 6 - 8　健康牙质和牙釉质的拉曼光谱
（1）—健康牙质；（2）—牙釉质

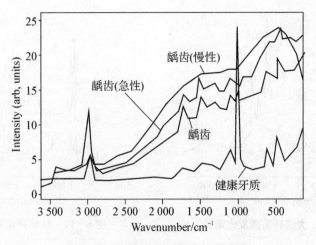

图 6-9　健康牙质与龋齿拉曼光谱

6.3.2　紫外共振拉曼光谱技术(UVRRS)

通常生物大分子的电子吸收带都位于紫外,当用处于电子吸收带内的紫外光来激发生物大分子时。生物大分子中的电子便发生共振跃迁,引起感生偶极矩发生改变,从而导致拉曼信号强度明显增强,比常规拉曼光谱强 10^8 倍,这就是紫外共振拉曼光谱技术(UVRRS)。UVRRS 具有灵敏度高、选择性强、几乎不受荧光干扰等优点。由于这些优点,紫外共振拉曼光谱被广泛用于生物医学中。研究的对象包括了蛋白质、氨基酸、聚核苷酸、神经传递素以及其他生物化学分子等。S. Chadha 等用紫外共振拉曼光谱技术研究比较了细菌、细菌细胞壁、核糖体等的 UVRRS,并分析了它们之间拉曼峰差异的起源。

Qiang Wu 等利用紫外共振拉曼光谱技术研究和比较了在不同激发光下大肠杆菌(E. coli)、枯草杆菌(B. subtitles)等细菌的特性(图 6-10、图 6-11、图 6-12、图 6-13)。图 6-10、图 6-11 是在不同的波长激发下得到的光谱图。从图 6-10、图 6-11 可看出,对于同一细菌而言,激发波长不同,对应的拉曼光谱也不同,特别是在 228.9 nm 波长的激发下更明显。在 228.9 nm 光的激发下,其拉曼峰主要是由芬芳氨基酸团引起,而在 244.0 nm 和 248.2 nm 激发下,拉曼峰的变化主要是由核酸引起。图 6-12、图 6-13 是同一激发光对不同细菌的激发,两者的拉曼光谱基本相同但拉曼峰值却明显不同,但由于细菌结构的复杂,对于这种不同,目前还没有统一的解释。

6.3.3　表面增强拉曼散射光谱

表面增强拉曼散射(Surface-Enhance Raman Scattering,简称 SERS),简单地讲,就是当某些分子吸附在经过特殊处理的金属、金胶以及其他一些物质的表面时,其拉曼散射的强度会增强 $10^5 \sim 10^6$ 倍。1974 年,Fleischmann 等人最先发现吸附在粗糙 Ag 电极表面的吡啶分子发生了巨大的拉曼散射现象。

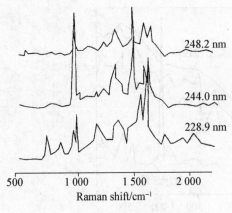

图 6-10 大肠杆菌激发光谱图

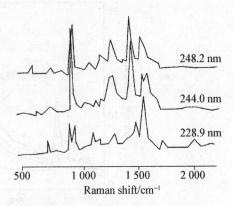

图 6-11 枯草杆菌激发光谱图

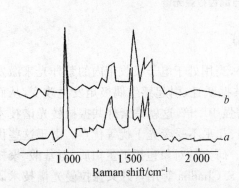

图 6-12 相同波长激发下的大肠
杆菌激发光谱图

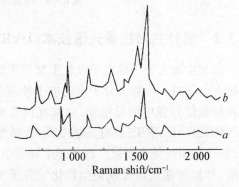

图 6-13 大肠杆菌和枯草杆菌在 224 nm
激发下的光谱

  SERS 光谱用于生物组织的研究,主要是因为它具有显著的特点:不仅具有极高的探测灵敏度,而且反应在具有 SERS 活性的金属表面。极大的增强赋予其以高的灵敏度、高的分辨率以及极低的检测极限。在浓度为 10^{-10} M 的样品里还能获得样品的拉曼光谱,这对于研究价格高、数量少、浓度低的生物样品是非常合适的。基于以上优点,从 20 世纪 90 年代开始,SERS 光谱也开始在医学上开辟出了一片新领域。Igor Nabiev 等从新型 SERS 活性培养基的发展、建立细胞内部物质相互反应模型,研究活细胞的药物动力学以及分析细胞膜成分等四个方面探讨了 SERS 的作用。朱克荣等人研究了吸附在 Ag 电极表面上的 DNA 碱基胞嘧啶的 SEaS,发现胞嘧啶分子的吸附状态与电极电位密切相关,当电位减小,吸附密度增加;当电位逐渐变负,分子由平躺在表面、转变为竖立在表面。赵诗友等人用 SERS 研究了铝酞菁对不同核酸的光敏损伤,其实验结果见图 6-14:左图是无光敏剂时鸟嘌呤 G 的光谱图,右图是有光敏剂时的光谱图。对比这两个图可知:当加入光敏剂之后,与氨基有关的振动在 378 cm^{-1} 处首先消失;当辐照时间为 0.6 h 时,G 的各个谱峰明显降低;辐照 2 h 后,下降更明显,848 cm^{-1}、962 cm^{-1}、1 148 cm^{-1} 几个峰相继消失;5 h 后,1 222 cm^{-1} 和 1 330 cm^{-1} 两个峰也消失整个光谱强度变得很微弱。根据 SERS 测得的结果,赵等人因此推测光敏剂对 G 的损伤过程为:先脱氨,后开 G 的六元环(其中 N1、N3 是敏感部位),接着再开 G 的五元环(N7 是敏感部位)。赵等还用 SERS 测量了其他嘌呤、嘧啶(A、T 和 C)的光敏损伤,发现 G 最敏感,A 其次,C 和 U 最不敏感。

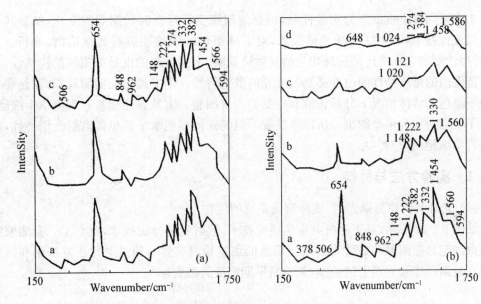

图 6-14 左图是无光敏剂时鸟嘌呤 G 的光谱图,a. 0 h;b. 2 h;c. 5 h;
右图是有光敏剂时的光谱图 a. 0 h;b. 0.6 h;c. 2 h;d. 5 h

6.4 细胞水平的共焦后向散射显微光谱

6.4.1 引言

所有人体组织中,大于 85% 的癌变起源在人体组织内表面的上皮细胞。传统方法几乎无法早期、无创地检测出癌变的细胞。然而,激光共聚焦、光学层析扫描成像(OCT)等新的光学方法的快速发展为细胞生物学和病理学提供了良好的技术条件,既能离体研究活细胞也能在体进行组织诊断。光学技术变得如此受关注,主要是因为可见光和近红外光对活体细胞是相对安全的,这可以使细胞在其自然状态下进行研究,可以获得细胞成分和结构的光学特性。此外,新的光学方法可以给出较高的探测精度,如激光共聚焦显微镜和 OCT 的图像分辨率都是微米量级,可以分辨细胞的形态。但对于检测也只能通过形态分析细胞的病理状态。

因为组织或细胞对可见光和近红外波段的光波来说是浑浊的介质,光与组织或细胞相互作用的主要表现形式为光的散射特性;哺乳动物的各种上皮细胞是非常复杂的,为了更好地理解细胞的光学特性,近年来,很多科研人员开展了大量的工作。在细胞对光散射的理论研究中,主要有三个方面的研究:一是基于 Mie 理论的球形和同心双球模型的细胞散射分析,这是细胞散射分析的基础理论;二是在 Mie 理论的基础上的近似和发展,如瑞利-德拜-甘斯近似理论下的双椭球模型分析等;三是利用 FDTD(时域有限差分)建立复杂结构细胞模型分析细胞的散射特性。基于这些理论分析,已经发展出了弹性散射光谱、弹性后向散射光谱显微镜、共聚焦吸收和散射光谱等的细胞实验检测方法。弹性散射光谱与弹性后向散射光谱显微镜都是针对悬浮细胞样品进行分析的技术,没有针对单细胞。共聚焦吸收和散射光谱只分析了其搭建装置的分辨能力,并没有针对细胞给出测试结果。

本文采用胃上皮细胞为实验样品,根据细胞病变后形态和代谢等的变化,结合共聚焦显微成像技术和 CCD 光纤光谱技术,对人体组织的活细胞进行光谱检测、分析。当前,肿瘤诊断的金标准还是病理切片的显微镜观察,主要反映的也是细胞的结构特性,小尺寸范围内的结构特性的改变必然改变光的散射特性。本文提出的监测装置,就是要在细胞不染色的活体情况下分析正常和癌变的人胃细胞。本装置还能实时观测单个细胞,保证了研究对象为单个细胞。所以本装置不但能获得细胞水平的显微散射光谱特性,同时获得单细胞的形态。

6.4.2 实验方法与材料

(1) 光纤共聚焦显微光谱、成像测量系统的建立

如图 6-15 所示,基于光纤共聚焦成像技术、散射光谱分析技术,建立了一套能够同时获取细胞显微图像和显微光谱医学信息的细胞检测装置。通过对比正常细胞和癌变细胞在显微图像和光谱上的差别,来诊断早期癌变的细胞。

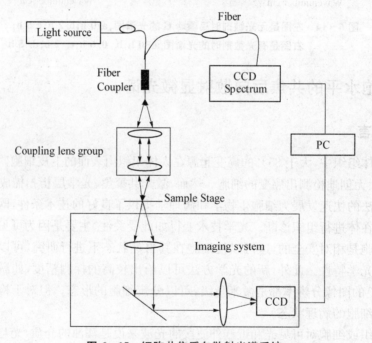

图 6-15 细胞共焦后向散射光谱系统

光源采用 B&W Tek. Inc 的 BPS120 型光谱检测专用白光光源。输出稳定的 20 W 光功率,专门设计的光会聚结构便于匹配 SMA-905 光纤接口。系统中采用三端口,其作用是将照明光经光纤耦合器传输到耦合透镜组,耦合透镜组将光源能量耦合到被测样品上;光纤耦合器同时也是信号传输的通道,其中的单根光纤不但起到传输的作用,同时也起到共聚焦成像中小孔的作用,使系统在共聚焦条件下工作。耦合透镜选定 10 倍显微镜作为准直透镜,数值孔径 $NA=0.25$;20 倍显微镜作为会聚透镜,数值孔径 $NA=0.40$。本系统的分辨率,即照明光斑的直径 D 可得:

$$D=1.22\frac{\lambda}{NA}=1.22\frac{\overline{\lambda}}{NA}=1.22\frac{550\times10^{-9}}{0.40}=1.66\ (\mu m)$$

光谱仪用于接收耦合透镜组和光纤耦合器中与光谱仪相连的光纤传回的细胞后向散射的光信号,被光谱仪中的光电探测器接收,光电信号转换,送入数据分析系统,获取和分析被测细胞的光谱信号。

为了确保物镜探测的是单个细胞,而不是其他的物质,在装置中设置了用于定位的成像系统,确保照射的位置为细胞的位置。定位成像的照明光源由同样的光学探头的透射光提供。使用这个视觉系统,不但可以直接通过人眼观测被探测细胞,也可以采用CCD相机进行成像。所以这样的安排不但能确定被检测的对象是细胞,同时也可以获得细胞的图像。

(2) 细胞培养

实验细胞由中国科学院上海细胞生物研究所提供,细胞编号分别为:正常胃上皮细胞(GES-1),如图6-16(a)和胃癌细胞(NCI-N87),如图6-16(b)。使用合成培养基——RPMI 1640培养液。培养液中添加的是10％国产胎牛血清。将细胞放置于36.5 ℃±0.5 ℃恒温二氧化碳细胞培养箱中培养。细胞的传代均在纯净台中进行,由于胃上皮为贴壁细胞,传代之前还需要胰蛋白酶溶液对细胞进行消化。过程中还需要用平衡盐液体PBS溶液冲洗。按照1∶2或1∶3的比例对细胞进行传代后,将装有细胞的培养瓶和培养皿重新放回培养箱继续培养。实验时所使用的样品基本上是24 h前进行传代,并在培养皿中培养贴壁的活细胞。

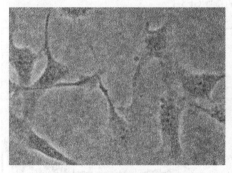 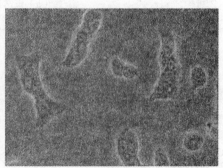

（a）正常胃上皮细胞　　　　　　　　　　（b）胃癌变细胞

图 6-16　生物显微镜下放大 400 倍的细胞图片

6.4.3　实验结果与分析

在细胞后向散射光谱的分析中,我们利用硅片作为所有光谱的标准,硅片在可见光和近红外波段硅片的反射率为30％,采用这样的反射率的样品为反射率标准主要考虑的是细胞散射的光强度比较低,若采用高反射率的标准反射板为参考,会使测得的光谱对比度不高,较难分辨不同波段的光谱区别,太低会使光谱仪的信号饱和,也不能真实反映所测样品的真实光谱特性。在如图6-15所示的测量过程中,光源经光纤耦合器耦合到耦合透镜组直接照射到细胞表面,同时细胞散射光被透镜组接收再经光纤耦合器耦合到CCD光谱仪获得细胞光谱。因为光纤耦合器与透镜组连接的光纤端口芯径只有62.5 μm,且在光学安排上与透镜组在样品上的焦点共轭,形成共聚焦成像,所得到的光谱为细胞后向散射的显微光谱,如图6-17所示。图6-17(a)是胃正常上皮细胞GES-1后向散射光谱曲线,图6-17(b)是胃癌细胞NCI-N87的后向散射光谱曲线。其中横坐标是波长(nm);纵坐标表示细胞后向散射光谱相对参考硅片反射的后向散射光强度比(%)。曲线的波长范围:400~1 000 nm,曲线涵盖了从可见光波段到近红外波段的谱线特征。

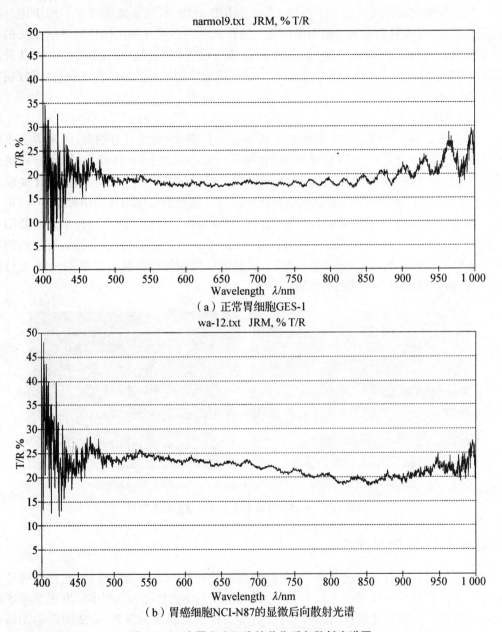

（a）正常胃细胞GES-1

（b）胃癌细胞NCI-N87的显微后向散射光谱

图 6‑17　人胃上皮细胞的共焦后向散射光谱图

由图 6‑17 可见,在波长范围 500~800 nm,癌变细胞的散射光强明显高于正常细胞所对应的散射光强,根据现有理论分析认为这是由于细胞癌变后,染色体形状改变和染色体聚集,以及细胞质成分的改变引起的折射率变化,提高了散射系数,系统接收到更多后向散射信号,导致散射光强的增大。

正常细胞所对应的光谱曲线中,800~1 000 nm 范围内有规则的强度变化,分析表明这是由于正常细胞内部结构相对规律,虽然核也是不均匀分布的,但变化率不大,所以,细胞壁和细胞核之间形成对照明光的干涉;而癌变细胞的内部结构和生化特性发生变化,使细胞内部不均匀加重,所对应的光谱曲线便没有出现强度的规则变化。

由图6-16生物显微镜下放大400倍的细胞图片比较可以看出,癌变后的人胃细胞明显出现核质比增加、核增大、多核等现象。为了分析癌变后细胞散射特性的变化,可采用FDTD计算方法模拟单核细胞光散射特性。其细胞模型为二维尺度的两个同心圆代表细胞质和细胞核,各种尺寸和折射率的小细胞器官加到同心圆之间。为了说明细胞形态变化对细胞光散射的影响,细胞外形尺度都是9 μm,异常细胞相对于正常细胞最明显的区别是核尺寸,核质比(正常0.2,异常0.67),不对称的核形状,DNA浓度的增加和过染色核。其计算结果为异常细胞的散射强度明显高于正常细胞的散射光强;散射光强光分布中没有出现明显的干涉峰。然而,虽然正常细胞也存在不均匀的细胞结构,但这些结构不足以破坏细胞质与细胞界面的干涉峰。由以上分析认为,实验结果与一些文献中的理论分析的预测有很好的一致性,同时本系统也能给出正常人胃上皮细胞和癌细胞光谱的区别。

6.4.4　结论

光纤共聚焦显微镜技术与弹性散射光谱分析技术结合,搭建了用于细胞显微光谱分析的实验装置,本装置充分考虑了如何捕捉单个细胞进行研究,采用成像系统对细胞进行成像,这样不但可以对细胞实时成像,捕捉研究目标,还可以了解所采集的光谱的研究对象,保证了探测的精准。实验上,取传代后贴壁生长24 h的胃上皮正常和癌变细胞作为实验样品,进行实验研究,显微镜下观察可以看出,胃癌变细胞与正常人胃上皮细胞相比有明显的变化,如:核质比增加、核增大、多核等现象,利用本研究的实验装置测量得到单个细胞的散射光谱曲线,分析表明:波长在500~800 nm,癌变细胞的散射光强明显高于正常细胞所对应的散射光强,这是由于细胞癌变后,染色体形状改变和染色体聚集,以及细胞质成分的改变引起的折射率变化,提高了整体的散射系数,系统接收到更多后向散射信号,导致散射光强的增大;正常细胞所对应的光谱曲线中,800~1 000 nm范围内有规则的强度变化,分析表明这是由于正常细胞内部结构相对规律,而且折射率一致,所以,细胞壁和细胞核之间形成对照明光的干涉;而癌变细胞的光谱曲线没有出现干涉是由于内部形态和生化特性的变化及内部形态和成分不均匀性增加导致的。本文所建立的光纤共聚焦显微光谱测量系统,能够在细胞水平上辨别正常人上皮和胃癌变细胞。

6.5　光谱成像的定义

一般来说,光谱成像(Spectral Imaging)技术是指利用多个光谱通道进行图像采集、显示、处理和分析解释的技术。

如图6-18所示,探测器件随着波长的扫描而采集相应图像,则可以得到光谱图像序列。利用光谱图像序列进行分析处理,不但可以得到光谱信息,还可以得到图像信息,因此光谱成像技术是光谱分析与图像分析的有机结合。

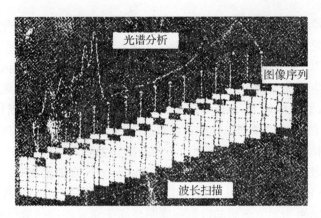

图 6 - 18　光谱成像示意图

6.5.1　光谱成像技术发展溯源

1) 图像技术与光谱成像

图像是反映客观事物或过程某些与空间、时间有相互关联的特征量的信息阵列。映射产生图像,图像反映或描述客观事物或其运动过程。

一般来说,图像用函数形式可表示为

$$I = f(x, y, z, t, \lambda, \cdots) \tag{6-14}$$

其中 I 为像素值,x, y, z 为三维空间坐标,f 为时间坐标,A 为波长坐标。而近一二十年成像技术发展很快,特别是在图像的空间分辨率(spatial Resolution)和时间分辨率(Temporal Resolution)方面。如扫描隧道显微镜已观察到物体表面原子的排列图像,核磁共振波谱成像技术已经可以描绘中、小型蛋白质分子结构中原子的三维空间分布图像,它们的空间分辨率已达到 10^{-11}m。高速摄影技术已经能够观察到激光核聚变过程中时间分辨率达到 10^{-11}s 的扫描图像,伴随着飞秒激光技术的不断发展和应用,图像的时间分辨率还将进一步提高。

在图像空间分辨率和时间分辨率不断得到提高的背景下,有关波长方面或光谱分辨率(spectral Rcsolution)的研究必然会得到不断深入。如现在成像所用的信息载子范围不断扩展,不仅有光子,而且还包括各种频带的电磁波、能量波和粒子束,如射频波、红外光、可见光、紫外光、X 射线、γ 射线、中子、电子、离子、质子甚至声子等。另一方面在每一个"波段"范围内,毫无疑问,进行波长分辨或光谱分辨同样也势在必行,这也就等于宣告光谱成像技术的诞生具有历史必然性。

由此可见,光谱成像技术是成像技术发展的最新阶段,是成像技术不断发展的必然结果。

2) 光谱分析和光谱成像

光谱分析是已经高度发展的成熟技术,近年来结合光机电等各领域的最新成果在传统光谱技术和光谱仪器的基础上,已经发展出一系列新颖光谱分析技术,在技术性能和应用范围各方面都有了很多进展,并已成为生物医学高新研究和应用领域的有力手段。

近十余年来,光学成像器件和应用技术方面也有了快速发展,相应的图像获取硬件和图像分析软件技术也有了长足进展,这是提出和实现"化学成像"概念的物质和技术基

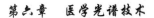

础,尤其是 CCD 阵列器件的商业化应用直接推动了光谱成像技术的实现和推广应用。

利用面阵 CCD 器件和种种光学成像手段(例如望远、照相或显微系统)可以获得试样的光学图像,两维光学图像上的任意一点与试样上的相应点一一对应;图像点的光学参量(例如光强度、灰度值)则直接反映试样上相应点的光学参量(例如该点发射的发光强度值或反射、散射的光强度值),因而据此光学图像可推算得到试样上各点处的物理、化学特征(例如各点处的反射率、散射率、某种组分的含量等)。早在 20 世纪 70 年代美、俄等国基于地物光谱研究成果和早期面阵探测器件研发的天空实验室(Sky Laboratory)、近年我国研发的"资源卫星"1 号和 2 号,都是在几个确定的光学波段(紫外、可见、近红外和红外)获取地球表面光学图像进而完成地面和地下资源、农作物生长态势(判断收成)等研究和实用任务。与此不同的当今光谱成像技术不是在几个分立的波段和被动地接受试样信息形成几幅对应不同波段的分立图像,而是主动地连续改变工作波长(实施光谱扫描)、获取试样在不同工作波长下的连续图像,从而可从图像上各点的光学参量值及其变化获得试样上相应各点处的物理、化学特征分布图像;图像记录的试样各点对不同波长的光学参量值的变化(例如在不同波长光照射下荧光发射量的变化)可构成图像各点的光学量值——波长曲线(光谱曲线),从每点的光谱曲线的峰谷位置及其高度变化,可直接获取定性(有什么)和定量(有多少)分析信息。

因此,光谱成像基本原理就是运用光谱扫描手段获取试样在不同波长照射下的不同光学行为信息,形成由试样上相应点不同光学参量值构成的信息分布图像,并据此图像获得试样的定位、定性和定量分析信息。也就是说,光谱成像技术可以采集试样上任意点在一定光谱范围内形成的反映其物理、化学特性的光学信息,因此,试样所有像点的光谱信息就可以形成试样特有的物理图像(如微观结构图像)或"化学图像"(如特定组分的分布图像)。

光谱分析和光谱仪器在现代科技、生产和环境保护、宇宙开发等领域中获得广泛的重视和推广应用,具有一系列明显优点:如分析灵敏度高、准确性好、方便快捷等。尽管如此,伴随着科学技术的不断发展,光谱分析技术同样遇到前所未有的挑战。当用光谱仪器进行分析时,对于试样的匀质性(Homogeneity)必须给予足够的重视。一般光谱仪器收集的是试样的总体信息,当分析试样是液体或气体时,试样的非匀质性并不影响检测结果。但当试样是固体时,试样的空间非匀质性可能导致检测结果出现严重偏差或者丧失大量有用信息。因此在进行"定性"和"定量"分析的同时,还必须给出"位置"信息。如在医学领域,为正确诊断必须得到病理组织的准确病变位置;在制药领域,了解分子的空间活性位点对于药物的设计具有重要意义;在工业产品质量检验中,同样必须准确给出产品缺陷的位置。要解决这些问题,毫无疑问,最自然的办法便是光谱成像技术。

从以上的分析不难看出,现代光谱分析技术不仅要回答"是什么"(What)和"有多少"(How Much)的问题,而且最好还能回答"何时发生变化"或"随时间怎样变化"(When)以及"在哪发生变化"(Where)的问题。在此简称"4W"或"4 定"(定性、定量、定时、定位)问题。而要同时回答"4W"问题,必须采用光谱成像技术。可见光谱成像技术是光谱分析技术的最新发展,是光谱分析发展的必然要求。

6.5.2 光谱成像技术的分类

1）光谱成像技术基础

根据光谱成像原理，光谱成像技术有两个技术基础：

（1）成像技术。采用种种光学手段形成与试样上各点相应的光学图像，图像上任意点的空间位置及其光学信息量值（如光学强度、色度）等都不失真地与试样上相应物点的位置、光学特性一一对应。

（2）光谱分析技术。采用种种光谱扫描、激发和采集技术，使每一像点正确具有与对应物点物理、化学信息对应的光谱信息量值，经适当的数字处理、光谱标定后可提供试样各点物理、化学特性的相对或绝对表征。

2）基于波段数量和光谱分辨率的分类

按照光谱波段的数量和光谱分辨率，光谱成像技术大致可以被分为三类：

（1）多光谱成像技术（Multispectral Imaging）具有 10～50 个光谱通道，光谱分辨率为 $\Delta\lambda/\lambda=0.1$。

（2）高光谱成像技术（Hyperspectral Imaging）具有 50～1 000 个光谱通道，光谱分辨率为 $\Delta\lambda/\lambda=0.01$。

（3）超光谱成像技术（Ultraspectral Imaging）具有 10～100 个光谱通道，光谱分辨率为 $\Delta\lambda/\lambda=0.001$。

3）基于探测器工作方式的分类

按照光谱图像采集方式的不同，光谱成像技术主要可分为三种。

（1）掸扫式（Whiskbroom）

图 6-19 说明的是掸扫式线阵遥感成像光谱仪原理。这个仪器的核心部件是排列成线状的光电探测器，它使不同波长的辐射能照射到线阵列的各个探测器件上。因而对于地面瞬时视场内的辐射能，分光后各波长的强度同时记录下来。当传感器平台向前推进时逐个像元逐点成像，这将获得具有多个连续光谱的窄波段的图像。

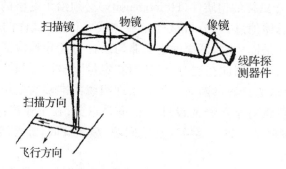

图 6-19 掸扫式光谱成像原理

（2）推扫式（Pushbmom）

推扫式面阵遥感成像光谱仪的工作原理（图 6-20）。图 6-20 中的二维面阵列探测器，一维可用作光谱仪，另一维则为一线性阵列，以推扫的方式工作，地面目标的辐射能根据波长分散并聚焦到探测器面阵列上。图像一次建立一行而不需要移动探测器件。像元的摄像时间长，系统的灵敏度和空间分辨率均可以得到提高。

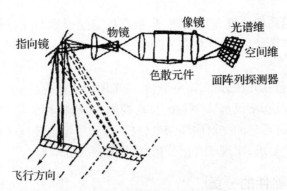

图 6 - 20　推扫式光谱成像原理

（3）凝采式（Staring Imagers）

在这种工作方式中，常常采用单色器或电调谐滤波器实现光谱通道的切换。伴随光谱通道的切换，探测器则采集相应图像，如显微光谱成像系统（图 6 - 21）。其中利用 CCD 摄像器件、图像卡和计算机实现系统的数字化；利用氙灯和单色器进行激发光谱扫描；利用自主开发的系统软件实现系统的操控、荧光光谱图像的采集、处理和分析。鉴于生物医学应用面对大量有机或生物试样，采用荧光手段是最合适的，因为大多数有机物和生物试样能在适当激发波长照射激发出一定的荧光（自发荧光）或采用适当的荧光探针对试样进行标记从而发出标记荧光，而且荧光分析是最灵敏的光谱分析手段。采用一台落射荧光显微镜和面阵 CCD 探测器构成成像部分获取试样的显微荧光光谱图像。所采集的光学图像经图像卡变换成数字图像信号输入计算机进行处理、存储和显示。由高强度汞灯或氙灯光源、计算机控制自动扫描光栅单色器（工作波段为 250～680 nm）及石英光纤构成光谱扫描部分。为了与落射荧光显微镜耦合获得最佳荧光图像，显微镜原有的照明系统和滤色片组要做相应的改变。

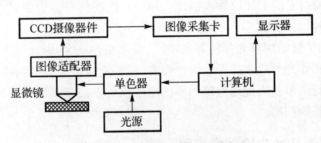

图 6 - 21　显微光谱成像系统框图

4）显微荧光光谱成像仪的软件系统设计

为了实现显微荧光光谱成像仪操作、控制和分析功能，必须配置一系列软件。它包括了以下各种软件模块：

①系统操控模块，主要完成系统初始化、单色仪扫描控制（包括激发光连续扫描、离散多点扫描、指定波长时间扫描、指定波长步进扫描等）。

②图像采集模块，可完成单幅图像采集、光谱序列图像采集、时间序列图像采集等。

③文件服务模块，主要完成各种图像文件格式的转化与数据存储。

④通用图像处理模块，可完成滤波、图像调整、图像增强、图像分割、边缘提取、图像锐化、伪彩色、三维视图等功能。

⑤显微荧光光谱图像处理专用模块,包括彩色空间变换与光谱信息提取、光谱图像分割、光谱去噪、光谱图像融合、比例荧光图像、光谱曲线获取与分析、图像光谱信息分布统计与分析等功能。

⑥可附加模块,包括光斑分析、运动分析、三维图像重建等功能。

通过这些软件模块,不仅可实现系统自动控制,完成种种通用和专门的图像分析功能,而且可以通过即时可显的光谱曲线信息分析,达到图像上任何区域或点位的定性、定量和定位分析的应用要求,实现了光谱分析与图像分析的融合。

6.5.3　基于分光器件的分类

在一般光谱仪核心元件——分光元件的发展历程中,经历从色散棱镜到衍射光栅的演化,以及采用干涉调制元件和信息变换技术的发展历程。近年来声光可调谐滤波器(Acousto-optic Tunable Filter,简称 AOTF)和液晶可调谐滤波器(Liquid Crystal Tunable Filter,简称 LCTF 技术和应用得到长足发展,由于 AOTF 和 LCTF 以及 CCD 等面阵探测器的出现,光谱成像技术才得以迅速发展。

AOTF 是一种新型的色散器件。它能以很高的速度通过电调谐方式实现波长扫描,因而 AOTF 可以完成一般色散元件所无法完成的快速光谱测量工作。AOTF 器件由三部分组成,即声光介质、换能器阵列和声终端。当射频信号施加到换能器上时,激励出超声波并耦合到声光介质。为防止声波反射,透过介质的声波被声终端的吸声体吸收。当复色光以特定的角度入射到声光介质后,由于声光相互作用,满足动量匹配条件的入射光被超声波衍射成两束正交偏振的单色光,一束为 e 光,一束为 o 光,分别位于零级光两侧。改变射频信号的频率,衍射光的波长也将相应改变。连续快速改变射频信号的频率就能实现衍射光波长的快速扫描。

LCTF 基于偏振光的干涉原理而制成。LCTF 往往具有多组单元,每一组单元均由起偏和检偏偏振片以及夹在中间的双折射液晶构成。当光源通过其中一组单元时。由于沿液晶快、慢轴传播的两束光振动方向相同,而位相差一定,因此发生干涉作用。干涉波长取决于 e 光和 o 光通过液晶产生的光程差(相位差),由于双折射液晶造成的相位差可以通过电压进行调节。因此通过施加不同的电压可以使其不同波长的光发生干涉,即可以实现不同波长的扫描。

6.5.4　光谱成像技术生物医学应用

生物学和医学发展经历了依靠外观辨认的解剖生物学阶段(组织学阶段)和深入细胞层次的显微细胞生物医学阶段,目前正在向分子生物医学更高层次阶段发展,不但要求从分子层次探求生命和疾病的生理、病理源由和影响情况,更要求认识细胞内外化学和生化组分及其交流变化信息;细胞内外组分的定性、定量和定位信息及其变化情况,直接影响细胞的生存、发展微环境状态,会直接影响其生理和病理状态,因而直接决定生命过程及生物组织的形成、发育和老化以及疾病的形成、发展、药物的作用和后果等一系列当代生物医学领域最重要的问题。例如,已经证明脑神经细胞内外 Ca^{2+} 的浓度、分布及流动变化情况,是直接反映癫痫、老年痴呆等严重疾病的生物学和病理、药理学特性的重要判据。获取脑神经细胞内外 Ca^{2+} 的分布及其变化图像("化学成像"),必将对脑神经细胞生理、病理研究和药物作用研究提供更丰富的信息。光谱成像的目标和特征正是将光谱分析技术的定性和定量分析特性与图像分析的定位特性结合起来,构成综合分析系统,从而提供更丰富、全面的分析信息。

1）眼底疾病诊断

人眼具有非常神奇的结构。光线透过角膜经过晶状体聚焦到视网膜上。视网膜后是脉络膜,脉络膜上具有丰富的血管,同时也是眼底疾病多发地带。要正确诊断眼底疾病,一般来说需要得到患者的眼底图像。但由于视网膜是吸收入射光的,因此要得到清晰的眼底图像并不是一件容易的事。而利用显微光谱成像技术可以得到一系列图像,从中可以轻而易举地分辨出黄斑(Optic Disc)和血管的形状(图 6-22),这对于眼底疾病的诊断具有莫大的好处。

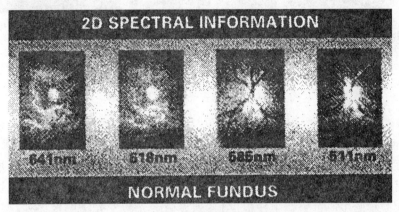

图 6-22　眼底光谱序列图像

2）染色体自动排序

运用5种荧光探针对染色体进行标记,使得每一对染色体具有独一无二的荧光光谱特征。人眼虽然不能有效地区分这些光谱特征,但利用光谱成像技术可以方便地根据这些光谱分布的不同对染色体进行分类和排序,然后用伪彩色进行标记(图 6-23)。与传统的染色体分类方法相比,具有明显优势。

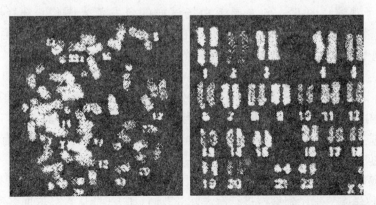

图 6-23　基于光谱成像技术的染色体分类

3）显微荧光光谱成像系统的应用

应用显微荧光光谱系统对不同的生物、医学试样做了大量荧光光谱成像实验,得到了很好的分析效果,以下各图为其中一部分,可以说明光谱成像技术的应用效果。

(1)视网膜荧光光谱成像。图6-24是天津医科大学总医院眼科许瀛海教授提供的大白兔视网膜病理切片(未染色)透射图像和自发荧光图像,与常规染色病理切片和透视成像观察对比,可以发现光谱成像后的图像清晰,层次感强,特别是对视网膜神经结细胞和色素层细胞的观察效果很好。

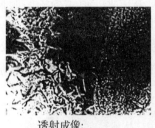 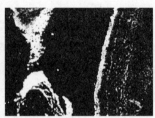 

透射成像;　　　　　　激发光波长460~490 nm　　激发光波长530~560 nm
物镜:10×　　　　　　自发荧光:>510 nm　　　　自发荧光:>580 nm
不能分辨细节　　　　　荧光成像;　　　　　　　荧光成像;
　　　　　　　　　　　物镜:10×　　　　　　　物镜:10×
　　　　　　　　　　　能分辨细节　　　　　　　能分辨细节

图6-24　视网膜多光谱激发荧光成像

(2)像素光谱技术及应用。利用光谱图像序列,可以方便地获取任意一点(像素或区域)的光谱曲线,从而实现对该点化学成分的定性定量分析,这是光谱成像技术的经典功能。在本系统中可以获取任意像素、区域或规定区域的光谱曲线。如图6-25所示,其中左侧为一试样在不同波长处(激发光波长按一定步长扫描)记录下的猴肝染色切片(天津市一中心医院检验中心黄繁嫱主任提供)系列显微荧光激发光谱图像序列,当鼠标在图像中移动时,便可获得光标对应点的光谱曲线(如右下所示纵坐标为荧光强度,横坐标为波长)。据此还可以确定荧光的最佳激发波长。

(3)植物荧光光谱图像。树皮的显微结构与其种属、年龄、地理位置和生长的环境有非常密切的关系。植物研究工作者通过对植物表皮切片细胞的自发荧光和染色细胞观测,可以准确地识别其种属、年龄等特征。为了验证荧光光谱成像技术,我们对毛白杨和杜仲树皮样本(北京大学植物学专家崔克明教授提供)的自发荧光和DAPI染色后的荧光分别进行了观测。图6-26左是毛白杨试样的自发荧光图像。选择激发波长为430 nm,光谱带宽为15 nm所获得的图像层次清晰,可以很清楚地分辨出毛白杨的各层细胞,其细胞壁和韧皮纤维所产生的自发荧光非常强,根据它们所在的位置,可以推断该树生长情况。图6-26右为DAPI染色的杜仲未成熟次生木质部细胞径切片的荧光图像,多探针标记荧光成像及图像融合。图6-27是对一个标准荧光试样(美国分子探针公司牛肺动脉内皮细胞染色标本)进行荧光光谱图像观测与融合的实验结果。图中左面三幅是分别对应蓝、绿、红三色荧光图像,经过光谱融合处理可得到右面的具有丰富信息的光谱图像。据此可以确定各荧光标记物的精细结构、荧光强度及其位置。

(4)海藻叶绿素的荧光成像。近年来我国海洋环境状况不佳,各海域时有赤潮发生,天津大学精仪学院王学民副教授进行海洋"863"项目研究时,从青岛取回多种海藻,利用系统进行荧光观察,通过激发光谱扫描确定了最佳荧光激发波长,并观察到海藻能够发出多色荧光,但荧光光谱主要集中在大于630 nm以上的红色,如图6-28所示,海藻的形态较白光成像更为清晰,其个体运动还可通过荧光位置跟踪研究。

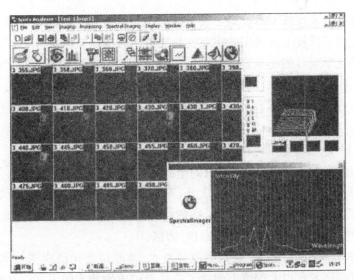

图 6-25 任意点光谱曲线获取

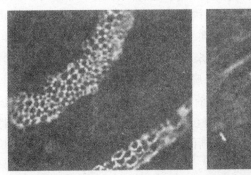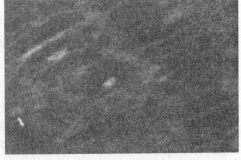

图 6-26 植物自发荧光与标记荧光

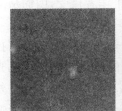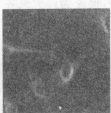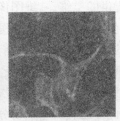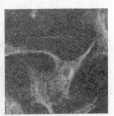

图 6-27 多探针标记荧光及图像融合

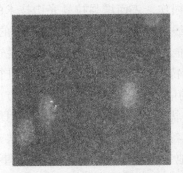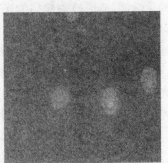

图 6-28 海藻荧光图像

总之,当前光谱成像技术最具有影响力的应用领域就是生物医学领域。与传统的分析工具相比,光谱成像技术最突出的优点就是能够同时提供被测样品的形态学信息和成分信息(尤其是化学成分的定位定量信息)。目前科研人员正在将光谱成像技术应用于探索细胞功能、疾病过程、蛋白质相互作用、DNA、生物材料和制药等方面。

除此之外,光谱分析技术在分析化学、考古学等领域同样具有广泛应用,在此不再赘述。

4) 多维拉曼光谱成像技术

拉曼成像技术能在不破坏生物组织的情况下,对生物组织进行成像,例如对胸腺组织的病组织进行化学成像等,为物质的大小、形状以及异物在组织内的分布提供清晰的二维或者三维图像。这种技术还可显示病理组织中外来颗粒的空间分布,在跟踪、记录药物在活癌细胞内的分布情况时方便、准确、清晰。

喇曼成像技术可分为共焦拉曼光谱成像技术、共振拉曼光谱成像技术、近红外拉曼成像技术等,这些技术在很大程度上促进了拉曼光谱成像技术的发展。共焦拉曼光谱成像分析是由 CCD 扫描仪、共聚焦光学器件等组合而成,这种成像技术不但可以测量不同细胞成分内的药物数量,而且还可检测细胞间隔内异物积累的区域。共振拉曼聚焦光谱成像技术(RRCSI)是用来研究分子间相互作用和非荧光药物分布的技术,此技术可对处在浑浊媒介中的物体(如活细胞等)进行三维微米成像,可研究骨以及骨折的化学机理,提供单一细菌化学组成的多维信息等,它在分析病人低温组织片段、探测活体组织、研究药物在组织内的分布及相互反应方面很有发展前景。近红外拉曼光谱成像技术适应于研究人体物质的形成机理。Suiata K 等人用近红外拉曼光谱成像技术研究人体骨骼的形成机理,得到了一个关于骨骼形成的详细、清晰的三维图像:骨生成细胞首先伸长变成纺锤形状,然后形成球状体(球状体的数量可以人为控制,同时也受骨生成细胞的限制),这些生成的球状体慢慢变得不同,形成小的类似于骨骼的水晶结构,最终形成骨骼。

拉曼光谱成像技术提供的二维、三维图像,便于为广大医务工作者接受,因而从某种程度上来说,对于促进拉曼光谱技术在生物医学上的发展起到了一定的作用。

尽管这些拉曼技术的优点明显,但是它们也有各自的不足。与可见光拉曼光谱技术相比,近红外的激发波长比可见光长,所以近红外拉曼光谱技术的散射截面比可见光拉曼光谱技术的小(因为散射截面与波长的 4 次方成反比,即 $\sigma = K\lambda^{-4}$,这导致了近红外的拉曼信号强度大大下降,此外还有一些生物分子的荧光可以延伸到红外区。这也影响着拉曼信号的信噪比。而紫外共振拉曼光谱技术的缺点在于紫外光的光子能量大,可能会打断生物分子的化学键,造成被测样品的光损伤。表面增强拉曼光谱技术的工作原理非常复杂,它并不是均匀地对所有拉曼光谱谱线进行放大,而只是放大其中的某些谱线,这就为我们正确地解释光谱带来了很大的困难。因此我们并不能笼统地说这几种技术哪种技术更优越,而应该根据待测生物样品的特点,选择最合适的技术来进行生物医学的研究。就拉曼光谱技术在生物医学中现有的应用来看,在癌组织的研究方面应用最多的是近红外拉曼光谱,例如乳腺癌、皮肤癌、膀胱癌等,对微生物的研究应用最多的是紫外共振拉曼光谱。总而言之,尽管这些技术都各有优缺点,但是在生物医学方面的贡献却是很大的,并且,这些技术还将不断地向其他领域渗透、发展,为法学、军事、农业以及环境保护等做出贡献。

现代高科技的发展提出了更高、更综合的分析要求,光谱分析与图像分析的有机结合形成了光谱成像新技术,是二者完美结合的产物。光谱成像技术不仅具有空间分辨能力,而且还具有光谱分辨能力,利用光谱成像技术不仅可以进行"定性""定量"分析,而且还能进行"定位"分析,甚至"定时"分析。正是由于光谱成像技术所具有的独一无二的优点,使得它在空间遥感、精细农业、生物医学以及分析化学等领域得到广泛应用。随着科技和社会的不断发展和进步,光谱成像技术必将发挥更大的作用。

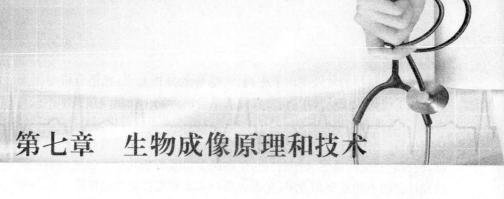

第七章 生物成像原理和技术

生物医学光学的主要趋势是应用光学方法对生物进行成像。光学生物成像能够用来研究很大范围的生物样品,例如从细胞、离体组织样品到活体在体成像。光学生物成像也包含了很宽的尺寸范围,从亚微米的病毒和细菌到大尺寸的生物物种。本章描述了光学生物成像的基本原理和技术,它提供给读者的应用背景知识将对理解光学生物成像之应用有帮助。

光学生物成像利用了待成像区域与环境区域(背景)之间的光学对比,例如光透射、反射和荧光等。各种被用来加强对比度和用来成像的光学原理和显微方法将被一一介绍。

目前广泛使用的各种荧光显微方法,在本章中都会被提到。荧光显微术的一个优点就是用激光束激发照射点并扫描照射点以形成图像。这也就是常说的激光扫描显微术。共聚焦扫描显微术也将在本章介绍,它能够获得不同深度的图像并以此重构出三维的生物样品图像。

7.1 生物成像:一种重要的生物医学方法

在人类健康诊断和疾病治疗方面,生物医学成像已经成为一种最可靠的方法之一。医学成像的更新换代,从放射线照相术(放射性同位元素成像)、X 射线成像、计算机辅助层析成像(CAT 扫描)、超声成像、磁共振成像(MRI),到今天已经使我们的社会健康质量有了革命性的改进。然而,这些技术仅集中在组织或器官层面的结构和解剖学意义上。为了开发新的成像工具以实现早期探测、诊断和成像导向的治疗威胁生命的癌症和其他疾病,有必要把成像延伸到细胞和分子生物学水平。只有获取细胞和分子水平上的信息才能实现在治疗过程中对早期疾病(癌症)或早期分子变异的检测。

当前常用的医学技术,例如 X 射线成像、放射线照相术、CAT、扫描、超声成像和MRI 等有许多缺陷。我们可以罗列一些:

(1) X 射线成像和 CAT 扫描伴有离子辐射的某些有害后果;

(2) X 射线成像不适合年轻病人和肥厚的脂肪,也不能区分良性肿瘤和恶性肿瘤;

(3) 放射性同位元素成像伴有有害的放射能;

(4) MRI 不能提供某些特殊的化学信息和任何动态信息(在实时响应治疗或刺激的时候,对象已经发生了变化);

(5) 超声不能提供低于毫米量级的分辨力,并且不能区分良性肿瘤和恶性肿瘤。

光学成像克服了这些缺点。一般对可见光而言,皮肤不是透明的;然而,近红外光却可以深入到组织内部。而且,利用微创内窥光纤传输系统,我们可以对很多器官和组织进行光学成像。因此,我们可以想象一种光学人体扫描仪,利用它,医生能及时检测早期癌症或传染病。

光学成像利用了生物中(不管是细胞、组织、器官或者整个活体)某些光学特性的空间变化。光学特性可以是反射、散射、吸收和荧光。因此,我们能监控穿透、反射或者荧光的空间变化来获得光学图像。激光作为一个强烈的和方便的光源来激发光响应(不管是反射、穿透、发射),已经扩展了光学成像的范围,使之成为基础研究和临床诊断的最有力的工具之一。光学成像的一些优点可以罗列如下:

(1) 无害;

(2) 尺寸范围从 100 nm(利用近场)到肉眼可见的样品;

(3) 利用穿透、反射和荧光,能提供多角度的信息,包括频谱信息;

(4) 适用离体(in vitro)、活体(in vivo)样品;

(5) 通过特殊的处理和动态成像可以获得细胞过程和组织化学的信息;

(6) 荧光成像提供许多参数来监控详细的化学和动态信息,这些参数包括频谱、量子效应、寿命和偏振;

(7) 光学成像可以与其他的成像技术,例如超声结合起来使用;

(8) 对分子事件的敏感性和选择性。

光学成像领域不管是模型还是应用范围都非常丰富,它也是全世界范围的研究热点,每天都有新的方法、新的改进、更微型的器件和新的应用出现。

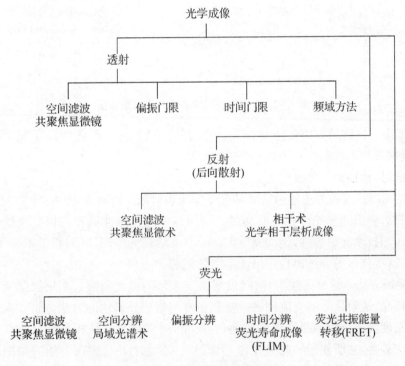

图 7-1　光学成像方法

7.2　光学成像概述

许多基于光学特性监控的方法被用到成像上。这些方法归总在图 7-1 中。透射显微成像利用了微观和宏观生物组织结构的吸收及散射在空间上变化。组织是高散射介质。当光通过组织时,穿透光由三部分组成:非散射光(相干散射光)、微散射光和高散射光。这些不同部分,可以用一个脉冲穿过组织后的例子来说明,如图7-2所示。

相干散射光,也叫弹道光,沿着入射光的方向传播。弹道光带有组织内部结构最丰富的信息。稍微散射但依然基本与入射光同向传输的那部分光,也叫蛇行光,因为它沿着前行的方向左右摇摆前进。这些光相对弹道光有一点滞后,但也带有比较丰富的关于散射介质的信息。然而,最大部分的光经过多次散射在组织内走了较长距离,它们出射得最晚,并被称为漫射光。它们几乎不带有任何组织微观的信息,因此在利用弹道光和蛇行光成像时应该去除它们。一些用来去除漫射光的方法列举在图7-2中并且简要解释如下:

(1)空间滤波。这是一种最简单的方法。由于漫射光经过多次散射以后会离开中轴扩散开来,因此用一个孔径(针孔或者小直径的光纤)来收集光以实现空间滤波,可以摒除大量的离轴漫射光。共聚焦显微镜是一种应用极为广泛的成像工具,它就是在收集光路里放了一个共聚焦孔径(针孔)来进行空间滤波的。共聚焦显微镜中的共聚焦孔径也能够用来增强对比度并且在反射和荧光成像中提供深度上的分辨力。

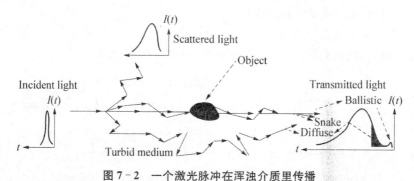

图7-2　一个激光脉冲在浑浊介质里传播

(2)偏振门。这里我们使用偏振光。穿透的弹道光和蛇行光保持了原来的偏振状态,然而漫射光则不能保持。因此,通过在收集光路上放置偏振片可以让偏振方向与之平行的光通过,而挡掉部分漫射光。

(3)时间门。这种方法使用短脉冲激光作为照射源。透射光通过一个时间快门(开/关),使得只有弹道光和蛇行光能够通过。利用与参考光脉冲同步可以实现快门的开与关。脉冲快门技术有很多种,例如光学Kerr门、非线性光学门、时间相关单光子计数等。当然,关于这些技术的详细讨论超出了本书的范畴。

(4)频域方法。这种方法中,时间被变换成频域的强度调制。利用强度调制的连续激光照射样品,透射信号的交流调制振幅和相移用诸如外差法的方法测量。人们经常用漫射光子密度波来分析调制光束的传播,在那里,时间信息是从相移信息中获取的。这种方法的优势是,它所使用的连续光源不算昂贵,不足之处是现在可用的频率只有几亿赫兹,相当于几个纳秒的时间门。

反射成像需要收集后向散射的光。必须注意的是,相干散射光需要剔除多次散射光分量。可用的两种方法是共聚焦和干涉计量,后者产生了有效适用于高散射组织的显微术——光学相干层析成像(OCT),有时将OCT和共聚焦技术结合在一起以提高剔除漫射光的能力。

荧光显微术是光生物成像中用途最广的技术之一。它为组织的结构和动态信息(无论是活体还是离体,大尺度还是小尺度的生物样品)提供了全面细致的探测方法。荧光成像将单独讨论。非线性方法在生物成像上的潜力已经初现端倪:多光子荧光显微术是一个正在兴起的新的成像方法,二次谐波显微术也正受广泛关注。

7.3　生物和医用显微镜

第一台显微镜诞生至今已有300多年的历史,这为人类打开微观世界的大门奠定了坚实基础。借助显微镜可研究细胞、病菌等微小物体的结构和特性,从而对细胞学、生物学、遗传学、微生物学、病理学、检验学等的发展起了极大的促进作用。由于显微镜的迅猛发展,在动物组织学、植物组织学和细菌学等领域里有了许多重大的发现,也促使医学、生物学进入一个新的阶段——细胞学。

20世纪中叶制造的以短波长、高能量的光线作光源的荧光显微镜和紫外显微镜的基本结构仍是传统显微镜,只是由于光源的波长缩短而提高了显微镜的分辨能力。沿着这个方向的革命性进展是电子显微镜的出现。其实电子显微镜的基本结构原理仍与光学显微镜相同,只是它的光源是高能电子束,而聚光镜和透镜则是强大的电磁感应圈。

人类的视力借助于光学显微镜能分辨相距万分之三毫米(3×10^{-4} mm)的2个质点,而应用电子显微镜和扫描隧道显微镜已能分辨出相距千万分之一毫米(1×10^{-7} nm)的2个质点。

电子显微镜已被分子生物学家当作一种强有力的研究工具而广泛应用。但是,电子显微镜只适用于细胞死后的形态学观察,活细胞的增殖、分化、细胞的能量代谢、细胞游走运动、吞噬活动等动态观察,仍需先进的染色技术和光学显微镜技术。虽然光学显微镜的放大率和分辨率远不及电子显微镜,但由于它价廉、使用方便,目前仍然是医学科学研究和医学检验工作及探索微观世界奥秘必不可少的重要光学仪器。

7.3.1　显微镜的成像原理与光学参数

1) 光学显微镜的成像原理

放大镜的放大率由于受到各种条件的限制,不可能很高,因此用它来观察微小物体的形貌,是远不能满足要求的,这就需要借助于放大率更高的显微镜来观察。普通的光学显微镜是由两组会聚透镜所组成,左边小的透镜代表一组焦距很短的透镜组称为物镜。右边大的透镜代表另一组焦距较长的透镜组称为目镜,其成像原理如图7-3所示。

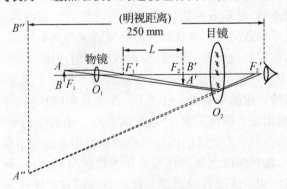

图7-3　显微镜的成像原理

将被观察的物体 AB 置于物镜前的物方焦点 F_1 稍外的地方,物体 AB 发出的光线经物镜 O_1 放大后成一倒立实像 $A'B'$ 于目镜前焦点附近,再经目镜 O_2 放大后,就可以获得一个经两次放大的倒立虚像 $A''B''$,该虚像成在观察者的明视距离处。

2)显微镜的光学参数

(1)放大率

是指物体经物镜、目镜两次成像后眼睛所能看到像的大小与原物体大小的比值。即物镜的单向放大率 m 与目镜的角放大率 α 的乘积。以 M 表示显微镜的放大率(又称放大倍数),则有

$$M = m \cdot \alpha = \frac{A'B'}{A''B''} \cdot \frac{250}{f_2} \tag{7-1}$$

显微镜配有放大倍数不同的物镜和目镜,各厂家均已在物镜和目镜上标出各自的放大倍数,两者相乘即可。适当配合使用便可获得所要求的放大倍数。如物镜为 $40\times$;目镜为 $10\times$,则

$$M = 40 \times 10 = 400 \text{ 倍}$$

近年来由于双目显微镜的普遍应用,不少厂家在双目镜或三目镜筒内增加了一个棱镜,有的棱镜上也有放大倍数,一般为 $q = 1.6\times$,因此在计算显微镜的总放大率时应考虑进去,此时显微镜的放大率应为

$$M = m \cdot \alpha \cdot q$$

由于物体放在靠近物镜的物方焦点附近,因此,物镜的单向放大率 $A'B'/AB$ 近似等于 Δ/f_1。Δ 是像 $A'B'$ 到物镜的距离(即像距),式(7-1)可写成

$$M = \frac{\Delta}{f_1} \cdot \frac{250}{f_2} = \frac{250 \cdot \Delta}{f_1 f_2} \tag{7-2}$$

因物镜与目镜的焦距 f_1 和 f_2 与镜筒长度相比是很小的,所以 Δ 可近似看做是显微镜的镜筒长度。由此可见,显微镜的镜筒愈长,物镜与目镜的焦距愈短,它的放大率就愈大。可见,物镜的放大率是指对一定机械筒长而言,筒长变化,放大率也随之变化,成像质量也将受到影响,因此,使用时不能任意改变筒长。

(2)分辨率

分辨率又叫分辨本领,是指分辨物体微细结构的能力。它与数值孔径有关,是衡量显微镜质量的重要技术参数之一。当我们借助显微镜来观察标本时,可把物面看成是由许多不同位置、颜色、亮度的点光源所组成,根据光的衍射理论,如图 7-4 所示的光强分布,每一个点光源发出的光波经透镜会聚后,所成的像不是一个理想的清晰的点,而是有一定大小的衍射圆斑像。像的中央是一个亮圆,外面是明暗相间的圆环,靠得太近的像点彼此重叠起来,使画面细节模糊不清,严重影响观察。根据瑞利研究指出,两个衍射图像恰能被分辨的条件,是一个点光源的衍射图像的亮圆中心恰好落在另一个点光源的衍射图像的第一暗环上,瑞利即以此条件作为光学系统的分辨极限,称为瑞利条件。在此条件下可将物体上相邻两点恰能分辨清楚。此两点间的最短距离叫做显微镜的分辨距离,用 δ 表示。阿贝根据显微镜的使用情况,指出物镜所能分辨两点之间的最小分辨距

离为

$$\delta = \frac{0.61\lambda}{n\sin\beta} = \frac{0.61\lambda}{NA} \tag{7-3}$$

式中 λ 是光波波长,若 NA 为 1.5,此时

$$\delta = \frac{0.61\lambda}{1.5} = 0.4\lambda$$

即在这种显微镜里,可分辨两点间的最小距离约为所用光波波长的 0.4 倍,假定绿光的波长为 0.55 μm。则高级显微镜能分辨的最短距离约为 0.22 μm。

分辨距离愈短显微镜的分辨本领就愈高。

物镜(显微镜)的分辨力用距离 d 来标识,它表示能被分辨的两点之间的最小距离。按照衍射限制,分辨率的瑞利(Rayleigh)判据为(Born & Wolf,1999):

$$d = 1.22(\lambda/2NA)$$

因此,NA 越大,分辨率越高。在透射显微镜里,物镜的数值孔径和提供照明的会聚透镜的数值孔径一起作用,决定了分辨力。因此,为了提高衍射极限的分辨力,照明会聚透镜的数值孔径必须等于或者大于物镜的数值孔径。此外,显微镜的放大率和分辨力必须综合考虑物镜、会聚透镜、目镜和照明方式等。

显微镜的分辨力是描述它区分两个最小物体的能力。这与从样品进入目镜的光锥有直接关系。同时,光学分辨力被在物体上发生的衍射效应(光波的自然属性)所限制。我们可以通过观察一束光通过针孔来理解衍射效应(Abbe,1873;Born & Wolf,1999)。光通过针孔后的图像和其能量分布如图 7-4 所示。这个圆环状的条纹图像被称为艾里盘,它就像一个负片,一个大的光亮盘被一系列细同心圆光环包围,其中光环亮度随着离中心距离的增大而下降(图 7-4)。这种效应可以解释为光在针孔处衍射导致出现了多个级次,这些不同级次表现为一系列的同心圆环。光通过针孔的衍射在本书有关章节中也有介绍。当用显微镜对细部特写(成像)的时候,会出现相同的效应。为了获取这些细部的全部信息,物镜必须收集所有这些衍射级次的光。此外,进入物镜的光锥越大,物镜收集的衍射光级次越多,越能更好地提高物镜的分辨能力。如上所述,物镜的收集角度决定了显微镜的分辨力。这个物镜的接收角可以用一个参数来量化,即物镜的数值孔径(NA)。

(3)数值孔径

数值孔径是衡量显微镜性能的极为重要的一个技术参数,同时它又决定或影响着显微镜的其他参数,它与放大率成正比;与景深成反比;它的平方与图像亮度成正比;数值孔径变大,其视场和工作距离则变小。

数值孔径定义如下:物体与物镜间媒质的折射率 n 与物镜孔径角的一半 θ 的正弦值的乘积叫做数值孔径,通常缩写为 NA。

$$NA = n\sin\theta \tag{7-4}$$

这里的"n"是光进入物镜前介质的折射率,θ 是光进入物镜的最大入射角,如图 7-4 所示。进入物镜的光锥越大,它的数值孔径越大。从上式可以看出,物镜数值孔径的最大值是光进入物镜前介质的折射率(因正弦函数的最大值是 1)。一种增大 NA 的方法就

是把物镜浸在折射率比空气大的介质中。在利用这种方法时,用得最多的介质是水或者油。但是必须牢记的是,高 NA 物镜的工作距离(样品和物镜之间的距离)会变小,这种行为如图 7-4 所示。由式(7-4)可知,干物镜的数值孔径始终小于 1,为增大数值孔径值,只能增大 n 值,从而 β 值也相应增大,这就出现了浸液物镜。显微物镜中 NA 值的范围是:干物镜 0.05~0.95;水浸物镜 0.1~1.2;油浸物镜 0.85~1.30,最高可达 1.6 左右。

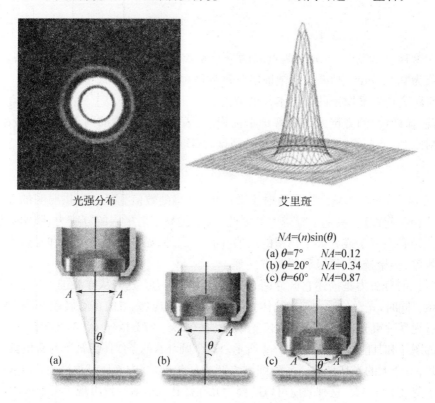

光强分布　　　　　　　　艾里斑

$NA = (n)\sin(\theta)$

(a) $\theta = 7°$　　$NA = 0.12$
(b) $\theta = 20°$　$NA = 0.34$
(c) $\theta = 60°$　$NA = 0.87$

图 7-4　数值孔径与接收角

而聚光镜的数值孔径一般为 1.2~1.4,若取去前组透镜后,数值孔径可减少到 0.6 左右。为确保物镜的数值孔径能得以充分发挥,聚光镜的数值孔径应大于或等于物镜的数值孔径。

正确认识显微镜的放大率和分辨率的关系是很重要的。可以这样说,显微镜的放大率是由物镜的分辨率决定的,而分辨率却只决定于物镜。目镜只能放大物镜所能分辨的细节,而不能提高物镜的分辨率。因此光靠使用高倍目镜来提高放大率,对分辨率的提高不但没有帮助,反而会造成视场亮度减弱、像差被放大、成像模糊不清等不良后果。即物镜不能分辨的细微结构,放大率再大也是看不清的,反之,物镜能分辨的细微结构,而无足够的放大率,也还是看不清的。

根据人眼的分辨极限为 1′~2′这个范围,一般取总放大率为(500~1 000)NA 为宜,我们把满足这个范围的放大率称为有效放大率,以 M' 表示,即 500 NA $\leqslant M' \leqslant$ 1 000 NA。把超过这个范围的放大率称为无效放大率。

(4) 视场

从显微镜中能看到的圆形范围叫视场(又叫视野)。所见圆形视野标本的直径称为视野宽度。这个范围是设计时决定的，它由设在目镜内的视场光阑大小而定。不同的物镜、目镜搭配使用时，其物方视野大小也不同。物方视野的大小可由下式计算

$$d=\frac{d'}{m} \qquad\qquad (7-5)$$

式中 d 表示物方视野直径，d' 表示目镜视野数，m 为物镜的放大率。若 $d'=12$ mm，$m=10$，则 $d=1.2$ mm，即一次观察视野直径为 1.2 mm。采用广角目镜，$d'=18$ mm，则 $d=1.8$ mm；再用超广角目镜，$d'=26.5$ mm，则 $d=2.65$ mm，与视野数 1.2 相比约大 2 倍。

从使用角度看，视野愈大愈便于观察，但是视野直径随放大率的增大而变小，即使用高倍物镜，也不可避免视野变小。如用 $100\times$ 物镜与 $10\times$ 惠更斯目镜配合使用时，其视野直径为 0.14 mm 左右。一般观察时，将活动镜台加上推尺，可以移动位置，使标本的不同部位依次进入显微镜的视野轮流观察，以满足使用要求。

(5) 景深

当显微镜调焦于某一物平面（又叫对准平面）时，如果位于其前或后的物平面仍能被观察者看清楚，则该二平面之间的距离叫做显微镜的景深，又叫焦点深度。它与放大率和数值孔径成反比，当用 $100\times/1.25$ 物镜（$100\times$ 表示放大倍数，1.25 表示数值孔径）与 $16\times$ 目镜配合使用时，其景深值为 0.000 3 mm 左右。因此，要求切片愈薄愈好。

(6) 镜像清晰度

是指物体经光学系统放大后其轮廓清晰、衬度适中的物像能力。影响清晰度的因素很多，与镜片镀膜、镜筒内壁加工质量有关；与光学系统设计和制造精度有关；与使用方法是否正确有关。

(7) 镜像亮度

是显微镜图像亮度的简称。一般以观察时既不感到疲劳又不感到耀眼为最佳。对于高倍下显微摄影、投影、暗场、偏光等镜像亮度具有特别意义，没有足够的镜像亮度，就会使视场变暗而影响摄影和观察效果。

由于镜像亮度与显微镜的放大率的平方成反比，和物镜的数值孔径平方成正比。因此，在使用时必须合理选用物镜方能达到预想的亮度。

(8) 工作距离

就是从物镜的前表面中心到被观察标本之间的距离。它与数值孔径有关，数值孔径愈大，工作距离愈小。如 $40\times$ 物镜的工作距离不超过 0.7 mm，而 $100\times$ 油浸物镜的工作距离却不到 0.3 mm，超过此范围的称为"长工作距离物镜"，这类物镜的工作距离 $40\times$ 可达 4.5 mm 左右。工作距离的大小还与物镜的种类、光学结构有关，在相同放大率和相同数值孔径的条件下，消色差物镜的工作距离往往小于平场物镜的工作距离。

(9) 机械筒长

取下物镜和目镜后的镜筒长度，即物镜和目镜支承面间的距离，叫做显微镜的机械筒长。设计时都取一个固定的标准值，便于互换使用。我国与世界上大多数国家规定生物显微镜的机械筒长为 160 mm，各生产厂家均把这个数值标刻在物镜筒上。

综上所述，显微镜的各光学参数是互相联系而又相互制约的。使用较大数值孔径的物镜，其放大率及分辨本领较高，但视场、景深和工作距离却较小。因此，在实际应用中，

合理考虑光学系统的内在联系,是十分重要的。

3)显微镜的结构

显微镜的各组成部分都是为了满足使用目的而设计的。在结构上分为光学系统和机械装置两部分,如图7-5所示。光学系统包括物镜、目镜、聚光镜和反光镜等。机械装置包括底座、镜臂、目镜筒、物镜转换器、载物台、粗调手轮、微调手轮等。为了进一步扩大显微镜的使用范围,满足一机多用的要求,显微镜还设有为各种特殊用途而附加的装置,如摄影、投影、示教、偏光、相衬、荧光光源等。弄清普通光学显微镜的结构是了解各种中高档显微镜的基础。

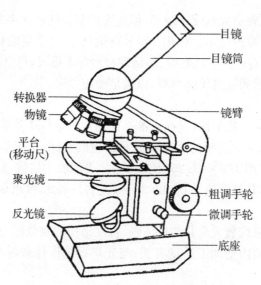

图7-5 普通光学显微镜各组成部分及名称

7.3.2 光学系统

1)物镜

物镜是显微镜的核心组成部件,它直接决定或影响着显微镜的成像质量和光学性能。人们常将它比喻成显微镜的心脏。物镜结构较复杂,除满足光学成像质量外,还须满足以下三条:①同台显微镜配有的一套物镜必须满足"齐焦"要求,即当一物镜调焦清晰后,转至相邻物镜时,其像也基本清晰。②凡物镜外壳上刻有盖玻片厚度的物镜,使用时必须满足,否则将影响成像质量。③世界各国对物镜的接口尺寸均采用同一规格,因此,各国家出品的显微物镜均可互换。

物镜的种类很多,按像差的校正情况可分为消色差物镜,复消色差物镜及平场物镜。

（1）消色差物镜

这类物镜校正了轴上点球差和位置色差,使近轴点消除了正弦差,但不能消除色球差,二级光谱和场曲较大,视野小,常与惠更斯目镜配用,适用于低、中档观察显微镜上。按放大率分为:

①低倍物镜。常用一组双胶合透镜组成,放大率为 $3\sim6\times$,数值孔径为 $0.04\sim0.15$,如图 7-6(a)所示。

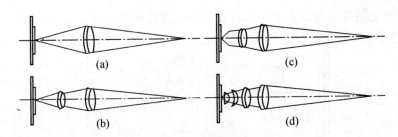

图7-6 显微物镜

②中倍物镜。由两组双胶合物镜组成（称为吕斯特物镜），如图7-6(b)所示。放大率为8～25×，数值孔径为0.2～0.3。

③高倍物镜。是在吕斯特物镜前加一个半球透镜组成，且前片第一面为平面（称为阿米西物镜），放大率为25～65×，数值孔径为0.35～0.85，如图7-6(c)所示。

④浸液（高倍）物镜。是在阿米西物镜的前片镜与中组镜之间加入一块正弯月形透镜组成（称为阿贝浸液物镜），如图7-6(d)所示。使用时前片必须浸在油或水里，放大率为90～100×，数值孔径为1.2～1.5。

必须注意，浸液物镜设计时已考虑到所用的浸液，相应浸液随仪器附给，不能随意选用。

（2）复消色差物镜

这类物镜结构中加入几片用萤石、氟石和明矾等非玻璃的光学材料制成的透镜所组成。二级光谱校正较好，物镜的像质较优，但倍率色差不能完全校正，在倍率色差大于1%时，要用目镜补偿，但场曲仍较大。图7-7即为一个放大率为90×，数值孔径为1.3的复消色差物镜。

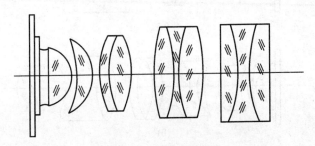

图7-7 复消色差物镜

此类物镜结构复杂、材料稀少、加工困难大，致使造价昂贵。但由于它成像质量极佳，在相同倍率下具有更大的数值孔径，对光源无苛刻要求，通常为研究型万能显微镜所采用。

（3）平场物镜

这类物镜结构复杂，由于它在系统中增加了一块弯月形的厚透镜，可校正像面弯曲，这种透镜叫做平场物镜，与普通物镜比较，其优点是视场平坦且显著增大，在物镜像平面上的线视场可达25 mm，并且工作距离也有所增长。常用于广视野观测及显微摄影，适用于中、高档显微镜配用。平场物镜可分为三类：

①平场消色差物镜。图7-8是两种平场消色差物镜的结构，(a)的放大率为10×，数值孔径为0.25。(b)的放大率为100×，数值孔径为1.25。该物镜的场曲与像散校正

较好,但二级光谱及放大率色差仍然存在,因此,若放大率色差在1%～2.5%之间时,则必须采用色差校正过头的平场目镜加以补偿,才能得到满意的效果。

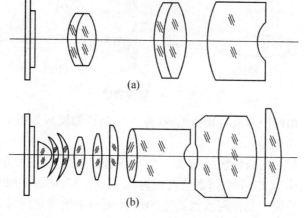

图7-8 平场消色差物镜

②平场复消色差物镜。图7-9为两种平场复消色差物镜的结构,(a)的放大率为40×,数值孔径为0.65。(b)的放大率为100×,数值孔径为1.25。该物镜除校正场曲、像散和二级光谱较好外,校正轴上和近轴像差也较好,但对放大率色差的校正仍不足,若放大率色差在1%～2.5%时,必须和平场补偿目镜配合使用。

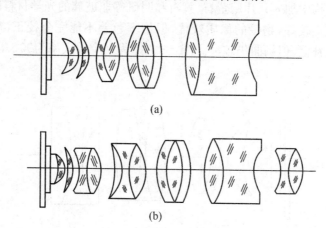

图7-9 平场复消色差物镜

③平场半复消色差物镜。该物镜介于平场消色差物镜与平场复消色差物镜之间,其成像完善程度接近于平场复消色差物镜,但结构较平场复消色差物镜简单。

物镜参数表示:如图7-10所示,(a)为10倍物镜,数值孔径为0.25,机械筒长为160 mm,盖玻片厚度为0.17 mm;(b)为100倍物镜,数值孔径为1.25,机械筒长为∞,盖玻片厚度为0.17 mm,"油"表示油浸物镜。对平场、消色差或复消色差等光学性能,也用特定字符表示在镜壳上,一看就知道该物镜的性能。

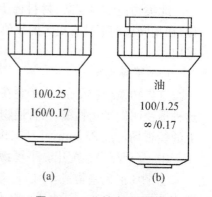

图7-10 物镜参数表示

2）目镜

显微镜目镜实质上是一个放大镜。它用来观察被物镜放大了的像（中间像）。目镜的结构较物镜简单，通常由 2～6 片透镜分两组或三组组成（筒上端与眼接触的称接目镜，下端靠近视野的称会聚透镜或视野透镜，有放大作用）。在目镜的物方焦面处设置一视场光阑用以限制物方视场大小，物镜的放大实像就在这个光阑面上成像，光阑面上可以安置目镜测微器或目镜指针。显微镜常用的目镜有以下几种。

（1）惠更斯目镜。它适用于消色差物镜，是由相隔一定距离的两块平凸透镜组成。且凸面均朝向物镜一边，如图 7-11(a)所示。由于这类目镜的前焦面在两个透镜之间，加之场镜与接目镜之间的距离比较短，且来自物镜的中间像不位于整个目镜的物方焦面上，故不宜放置分划板，所以不宜用于测量显微镜而用于普通型生物显微镜中。

（2）冉斯登目镜。该目镜是由两块凸面相对且相隔一定距离的平凸透镜组成，如图 7-11(b)所示。由于它的物方焦面在整个目镜的前方，因此在其上可安置分划板。在相同条件下，其长度较惠更斯目镜大，只用于需要测量的显微镜中。

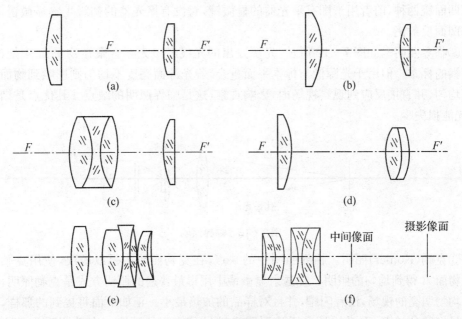

图 7-11　显微目镜

（3）补偿目镜。这类目镜由惠更斯目镜演变而成，是复杂化了的惠更斯目镜，其目镜改为一个双胶合或三胶合透镜，如图 7-11(c)所示。是专为配合放大率色差校正不足的复消色差物镜而特别设计的。其特点是物镜残留的倍率色差由目镜产生数值相等、符号相反的倍率色差来补偿，以达到更好的观察效果，不宜与普通消色差物镜配用。可与平场消色差、平场半复消色差和平场复消色差物镜配用。

（4）平场目镜。与惠更斯目镜比较，增加了一块负透镜，如图 7-11(d)所示。这类目镜的像散和场曲校正较好，具有视场大、视野平坦等优点，常与消色差或平场消色差物镜配用。

（5）平场补偿目镜。该目镜具有平场目镜和补偿目镜的特性，常与平场半复消色差物镜和平场复消色差物镜配用。

（6）广角目镜。如图7-11(e)所示，该类物镜是由四片三组所组成，结构较复杂。具有视场大且平坦等优点，常用于较高档的显微镜中。

（7）摄影负目镜。如图7-11(f)所示，该目镜的特点是视场较平坦，且中间像面与摄影像面位于同侧，结构紧凑。常用于显微照相与投影用，又称哈曼目镜。

（8）其他目镜。为了测量和指示的需要，常在目镜视场光阑处安置不同用途的分划板，于是有测微目镜、网格目镜、取景目镜、指标目镜、比较目镜等。凡带分划板的目镜均有视度调节机构。使用时调多头螺纹（视度调节机构），使分划板刻线成清晰像，然后调粗、微调手轮，使标本成清晰像于分划板上方可进行观察与测量。

3）显微镜的照明系统

（1）几种照明方式　为了使被观测的标本得到充分而均匀的照明，显微镜备有照明系统，通常由光源、滤光器、聚光镜、孔径光栅、视场光阑、聚光器等所组成。其照明方式有以下几种：

①反射照明。初级生物显微镜的标本是用自然光经反射后照明，反射镜分为平面镜与凹面镜两种，前者用于配有聚光器的显微镜，对没有聚光器的初级生物显微镜，则必须用凹面反射镜。

②临界照明。如图7-12所示，光源发出的光线经聚光器会聚在物平面 A 处，照亮被观察的标本。但由于光源像与标本平面重合，若光源面亮度不均匀则影响到物面照明也不均匀，并直接反应到观察视场内，影响观察，这是临界照明的缺点。其优点是结构简单，光能损失少。

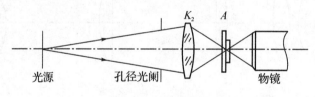

图7-12　临界照明

③克勒（Kohler）照明。临界照明中的缺点，在克勒照明中得以解决，使用克勒照明可使物面 A 得到均匀的照明。在透射显微镜中用得最普遍的照明方式是克勒照明，它能提供均匀明亮的视场，没有闪耀，并且对样品的加热最小。正如下面将提到的那样，为了获得最好的分辨率，重要的是采用让照明光锥尽可能宽的策略。克勒照明具备这个特征，如图7-13所示，光从照明灯出发，经过一系列光圈和透镜，同时产生了均匀的视场（平行光），使照明样品的光锥尽可能宽。在图7-13中所示的光路只是样品照明光线和成像光线的各自示意图，在实际中，它们不会像这样分成两份，这些图示可以帮助我们理解均匀照明和图像形成的过程。

如图7-13所示，照明光的线路在聚焦数值光圈面上、物镜的后焦面上和目镜的视点上形成了照明灯的聚焦像。这些面被称为照明光路的共轭面。光学系统里的共轭面表示了一组有这样特性的面：只要其中一个面有聚焦图像，那么其他的面上也会自动获得聚焦图像。成像光路中的共轭面包括视场光圈、样品面、中间像面和眼睛的视网膜。视场光圈和聚焦光阑（condenser diaphragm）分别放在成像光路和照明光路的共轭面上，这样就可以独立控制对样品的照明角度和强度。

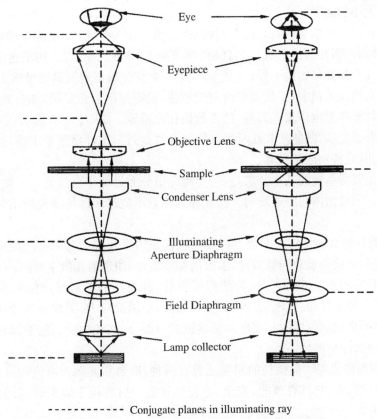

Eye

Eyepiece

Objective Lens

Sample

Condenser Lens

Illuminating Aperture Diaphragm

Field Diaphragm

Lamp collector

- - - - - - - Conjugate planes in illuminating ray

- - - - - - - Conjugate planes in image forming ray path

图 7 - 13　克勒照明的设计示意图

如图 7 - 14 所示，光源发出的光线经聚光镜 K_1 后成像于可变光阑 J_2 上（J_2 为孔径光阑），再经聚光镜 K_2 后成像于物镜的入孔处，标本得到均匀照明。同时视场光阑 J_1 经聚光镜后成像于标本平面上。当改变可变视场光阑的大小时，物平面上的照明范围立即跟着变化，使不在物镜视场内的物体得不到照明，可减少杂散光。因此，这种照明方式可以消除渐晕，使物平面界限清新、照明均匀。在中、高档显微镜中均采用此种形式。

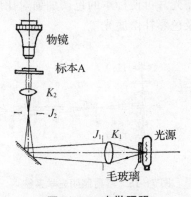

物镜

标本 A

K_2

J_2

J_1 K_1 光源

毛玻璃

图 7 - 14　克勒照明

（2）照明器　为了使物镜的数值孔径得到充分利用，聚光器应具有与物镜相同或稍大的数值孔径，以满足物镜物方孔径角的需要。可变孔径光阑的设置就是为了满足不同物镜孔径角大小的需要。

对数值孔径小的低倍物镜,可用一块凹面反射镜作为聚光器。但物镜的数值孔径较大时,聚光器则由多片透镜组成。在克勒照明的高倍显微镜中,应采用消色差聚光系统,其光学结构几乎与高倍物镜一样,只是焦距长一些,使光束能通过载物玻璃照亮标本。

在某些高档显微镜中,不仅需要透射光照明,也需要落射光照明,如荧光显微镜。落射光照明时物镜本身也作聚光器用,两者数值孔径相等。如图 7-15 所示,图中的半透半反射镜上镀有折光膜,既能使光线反射又能使光线透过。该件质量要求高,加工难度大,易变形,使用时应特别注意保养。

对显微镜照明系统的基本要求是:①光源光谱分布近似于自然光。②被照明物体的照度要适中。③对物体的照明均匀。④光源的热量不能过多地传递到镜头和标本,以免造成损害。

(3) 盖玻片与载玻片 大多数生物显微镜都是用来观察透明标本。使用时,标本夹于两玻片之间,下面的玻片叫载玻片,上面的叫盖玻片,用透射光做主照明。

载玻片是照明系统的一部分,为使照明良好,载玻片的参数按国际标准统一规定。在正常观察下,应无杂物、气泡、条纹、斑点。而且,应消除应力,无放射背景荧光。浸液、溶剂、标本必须是化学惰性的。盖玻片是物镜的一部分,并和物镜一起消像差,对其材料和厚度也按照国际标准。

(4) 光源与滤光器 显微镜的照明光源有两种,即自然光源与电光源。前者广泛用于低、中档显微镜中,它具有节能、安全、方便等优点。后者用于要求较高的显微镜及一些特殊显微方法。

电光源常用的有白炽灯、氙灯、汞灯等。白炽灯包括卤钨灯、钨丝灯、溴钨灯。其优点是安装方便、发光效率高、显色性好,适用于目视观察和小幅面摄影;氙灯具有发光效率高、寿命长、亮度大、显色性好等优点;汞灯的优点是发光效率高、亮度大、寿命长,适宜荧光显微镜用。

滤光器也称滤色片,合理选用滤光片有利于提高像的衬度和鉴别率。最常用的是有色玻璃滤光片。其次是干涉滤光片、中性滤光片、液体滤光器等。根据滤光片的作用来分,有色温转换滤光片、色彩补偿滤光片、绝热滤光片、反差滤光片、中灰滤光片等。

黑白摄影时,应用反差滤光片可使标本的色调加强对比度或减弱对比度。彩色摄影时,应采用色温转换滤光片及色彩补偿滤光镜。

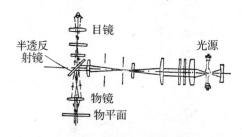

图 7-15 落射照明光学系统

7.4 透射显微术

1590 年,Z. Janssen 和 H. Janseen 共同研制出世界上第一台光学显微镜。在随后的几百年间,显微科学取得了迅猛的发展。人们逐渐地改进了成像质量,而且各种新的光学显微镜也应运而生,如偏振光显微镜、相差显微镜、倒置显微镜。但是传统的光学显微镜由于受到光瞳远场衍射效应的影响,存在分辨极限,瑞利将之归纳为 $R \geqslant \frac{0.61\lambda}{n\sin\theta}$,其中 λ 为成像光波波长,$n\sin\theta$ 为物透镜的数值孔径,即 NA 值。因此,对可见光来说,光学显微镜空间分辨极限约为 250 nm。从应用的角度,传统的光学显微术无法满足更高的分辨率要求。

生命科学中大量的事实表明细胞的动力学特征是起源于单个蛋白质分子的聚合和相互作用,这就要求发展超高分辨率的成像技术,从而在分子尺度上探测细胞生命活动的细节。在这种需求下,20 世纪 30 年代电子显微镜发展起来。它导致了细胞研究的革命,使得生物学家得以从亚显微水平上认识细胞世界。进入 80 年代,非光学类扫描探针显微术特别是原子力显微镜的出现更是将成像的分辨率推进到纳米的精度。但是这些显微术均在不同程度上存在系统结构复杂、成像检测环境要求苛刻等困难,尤其是不能像光学显微术那样提供重要的光学信息(如偏振态、折射率、光谱等)和进行无损伤性生物活体探测,这些均严格限制了它们在高分辨率细胞成像中的应用。

与此同时,新一代光学显微技术发展起来。它们以其高的空间分辨率和时间分辨率、无损伤,以及对单分子活体探测的可行性,再次成为生物学家、物理学家和成像学家们研究的热点。目前国际上公认的最有前途的单分子光学成像技术有全场相衬显微术、共焦荧光显微术,近场光学扫描显微术和全内反射荧光显微术。这些技术在分子生物学、分子化学、激光医学及纳米材料等领域受到广泛关注,并产生了深远的影响。其中,全内反射荧光显微术是近年来新兴的一种光学成像技术,它利用全内反射产生的隐失场来照明样品,从而致使在百纳米级厚的光学薄层内的荧光团受到激发,荧光成像的信噪比很高。这种方法的成像装置简单,极易和其他成像技术、探测技术相结合。目前已成功实现 100 nm 甚至更低的空间分辨率。

7.4.1 普通生物显微镜

一般所说的生物显微镜是指透射光照明,明视场观察的显微镜。它广泛应用于医疗、卫生、检验、科研等部门,是一种品种繁多、需要量大、使用普遍的显微镜,分为普通型和研究型两大类。

普通型生物显微镜配有 4×、10×、40×、100×四个消色差物镜和 5×、10×、16×三个惠更斯目镜;设有粗、微动调焦机构、四孔物镜转换器、标本移动尺等。多数采用反光镜采光,也有自带光源照明。光源一般为 6 V 15 W 白炽灯,并附一个电源变压器。为满足血球计数观察方便,还配有 25×物镜;为扩大视野提高像质采用平场目镜;为了使用方便取消了移动尺而改用同轴移动平台;为防止损坏物镜及切片专门设有调焦限位装置等。

研究型显微镜也称实验室型显微镜,一般都配有 4×、10×、25×、40×、100×(油)五个平场消色差物镜及 10×、16×两个广角目镜,带有摄影、投影、暗场等附件。

7.4.2 复合显微镜

一个复合显微镜由好几个透镜组合而成,它有比简易显微镜更大的倍率。图7-16所示为一个复合显微镜和它的各个组成部分。其中,物体在物镜后形成一个放大的像,这个像又被接下来的透镜系统(目镜)放大以便观察。因此,整个显微镜的放大倍数是物镜放大倍数和目镜放大倍数的乘积。典型的物镜放大倍数范围在 4～100 倍之间。更低放大倍率的物镜一般在复合显微镜中因照明的空间限制而很少使用(照明需要特殊的聚光器);更高放大倍率的物镜则不堪使用,因为它们的工作距离过短。

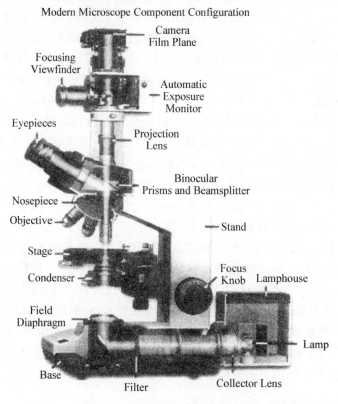

图 7 - 16　立式透射显微镜的示意图

目镜放大倍率的典型值是 8～12 倍,其中最常用的放大倍率是 10 倍。因此,标准的复合显微镜能够提供 40～1 000 倍的放大。一般而言,复合显微镜都提供多组透镜以方便照明和矫正不同的光学像差。

在一个典型的显微镜系统中,放在物镜前焦面附近物体被物镜投射到显微镜内部的一个平面上,形成中间像。这个中间像是被放大的,随后它被显微镜的目镜投射到人眼的视网膜上。因为目镜和物镜之间的距离恒定,这种显微镜被称为有限管长显微镜。然而,在一般现代改进设计的显微镜里,都把不同的光学元素(例如偏振片)引入到显微镜系统中,而且不影响影像的形成。在这种设计里,物镜不形成中间像,但在目镜附近另有管状透镜来生成中间像。在这种无暇矫正显微镜中,在物镜和管状透镜之间是平行光,因而加入任何光学元素不会打乱光路。图 7 - 17 显示了这两种不同种类显微镜的光路。

在常用的显微镜系统中,样品面由照明灯照明,照明灯通过收集聚合透镜和光阑光圈对样品进行照明。要通过目镜看到高质量的图像,样品的照明是关键的步骤。显微镜的分辨率不仅和物镜有关,而且和它的照明系统有关。

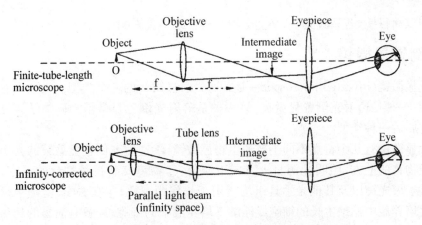

图 7 - 17　有限镜筒长显微镜和无限矫正显微镜的示意图

7.4.3　双目显微镜

操作显微镜时,若在长时间内用单目观察,容易造成疲劳、头晕、甚至损伤视力。为克服此弊病,目前在中、高档生物显微镜上,均采用双筒目镜装置。它是利用复合棱镜组把经物镜成像后的光束分成左右两束;然后再经两个目镜放大,其光学原理如图 7 - 18 所示。

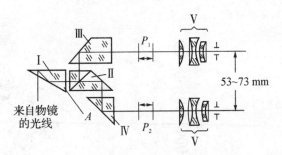

图 7 - 18　双目显微镜光学原理

来自物镜的光线经半五角棱镜Ⅰ后,使光线偏离 45°角进入复合棱镜Ⅱ,在其胶合面上有分光膜。分光膜使一半光线在焦合面上反射,从胶合的小棱镜射出后进入右直角棱镜Ⅲ,经右直角棱镜的直角面反射后成像在中间镜面 P_1 处,然后进入物镜Ⅴ;分光膜使另一半光线通过胶合面,再经复合棱镜Ⅱ中的大棱镜的另一直角面反射,进入左直角棱镜Ⅳ,经左直角棱镜的直角面反射后成像在中间像面 P_2 处,然后进入物镜Ⅴ。

双筒目镜装置是根据人眼的位置及眼球的构造而设计的。因为每个观察者瞳孔之间的距离各不相同,一般在 53～73 mm 之间,这就要求左右光轴之间的距离可沿平行线进行调节。一般将复合棱镜Ⅱ固定在双目镜筒中间,并将左和右直角棱镜分别固定在左右滑板内。相对于中间固定轴可作移拢与分开的滑动,借以达到调节两光轴之间的距离在 53～73 mm 之间。

从棱镜端面 A 发出的光线到中间像面 P_1 和 P_2 处两束光的光程是一个定值,当两光轴在 53～73 mm 范围内变动时,将使中间像面 P_1 与 P_2 的位置也沿光轴做上下移动,为保持筒长不变,在双筒目镜的镜管上设有筒长补偿机构,分别在其上刻有 53～73 mm 的刻线,以便与两光轴间的间距 53～73 mm 相对应。所以,操作时应根据自己的瞳孔间距,左右移动好两目镜座的位置后,必须转动目镜管,使镜管上的刻线值与之对应,才能算正确使用双筒目镜,若只顾其一,必然会给观察带来不良影响。

7.5 倒置显微镜

倒置显微镜(inverted microscope)是普通光学显微镜的一个类型。大致上有两种倒置显微镜:一种是透射光倒置显微镜;另一种是落射光倒置显微镜。矿物学研究用金相显微镜应属后一种类型。

倒置显微镜有几个特点不同于普通生物显微镜:①透射光倒置显微镜的光源和聚光器位于载物台的上方,照明光源自上方向下照射;②物镜安装在载物台的下方,向上对焦;③物镜、聚光镜以及其他光学具组均适用于长焦距观察;④在医学、生物学领域中适合于观察培养瓶中贴壁生长的细胞或浮游于培养液中的细胞;配备有简易的长焦距相差装置。因此倒置显微镜是医学、生物学细胞培养室的必备观察仪器。

倒置显微镜又称培养显微镜,在细胞离体培养、组织培养和微生物研究中,常用于观测培养瓶(皿)中的活体标本,其光路原理如图7-19所示。采用克勒照明系统的光源1发出的光线经聚光器2后照亮标本(物体)4。3为孔径光阑,13则为视场光阑。标本经物镜组5、转像系统6、7、8、9、10、11后成像在目镜12的物方焦平面上,人眼通过目镜组进行观测。为了观测方便,转像系统的设计应使系统所成的像为完全一致的像。

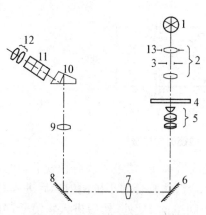
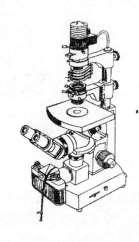

图7-19 倒置显微镜光路图　　　图7-20 倒置显微镜

由图7-20可见,由于它的照明系统位于载物台(物体)之上,而物镜组则在载物台之下,其相对位置恰好和一般生物显微镜颠倒过来,故称为"倒置"。由于培养瓶(皿)底的厚度一般在1.2~2 mm,而25倍和40倍物镜的工作距离分别为1.3和0.6 mm左右。为了满足它的特定使用要求,必须配有长工作距离的物镜和长工作距离的聚光镜。因此,在实际使用中确需40倍以上的高倍长工作距离物镜,目前国内外均无此型号,则只能在培养瓶(皿)底部开一个小圆孔,并粘上一块厚度为0.17 mm的盖玻片,然后用普通平场消色差物镜进行观察。各种透射显微术或者荧光显微术总体上利用正立显微镜,即光从底部入射而人从上向下看。不同的是,倒置显微镜的光源和会聚透镜在样品台的上方,而物镜在样品台下方。

对生物成像而言,倒置显微镜相对正立显微镜有一定的优势。倒置显微镜的一个主要优势是它利用了重力的积极作用。样品会在重力作用下下沉(或者样品在Petri盘的底部),在倒置显微镜里下沉将朝物镜的方向而在正立显微镜里将朝远离物镜的方向。因此,针对下沉物体,倒置显微镜更适合。

然而,倒置显微镜的设计更加复杂并且最大倍率小于正立显微镜。所有选择方式,例如相位相称、DIC或者荧光成像都适用于倒置显微镜。

7.6　暗场显微镜

暗视野显微镜(dark field microscope)技术是利用斜射照明法阻挡透过标本细节的直射光,以反射光和衍射光来观察标本。在普通显微镜下直射光透过标本的时候,一部分光被吸收,另一部分光透射或折射,形成标本细节内部结构的真实投影。因此,在普通显微镜下所看到的是物体形态和结构。而在暗视野显微镜下从侧面照射到物体的光束,绕射或反射造成物体外形的侧影。因此暗视野显微镜下所看到的只是物体的轮廓或物体的运动。

在这里,从某个角度照明样品,致使物镜不能接收低级次的衍射光,而只能接收到高级次的衍射光。因此,用这种技术,只有高散射或者高衍射级次的结构能够被观察到。暗场照明要求挡掉直接穿过样品的、光圈中心部分的光线,而只允许倾斜的光线从各个角度到达样品。这就需要特殊的会聚透镜,能把投射到它表面的包含各个立体角的光,转换成一个中空的光锥束,并让这个光锥束的顶点中心在样品面上。当没有样品并且会聚透镜的数值孔径大于物镜时,倾斜的光线都会穿过并避免进入物镜。在这种情况下,视场就是暗的,因为仅仅衍射光和从样品折射的光到达物镜。这种技术能够对产生衍射和折射的样品结构生成高对比度图像。

暗场显微镜也称暗场照明法,俗称超显微术,即是用暗场聚光器来代替一般显微镜中的聚光器而成。我们知道,显微镜的分辨本领取决于物镜的数值孔径。在极限情况下,$NA=1.6$,因此在白光照射下,物镜最多能分辨 $0.2~\mu m$。小于这个数值的物体,显微镜不能分辨。通常把小于 $0.1~\mu m$ 的粒子称为超显微粒子,这种粒子在一般显微镜中是无法观察到的。然而,利用暗场显微术确能够观察到超显微粒子。其基本原理是当强光投射到微粒上时,将产生散射,同时由于光的衍射,每个微粒形成一个衍射斑(由几个衍射环组成),若照明光束不直接射入物镜,则视场呈黑暗。通过显微镜目镜观察时,在暗背景上将看到微粒的发光衍射斑,即看到的是被检物体的衍射图像,并非物体的本身。对于直径大于 $0.3~\mu m$ 的微粒,还可看到它的形状和大小。对于超显微粒子,根据衍射斑可判断其存在和位置,但无法判断其形状。由此,可借助暗场显微术判定某些病毒的存在。原生质在亮场照明时呈均系,但在暗场照明下,可以看出有很多颗粒。

普通显微镜下可以看到 $0.4~\mu m$ 的细节,而暗视野显微镜下竟能看到 $0.2\sim$ $0.004~\mu m$的极微小物体。这个范围的物体叫亚粒子(submicron)。因此暗视野显微镜也可以称裂隙限外显微镜(slit ultramicroscope,spaltultramikroskop)。

暗视野显微镜特别适用于胶体化学领域中观察溶质粒子的布朗运动,适用于观察原虫、细菌的鞭毛、伪足运动,医学检验学范围适用于观察人体体液中螺旋体、尿管形、结晶或各种粒子。在这一点上,暗视野显微镜远比其他种类显微镜要优越得多。

暗视野显微镜的最关键部件是暗视野聚光镜(dark field condenser)。

(1) 抛物面聚光镜

抛物面聚光镜是抛物面玻璃球体的上下两端平行切削而成的抛物面聚光镜

(paraboloid condenser)。在它下面中央的沉淀挡光薄膜,只允许其周边入射的照明光束。该光束在球体的抛物面上反射并会聚到标本上(图7-21)。

图7-22所示,一个人类红细胞膜反射的光束进入物镜前透镜成像的光路。在显微镜的视野中不允许进入直射光。因此视野应该全暗。只有物体所反射的光束造成闪亮的物像(图7-23)。

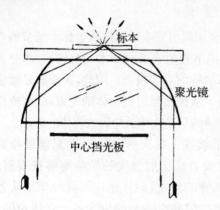

图7-21 暗视野—抛物面聚光镜的光路

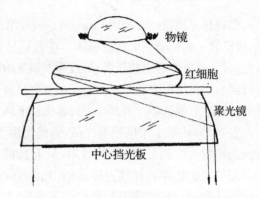

图7-22 标本的反射光光路

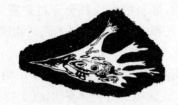

图7-23 暗视野显微镜的视野与物像

(2)心形聚光镜

将光学材料切削成球面反射系统,并以中光膜阻挡直射光的聚光镜为心形聚光镜(eardioid condenser)(图7-24、图7-25)。

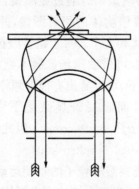

图7-24 心形聚光镜

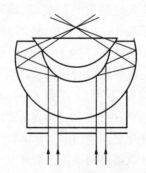

图7-25 心形聚光镜

(3)同心球面聚光镜

利用两个球面的同一中心制造的聚光镜为同心球面聚光镜,基本原理都相同。这种聚光镜不涂中心挡光金属薄膜,只以球面反射面阻挡中心直射光束(图7-26)。

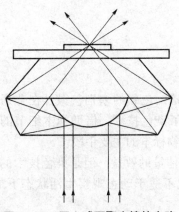

图 7-26　同心球面聚光镜的光路

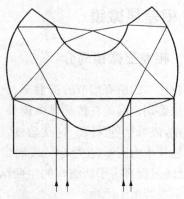

图 7-27　超聚光镜的光路

（4）超聚光镜

这是由两张中央球面凹陷的光学质料制成的超聚光镜（Ultracondencer）。这种聚光镜适用于观察气体标本或液体标本内悬浮的微粒或微粒的布朗运动。当使用时将标本注入上面的球形凹陷内，加以观察。此类聚光镜可以提高显微镜的分辨本领到 0.004 pm，看到超微粒子（图 7-27）。

如图 7-28 所示为一种环形暗场光阑结构，对透明物体的观察，可在阿贝聚光器下方加一环行暗场光阑，挡住中央部分光线，使之侧向照明，在聚光器最后一面与载玻片间滴上油，盖玻片与物镜之间是干的，经过聚光器的环形光束在盖玻片内被全反射而不能进入物镜，形成暗视场，这种方法仅用于小数值孔径物镜，对于大数值孔径的物镜，则需采用专门的暗视场聚光器。

若被观察的标本（物体）为不透明，则采用落射光照明，如图 7-29 所示。自下方射来的照明光束，经中央挡板 B 后形成一中空光柱，再经聚光器 K 反射后以斜光束会聚照亮物体上一点。由于其投射倾角很大，故反射光线不能进入物镜，只有物体的散射光经物镜后成像，形成黑背景下的明亮影像。所以，在暗场照明时，观察到的明暗影像正好与明视场相反。

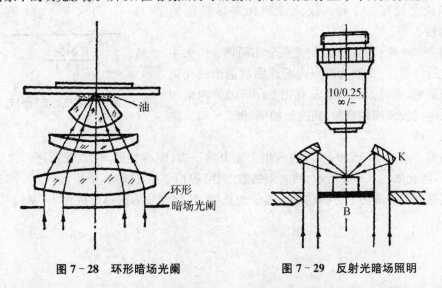

图 7-28　环形暗场光阑　　　　图 7-29　反射光暗场照明

有些显微镜同时具有明、暗场照明功能，只需在聚光器处设置一转换装置便可达到要求。

7.7 相差显微镜

7.7.1 相差显微镜简介

生物标本的所有细节的折射率、光密度（明暗）、色彩的差别甚微。在普通显微镜下几乎无法鉴别。因此在传统显微镜技术中发展了染色技术。借助标本细节的选择性着色的特性，进行显色反应。这就是显微镜观察生物标本的主要手段。

染色技术为医学、生物学的发展带来了不可估量的效益。但是染色技术的操作过于繁杂，处理过程有害于活细胞的生命活动。因此不适于动态观察生活状态下的细菌、细胞或寄生虫等微小生物。

未染标本可用暗视野显微镜观察。但是暗视野显微镜下细胞的内部细节不易分辨。

1940 年荷兰学者 F. Zernik 巧妙地应用光的衍射和干涉原理提高标本细节的折光率的差异，创造了相差显微镜（phase contrast microscope）。从此非常简便而有效地观察体外培养细胞的生长过程，记录细胞分裂周期中的染色体的移动。近年来细胞学家和生物学家所拍摄的生活细胞生长、分裂过程的非常出色的记录影片，都是利用相差显微镜的优秀性能完成的。因此相差显微镜、倒置相差显微镜已成为细胞学、细菌学、寄生虫学、免疫学和海洋生物学的实验室必备仪器。

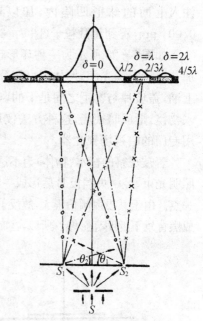

图 7 - 30 衍射斑的光强分布原理

相差显微镜技术已与干涉显微镜技术、荧光显微镜技术、偏振光显微镜技术相结合而形成干涉相差技术、荧光相差技术和偏光相差技术。所以相差显微镜技术在光学显微镜技术中占有特殊重要位置。仅在 1950—1954 年的 4 年间世界各国所发表的有关相差显微镜的原理、制作技术和使用方法的专著和论文就有 211 种。仅此说明相差显微镜的发展速度。

图 7 - 30 展示衍射条纹的光强分布原理。中央主最大之所以最亮，是因为两点光源球面波射出的光束的行程最短，而且振动周期没有相差（$\delta=0$）。两束相干光束的光波波峰相叠加，其能量加倍（图 7 - 31），这叫相长干涉。

暗带一级最小（P_1' 和 P_{-1}'）的两相干光束的一方，距 S 比距 S_1 点光源近。二者光程差 $\lambda/2$。因此如图 7 - 32 所示，两光束的波峰、波谷相叠加，这称相消干涉（图 7 - 32）。一方的高能量部分和另一方振动的低能量相抵消，其合成波的振幅形成极小，呈暗带（$M+M'=0$）。

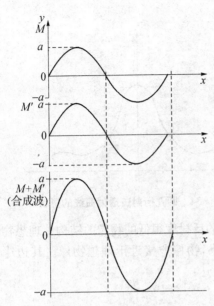

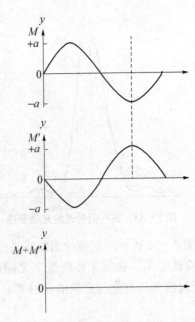

图 7-31 相长干涉光束的合成波($M+M'$)　　图 7-32 相消干涉的合成波($M+M'=0$)

明带一级最大(P_1,P_{-1})的来自 S_1 和 S_2 的相干光束的位相差($\delta=\lambda$),相当于一个波长。根据衍射光相干干涉定律,位相差整个波长或波长整数之差(2λ,3λ,4λ,…)均属相长干涉。相差非整数倍如 $\frac{1}{2}\lambda$,$\frac{3}{2}\lambda$,$\frac{5}{2}\lambda$,…均属相消干涉。

但是一级最大的光强比中央主最大的光强弱一些。这是因为来自两点光源到达一级最大的亮带的整个区域内的光线,并非像几何制图那样仅仅两条光线。而是一系列位相差近似一个波长的无数光线。这就不难推测总有些相互有所抵消、有所削弱的光束到达这里。与此同时,还应看到到达一级最大的两光束中一侧的光程比另一侧远一波长,滞后一波长,在空间中多消耗一部分能量。由此不难解释二级最大的光强为何比一级最大还要弱一些的原因。

通过窄缝衍射斑的光强分布,懂得了光的干涉原理。日常我们所研究的生物标本中很少有周期性很强的窄缝,即光栅结构。我们所遇到的标本细节几乎都是与夫琅禾费(Fraunhofer)圆孔衍射或菲斯涅耳(Fersnel)圆盘衍射相似。

参考图 7-4 所示圆孔衍射的光强分布。其中央主最大叫艾利(Airy)氏圆盘。其外周以明暗相间的暗环、亮环相绕。对于我们研究相干光源照明下生物标本细节的显微镜成像原理来说,中央主最大即艾利氏圆的光通量和透射曲线的形状具有特别重要的意义。

将衍射斑的全部光通量作为百分之百计算时,中央主最大占 84%,而其余部分占16%。在显微镜成像光束中,中央主最大的光强起着决定作用。其余 16% 是以散射光的形式使物像变成弥散的赘生光束。当显微镜的质量低劣,像散现象严重时如图 7-33 的虚线 2 所示;主最大的光强降低,将更多的光量损耗在寄生的散射光上。这就造成物像模糊、视野清晰度降低。

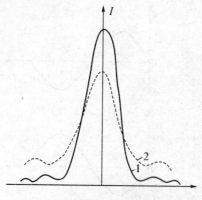

图 7-33　圆孔衍射斑的光强变移

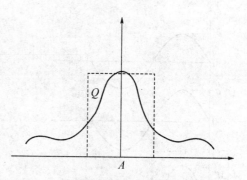

图 7-34　圆孔衍射斑透射曲线的形状

图 7-34 展示的光强分布曲线是边缘不清楚的反衬度很低的物像的结构。理想物像曲线应该是 I_1。曲线 1 和曲线 2 之间的 Q 角愈小，物像愈接近于理想物像。其边缘清晰，反衬度大。物像与介质的反衬度 r 可用下式表达：

$$r = \frac{I_1 - I_2}{I_1}$$

如果 I_1 为物体的亮度，I_2 为介质的亮度时，I_2 等于零的话，那么物体的反衬度应该等于 1。

生物标本明视野照明下的细节更多的情况下，并不是发光点，而是明亮背景下的暗点或暗线。其成像光束的结构（图 7-32）圆孔衍射斑光强分布曲线完全相同。只不过亮背景上的暗物体的光强分布（图 7-35）与图 7-34 的光强分布曲线适成互补（反相）。

相差显微镜下要研究的标本都是未经染色的活细胞、细菌、寄生虫或褪了色的染色标本。这类标本细节与细胞培养液或其他介质之间只有微小的折射率的差别。

所谓折射指的是光线从一种均匀介质（透明介质）进入另一种均匀介质时改变其传播速度，改变其传播方向。每种均匀介质中光的传播速度与真空中的传播速度相对比的物理量度，称为折射率（n）。其表达式为：

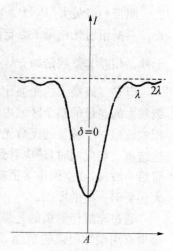

图 7-35　亮背景上的物像的
光强分布曲线

$$n = c/v$$

式中，n 为折射率，c 为真空中的速度（3×10^8 m/s），v 为透明介质中的速度。

在标准状态下空气中波长为 435.9 nm 的紫色光的折射率 $n = 1.000\ 295\ 7$，波长为 656.3 nm 的红色光的折射率 $n = 1.000\ 291\ 4$。由此可见在同一种均匀介质中，具有不同波长的单色光的折射率不相同。与此同时，同一波长的单色光在不同均匀介质中的折射率也不相同。讨论折射率时必须从均匀介质的密度或性质和单色光的波长等两方面来考虑。对于同一波长的单色光持有较高折射率的介质叫光密介质，较低折射率的介质叫光疏介质。

图 7-36 所示为光密介质（细胞）和光疏介质（培养液）的相干光束透过的正弦曲线。本来这两种介质的折射率的差别极其微小。图上的正弦曲线 2 是透过细胞的光束，而透

过细胞培养液的正弦曲线1在x轴上稍有滞后,稍有位移。因此透过细胞的衍射光束和透过培养液的直射光的合成波的光强大为衰减,成为3。由于正弦曲线2的位相滞后使衍射光的振幅比起直射光的振幅衰减了以$\overline{OM}$为振幅的虚线4的程度。由此可以认为,正弦曲线1是由合成波3和以$\overline{OM}$为振幅的两曲线之和。所以细胞的折射率n和培养液的折射率n'的数值愈接近,则合成波(以$\overline{OH}$为振幅)的振幅愈大,以$\overline{OM}$为振幅的曲线(点线)的振幅愈小。

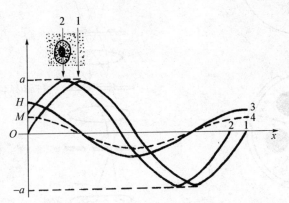

图7-36 光密介质(细胞)和光疏介质(悬液)的相干光透光曲线

相差显微镜技术中应用加大衍射光位移的干涉装置,使衍射光和直射光的位相移$\lambda/2(\pi)$,以此增加细胞的反衬度。在这方面各国显微镜厂家不断研制出增加反衬度的新的干涉片。

相差显微镜的关键性部件为环状光栏(Anular Diaphragm)、位相板(Phase Plate)和对焦望远目镜(Centring Telescope)。

1) 环状光栏

环状光栏是在玻璃片上喷涂金属薄膜借以挡光,只留下环形透光窄缝的光栏(图7-37(b))。

有些类型显微镜配备着单片环状光栏。这种环状光栏与可变数值孔径的聚光器可以配用。

多数类型的显微镜都配备着组合环状光栏(图7-37)。这是与不同数值孔径的物镜相适配的不同直径的环状光栏组。图7-37(a)展示组装好的环状光栏的上表面。金属圆盘上有两孔:一个小孔显示数字指示进入光路的环状光栏适配物镜的放大倍率;另一孔为选入光路的环状光栏。圆盘后方有两支合轴调整螺旋。圆盘上方附有聚光镜。图7-37(b)展示着安装在上述圆盘内的光栏组。与O位对面的为空白圆孔。这是在显微镜上装配环状光栏后显微镜另有他用时,可以避开环状光栏的空档。其他数字均指示对面的环状光栏的大小。

环状光栏实质就是造成相干光源的窄缝。但我们所观察的生物标本并没有方向性。因此圆孔衍射小孔、窄缝衍射的周期性光栏、十字形和三角形窄缝都不能提供均匀的无方向性的相干光束。只有环状光栏才能提供适合于显微镜视野中观察生物标本的光源。

环状光栏在显微镜的成像光路中占据聚光镜的第一焦面上(图7-38)。例如普通透射光显微镜中的环状光栏,应该位于光源和聚光镜之间。在倒置显微镜中应该在载物台上方、聚光镜的上方和光源的下方。

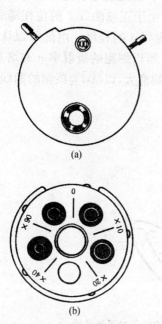

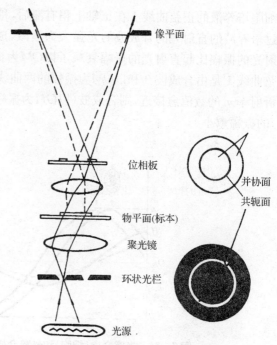

图7-37 相差显微镜的环状光栏

图7-38 相差显微镜的成像光路

2）位相板

位相板全部安装在物镜的后焦面上，即物镜体内透镜组中间。物镜体的外壳上刻有表示位相的英、德文 ph，俄文 Φ 字样。

位相板是一片玻璃上喷涂环形吸光物质的平板。这种环形相板恰巧与环状光栏成为共轭面。位相板上除环形吸光物质以外的所有板面称补偿面。

位相板的功能是吸收部分光线，延长部分光线的光程，推迟部分光线的位相，使之产生位相差。为此目的，用真空蒸发的方法沉淀适当厚度的透明的氟化镁或其他电解质，还要蒸发沉淀一层金属薄膜。根据不同吸收物质和不同沉淀部位如共轭面或补偿面，可分为两类位相板。

（1）A型位相板

凡是共轭面即环形相板上涂有吸收层的相板均属A型。A型相板又分两种。

①A＋型位相板。这是在共轭面上既涂吸收层又涂有电解质的相板。这种相板能吸收其共轭面 60%～90% 的直射光，而透过其 20%～40% 的直射光。市场出售的位相板型号分类时，都以数字表示其透射率和推迟位相的数据（表7-1）。

表7-1 位相板的类型和功能

类型	直射光			衍射光			功能	
	吸收	透过	推迟	吸收	透过	推迟	光密细节	光疏细节
A＋	低(L)	20%	$\lambda/4$					
	中(M)	14%	$\lambda/4$					
	高(H)	7%	$\lambda/4$	$\lambda/4$			明反差	
	低(L)	20%	$\lambda/3$				（负）	
	低(L)	20%	$\lambda/20$					
A—	低(L)	20%				$1/4\lambda$	暗反差	
	中(M)	14%				$1/4\lambda$		

类型	直射光			衍射光			功能	
	吸收	透过	推迟	吸收	透过	推迟	光密细节	光疏细节
B-		加强 +2.5倍 +5倍		低(L) 中(M) 高(H)	100% 40% 25%	λ/4 λ/4 λ/4	明反差	
B+	基本不用							

注:1. 当标本细节的折射率低于介质时反差效应出现相反现象。
　　2. 标本与介质的折射率用贝克线进行检查(后述)。
　　3. 有些文献里常用符号 DM 指暗反差中,BH 指明反差高。

②A-型位相板。共轭面上涂有吸收层,同时在补偿面上涂有电解质。

(2) B 型位相板

凡是在补偿面上涂有吸收层而在共轭面上有电解质的位相板,均属此类。

①B-型位相板。在补偿面上涂有吸收层,共轭面上有电解质的相板。

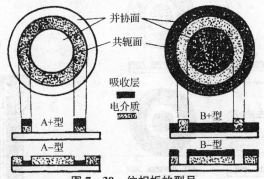

图 7-39　位相板的型号

②B+型位相板。在补偿面上涂有吸收层加电解质的相板。

各型相板的分类和功能见图 7-39~图 7-43 和表 7-1。

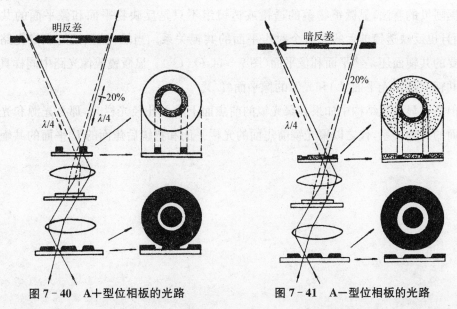

图 7-40　A+型位相板的光路　　　　图 7-41　A-型位相板的光路

（3）对焦望远目镜

对焦望远目镜（centring telescope）又叫合轴望远镜或校正望远目镜。这是一种场透镜和接目透镜之间的距离可变的目镜（图7-43）。

7.7.2 相差显微镜的成像原理

1）阿贝成像原理

为了理解相差显微镜的原理,不得不回顾普通显微镜的成像原理。德国光学家阿贝（E. Abbe）从1874年以后创立了成像原理。在现代波动光学的发展基础上兴起的变换光学中的空间信息滤波和信息处理概念,就是奠基于阿贝成像原理。

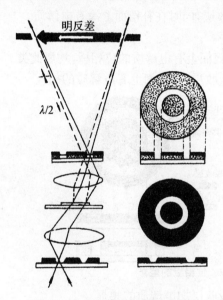

图7-42　B—型位相板的光路

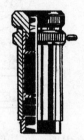

图7-43　对焦望远目镜

据阿贝的看法,显微镜物镜的透镜或透镜组不只是反映物平面和像平面的共轭关系,而且也反映透镜前后的无数个对应平面的共轭关系。当然,显微镜的成像光路中最为重要的共轭面还是物平面和像平面（图7-44,O-O'）。显微镜成像光路中同样具有重要的共轭面是发光平面（L）和光源的像平面（L'）。

但是在显微镜结构中如果在聚光镜的前焦面上放置孔径光栏时,那么光源和光源像两平面的共轭关系,代之以聚光镜前焦面的光栏平面和物镜后焦面的L''平面的共轭关系（图7-45）。

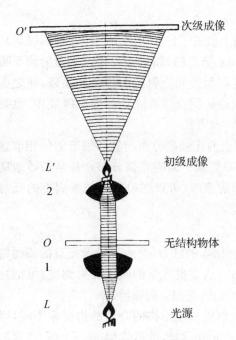

次级成像

初级成像

L'

2

无结构物体

O

1

L

光源

图 7-44　显微镜的成像光路

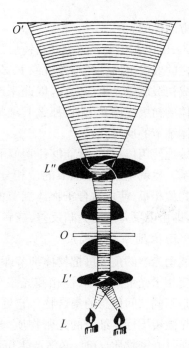

O'

L''

O

L'

L

图 7-45　显微镜的成像光路

阿贝认为发光平面的共轭面即 L' 平面,是显微镜的初级成像平面,而物平面是次级成像平面。若通俗一点来讲,L' 烛光是 L 烛光的像,而 O' 空间是 L' 烛光的像。

如果我们在显微镜的初级成像光路上在聚光镜和物镜之间,插入一张不同光密度的标本 0(图 7-46 上是光栅)时,立即破坏了初级成像光路。这是因为标本细节的光密结构(栅)和光疏结构(间隙)的折射率不同,而产生光的衍射。其结果如图 7-46 所示,L 烛光在它的像平面上出现了数支烛光。与此同时,在像平面上出现标本 0 的干涉像。这些干涉纹是由次波源 0、-1、+1 发射的衍射光的重叠所造成的。这样由于标本的干涉次级成像过程,已由 $L'\sim O'$ 的共轭面改变成 $O\sim O'$ 的共轭面。也就是说像平面上不是 L' 的像,而是标本 0 的像了。

总之,相干成像过程的第一步是形成衍射斑,而第二步是相干干涉。

当然未染色生物标本细节的折射率有很小的差异,在像平面上的对比度非常小。为了提高物像的对比度(反差),荷兰物理学家(F. Zernike(1935),设计了相差显微镜的基本部件如环状光栏和位相板。

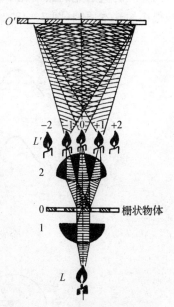

O'

-2　-1　0　$+1$　$+2$

L'

2

0　栅状物体

1

L

图 7-46　显微镜的成像光路

从阿贝成像原理已经知道显微镜的聚光镜前焦面上放置孔径光栏时,这个平面就成为物镜后焦面的共轭面。F. Zernike 在这个平面上放置了环状光栏,按空间滤波概念,称带通滤波器。

环状光栏给物镜后焦面提供的是照射在环形像平面上的相干光束。照射在环形像平面上的相干光束,不同于线形窄缝所提供的相干光束。前者不能造成带有方向性衍射斑。在共轭面上的光分布强度也不像窄缝衍射那种零级强度。它所造成的衍射光是均匀的无方向性的。

F. Zernike 在相差显微镜的物镜后焦面上放置了位相板。恰巧位相板的吸收环变成环状光栏的成像平面。其结果就像 F. Zernike 指出的,如果人为地改变照射到不吸光物体而形成初级成像光束的光波,以此来改变衍射光和直射光的位相和振幅,使之近似于吸光物体的初级成像光束时,那么其结果就造成完全像吸光物体的次级成像,也就是加强了物体细节的反衬度。

巧妙地使用位相板,就能够使物像平面上的光强度分布与物体细节的位相信息成为线性关系。也就是用物体细节的位相分布调整像平面的光强分布。甚至巧妙地选配不同类型的位相板,使之适合于物体细节的折射率时,可以强迫使物像平面上的反衬度出现逆转,即由明反差改变为暗反差,或者反之。

  2) 物体细节(标本)

从波动光学的角度可把物体细节即生物标本的细节,看成是成像光束的障碍物。它可以改变相干光束的振幅、位相和光强分布。从变换光学的频谱转换角度,可把物体细节看成是不同空间信息的集合物。它可改变光信息的空间频谱。

在显微镜下标本细节的光密物质、光束物质和无结构的介质的折射率不同,因此相干光束通过光密物质(t)时,必然产生衍射,使光程延长,推迟位相(图 7-47)。这时衍射光(P)和直射光(S)之间的位相出现 d/λ 差异。但是标本的吸收程度近似,所以振幅未变即光强未变。这种直射光和衍射光到达像平面重叠成像时,其合成波的振幅与通过无结构介质的直射光的振幅几乎近似,即其光强相似。这就是未染标本在普通显微镜下反差很小的基本原因(图 7-48)。

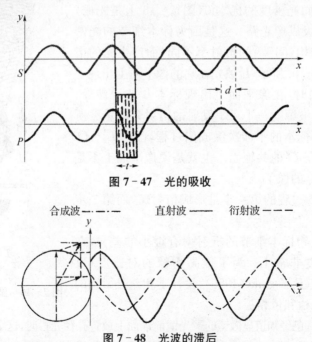

图 7-47 光的吸收

合成波 ——·——   直射波 ——   衍射波 ——·——

图 7-48 光波的滞后

在相差显微镜下透过标本细节的直射光束,聚焦于位相板的共轭面上,而被吸收的 $60\%\sim90\%$,其振幅变小。衍射光本来已被标本细节推迟了 1/4 波长,再在位相板的补偿面的电解质又推迟 1/4 波长。结果衍射光的位相比直射光的位相总共推迟 1/2 波长。如图

7-49所示,两光束的波峰波谷相遇,其合成波的振幅等于极小。与此同时,通过无结构介质的衍射光的光程只被补偿面的电介质推迟1/4波长。这就造成通过光密物质的光强远比通过无结构介质(背景)的光强衰减得多。相差显微镜下标本细节的反差加大了。光密结构比背景暗得多了。这种反差叫暗反差也叫正反差(图7-49)。

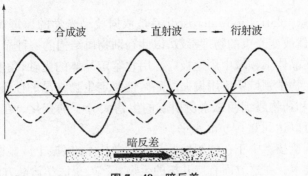

图7-49 暗反差

如果在位相板的共轭面上再涂一层吸光物质,强迫使来自标本光密细节的直射光增加1/4光程即推迟位相1/4波长,那么这种直射光的位相与通过补偿面的衍射光的位相相一致了。两光束的波峰相遇,其合成波的振幅等于两光束振幅之和,光强比直射光增强了4倍。其结果标本光密结构比背景明亮得多。这叫明反差,也叫负反差(图7-50,图7-51)。

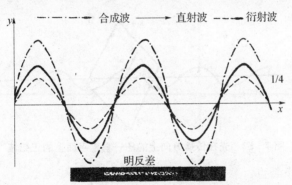

图7-50 明反差

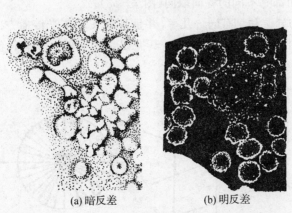

(a)暗反差　　　　　　　(b)明反差

图7-51 (a)为暗反差(骨髓涂片 20×10)
　　　　(b)为明反差(骨髓涂片 20×10)

总之,从相差显微镜的基本原理可把物体细节看成是不同空间信息的集合体。它可改变光信息的空间频谱。在以后的章节中用波动光学显微镜的实例,进一步证实变换光学的频谱转换概念。图7-51显示骨髓细胞涂片上白细胞和红细胞的暗反差像和明反差像。

7.8 偏光显微镜

偏振光显微镜(polarization microscope)是依据波动光学的原理观察和精密测定标本细节,或透明物体改变光束的物理参数,以此判别物质结构的一种显微镜。

这种显微镜在晶体学领域中用途极广。用它鉴定晶体的光轴、角度、厚度、表面胁变等的物理量。在生物学领域中应用偏振光显微镜鉴定生物结晶的性质、膜结构的分子排列、生物膜的厚度和药物或细菌毒素所引起的生物大分子的变化。在这方面,偏振光显微镜的分辨本领可以达到 0.04 μm 水平。

现今显微镜制造技术中正在创制偏振荧光显微技术、偏振干涉显微技术和偏振相差即微分干涉显微技术。在这方面有待开拓的生物、医学、兽医学诊断方法极为广阔。

7.8.1 光的偏振现象

日光、灯光等自然光是普通显微镜的光源。自然光的光能是由发光体发出的无数电偶极子(electric dipole)形成光束,在其传播方向的垂直面上以正弦波的形式进行简谐运动(图7-52)。

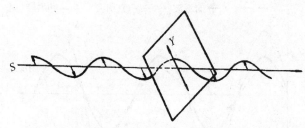

图 7-52　光在传播方向上的任一垂直平面上的正弦波

自然光具有如下特点:

(1) 组成自然光的每一条电偶极子波束即光束,都有与传播方向成直角的振动平面。所有光束的振动平面都有不同的各向取向(图7-53)。

(2) 各向取向的分振动具有同一几率,并且其电矢量在光传播方向上的任一垂直平面上的正弦波量的时间平均值是相等的。其振幅是相等的。没有任何个别取向的振动占优势(图7-53)。

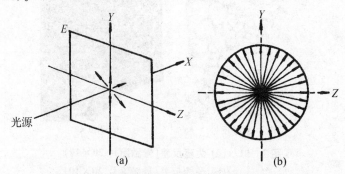

图 7-53　自然光的各向取向的电矢量的均一性

（3）其电矢量虽然都垂直于传播方向，但相互间都是无关的。任何两个取向不同的电矢量都不能合成一个电矢量。

（4）各向取向的电矢量都没有共同的位相关系。其波长和频率都可不相同。因此自然光是全色光。

（5）任何一个取向的分振动都可分解为相互垂直取向的两个振动面上的分量（图7-54）。19世纪初，E. L. Malus(1808)和S. D. Brewster(1813)等利用介质反射面（Brewster角57°），从自然光中分离出了具有特定取向的振动面的光线。这种光叫偏振光。自一束偶极子的振动所产生，电矢量只有一个振动面内的偏振光叫完全偏振光或线偏振光。一束线偏振光在某些特定条件下，还可以分解为振动面相互垂直的两个分量。在光学物理学中用制图的方式标明两个分振动的振动面。如图7-55(a)所示，线偏振光的振动平面如与图纸平面成垂直角时，在光线的传播方向上用小圆圈或圆点标明。线偏振光的振动平面在图纸平面内（与图纸平面平行）时，以双向箭头标明（图7-55(b)）。一束线偏振光分解为振动平面相互垂直的两分量（或两分振动），可用图7-55(c)加以标明。

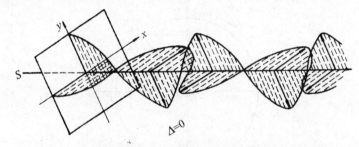

图7-54　相互垂直方向上振动的两束偏振光，即y方向上的振动平面波和x方向上的振动平面波（两分量）

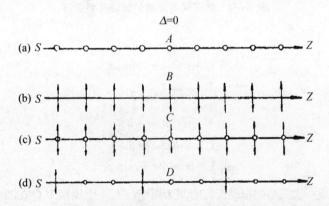

图7-55　(a) 与图纸平面垂直的振动面；(b) 在图纸平面内的振动面；
(c) 两分量相互垂直的振动面；(d) 圆或椭圆偏振光的振动面

偏振光的电矢量不在同一平面内时叫部分偏振光。这种偏振光的电矢量的顶端沿着光的传播方向上向左或向右旋转的螺旋形轨迹的取向面，在各个取向上等距的偏振光称圆偏振光。这种部分偏振光在传播方向上的螺旋形轨迹上某个取向优势于另一个取向时叫椭圆偏振光。

我们在应用偏振光显微镜、相差显微镜、干涉显微镜等波动光学显微镜时，首先要了解光线的某些重要的物理量,及其在成像光束中光强分布上的意义。

1) 波

波(wave)是简单形式的横向简谐运动和匀速直线运动的组合,也就是以一定的周期并以一定的速度传播的粒子运动。这种粒子运动沿着直线上的任一瞬间的 y 加速度和它从该直线上的一定位点算起的位移(Y 向上)成正比。这种简谐运动可用下列波方程式表述:

$$y = a\sin(\omega t + \alpha)$$

图 7-56 展示粒子 Q 从直线运动的某一特定位点向 Y 方向简谐运动的规律。图中 α 为粒子发出瞬间的初位相。ωt 为运动中的位移的位相,ω 代表角速度。波的位相从 OA 开始向逆时针方向的量度为:

$$Y = a\cos(\omega t + \alpha)$$

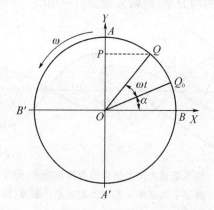

图 7-56　粒子简谐运动的旋转矢量图解

将以上两式合写成:

$$Y = b\cos\omega t + c\sin\omega t$$

式中,$a^2 = b^2 + c^2$,$c/b = \tan\alpha$,故可将简谐运动用下式表述。

$$Y = a\sin(\omega t + \alpha)$$
$$或 Y = a\cos(\omega t + \alpha)$$
$$或 Y = b\cos\omega t + c\sin\omega t$$

Q 从 P 点完成一次完整的振动所需时间为周期(T),一个周期中 Q 在圆上运动等于一周。

$$T = 2\pi/\omega$$

T 的倒数,即每秒钟内的振动次数称频率(f)。

$$f = \omega/2\pi$$

式中,ω 称角频率或圆频率。

在波动光学显微镜技术中充分理解简谐运动中质点的初位相和质点的位移即波的位相极为重要。因此波的初位相、位移的静止矢量应用旋转矢量(圆矢量)表示时,光强分布的原理非常易于理解。换句话说,可把正弦曲线用向量图加以分解(图 7-57)。

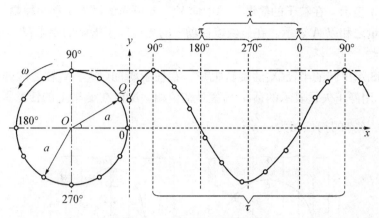

图 7-57 正弦曲线的向量分解

该图所示:原点在任一瞬间的位移,经过时间间隔 $\tau=x/v$ 之后,将传播到 x 轴上距原点为 x 的位点上。因此任意点 x 处的振动位相比原点处的位相总是滞后一个 $x\omega/v$ 值。所以光的传播方向上的任意位点的振动为:

$$Y=a\sin[\omega(t-x/v)+\alpha]$$

2) 波长

通常以 λ 表示一个波长。沿着光的传播方向波函数经历一个完整循环所量得的距离。也就是说 Q 粒子从任意位点上开始振动,经历时间间隔 λ/v 之后,将再次获得相同值(图 7-57)为一个波长。为完成这一循环的时间叫周期(T)。

$$T=\lambda/v=2\pi/\omega$$

因此,$\omega=2\pi v/\lambda$。波函数 v 为:

$$\lambda=vT=\frac{2\pi}{k}=\frac{1}{\sigma}$$

σ 是(光谱波数)波长的倒数。

在单位时间内完成的周期数为频率。

在偏振光显微镜、相差显微镜和干涉显微镜技术中,为取得实际测量的数据,总是离不开光的波长、颜色和能量的具体数值。为此,在下表中列出可见光的波长范围。

表 7-2 可见光的波长范围

颜色	中心频率(Hz)	中心波长(nm)	波长范围(nm)
紫	7.3×10^{14}	410	455~390
蓝	7.0×10^{14}	430	470~455
青	6.5×10^{14}	480	492~470
绿	5.5×10^{14}	540	577~577
橙	4.9×10^{14}	610	622~597
红	4.5×10^{14}	660	780~622

3）振幅

通常以 a 表示。在粒子的简谐运动中向 Y 方向所作的最大位移叫振幅（amplitude）。两振动的矢量之和以 A 表示。在显微镜视场中的亮度等于振幅的乘积：$I=a^2$。

4）位相

图 7-58 示出圆的半径 $\overline{OQ}$ 的旋转矢量。在任意瞬间 $\overline{OQ}$ 与 X 轴之间的夹角就是位相（$\omega t+\alpha$）。用静止矢量表示的话，α 角就是初位相。所以在 x 轴上的任意瞬间的位相为 $\frac{2\pi}{T}\left(t-\frac{x}{v}\right)$。该点的初位相为 $-\frac{2\pi x}{Tv}$。

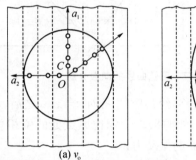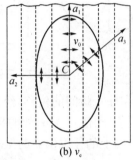

图 7-58　虚线表示晶体的光轴图中(a)，(b)均表示晶体
主截面内通过平面偏振光的传播速度

5）振动方向

线偏振光的偏振方向所示的平面称振动面，也称偏振面。所谓偏振面，主要还是指线偏振光（平面偏振光）的电矢量简谐波动方向而言。圆偏振光或椭圆偏振光的电矢量，不在一个平面上波动，而在螺旋形旋转中波动，所以一般对圆偏振光或椭圆偏振光不讲振动平面。

7.8.2　透光物体的光学特性

透明物体或透明介质按其光学特性可分为各向同性介质（isotropic medium）和各向异性介质（anisotropic medium）。所谓各向同性介质，指的是透射光通过它时，只有一种折射率，而且能够满足 W. Snell 定律（折射定律）：在自然界中的均质气体、均质液体、无定形透明固体均属各向同性介质。

各种矿物斜系晶体、生物结晶、生物体内的纤维、膜、颗粒或非均质溶液均属各向异性介质。

各向同性介质受到外界引力、张力、压力等物理因素或受到细菌毒素、药物毒素等化学因素的作用时，会出现应力学变化。从而各向同性介质也可出现各向异性介质的光学特性。

所谓各向异性介质指的是透射光通过它时，一束光线被分解成具有不同折射率的两束光线。透明介质的这种光学特性叫双折射性。

研究透明固体的光学特性的固体光学，在偏振光显微技术、干涉显微技术、相衬干涉显微技术（微分干涉技术）中具有头等重要的意义。利用固体光学物理学原理制造上述各类显微镜的关键性部件。也可应用这种折射原理精确测定晶体的、生物膜的和生物纤维的分子排列顺序，原子受迫振动方向，应力学变化等。也可以光的波长为标尺，精密测定物体（标本细节）的角度、厚度、生物细胞的各类大分子组分的净重、细胞内的渗透压等物理化学和生物学特性。

为此,我们在下边介绍双折射性单轴晶体和透射光通过这种晶体时的一些物理参数的变化规律。

1) 双折射晶体

双折射晶体对于透射光具有一个特殊的方向,凡是通过这个方向上的所有线路的光线均能满足 Snell 折射定律。这个方向叫晶体的光轴。晶体光学的光轴和共轴光学仪器的光轴是完全不同的概念。后者指的是曲率中心在同一直线上的两个以上的球面光具组的各曲率中心的连线,称该光具组或该仪器的光轴。

自然界中的双折射晶体中,有一种晶体只有一个光轴,叫单轴晶体。具备两个光轴的晶体叫双轴晶体,例如方解石(冰洲石)、石英(水晶)、红宝石、电气石等属于单轴晶体。单轴晶体中水晶还能使透射平面偏振光的偏振面旋转扭曲,变成圆偏振光。使平面偏振光向顺时针方向旋转的水晶叫右旋水晶,向逆时针方向旋转的叫左旋水晶,又如云母、石膏晶体、蓝宝石、橄榄石、硫黄晶体均属双轴晶体。

入射双折射晶体的光线的入射面偏离双折射晶体光轴的时候,透射光可分解成两束光线。其中一束光线满足折射定律。这种光线叫寻常光(ordinary light),简称 o 光。分解出来的另一束光线不遵循折射定律。这束光线叫非寻常光(extraordinary light),简称 e 光。这称双折射现象。

2) 双折射晶体的主截面

双折射单轴晶体内包含光轴同时与晶体表面的法线保持一致的平面,称晶体的主截面(principal section)。o 光的振动方向与 o 光自身的主截面成垂直振动。e 光的振动平面与自身的主截面进行平行运动。单纯双折射晶体的主截面与入射光之间的夹角(θ),对于光线的传播方向和光路上的光程差具有极密切的关系。而且在偏振光显微技术和干涉显微技术中具有重要意义。

3) 双折射单轴晶体内光线传播规律

要理解光线射入双折射晶体后的传播规律,就得考虑组成晶体的原子、离子和分子振动方向。晶体的上述微观结构是在三维方向上振动的各向异性振子。当光线透过晶体时,晶体的带电粒子在光的交变电场中产生受迫振动。在一个方向上的入射光的频率与相对应方向上的振子的受迫振动的频率形成同步运动时,才能发出次波。这种入射光和振子的同步振动的合成波决定出射光的性质(图 7-58)。

作为晶体的入射光光源,无论是自然光还是单色光,将沿光轴方向入射时,o 光和 e 光变成相同速度、相同传播方向,而振动方向相互垂直的一束线偏振光。入射方向偏离光轴时,一束线偏振光分解为 o 光和 e 光。这两束振动方向相互垂直的偏振光就变成传播方向不同、折射率不同、传播速度不同的光线。晶体内传播速度和折射率的变化主要见于 e 光,而且双折射单轴负晶体(如方解石)或正单轴晶体内的传播速度有差异。

在负单轴晶体内沿光轴方向上 o 光和 e 光的传播速度相同,而在主截面上传播的 e 光的速度大于 o 光($v_e > v_o$)。这样负晶体内的 e 光的速度由光轴方向旋转一周时,其传播速度的轨迹只在光轴方向上与 o 光速度相切,而在其余方向上大于 o 光速度的椭圆球面(图 7-59)。

正单轴晶体内在主截面上 e 光速度小于 o 光速度($v_e < v_o$)。在光轴方向上与 o 光速度相切。正单轴晶体内 e 光速度的轨迹也是椭球面(图 7-59)。

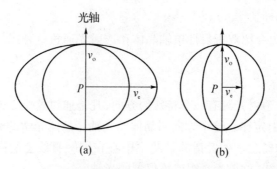

图 7-59　(a) 为负单轴晶体内的光线传播速度 $v_o < v_e$ 和光轴
上 v_o 和 v_e 相切(水晶)；(b) 为正单轴晶体内的光线
传播速度. $v_o > v_e$，v_o 和 v_e 相切(方解石)。

单轴晶体内光的入射方向和 o 光与 e 光的传播方向与速度，可用肉眼观察出差别。

图 7-60 所示，方解石的入射光与光轴(虚线)成 θ 角时，物点 P 的 o 光物像 Q_o 和 e 光的物像 Q_e 被人眼看到在不同的位置上。

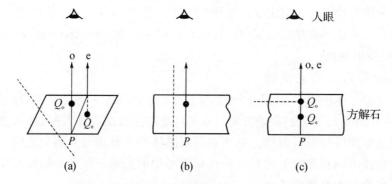

图 7-60　物点 P 发出的光线沿着光轴(虚线) 不同方向透射方解石时，
o 光的物像 Q_o 和 e 光的物像 Q_e 被人眼看到的位置

自然光入射方解石之后，出射的 o 光和 e 光的光强是相等的。但平面偏振光从方解石的天然折射面入射，但其振动平面与晶体主截面成夹角 θ 时，o 光和 e 光出现强弱的差异。光强变化可用下式表示(图 7-61)：

$$I_o = A^2 \sin^2 \theta$$
$$I_e = A^2 \cos^2 \theta$$

图 7-61 所示，$\overline{PP'}$ 为晶体主截面，A 为入射光振幅，θ 为入射光振动平面与主截面的夹角。

该公式所表达的和实际实验观察的相符合。当入射光的振动方向和主截面的夹角 $\theta = \triangle$ 时，e 光光强最大，而 o 光变暗。入射光的振动平面继续旋转 $90°$ 角时，e 光变暗而 o 光光强为最强。

根据上述原理，我们可用偏振光显微镜下的亮度的变化以及旋转载物台上的标本，计算旋转角度精确测定

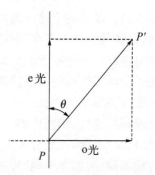

图 7-61　偏振光从方解石
天然折射表面入射，
但其振动平面与晶
体主截面成夹角 θ
时的 o 光、e 光的光
强(振幅的乘方)
分布

双折射标本的正、负、快、慢轴的方向。

4）双折射体的折射率

单轴晶体中有两个主折射率。o光是遵从折射定律的光线，所以不论从何方向入射均以下式表达：

$$n_o = \frac{c}{v_o}$$

式中，c 为光在真空中的传播速度（$c = 3 \times 10^8$ m/s）。

e光的折射率不遵从折射定律，而入射角与光轴的关系起作用。e光的折射率还可用下式表达：$n_e = \frac{c}{v_e}$。

但是e光在负晶体内的传播速度取最大值，正晶体内取最小值，所以其比值是常数。

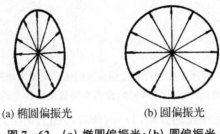

(a) 椭圆偏振光　　　(b) 圆偏振光

图7-62　(a) 椭圆偏振光；(b) 圆偏振光

5）单轴晶体内偏振光的位相

单轴晶体的入射光源，若是自然光的时候，其分解的两束偏振光之间的位相差没有任何意义。因为在光的传播行程中，相互之间电矢量的位相不恒定。但若入射光源为偏振光时，其分解的两束分量在出射时在同一平面上，且相互平行传播。这种条件下o光和e光虽然振动平面相互垂直，但其频率相同，位相稳定。这时两光束的粒子在传播方向上相互吸引，而在任一相遇点上，都要形成合成波。两束光质子的合成波电矢量的波峰顶端，在传播方向上变成螺旋状旋转轨迹。其旋转方向因晶体内电子、离子、分子的振动方向和光质子交变电场之间的相互作用，而向左旋（逆时针）或向右旋（顺时针）（图7-63，7-64）。若从旋转轨迹的光传播方向的垂直平面观察的话，两分量的每个相遇点上的挠动半径并不相等（图7-63）。这就叫左旋椭圆偏振光或右旋椭圆偏振光。生物组织的D-果糖（D-Fructose）当遇到线偏振光时，能使它向逆时针方向旋转，所以叫左旋糖（levulose）。D-葡萄糖就是右旋糖（dextrose）。

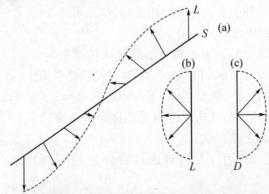

图7-63　(a)在光的传播方向上观察椭圆偏振光的振动末端的轨迹；(b)左旋椭圆偏振光；(c)和右旋椭圆偏振光的传播方向垂直平面上的轨迹

如果两分量相遇点前的振幅相等,即电矢量在波动中的挠动半径相等时,就变成圆偏振光(图 7 - 64)。

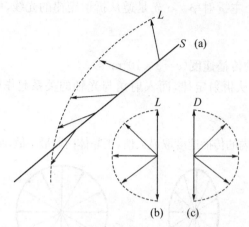

图 7 - 64 在光的传播方向上观察圆偏振光的振动矢量末端的轨迹(a);左旋圆
偏振光和右旋圆偏振光的传播方向垂直平面上的轨迹(b)、(c)

如上所述,o 光和 e 光除光轴方向以外的所有传播方向上,都进行双折射。由此必然导致两光速的位相差。尤其二者之间的位相差随着晶体的厚度变化,出现更大的变异。也就是说,晶体内传播的 o 光和 e 光的电矢量的位相滞后值,取决于晶体的厚度和入射光的角度。

如图 7 - 65 所示:当一束线偏振光从晶体表面入射其振动面(A)与晶体片的光轴成夹角 θ 时,o 光的振幅为:$Y=A\sin\theta$;e 光的振幅为 $Y=A\cos\theta$,在晶体表面两光的位相差 $\delta=0$。但是 o 光和 e 光的传播速度和折射率不同,所以随着晶体片厚度的增加而光程延伸,增加其位相差。晶体的厚度 l 和位相差 δ 的关系为:

$$\delta=\frac{2\pi l}{\lambda}(n_o-n_e)$$

式中,λ 为真空中的波长。总之两光的主折射率(e 光的椭球波的长轴为主折射率)之差愈大或晶体片的厚度愈大,则两光的位相差愈大。利用上式计算位相差时,结果表明 $\delta>0$,表示 e 光超前,$\delta<0$,表示 o 光超前。

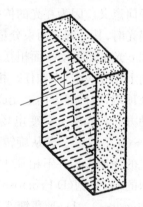

图 7 - 65 入射光的振动面与晶体板的光轴之间的夹角

晶体片的厚度足以使某一束光滞后值能造成位相差 $\delta=2k\pi$,$k=1,2,3,\cdots$,也就是 π 的偶数倍时,出射合成波是平面偏振光,而且其振动方向与入射光相同。若 $\delta=(2k+1)\pi$,$k=0,1,2,3,\cdots$,也就是 π 的奇数倍时,出射线偏振光的振动方向由入射光的振动方向旋转了 2θ。当 2θ 等于 45°时,出射光与入射光的振动面之差为 90°。

在偏振光显微镜技术中,人们制成这种厚度的干涉片叫二分之一波晶片,即 $\lambda/2$ 片。

$\delta=(2k\pm1)\dfrac{\pi}{2}$，$k=0,1,2,3,\cdots$时出射光为椭圆偏振光。入射光的振动面与晶体光轴之间的夹角 $\theta=45°$时，出射光为圆偏振光（图7-66）。

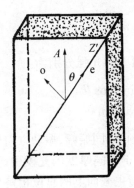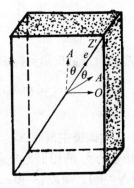

图7-66　当 o 光和 e 光位相差 $\delta=(2k+1)\pi$，入射光与
光轴成 45°夹角时出射光旋转 2θ

能使 o 光和 e 光的位相差 $\delta=\dfrac{\pi}{2}$或其奇数倍的晶体片，称四分之一波晶片，简称 $\lambda/4$。

总之 $\lambda/4$ 波晶片可使线偏振光改变为椭圆偏振光或圆偏振光，相反，它也改变 $\delta=\dfrac{\pi}{2}$、$\dfrac{3}{2}\pi$、$\dfrac{5}{2}\pi$ 的椭圆偏振光，圆偏振光为线偏振光。所以 $\lambda/4$ 波晶片是偏振光显微镜技术中被认为最著名的、最重要的波晶片或干涉片。

6）偏振光的干涉

参与干涉的普通相干光束的振动方向均在同一平面上，而在偏振光干涉的光束（o 与 e）的振动方向相互垂直。

偏振光显微镜的起偏器（主截面 N_1）和正交检偏器（主截面 N_2）之间，插入一张晶体板（K）时，可能出现出射光的几种光强变化。

（1）插入一张光轴与折射表面平行的晶体薄平板时，在检偏器后面射出来自起偏器的平面偏振光。

（2）插入一张楔形晶体板（叫光楔）时，出射光成为明暗相间的条纹。这就叫平面偏振干涉。

（3）随着光楔的厚度的改动，出射光的光强分布有变化。

（4）平行尼科尔时最大最小与此正相反。

图7-67 显示正交尼科尔条件下插入晶体时的光强变化。直线 N_1 为起偏器的主截面，N_2 为检偏器的主截面。通过起偏器进入显微镜聚光镜的平面偏振光的振动方向与 N_1 一致，其振幅为 $A(N)$。当插入晶体薄平板或光楔时，将此平面偏振光分解成两个分量即"e"与"o"。与晶体薄平板的主截面（Z—Z'）相同方向的 e 光的振幅为 A。而与此成直角的 o 光的振幅为 A_o。在上述（1）的条件下投射到检偏器上并振动面与 N_2 相同的两束光的合成波应该是

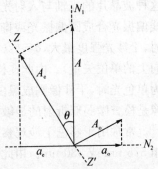

图7-67　插入晶体薄片（干涉片）时出现偏振干涉光强分布

$a_o + a_e$。这就是说,(1)的条件下视野是明亮的。

假如在正交尼科尔光路上插入光楔(楔形晶体片)时,通过不同厚度(1)处的平面偏振光(振动面为 N_1,振幅为 A 被分解为位相差 δ_k 两分量。其相差为

$$\delta_k = \frac{2\pi}{\lambda_0} l(n_o - n_e)$$

具有这种相差的两分量投影到检偏镜主截面上的光强分别为:

$$a_o = A_o \cos\theta = A\sin\theta\cos\theta$$
$$a_e = A_e \sin\theta = A\cos\theta\sin\theta$$

由于 a_o 和 a_e 在检偏镜主截面 N_2 上形成同频率、同振幅、振动方向相同的相干光,所以在这里出现以相差为 δ_k 的相干光合成波,也由于不同厚度的光楔引起的 a_o 和 a_e 两相干光的相差 π(在 N_2 上)。所以 a_o 和 a_e 在检偏镜主截面上的总位相差为

$$\delta_{\perp} = \delta_k + \pi = \frac{2\pi l}{\lambda_0}(n_o + n_e) + \pi$$

当 $\delta_{\perp} = 2k\pi, k = 1, 2, 3, \cdots$ 时检偏镜上的干涉光合成波为最大,视野中最亮的条纹。如果 $\delta_{\perp} = (2k+1)\pi, k = 0, 1, 2, \cdots$ 时干涉最小,视野上呈暗纹。这就是(2)所说的干涉条纹。

上述情况是单色光为光源时的变化。如果以自然光为光源时,上述光路系统不可能同时满足各种不同波长的谱线所造成相干光的位相差。因此视野出现各种颜色的干涉光或干涉色(后述)。

7) 偏振光相差技术

偏振光相差技术就是利用偏振相干光束的位相差产生黑白或彩色干涉像观察微弱双折射技术。

光源前加滤光片使单色光入射起偏器(图 7-69)。从起偏器发射的线偏振光通过波晶片(C)分解成振动方向相互垂直的两束相干偏振光。选择适当厚度的波晶片,使出射 e 光与 o 光的位相差 $\delta = 0$。聚光镜(D)平行传导这两束光通过标本时,其中一束穿过标本双折射细节,而另一束通过标本的各向同性细节。两束光由于标本的双折射细节的厚度和密度产生一定的位相差。物镜(F)将这两束相干光束集焦到 $\lambda/4$ 波晶片平面(G)上。这种波晶片的光轴与入射光的振动面的夹角 $\theta = 45°$,而且具有适当厚度时,能使这两束线偏振光合成圆偏振光或椭圆偏振光。两个合成分量的位相差 $\delta = 2k\pi(k = 1, 2, 3, \cdots)$ 时,干涉光强度最大,$\delta = (2k+1)\pi(k = 0, 1, 2, \cdots)$ 时光强等于 0 即全黑(k = 光的传播方向上的单位矢量)。由此在检偏器后面在成像平面上出现偏振相差干涉物像。如果光源为单色光时,干涉像则成黑白干涉像,而光源为全色光时,则出现彩色干涉像。彩色干涉像是检查微弱双折射的最敏锐的方法。

常常用于彩色干涉观察的干涉片是透明石膏晶片。石膏晶片的厚度可适于推迟位相 575 nm 或 530 nm。由此可产生两束光的位相差。

$$R = l(nl_2 - nl_1)$$

其中,l 为厚度,nl_2, nl_1 为光程,R 为推迟速度。

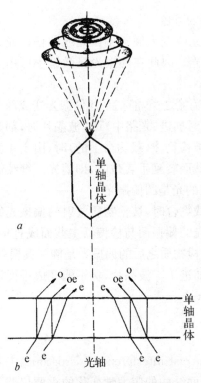

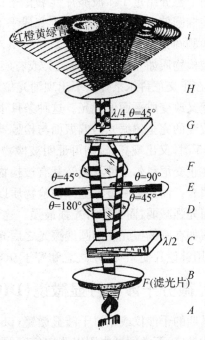

图7-68　会聚偏振光干涉条纹的光　　　　图7-69　偏振相差光路

R 值越大,则干涉级数愈高,R 值小,干涉级数低。根据 Michel-Levy 的干涉色图可分下列级数。

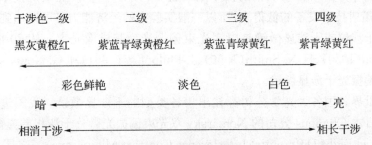

图7-70　干涉色图

检查微弱双折射标本时,将载物台旋至消光位置上,以 45° 角插入石膏片。这时石膏片的振动方向与标本细节双折射体的振动方向重合的话,就出现鲜艳的红色。再将载物台旋向顺时针方向或相反方向 45° 角到对角位置。这时出现双折射体通透的位相前进的分量相叠加或被推迟的分量相抵消,从而出现的彩色可用上表查对。用这种方法判定生物标本的微弱双折射。尽管标本细节的双折射引起入射光的位相只有极微小的差异,也能反映鲜艳的彩色干涉。

标本的旋转方向是向顺时针方向或逆时针方向,可以确定被检物体(溶液等)左旋物质或右旋物质。

应该指出的是偏振相差技术中出现的彩色干涉颜色,并不是被检物质的选择性吸收或色散结果出现颜色那样简单机制。这看到的颜色是由干涉晶片放射出来的各种波长的单色光之间,以三原色原理相混合而形成的新的颜色。

前节已介绍过 1/4 波晶片能够把平面偏振光改变为椭圆偏振光或圆偏振光。还可相反使椭圆偏振光或圆偏振光改变成平面偏振光。因此在偏振光显微镜中可用 1/4 波晶片检测圆偏振或椭圆偏振光。

被检物质如左旋 D-果糖之类或右旋 D-葡萄糖之类,能把平面偏振光变成部分偏振光时,在正交尼科尔条件下不出现消光位置。这时加进(光路中)1/4 波晶片时,部分偏振光必然又改变成平面偏振光。这种条件下旋转被检物体(载物台上的)时,由 1/4 波晶片再次改变的完全偏振光的偏振面与检偏器的主截面转到垂直位时,即消光。继续旋转载物台 45°时,又出现亮光,则可证明被检物体发出的光是圆偏振光。

在正交尼科尔条件下旋转载有被检物质的载物台时,被检物质放射的偏振光始终不出现消光。而在某一位置上即被检物质以后的光的偏振面与检偏器主截面成直角时,不消光而光强减弱,而平行时光强最强。这证明被检物质之后的偏振光是椭圆偏振光。

假如在圆偏振光和椭圆偏振光之后光路中加进 1/4 波晶片,仍不能变成平面偏振光时,可用补偿片使 δ_1 和 δ_2 之总和等于 0(零)或 π。

7.9 微分干涉相衬显微镜(DIC)

早期的干涉仪或相衬干涉显微镜(phase contrast-interference microscope)主要还是在晶体学、矿石学领域中用以测定角度、厚度、表面结构的应力学变化的重要仪器。后来根据生物细胞、溶液、生物晶体的不同折射率和吸收率,衍射特性所能引起干涉光束的光程差,干涉显微镜技术已被生物学界、医学界所重视。目前在测定细胞组成成分的净重、生物膜的厚度等方面除 X 射线衍射技术之后就是它了。但干涉显微镜技术设备的价格远比 X 射线衍射技术设备的低得多,所以一般实验室的经济能力是可以达到的。

早期的干涉仪或干涉显微镜是以多光束偏振光为其成像光束。从 20 世纪 50 年代开始,J. Dyson(1950)、F. N. Smith(1950)、J. Philpot 等(1951)和 G. Nomarsky(1952)创造了双光束偏振光干涉显微镜。

近年来世界各国各大光学公司都在出售各类型的干涉显微镜。我国进口较多的干涉显微镜是日本 Olympus 公司的 Nomarsky 双光束偏振光微分干涉相差显微镜(Double Beam Polarised Light Differential Interference Contrast Microscope)。这是一种双光束、成像时通过标本的成像光束和通过周围介质的成像光束侧向分离型仪器。Olympus 公司还生产出了相同类型的倒置显微镜。这对在体外培养中的活细胞进行精密测定其蛋白质含量、脂滴或磷脂滴的定性、细胞内含水量的测定、细胞膜厚度的测试方面必不可少的仪器。

1) 干涉显微镜的分类及组成

干涉显微镜按其成像光路的差异,可分两大类型:轴向分离型偏振光双光束干涉显微镜(Double Focusing Type-DF)和侧向分离型双光束偏振光干涉显微镜(Shearing Type-SH),也称剪切型显微镜。

干涉显微镜主机有传统形式的,称顺置式(顺相式),也有倒置式(倒相式)主体。

其必备附件有:起偏器(Plarizer)、检偏器(Analyzer)、沃拉斯顿分光棱镜(Wollaston Prism On The Condensor Side)、沃拉斯顿聚光棱镜(Wollaston Prism On The Objective

Side)、四分之一波长棱镜(λ/4prism)简称 λ/4 波晶片、半波片(λ/2prism),也可当补偿晶片(Compensator),用作干涉目镜(Fring Eyepiece)等。

微分干涉相差显微镜是将干涉装置和相差装置配合使用的新型显微镜。

(1) 起偏器和检偏器

干涉显微镜所用的起偏器和检偏器是和偏振光显微镜用尼科尔(Nicol)棱镜一样,都是相同的方解石棱晶。

(2) 沃拉斯顿分光棱镜

这是用两块与晶体光轴以不同夹角切割的石英晶片相互粘贴而成的棱镜。其中第一块晶体的光轴与图纸平面平行,与晶体的入射平面成 45°夹角(箭头所示)。一束线偏振光正入射晶体表面时,光线在第一晶体内分解成振动面相互垂直的两分量,即寻常光 o 和非常光 e。寻常光沿入射方向前进,其振动平面与主截面成直角。非常光沿其折射椭球面长轴方向前进,其振动平面在主截面内。两束线偏振光进入第二晶体。第二晶体的光轴垂直于图纸平面。在第二晶体内 o 光仍直线传播,而 e 则沿其折射椭圆球面的短轴方向传播。这样两束偏振光变成平行光束出射第二晶体。出射光轴向折射会聚于干涉显微镜的集光镜前焦平面上(图 7-71)。

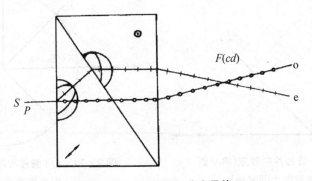

图 7-71　沃拉斯顿分光晶片

(3) 沃拉斯顿聚光棱镜

聚光棱镜与分光棱镜同样都是由两块石英晶体片粘贴而成。这两个棱镜的差异在于切割方向与光轴方向不同。聚光棱镜的第一块晶片的光轴与图纸平面平行,但与分光棱镜的第一块晶体的光轴形成直角(箭头)。第二块晶片的光轴也与图纸平面垂直(圆圈点表示)。来自分光棱镜,并在物镜后焦平面上会聚的两束平面偏振光,到达聚光棱镜第一块晶体表面立即进行轴向折射。因为 o 光是沿光轴方向折射,而 e 光沿其折射椭球面的短轴方向折射。两光束到达第二块晶体表面时,合成一束两分量的电矢量与振动平面相互垂直的线偏振光出射沃拉斯顿聚光棱镜(图 7-72)。

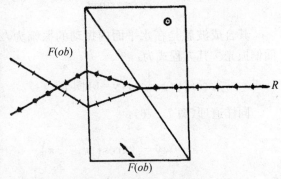

图 7-72　沃拉斯顿聚光晶片

（4）λ/4 波晶片

λ/4 波晶片是沿光轴平行方向切割的适当厚度的云母、方解石或水晶等晶体。从这种晶体出射的振动方向垂直的两列光波之间的位相差取决于 λ/4 波晶片的厚度。这就是说,利用适度的晶体可以取得确定的位相差。例如一束平面偏振光,其电矢量为 PO, $x=0, y=\sqrt{2}a\sin\omega t$。这种光波投射到 λ/4 波晶片上时,假如波晶片的主轴与 PO 成 45°夹角;y'_0 为波晶片的慢轴;x'_0 为波晶片的快轴,那么光波在波晶片内被分解为振幅相等,但振动方向相互垂直的 y'_0 和 x'_0 两分量,即 $x'=a\sin\omega t, y'=a\sin\omega t$（图 7-73）。这两光束出射 λ/4 波晶片时的位相差 $\delta=\pi/2$,故:$x'=a\sin\left(\omega t+\dfrac{1}{2}\pi\right)=a\cos\omega t$。

这两光束分振动在 x 轴上的轨迹为一圆偏振光行波。

如果 λ/4 波晶片的入射光是一束圆偏振光时,经过 λ/4 波晶片之后,可以改变成平面偏振光（图 7-74）。例如 λ/4 波晶片的主轴与水平面同时与垂直面成 45°夹角,入射圆偏振光的旋转波面为逆时针方向时:$x'=a\cos\omega t, y'=a\sin\omega t$。

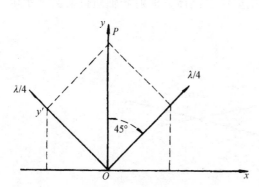

图 7-73 λ/4 波晶片的效应（将平面偏光改变为圆偏光）

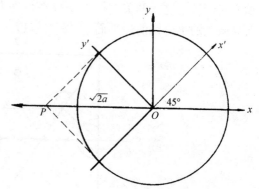

图 7-74 λ/4 波晶片的效应（将圆偏振光改变为平面偏振光）

因此出射光则变成:

$$x'=a\cos\left(\omega t+\frac{1}{2}\pi\right)=-a\sin\omega t$$
$$y'=a\sin\omega t$$

其合成波就是在水平面内振动的振幅为 $\sqrt{2}a$ 的平面偏振光。其方程式为:

$$x=\sqrt{2}a\cos\left(\omega t+\frac{1}{2}\pi\right), y=0（图 7-74）。$$

同样道理（图 7-76）:

$$x=0, y=\sqrt{2}a\cos\left(\omega t+\frac{1}{2}\pi\right)$$

如果将两块 λ/4 波晶片平行放置时,其效应则应等于半波片效应。半波片不可能改变偏振光的性质,而只能将光的振动面转过一个角度。

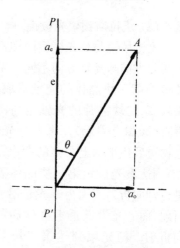

图 7-75 晶体内入射光的振动面主截面 $P'-P$ 的夹角 θ 所决定的两光的强 a_0 和 a_e

(5) 补偿器

补偿器有两类:①改变 o 光和 e 光的振幅的补偿器;②改变晶片厚度以获取确定的位相差的补偿器。最常用而且最简便的是后者,叫 Babinet 补偿器。如图 7-76 所示的两块劈形水晶片。二者的光轴相互垂直(箭头和圆圈表示)。B 块晶片上方有微动螺旋,以抽拉的形式两块晶体沿斜面滑动,改变两晶体的总厚度 $a_1 + a_2$。

在 A 晶体表面正入射的线偏振光(在图纸平面内)分解为 o 光和 e 光。在此晶片内两光的位相差为

$$\delta_1 = \frac{2\pi}{\lambda}(n_e - n_o)a_1$$

两光束进入第二晶片时原 o 光变成 e 光,原 e 光变成 o 光。二者的位相差为

$$\delta_2 = -\frac{2\pi}{\lambda}(n_e - n_o)a_2$$

透射整个补偿器时总位相差为

$$\delta = \delta_1 + \delta_2 = \frac{2\pi}{\lambda}(n_e - n_o)(a_1 - a_2)$$

用微动螺旋的调动使补偿器的中心厚度变更,从而得到固定的位相差。

(6) 集光镜

当组装微分干涉显微镜时,对于顺置式显微镜要用镜口率不大于 0.55 的集光镜。而对倒置(倒相式)微分干涉显微镜,则要求微分干涉相差(Differential interference contrast-DIC)长焦距复消色差集光镜。其工作距离(WD)为 21 mm,焦点深度为 24 mm,镜口率为 0.55。

使用微分干涉加相差时,集光器类似相差显微镜的转换式集光镜(Nomarsky 集光器)。转换圆盘上设有 6 孔。其中一个孔为空白孔,以备明视野观察。3 个孔装有对准 10×、20×、40× 物镜的沃拉斯顿分光棱镜。2 个孔为对准相差物镜(镜体内装有位相板) 10×、40× 的环状光栏(图 7-77)。

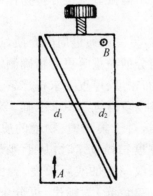

图 7-76 Babinet 补偿片

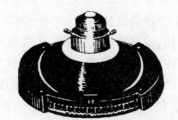

图 7-77 微分干涉相差(DIC)聚光镜片转换器现处于对应 10× 物镜的沃拉斯顿分光棱镜片位置

（7）物镜

当作干涉相差观察时，物镜 S plan 10×、S plan20×、S plan40×、S plan 100×都可转入光轴中（显微镜光轴）。这时转换式集光镜（turret condenser）相应地旋入 10（红）、20（红）、40（红）、100（红）等沃拉斯顿棱镜。（S plan 物镜是 shearing type，即侧向分离型物镜）

图 7-78 展示侧向分离型双光束偏振光干涉显微镜的成像光路。S 为光源。为了观察干涉色时，可用自然光为光源。要作精确测定时，就要用单色光源即钠黄光或锂红光（K）。Pc 平面是起偏器的平面。Q_1 是沃拉斯顿分光棱镜。由此侧向分离的 o 光和 e 光会聚在聚光镜（cd）的前焦面上。P 为载物台。Q_2 是沃拉斯顿聚光棱镜。Q_2 将会聚于物镜（ob）后焦平面上的 o 光和 e 光进行轴向折射透过检偏器（An），成像于视网膜的屏幕上。

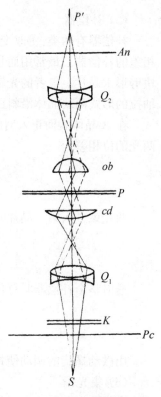

图 7-78 侧向分离型双光束偏振光干涉显微镜的光路

2）干涉显微镜的技术原理

干涉显微镜、相差显微镜和偏振光显微镜都是将光源发射的双光束用标本细节加以干扰，使之出现光程差。以此对标本细节作某些物理化学和形态学分析。但是这三种光学成像原理近缘性技术各有各的特点。

相差显微镜是透过标本细节的衍射光和透过周围介质的直射光之间，对直射光单独地或更多地加以干扰，从而加大两光束之间的程差。而且相差显微镜只能解决活细胞或未染细胞的形态学观察。因此相差显微镜的调试和使用比较简便。相差显微镜观察技术中对于标本制备、玻片等方面要求不十分严密。因此在成像效果方面可能出现细胞边缘的晕昏现象。

偏振光显微镜是两偏振光束透过标本细节时，由于标本的光学特性而出现折射率的变化，从而引出的光程差观察干涉波的振幅差。因此应用偏振显微镜分析物体的折射率、光轴方向、厚度等方面远远优于相差显微镜。

干涉显微镜是将两束偏振光中一束通过标本细节，另一束通过周围介质，进而使两光束满足相干条件，以其光程差的变化分析细胞的组分的净重等更为精确测定的显微镜。因此在干涉显微镜技术中，对于标本的大小、分布密度、厚度要求极严密。对于所有光具组、玻片、波晶片的对光轴（显微镜的光路光轴）倾斜与否要求准确。对载玻片的质量（均匀性）表面的平滑，对盖玻片的厚度、均质，对于集光镜、物镜的质量，均有严格要求。干涉显微镜结合显微分光光度计的光密度扫描技术时，从干涉条纹的移动可以提高测试度，达到±1/200 波长（两条干涉条纹间距的实际长度）。由此可以说，利用干涉显微镜的最高分辨本领，用光的波长（单色光）为标尺，可分辨 2 nm 的精度。

图 7-79 所示，双光束干涉显微镜的光路中透过起偏器的一束线偏振光在 A 处分解为 ABD 和 ACD 两束线偏振光。而后在 D 处（前节的 Q_2）这两束光又合成一束偏振光。

如果将两束光的光程差调整到 $\delta=\lambda/2$ 或位相差为 π 时,合成波将变成图 7-80,1 波和 2 波那样相消光束。在光束 ACD 上加进折射率甚微的标本 M(图 7-80,4 波)时,ACD 光束的位相(光程)稍许滞后(图 7-80,2 波)。这时由原来的全暗(1 和 2 波相消)视野将会变成较弱的亮视野。ACD(图 7-80,2 波)光束的滞后值的大小,即视野中的物体的光强取决于标本的厚度或密度。

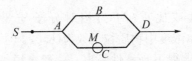

图 7-79　双光束干涉显微镜光路略图

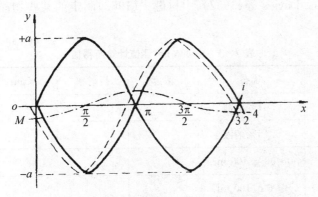

图 7-80　双光束干涉光束的正弦曲线

3) 定量测定细胞成分的净重

从 20 世纪 50 年代开始,人们在干涉显微镜下利用生物细胞及其悬液(介质)之间的位相差(光程差)进行定量测定细胞成分的净重。为了测定数值的准确性,应把悬浮于介质中的细胞制成较为分散的单粒细胞。而且加盖高质量的盖玻片(厚度 0.18 mm 以下,表面平净)。对于这种被压成固定厚度的圆盘形细胞,首先测定其面积 A(μm^2),厚度 t(μm),折射率(n_c)和介质的折射率(n_m)。

上述参数的测定方法已经介绍过。利用已经取得的上述参数,还要进一步求得悬液的浓度 C(g/cm^3)、质量 M(g)、折射率增加系数 a 和 x 值(蛋白质溶液的 $x=0.185$)。

求浓度:$C=\dfrac{M}{A \cdot t}$

A 为面积,可用目镜测微尺测定;t 为厚度。

求折射率增加系数 a:指的是物质浓度每增加 1/100 时所增加的折射率。

$$a=\frac{n_c-n_m}{100C}$$

求重量 M:

$$M=\frac{\Delta_\omega + A}{x}(g)$$

$$\Delta_\omega=(n_c-n_m)t$$

x 指的是一种参数。物质在溶液或胶体中的 $x=100a$，如果浸在水中时，$x=n_s-n_\omega/\rho$（比重）。n_s 是晶体、脂滴和磷脂等的折射率。

x 的求法要根据 Lorentz-Lorenz 定律求得。Lorentz-Lorenz 定律是物质的折射率和构成物质的分子或原子的分解率 α 的关系式。

$$[(n^2-1)(n^2+2)]M/\rho=(4\pi/3)N_0\alpha=R_0$$

式中，ρ 为物质的密度或比重；M 为相对分子质量；$N_0=$ 阿伏伽德罗常数（Avogadro's number）；1 摩尔浓度中物质粒子数为 $(6.022\ 045\pm0.000\ 003\ 1)\times10^{23}$。细胞成分中的每一种物质——求得不是一件易事。一般来说细胞成分中蛋白质是主要成分。活细胞中蛋白质含量至少 50 g/100 mL。

下边列出 H. G. Davies 等（1952）、中村健二（1962）测定的某些物质的 x 值表，如表 7-3。

表 7-3 由 436 nm 测值计算所得值

物质	状态	浓度	折射率	λ(nm)	x
卵白蛋白	1.61%溶液				0.187
卵白蛋白	6.45%溶液				0.188
牛血浆蛋白	0~50 g/100 mL				0.183
人血浆蛋白（贮藏中）	3~6 g/100 mL				0.183
明胶	稀溶液				0.18
明胶	固体	1.27	1.525		0.151
甘油	稀溶液				0.179
丙氨酸	稀溶液				0.171
缬氨酸	稀溶液				0.175
色氨酸	稀溶液				0.25
DNA	稀溶液				0.175
DNA	稀溶液			436	0.181~0.2
RNA	稀溶液			546	0.188
蔗糖	2%			546	0.141
蔗糖	结晶	1.588	1.558		0.141
脂肪	中性	0.93	1.46		0.14
NaCl	5.25%				0.163
NaCl	结晶	2.165	1.544		0.097
$CaCl_2$	1.7%				0.21

物质	状态	浓度	折射率	λ(nm)	x
CaCl$_2$	结晶	2.512	1.52		0.075
KCl	10%				0.115
KCl	结晶	1.98	1.490		0.079
β脂蛋白	稀溶液				0.17
血红蛋白	稀溶液				0.193

细胞核的重量通过下式求得：

$$M_N = \frac{\Delta_n t}{\Delta_n} \cdot \frac{\pi d_n^2}{4}$$

这是将细胞压平之后核上下仅余的细胞质可忽略。

细胞质的重量 M_p：

$$M_p = \frac{\Delta_p \cdot t}{\Delta_p} \cdot \frac{\pi(d_p^2 - d_n^2)}{4}$$

式中，d_n 为细胞核直径；d_p 为细胞质直径。

4）微弱双折射性或各向同性物体的测定

生物细胞的双折射性很弱。如果有自然光为光源进行敏感的彩色干涉观察时较易区别。如果全透明物体上，只要有一点光学厚度不同的部位，可用双折射干涉装置检出其位相变化的精确数据。例如在细胞膜的各个部位只有一小部位的光学厚度不同或出现一凹陷部位，透射光经过起偏器和侧向分离物镜（也叫全分离偏振器），最后经过检偏器，在目镜视野中出现侧向分离的真实物像和同样的虚像（图 7-81）。

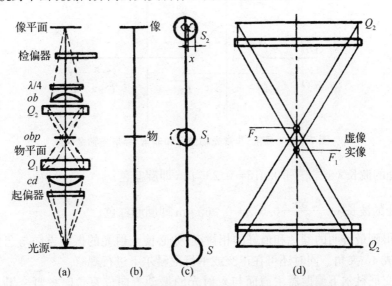

图 7-81　(a)、(b)、(c)为侧向分离型，(d)为轴向分离型成像光路

轴向分离型视野中虚像出现在实像的上方，但二者的成像原理相同（图 7-82）。

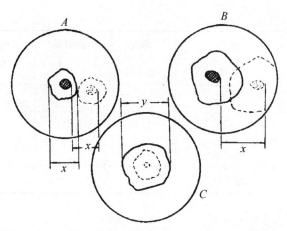

图 7 - 82 A、B 为侧向分离视野;C 为轴向分离视野

全分离偏振器是一种由两块沿光轴 45°角方向切割的单轴晶体,并将其以晶轴相互成直角方向粘贴而成。这种偏振器将来自起偏器的平面偏振光分离成寻常-非常光 OE 和非常-寻常光 EO'。OE 和 EO' 在成像平面上造成完全分离的两个物像,即光学厚度不同部位的两个像。如果再在检偏器之前方插入一块厚度为光谱的黄色区域(0.56 μm)的 λ/2 波晶片(半波片),并在平行尼科尔观察时,在 OE 像和 EO' 像及其周围处呈现紫红色灵敏色。这时两像周围区域的 OE 和 EO' 之间程差仍为 $\Delta=\lambda/2$,而在两像内程差 $\Delta=\lambda/2\pm\Delta'$(由物体导入的程差)。因此灵敏色加深,并将直接显示出物体的结构。寻常-非常光所成像的颜色与非常-寻常光成像颜色不同。在 OE 区域内程差 $\Delta=\lambda/2+\Delta'$,而在 EO' 区域内程差 $\Delta=\lambda/2-\Delta'$。假如物体导入的程差 $\Delta'=0.015$ μm 时,则得(图 7 - 83):

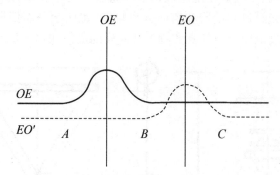

图 7 - 83 寻常-非常光物像区和非常-寻常光物像区域

OE 处的波长 $\lambda=\dfrac{0.56}{2}+0.015=0.295$ μm 即靛蓝色。

EO' 处的波长 $\lambda=\dfrac{0.56}{2}-0.015=0.265$ μm 即胭脂红色。

为了得到最鲜明的颜色和最好的相衬度,务必使入射光的振动方向与全分离偏振器的主截面成 45°夹角。同时还可在正交或平行尼科尔下进行观察。

在正交尼科尔下偏振器主截面与入射光的振动方向成直角时视野全黑。这时只有 OE 像和 EO' 像处有点亮光,这叫暗场。由于物体导入部分相差,因此两物像处的亮光还可带有一点颜色。如果再导入极小的程差,视野立刻变成暗灰色。导入的程差足够大时，则引起色调鲜明的颜色。当然这些颜色不可能是均匀的。它是根据物体各部所导入的程差的不同，而出现不同程度的颜色差异。

当平行尼科尔条件下观察时，物像的颜色又有变化。这些变化取决于光波的滞后值即程差或起偏器与检偏器之间的旋转夹角（见表7-4）。

表7-4　尼科尔棱镜物像颜色与程差

序列	程差Δ（μm）	正交尼科尔	平行尼科尔	序列	程差Δ（μm）	正交尼科尔	平行尼科尔
一级	0.000	黑色	白色	一级	0.218	淡灰色	褐黄色
	0.040	金属灰色	白色		0.234	灰绿色	褐色
	0.097	岩灰色	鹅黄色		0.259	灰色	亮红色
	0.158	灰蓝色	鹅黄色		0.267	黄灰色	胭脂红色
	0.275	弱麦黄色	暗褐红色	二级	0.747	绿色	胭脂红色
	0.281	麦黄色	暗紫色		0.826	亮绿色	亮脂红色
	0.306	黄色	靛蓝色		0.843	黄绿色	紫红色
	0.332	亮黄色	天蓝色		0.866	绿黄色	紫色
	0.430	褐黄色	灰天蓝色		0.910	黄色	靛蓝色
	0.505	橙红色	蓝绿色		0.948	橙黄色	暗天蓝色
	0.536	火红色	亮绿色		0.998	亮橙黄色	绿灰蓝色
	0.551	暗红色	黄绿色		1.101	暗紫红色	绿色
三级	0.565	紫红色	绿色	三级	1.128	亮绿蓝色	黄绿色
	0.575	紫色	绿黄色		1.151	靛蓝色	暗绿色
	0.589	靛蓝色	金黄色		1.258	天蓝色（带淡绿）	肉色
	0.664	天蓝色	橙黄色		1.334	海蓝色	褐红色
	0.728	淡青绿色	褐黄色		1.376	亮绿色	紫色

7.10　荧光显微镜

7.10.1　荧光显微镜

荧光显微镜是利用一定波长的紫外光照射标本（或经荧光色素处理的标本）受激而产生荧光，然后再通过物镜与目镜观察标本荧光图像的显微镜。它使荧光分析的敏感性与光学显微术的精细性相结合，借以研究生物的某些结构、形态和物性。由于紫外光是不可见的，故由标本发出的荧光与背景反差很大。荧光显微镜通常是在黑暗的背景下观察彩色图像的，而普通显微镜则是在亮的背景下观察较暗的样品。荧光显微镜的对比度约为普通显微镜的100倍，由此可观察到利用普通显微镜看不到的结构和细节，从而大大提高了物镜的分辨能力。

利用荧光有助于分析物质的化学成分，几乎所有的有机分子都能够直接或经适当的化学处理后发出荧光而被观察分析。近年来,荧光抗体法不仅已广泛地用于组织化学、微生物学、病理学等基础医学领域,在抗体的合成、滤过性病毒的增殖和有关荷尔蒙激素及癌等组织抗原的研究方面取得不少成果,并已作为临床诊断手段被推广。

荧光显微镜与其他显微镜的区别在于所用光源是特定波长的紫外线,而不是可见光。通常采用高压水银灯作光源,波长范围在365～435 nm之间。同时必须配有相应的滤色片组(激发滤色片),以保证供给各种不同特定波长范围的激发光。在紫外线的照射下,被检标本的荧光物质能得到激发。由于荧光显微术观察的是标本的荧光图像,为了避免激发光对图像的干扰,以保护眼睛免受紫外光的损害,必须在标本之后的光路中设置另一套滤色片组(抑制滤色片),把激发光中的紫外线滤掉而仅让荧光通过。

目前世界各国已生产出各具特色的荧光显微镜。按照明装置和观察显微镜之间的连接方式可分为分离型照明装置、配装闭合型照明装置、内装固定照明型专用显微镜三种类型。

现以内装固定型为例介绍如下。它是将光源、照明光学系统、各种滤光板及观察显微镜组成一体,装于坚固的镜体中,是专用的荧光显微镜,其光轴重合完美,调整时不必担心偏位,而且激励光的漏光极少。它是荧光观察中最适用的显微镜,但价格较高。图7-84是日本Olympus BHF型荧光显微镜。由于它能把高能量激发光有效地辐射到标本上,所以能提供极其明显的观察像。从低到高放大倍数的所有视场范围内均能保证均匀的激发,其亮度高于以往显微镜两倍。通过内装式可变光阑能对激发光量进行连续无级调节,不仅能防止激发光量微弱所引起的暗荧光像,而且还能防止激发光量过强所引起的晕圈以及标本的急剧褪色。由于激发光波长范围广而透射率优异的激发滤色镜与新研制的照明光学系统相结合,荧光像的亮度得到进一步提高。同时根据不同目的可分别选择宽波段激发和窄波段激发两种方式。而且各激发法的转换均采用两种波长联动转换,因此可立即转为另一种激发法观察标本。激发滤色镜、辅助激发滤色镜、分光镜和吸收滤色镜的转换也与各激发法的转换联动,因此,单独操作即可瞬间转换,不必进行繁琐的转换操作。

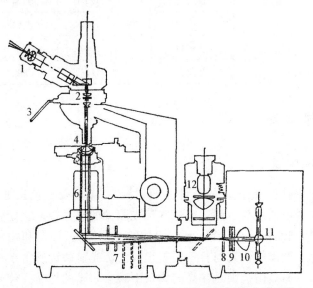

图 7 - 84　Olympus BHF 型荧光显微镜简图及光学系统

1—目镜;2—截止滤光片;3—紫外防护罩;4—物镜;5—暗场聚光器;6—紫外防护管;

7—激励滤光片;8—快门;9—隔热片;10—集光镜;11—超高压水银灯;12—钨灯

荧光显微镜的照明方式有透射照明和落射照明两大类,也有两者兼顾的混合照明,从聚光器的照明形式来分,有明场、暗场、相衬、偏光照明等。应根据研究对象而选择不同的照明形式。

　　图 7-85 为日本 Nikon 生产的 FLUOPHOT 荧光显微镜及光路图,(b)为反(落)射式光学系统,(c)为透射式光学系统。

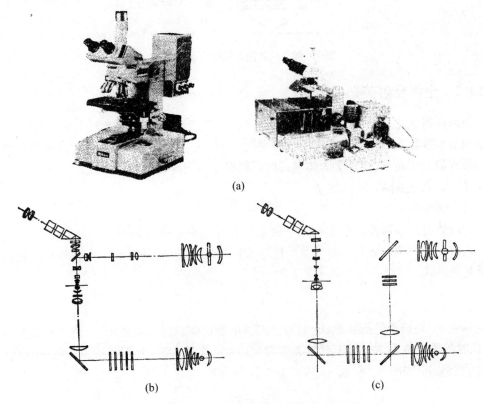

(a)

(b)　　　　　　　　　　　　　　(c)

图 7-85　Nikon FLUOPHOT 荧光显微镜及其光路图

　　荧光显微镜是生物成像的一个主要工具。荧光发射取决于激发波长,并且在单光子吸收时,激发能量要大于发射能量(激发光的波长比发射光的波长短)。荧光有个优势,即能提供较高的信噪比,这使我们能够分辨很低浓度样品种类的空间分布。我们可以利用自发荧光或者用合适的分子(荧光团,它的分布在被照射时会很明显)来标记样品(例如细胞、组织或者胶质体)。荧光显微镜特别适合探测细胞或组织内某种荧光剂。

　　当今广泛使用的荧光显微镜遵循基本的反射荧光激发设计(利用滤波器和二色分光镜)。样品被来自物镜的激发光照射,荧光被物镜收集以用来成像。分束器(光透射或反射光取决于光波长)用来分开激发光和荧光。在如图 7-86 所示的装置中,分束器使短波长的光透射而长波长的光反射。

　　随着不同荧光团/荧光剂的出现,标记细胞的不同部分或者探测不同的离子通道过程(例如钙离子指示剂)成为可能,荧光显微镜因此对生物学有很大影响。共聚焦显微镜极大地拓展了荧光显微镜的应用范围。

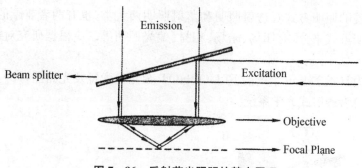

图 7 - 86 反射荧光照明的基本原理

7.10.2 全内反射荧光显微术

全内反射荧光显微术,缩写为 TIRF 显微术,最适合反映和探测固体基底上 100 nm 范围内的细胞环境。它依靠在离固体基底 100 nm 这个细小区域内的电磁波能量以候逝波的形式激发荧光,这就要求固体基底的折射率比细胞环境的折射率高。

1) 全内反射的基本理论

(1) 全内反射

全内反射是一种普遍存在的光学现象。考虑一束平面光波从玻璃表面进入到溶液中。入射光在玻璃表面上一部分发生反射,另一部分则透射进溶液。入射角和透射角之间满足关系式

$$n_1 \sin\theta_1 = n_2 \sin\theta_2 \tag{7-6}$$

其中,n_1 是玻璃的折射率,n_2 是液体溶液的折射率。当入射角增大,增大到临界角 θ_c 时,这时的透射角为 90°;当入射角继续增大到大于临界角时,光不再透射进溶液,也就是发生了全反射,如图 7-87 所示。由 snell 定律可知

$$\theta_2 = 90°$$

$$\theta_c = \arcsin\left(\frac{n_2}{n_1}\right) \tag{7-7}$$

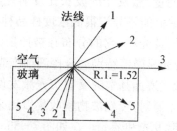

图 7 - 87 全内反射示意图

由上式可知,当 $n_2 < n_1$ 时,全反射就可能发生。如果玻璃的折射率取为 1.52,溶液的折射率取为 1.33(生物细胞的折射率范围是 1.33~1.38),则玻璃/界面处的临界角为 61.74°。从几何光学的角度来看,当光发生全反射时,光会在玻璃界面上完全反射而不进入液体溶液中。实际上由于波动效应,有一部分光的能量会穿过界面渗透到溶液中,平行于界面传播。这部分光场就是所谓的隐失波。

（2）隐失波

现在考虑一束单色光，横截面光束强度是 I_i，以大于临界角的角度 θ_i 入射到电介质上。分界面处的受限光场，即隐失波场的强度成指数衰减（在低折射率的介质中），如图 7-88 所示。

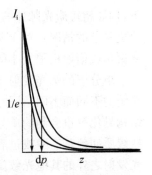

图 7-88　隐失波强度成指数衰减曲线

$$T(Z,\theta_i)=T_{12}(\theta_i)\exp\left(-\frac{Z}{d_{12}(\theta_i)}\right) \qquad (7-8)$$

$T_{12}(\theta_i)$ 是分界面处的透射强度，Z 是离开分界面的距离。d_{12} 是渗透深度，它等于从分界面处到光强衰减到分界面处数值 $1/e$ 处的距离。$T(Z,\theta_i)$ 应该是 Z 处透射电磁场振幅强度的平方。即

$$T(Z,\theta_i)=E(Z,\theta_i)\cdot E^*(Z,\theta_i)=|E(Z,\theta_i)|^2 \qquad (7-9)$$

其中，$*$ 代表共轭复数，$\cdot$ 代表点乘。

$T_{12}(\theta_i)$ 和 d_{12} 是入射角及相对折射率的函数。对于溶液，在光学上被作为透明介质处理。所以，以 TE 偏振的入射光为例，$T_{12}(\theta_i)$ 和 $d_{12}(\theta_i)$ 的表达式可写为

$$T_{12}(\theta_i)=I_i\frac{4\cos^2(\theta_i)}{1-\left(\dfrac{n_2}{n_1}\right)^2} \qquad (7-10)$$

$$d_{12}=\frac{\lambda}{4\pi n_1\sqrt{\sin^2\theta_i-\left(\dfrac{n_2}{n_1}\right)^2}} \qquad (7-11)$$

其中，λ 为入射光波长，θ_i 为界面处的入射角。对于可见光波长而言，渗透深度小于 100 nm。

2）单分子的荧光发射原理

我们知道在凝聚相中，单个分子的荧光发射通常包括四个步骤，如图 7-89：①电子从基态到激发态的跃迁，跃迁速率是激发功率的线性函数；②激发电子态的内部弛豫；③从激发态到基态的辐射和非辐射跃迁，这由电子激发态的寿命决定；④基态的内部弛豫。通常，对凝聚态的小分子来说，振动和转动弛豫发生在皮秒的时间范围内，然而，激发态的寿命和吸收过程的时间在亚纳秒到纳秒的范围内。因此，荧光发射主要由吸收和发射过程决定。在较低的激发功率下，吸收时间被认为是重要的因素，观察到的荧光强度与激光功率呈线性关系。在中等激发功率下，吸收时间变得可与激发态寿命相比拟，出现饱和现象，信号强度几乎与激光功率无关。在高激发功率下，吸收时间变得比激发态寿命短得多，信号强度主要由分子本身固有的激发态寿命决定，而与激光功率完全无关。在超强的激发功率

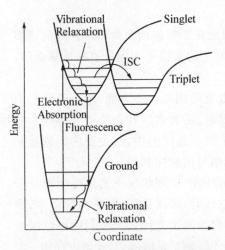

图 7-89　单个分子荧光发射示意图 ISC：激发态到三重态的系统间过渡

下,例如超短激光脉冲的激发下,分子还会出现双光子甚至多光子的非线性吸收,这就涉及更复杂的情况。对于普通的荧光染料分子,用功率为 1.0 mW 的激光束来激发,激光束聚焦成衍射极限大小的光斑,激发-发射的循环速率为每秒 $10^7 \sim 10^8$。

单分子的荧光发射,除与上面所说的激发光强度相关外,还会根据荧光团种类、溶剂系统的不同而不同。同时其他几种光致反应机制如光致氧化、光致电离、光离解和光致结构异化等也会制约单分子的荧光发射。当然,我们可以通过一些标准的做法:加入一些媒质如巯基乙醇或过氧化氢酶、葡萄糖氧化酶来除去溶液中溶解的氧,从而减少除荧光发射之外的其他光致反应。在简化的模型下,平均发射的荧光光子的最大数目由荧光量子产率除以光裂解的量子产率(消光比的倒数)决定。在适宜的条件下,单个分子在光漂白之前平均可以发射 $10^5 \sim 10^6$ 个荧光光子。以典型的荧光染料分子若丹明分子为例,当它溶解在乙醇中,平均发射的荧光光子数目为 1.7×10^6 个。

3) 全内反射中的荧光发射

下面,我们在简化的模型下,具体地分析全内反射中的荧光发射。假设入射光在低折射率介质中的透射成分在 Z_1 和 Z_2 之间,则在这段距离内激发的荧光发射为

$$F = \frac{A_i}{\cos\theta_i} \int_{Z_2}^{Z_1} \phi(Z) \cdot \alpha(Z) \cdot C(Z) \cdot T(Z, \dot{\theta}_i) \mathrm{d}Z \qquad (7-12)$$

其中,$\phi(Z)$ 是荧光团的量子产率;$\alpha(Z)$ 是荧光团的摩尔消光比;$C(Z)$ 是荧光团的浓度;$T(Z, \theta_i)$ 是距离界面处的透射强度;A_i 为入射光的横截面积;$\dfrac{A_i}{\cos\theta_i}$ 是界面处的照明面积。

如果荧光团的量子产率和消光比近似与全内反射的界面及空间取向无关,即 $\phi(Z) \cdot \alpha(Z) = \phi \cdot \alpha$;同时 Z_1 和 Z_2 之间的荧光团分布可看成是均匀的,即 $C(Z) = C$,上式可简写成

$$F = K \int_{Z_2}^{Z_1} T(Z, \theta_i) \mathrm{d}Z, \quad K = \frac{A_i}{\cos\theta_i} \phi \cdot \alpha \cdot C \qquad (7-13)$$

以上的假设只是一种理想的情况。真正的实验中必须考虑到由于入射光、分界面及荧光团分子的聚集状态而导致的荧光发射的空间变化。

4) 全内反射中的荧光探测

单分子荧光探测的飞快和显著的发展,毫无疑问正在影响包括生命科学在内的诸多学科科学的发展。它揭开了长期以来笼罩在分子探测上的系统平均测量值的神秘面纱,为我们打开了通往介观世界的大门。

当然真正意义上单分子的荧光探测,还面临着重重的困难。一方面,单分子所发出的荧光信号通常是很微弱的。另一方面,由于拉曼散射、瑞利散射和杂质荧光等产生的背景光,极大地干扰了信号光的探测。因此在单分子的荧光探测中,最关键的问题是如何减少背景光的干扰,使单分子的光信号超过背景光信号而被探测到。

近年来,超灵敏的探测设备的飞速发展,为在最普适的生理状况下实现生物单分子的荧光探测铺平了道路。如单光子计数的雪崩光电二极管,可以达到 5% 的探测效率,即 100 个光子中有 5 个光子可被探测到。这样,从单个典型的荧光团的光发射中可以探测到 5 000 ~ 50 000 个光子。这个数目不仅对实现单分子探测是足够的,对光谱识别和一定时域内的实时监控也是足够的。对于包含单个的荧光团如荧光素(fluorescein)、若丹明

(Rhoda mine)或蓝色素(cyanine)的分子来说,这种估算是严格的。而对于生物大分子而言,如蛋白质和核酸,为了加强信号的强度,每一个分子要用很多个相同的荧光团来标记。

对于减少背景光,科学家们也作了积极的尝试:①尽量减少样品溶液的体积,采用量级为飞升(10^{-15}升)的缓冲溶液。即便这样小体积的溶液,其中仍然包含大约 $1 \times 10^{10} \sim 3 \times 10^{10}$ 个溶剂分子,$0.5 \times 10^8 \sim 1 \times 10^8$ 个电解液分子以及大量的杂质分子;②通过使用高质量的光传输器件,超纯的溶剂。③使用特殊的激发方式(或结构)如共焦激发及近场和隐失波激发来减小照明体积,使激光能够对样品的一小块区域或样品的一薄层进行探测。全内反射荧光显微术正是基于这样的思想而产生的。

全内反射显微成像是采用隐失波照明。从前几部分的讨论我们可看出隐失波的特点是在平行界面方向以行波场方式传播,在垂直界面方向则是一个指数衰减场。所以这种显微成像技术成像的视野开阔,同时探测样品的厚度却很薄,约为百纳米量级,可以将背景光减小到极低的水平。

Hirschfeld 是第一个成功地使用隐失波激发来进行单分子探测的科学家。他用80~100 个荧光分子来标记蛋白质分子,从而在单个荧光团量级上,实现了对荧光标记的蛋白分子运动的视见。Moerner 则用这种方法得到了被囚禁在聚丙烯酰胺(polyacrylamide gels)的纳米小孔中的单个分子的三维成像。

全内反射荧光的图像是通过电荷耦合器件 CCD 相机来捕获的。制冷型 CCD 非常灵敏,可以实现荧光弱信号的探测;而快速 CCD 则拥有成像速度很快的优点(当然现阶段很少有 CCD 相机能兼有以上两个优点),目前使用 CCD 探测,可达到的量子产率已到80%,成像速率约 200 Hz(帧/秒)。当对活细胞成像时,为了达到单分子级的灵敏度或是为了减少曝光时间,需要采用图像增强器。

7.10.3 全内反射荧光显微镜

由于发生全内反射时,在低折射率介质中隐失波的典型渗透深度一般在 100 nm 量级,如果样品紧贴界面放置,则隐失波对样品的垂直照射深度也约为 100 nm(其他光学成像方法的照射深度比这大得多,以共焦显微术为例,照射深度为 500~800 nm。)。只有这个小范围内的荧光分子将被激发,而在这个范围以外的荧光分子则完全不受影响。所以全内反射荧光显微术具有其他成像方法无法比拟的高的信噪比,细胞的光损伤和光漂白也很小。

最早,全内反射荧光显微术的提出应该追溯到 20 世纪 80 年代中期。当时,Daniel 和 Axelrod 等一批生物物理学家就对这种方法及其基本原理进行了描述并进行了初步的生物应用。但是,寻找能够在活细胞中充当荧光标记物的分子一直是很困难的,直到近期绿色荧光蛋白分子(GFP)及其衍生物(包括青色、黄色、红色荧光蛋白分子)的出现才解决了这一问题。另一方面,当时全内反射荧光显微系统的实现还不是那么容易。随着新型的物镜透镜、聚光器和超灵敏探测器的出现,全内反射荧光显微术系统的实现的困难已被克服。全内反射荧光显微技术也因此具有了更加光明的前景。

到目前,科学家们已发展了多种全内反射荧光显微成像系统。其中最为普遍的两种类型是:①棱镜型,如图 7-90(a);②物镜型,如图 7-90(b)。棱镜型系统在实现上更加容易,它只需要激光光源、棱镜和显微镜。在探测上,它也不容易受到入射光信号的干扰,但是放置样品的空间收到棱镜的限制。物镜型系统中样品的放置则非常方便,并且在对样品的控制上可与多种其他技术相结合,例如纳米操纵、光镊技术等,展现出更加诱人的生物应用前景。

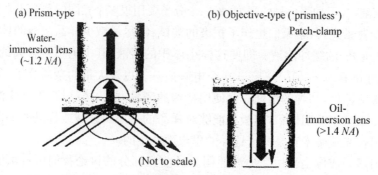

图 7-90　两种类型的全内反射荧光显微成像系统

　　为了理解倏逝波的概念,我们可以借助于光通过折射率较大的棱镜传输到低折射率的细胞环境的情形。在分界面上,当入射光的入射角比较小时,会发生折射。但是当入射角大于临界角时,光将从界面上反射,如图7-91所示。这个过程叫全反射。临界角 θ 由如下公式给定:

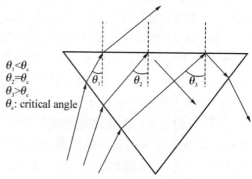

$$\theta_c = \arcsin\left(\frac{n_2}{n_1}\right)$$

图 7-91　全内反射原理

　　如图所示,当入射角大于 θ 时,光从棱镜/细胞环境界面上全反射到棱镜中。标准棱镜的折射率 n_1 大约为 1.52,而完整细胞内的折射率 n_2 大约为 1.38。由于渗透性、溶血或者固定细胞等原因,n_2 的值为水缓冲液的折射率 1.33,因此临界角为 61°。

　　即使在 TIR 的条件下,仍有部分光波能量透过棱镜表面进入紧贴棱镜表面的细胞环境。这部分穿透的光能量被称为倏逝波或者倏逝场(图 7-92)。与传播模式不同,倏逝波的电场振幅迅速衰减,其传播常数即为虚数。因此,它的电场振幅 E_z 随着进入低折射率 n_2 细胞环境的距离 z 而指数衰减:

$$E_z = E_0 \exp(-z/d_p) \tag{7-14}$$

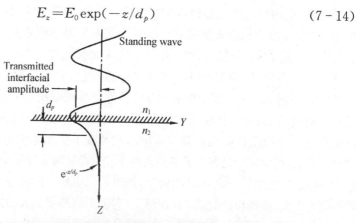

图 7-92　倏逝波延伸出导光区域并且指数衰减。对导光而言,$n_1 > n_2$,
其中 n_2 是环境介质的折射率,n_1 是导光区域的折射率

这里的 E 是(高折射率的固体基底)棱镜表面的电场。参数 d_p 被称为穿透深度,是电场衰减到 E_0 的 $1/e$ 时的距离。d_p 项也可以被给出:

$$d_p = \lambda / \{ 2\pi n_1 [\sin^2\theta - (n_2/n_1)^2]^{1/2} \} \tag{7-15}$$

一般对可见光而言,穿透深度 d_p 为 50～100 nm。倏逝波的能量被荧光团吸收,发出的荧光可用来对所标记的生物目标成像。然而,因为倏逝场迅速衰减的特性,只有在棱镜表面标记了荧光团的生物样品才能产生荧光并以此成像。在细胞媒质中,远处的荧光团不会被激发,这个特性可以使位于表面的被荧光团标记了的生物样品呈现高质量的图像,并有下述优点(Axelrod,2001):

①非常低的背景荧光;

②没有离焦荧光;

③除了界面处外,对其他地方细胞的照射最小。

TIRF 成像有某些优于共聚焦显微术的性质。TIRF 能对更窄深度的切片(0.1 pm)成像,而共聚焦显微术的经典深度分辨力为 $0.5''$。TIRF 的照明和激发都只局限在表面的薄层里,因此限制了任何对细胞生存能力的光致损害。TIRF 可以用一般显微镜外加 FIRF 附件(或者 TIRF 显微术工具包)制成,FIRF 附件能很方便买到,因此 FIRF 比共聚焦显微术要便宜得多。

图 7-93 表示了两种不同的利用倒装显微镜、基于棱镜的 TIRF 装置。在图 7-93(a)中,棱镜被用来获得全内反射,最大的入射角通过引入水平方向的激光束来获得。这种安排与通常的透射成像技术不太兼容。在图 7-93(b)中,用了一个梯形棱镜并且使光垂直入射,因此当棱镜因换样品需要上升或者下降时,这个全反射区域不会横向移动,并且透射成像技术与这个实验装置是兼容的。另外一个办法是利用半球形的棱镜,这样可以允许入射角在一个大范围内连续变化。

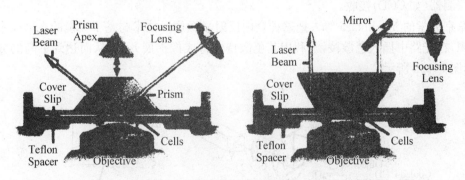

图 7-93　倒置 TIRF 显微镜 TIP 结构

TIRF 显微术因其表面选择性而得到了大量的应用,它们包括:

①表面的单分子荧光探测;

②把细胞内外的蛋白质固定在细胞表面受体和人工细胞壁上的研究。

TIRF 显微术能和其他的成像技术合起来使用,例如荧光共振能量转移(FRET)、荧光寿命成像(FLIM)、光致漂白后的荧光覆盖(FRAP)和非线性光学成像。TIRF 显微术也可以利用双光子或多光子激发获取荧光,与前面讨论过的双光子激光扫描显微术类似。Lakowicz 与其同事(Gryczynski et al.,1997)用倏逝波对钙探针 Indo-1 进行了双光子激发的研究。

1) 棱镜型全内反射荧光显微镜

1995 年，Yanagida 等人首次使用这种显微镜，将单位时间(以 s 为单位)、单位区域(以一个衍射极限面积为单位，为 $0.25~\mu m \times 0.25~\mu m$)内的背景信号降低到 3 个光子。成功地得到了液体中荧光标记的单个肌动球蛋白分子的成像，并直接探测到单个 ATP 酶翻转反应。从此拉开了全内反射荧光显微术的单分子视见研究的序幕。

从以下棱镜型全内反射显微镜的示意图 7-94 中，我们可看到这套系统包括三个主要的部分：①倒置的相衬光学显微镜；②可以二维精确移动的样品台；③用来发生全反射的棱镜。

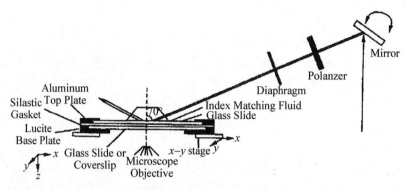

图 7-94 棱镜型全内反射荧光显微镜示意图

从激光器出来的光以精确选定的入射角入射到棱镜上，在载玻片的表面发生全反射(棱镜与玻片之间配以折射率匹配的浸没油)。产生的隐失波激发位于两玻片之间的样品，发射出荧光。荧光信号由一个高数值孔径的物镜收集，经过相应的成像放大系统，最后被探测器(如 CCD)接收。

东京大学的 Yoshikaza 等人把这种全内反射显微成像技术与基于棱镜的光谱技术结合起来，在光路中插入色散棱镜，利用其色散特性将成像扩展开来，从而达到更高的分辨率，如图 7-95 所示。

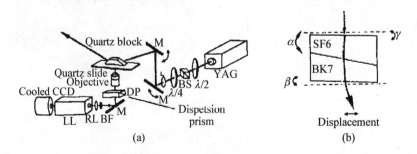

图 7-95 (a) 加入色散棱镜的棱镜型全内反射荧光成像示意；(b) 色散棱镜的示意图

2) 物镜型全内反射荧光显微镜

在棱镜型方法提出之后，科学家们又提出了一种新的全内反射荧光显微成像方法——无棱镜型，即物镜型，如图 7-96 所示。在物镜型全内反射显微术中，显微镜的物镜即作为收集样品荧光信号的接收器，同时又作为发生全内反射的光学器件。由于细

的典型折射率为 1.33～1.38，因此要想实现全内反射，物镜的 NA 必须大于 1.38。表达式为

$$NA = n\sin\theta$$
$$n\sin\theta > n\sin\theta_c \qquad\qquad (7-16)$$

其中，NA 为物镜的数值孔径，n、θ 分别为物镜的折射率（浸没油）和孔径角。θ_c 为发生全反射的临界角。当我们使用 NA 为 1.4 的透镜物镜时，只有很小的一部分物镜孔径范围（1.4－1.38＝0.02）可以被利用，这显然增加了光束校准的难度，同时光束的强度也很难提高。如果我们使用 $NA=1.65$ 的透镜物镜，则有一个大得多的孔径范围（1.65－1.38＝0.27）可被利用，即有更多的激发光强可以用来产生全反射。

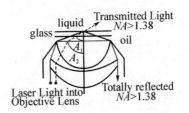

图 7-96 物镜型全内反射荧光成像系统全内反射发生示意图

表 7-5 全内反射角度及物镜最大孔径角举例

物镜的全反射角度和最大孔径角				
			全反射角度 A_1	最大角度 A_2
NA	浸没油 n_1	细胞 n_2	（NA）	（NA）
1.4	1.515	1.38	65.63° (1.38)	67.53° (1.40)
1.65	1.78	1.38	50.83° (1.38)	67.97° (1.65)

从以上的讨论可看出，高数值孔径的物镜的使用是物镜型全内反射荧光成像系统的关键。生物物理学家们正在尝试将最新的 NA 为 1.8 的物镜用于此方法的成像，期待得到更为满意的结果。

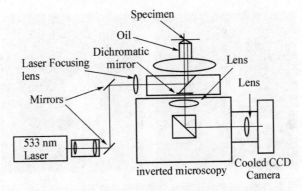

图 7-97 物镜型全内反射成像系统示意图

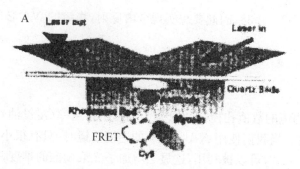

图 7 - 98　用全内反射荧光显微方法观察由两种染料
　　　　　分子标记的肌球肌蛋白分子示意图

7.10.4　在生物学上的应用

　　细胞内的很多至关重要的生命活动过程均存在于细胞表面,如果我们可以直接对这些细胞表面的过程进行观测,而不受到来自细胞内深层区域信号的干扰,这对细胞生物学研究来说,将是具有重大意义的突破。全内反射荧光显微术正是凭借其独特的优势,它的荧光激发深度只在约 100 nm 的薄层范围内,从而成为研究细胞表面科学如生物化学动力学、单分子动力学的最有前途的光学成像技术。全内反射荧光显微成像法不再采用扫描成像,大大提高了成像速度,可以满足实时成像的要求。另一方面它的图像解释相对于近场,干涉显微成像来说也较简单。现在全内反射荧光显微术已被广泛用于实时观察单个肌浆球蛋白分子的运动、单个蛋白分子对之间的荧光共振能量转移(FRET)、ATP 酶的翻转、聚合物内单个分子的结构变化以及等离子体膜附近的神经分泌腺的颗粒运动等多方面。

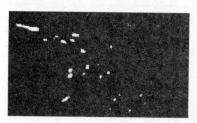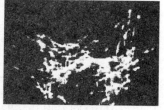

图 7 - 99　全内反射荧光显微镜下拍到的位于表面的
　　　　　Actin-YFP 和 Tubulin-YFP 蛋白分子图片

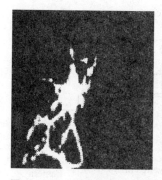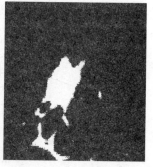

图 7 - 100　分别在全内反射荧光显微镜下(左)和 一般荧光
　　　　　显微镜(右)拍到的 Dil-stained neuron 细胞

7.10.5　展望

不论是对物理成像学家还是对细胞生物学家而言,全内反射荧光显微术均是一项新的技术。它的未来发展将是怎样的呢? 我们认为它将向着两个前沿方向发展:技术上的进一步创新和在新的细胞生命科学领域中的应用。这意味着一方面全内反射荧光显微术将继续和其他的显微成像技术如荧光相关光谱技术(FCS)、荧光寿命成像技术(FLIM)以及原子力显微术(AFM)相结合;另一方面,继续寻求成像原理上的突破,这也正是目前有待积极探索的课题。其中双色和多色全内反射荧光激发在国际上刚崭露头角。在生物学的应用上,由于全内反射荧光成像的独特优势,它将成为细胞-基底接触区域内的丰富的细胞生命活动,如细胞膜内蛋白质的动力学过程,基底附近的细胞骨架,细胞运动等最强有力的探测方法。我们有理由相信随着光电探测设备探测效率和探测速度的提高以及单分子染色技术的发展,全内反射荧光成像技术将越来越生动地把细胞内的生物世界展现在我们面前。

7.11　扫描近场光学显微镜

我们在观察或者产生荧光图像时,一个主要问题是离焦区域的样品呈现为物体上的闪耀点,从而大大降低了信噪比。而且,在成像过程中,整个样品被高强度的激发光照射,这样可能会使荧光剂光致氧化(也即光致漂白)。光学扫描显微镜可以减少这些因素的影响(Shepperd 等,1978;Wilson 等,1980),它允许在非常高分辨力的情况下观察样品,并且对荧光剂只有很低的光致氧化。

扫描近场光学显微镜(SNOM)是 20 世纪 80 年代以来迅速发展起来的一种光学扫描探针显微技术。扫描近场光学显微镜(SNOM—Scanning Near field Optical Microscopy)是依据近场探测原理发展起来的一种光学扫描探针显微(SPM)技术。其分辨率突破光学衍射极限,达到 10～200 nm。在技术应用上 SNOM 为单分子探测、生物结构纳米微结构的研究、半导体缺陷分析及量子结构研究等多个领域提供了一种有力的工具;在物理上,它将量子光学、波导光学、介观物理等多个学科联系在一起,并由此开辟一个新的光学研究领域——近场光学(Near-field Optics)。

7.11.1　SNOM 发展历史和国内外研究现状

按照 Abbe 原理,传统光学显微镜的分辨率受到光学衍射极限的限制,即

$$\delta \geqslant \frac{0.61\lambda}{n\sin\theta}$$

式中,λ 为照明光波长,n 和 θ 分别为物方空间折射率和半角孔径。1928 年,E. H. Synger 提出了突破这一衍射极限的方法设想,即"近场探测原理":用一小于半波长的微探测器,在物体表面扫描,即可获得亚波长的分辨率。据说这一设想曾得到爱因斯坦的极力推荐。但是,由于当时的工艺条件不能解决这一设想中所要求的亚波长小孔制作、小孔精确定位和扫描等技术问题,这一思想未能实现。尽管 1972 年,E. A. AshD 等人在微波波段($\lambda=3$ cm)实现了 $\lambda/60(0.5$ mm)的分辨率,但在光学波段,衍射极限的突破仍然是一个梦想。直到 1981 年,IBM 的 G. Binnig 发明了扫描隧道显微镜(STM),从此激

发了各种扫描探针显微技术(SPM)的发展。1982 年,D. W. Pohl 在 STM 的基础上,首次在技术上实现了扫描近场光学显微镜(SNOM),分辨率据称为 25 nm($\lambda/20$)。但在 20 世纪 80 年代,由于人们对 STM 以及后来的 AFM(原子力显微镜)倾注了更多的热情,使 SNOM 在 SPM 家族中并不引人注目。进到 90 年代后,人们发现,STM 和 AFM 在使用中,对测试环境等各种条件的要求过于苛刻,远不如光学手段那样快速、方便。特别是 Bell 实验室的 E. Betzig 解决了镀 Al 膜的光纤超微探针制备和剪切力(Shear-force)针尖-样品间距控制这两个技术难题,使 SNOM 技术更趋完善,这大大促进了 SNOM 的发展。目前,各国 SNOM 研究小组数目已从 80 年代的 3～4 个猛增到 60 多个。1992 年在法国,1993 年在美国分别召开了近场光学(Near-field Optias)国际研讨会;在 1994 年的 CLEO 会议上,E. Beztig 因为在 SNOM 上的出色工作而获得年度奖;在 1995 年的 SPIE (San Diego)会议中,近场光学成为会议的一个专题。

国际上,SNOM 研究相对集中在美国、德国、瑞士、日本、法国等国家。其中,美国的技术和应用研究比较领先,而法国的理论研究比较深入。目前,国内有几个单位也展开了 SNOM 的研究,但起步较晚,水平也较低。

从 SNOM 的发展趋向来看,人们开始在更深层次上探讨 SNOM 及相关课题中碰到的一系列理论问题。在此基础上,一个新的光学分支——近场光学的构架正在建立。另一方面,由于和各种光谱技术的结合,SNOM 的研究和应用范围正在迅速扩大。

7.11.2 SNOM 原理及有关的技术、理论问题

1) SNOM 的基本思想

如图 7-101 所示,近场探测原理是 SNOM 的核心。当一个亚波长孔径的微小光源,在一物体的近场范围内照射物体时,照射光斑的面积只和孔径大小有关,而与波长无关。这样,在反射光或透射光中,将携带物体亚波长尺寸结构的信息,通过扫描采集样品各"点"的信号光,即可得到分辨率小于半波长的样品的近场图像。

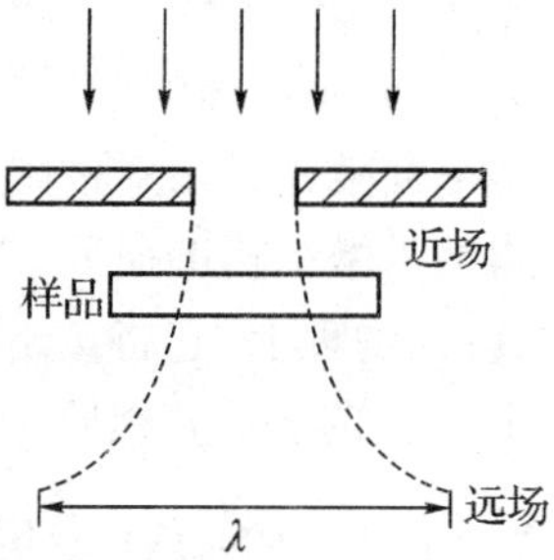

图 7-101　近场探测原理

2) 有关 SNOM 的几个技术问题

SNOM 系统总体结构主要包括光学探针 A、样品台 B、探针扫描控制 C(包括 T-S 间距控制)、光输入系统 D 和信号采集处理系统 E 五大部分,如图 7-102 所示。其中,探针扫描控制基本上采用压电陶瓷控制方式。

(1) 光学"探针"的制作

光学"探针"是 SNOM 中的一个关键元件,它的质量决定了 SNOM 系统图像的分辨率和信噪比,因此,其制作是 SNOM 中一个关键技术(这里所谓的"探针"指所有的亚波长尺度的微小光源或信号接收器)。一般来讲,用于 SNOM 中的探针要求"小而亮"。探针尖端孔径越小,SNOM 的分辨率越高;但另一方面,信号光又必须足够强,才能有足够的信噪比。这两者往往是矛盾的,不可能两者兼顾,只能根据不同的要求,设计不同的光探针。例如,若要获得高分辨率的图像,必须制作足够小的探针,尽管这时信号光极其微弱;但若不追求图像分辨率(如微结构近场光谱应用),这时只要求有足够的光输出强度。

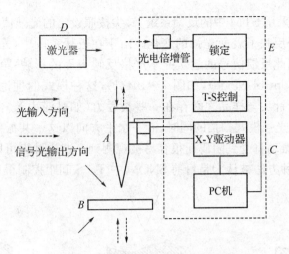

图 7-102　SNOM 总体结构示意图

以前，人们曾研制过许多不同种类的光学探针，如：镀铝的石英针尖、带孔的金属薄平板、镀铝微毛细管、荧光探针、光镊(Opticaltweezer)探针等。

目前国际上最为常用的是锥形光纤微探针。这种探针具有制作方便，机械性能好，重复性好等特点。图 7-103 即是一个光纤探针的结构，主要有三个部分：光导部分、连接部分和光针部分。其中，由于连接部尺寸小于波导截止尺寸，在锥面上将产生大量能量损耗，为减小这种损耗而增大光输出，可在针尖外围镀一层金属膜。

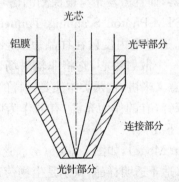

图 7-103　锥形光纤探针结构示意图

这种光纤探针的制作方法主要有两种：一种方法为腐蚀法，即将单模光纤置于 HF 溶液中。调节温度、浓度及时间，可以得到 10 nm 以下尺寸的针尖，但这种方法的重复性差；另一种方法为 CO_2 激光加热法，这里采用生物实验中常用的毛细管微电极控制器，用 CO_2 激光加热光纤，快速拉断，光纤断头将自然形成小尺寸的锥形。锥型形状和针尖尺寸可通过拉速、温度和熔区大小等参数调节，具有简便、重复性好的特点。用这种方法，Bell 实验室获得了 12 nm 的探针，通过外镀铝膜，其光输出比达到 10^{-5}。

(2) Tip-Sample 间距的控制

在 SNOM 中，另一个关键的技术问题是如何有效地控制针尖和样品间的距离(T-S 间距)。主要有三种方法：一是等高模式(Constant Altitude Mode)，如图 7-104(a)。针尖在一个固定水平高度上扫描，光信号强度的起伏反映了表面形貌的起伏，这种模式适用于表面极为平整的样品，目前较少采用；二是等强模式(Constant Intensity Mode)，如

图 7 - 104(b),这里采用 STM 中的反馈系统,针尖按照设定的光强值,随表面光强起伏而上下起伏,反馈信号反映了表面光强的变化。由于在近场范围中,光强与间距的关系并不是单调变化的,因此反馈信号的起伏并不严格反映表面的形貌;第三种是剪切力控制模式(Shear-force Control Mode),如图 7 - 104(c),这种模式的理论机制目前并不很清楚。简单地讲,由于针尖与样品之间存在一些长程力(如黏滞力等),并存在一个共振频率 f,当探针在按等光强模式扫描的同时,沿一水平方向以这一共振频率作微小振荡,针尖在这一方向上的振动将受到阻碍而很容易被观测到。这样针尖可以按照固定的 T - S 间距上下起伏。这种方法被认为是目前 SNOM 中 T - S 间距控制得最好的方法。

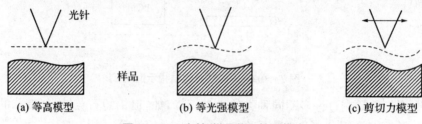

图 7 - 104　光针-样品间距控制模式

(3) 不同的 SNOM 模式

在 SNOM 的发展过程中,曾出现过许多模式,它们的命名也各不相同。主要可分为两大类:一类为孔径型扫描近场光学显微镜(Apeture-SNOM),这一类采用亚波长的小孔(或针尖)作微光源或微探测器,而且激发光与被探测的信号光的方向是平行的。第二类是光子扫描隧道显微镜(PSTM-Photon Scanning Tunneling Microscopy,有时又称为 STOM),激发光斜射入样品,通过全内反射在样品表面形成消逝场(evenescent field)。置于消逝场的光探针实际是一个散射中心,它将非辐射场通过转换成传输波而被探测。从物体近场光信号探测这一意义来讲,这两类本质是一样的。

由于 SNOM 中的光学探针,有的作为光源,有的作为微探测器,这决定了有不同的 SNOM 配置方式。主要有以下几种:

①照射模式(Illumination Mode),如图 7 - 105(a)。这是一种早期采用的模式,一般用介电镀膜探针作微小光源,适于透明样品,特别是生物荧光样品的探测。

②接收模式(Collection Mode),如图 7 - 105(b)。这种模式与上一种在结构上是对称的,探针作为微接收器,一般采用光纤微探针。

③反射模式(Reflection Mode),如图 7 - 105(c)。镀膜的光纤微探针既是光源,又是接收器,适用于不透明样品。

④光子隧道模式(PSTM Mode),如图 7 - 105(d)。入射光在样品内表面全反射,而在样品表面近场形成一个消逝场。光纤探针(一般不镀膜)可将消逝场转化为传播场。

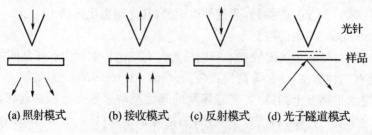

图 7 - 105　不同的 SNOM 模式

3) SNOM 中涉及的一些理论问题

近几年来,人们逐渐发现在 SNOM 中遇到的一些理论问题,已不能用传统的光学理论来对待。在近场范围内,物体性质表现出强烈的局域特性。人们不得不以一种新的眼光去重新考虑这些问题,由此产生了一个新的光学研究领域——近场光学,其基础是 Maxwell 方程,量子光学和多体问题处理方法等。目前,在众多的 SNOM 理论研究中,最突出的是两类问题:

(1) 物体近场性质的理论探讨

这是一个基本的物理问题,但在传统的光学中常常因远场近似条件而被忽略了。事实上,当光照射一物体时,在物体的近场范围(小于一个波长),包含了辐射(可传到远场)和非辐射(如消逝场)两种成分。也就是说,我们在远场"探测"物体(无论用眼睛或是光谱仪),所获得的仅仅是物体受激发射场中能传播到远场的那部分辐射信息,而忽略了非辐射成分。显然,对物体近场的探测,将比远场探测更为真实,更为丰富。

那么,紧接着的一系列问题是:物体近场的非辐射场中隐含了物体的哪些特征信息?亚波长局域范围内电磁波有什么特性?传统的光学原理,如 Huygens-Fresnel 原理,在近场中还适用吗?……所有这些基本问题都有待于进一步解决。

(2) 针尖-样品的相互作用

到目前为止,理论还很难解释 SNOM 中获得的高分辨率,但有一点可以肯定,SNOM 光信号强度及分辨率的大小均与针尖-样品的相互作用有关。

简单地讲,这是一个多体作用问题。然而,具体分析 T‑S 相互作用在数学上极其复杂。处理这类问题,主要有两种方法:一是宏观模型,即把针尖和样品描述成连续的固体;另一种是微观模型,这里把它们看成多个电偶极子组成的散射中心。比较有代表性的是多极子方法(MMP——Multiple Multipole Method)。另外,在具体处理过程中,视是否将针尖和样品分开讨论,可分为整体理论和非整体理论。在整体理论中,首先计算样品表面的衍射场,然后在某一模型上计算针尖检测这个场。这个过程依赖于一个前提是针尖不影响样品近场,这只是一个近似结果。当样品与针尖的作用很大时(这种作用不仅与距离有关,还与材料性质有关),还必须采用整体理论。

光学扫描显微镜逐点照明物体,用聚焦光束(激光光源)以 X‑Y 栅格式很快地扫描物体。这种栅格式通过重复转动光束偏转振镜装置来实现,即光斑点扫过物体,然后用光电倍增管探测系统,栅格逐点产生图像。所得图像的强度信息被数字化并且存在电脑里以产生整个扫描区域的图像。扫描显微术的分辨力受激光束的聚焦光斑大小限制,它接近于所用波长的衍射极限。

另外一种扫描显微术是 NipKow 盘显微术(也即串联扫描显微术)。和上述的点扫描技术不同,NipKow 盘显微术通过旋转一个打了许多中心对称孔的非透明盘来多点照明样品(Petran 等,1968,1985)。通过旋转这个盘,整个样品区域能被高速照明,实现实时成像或者视频速率成像。

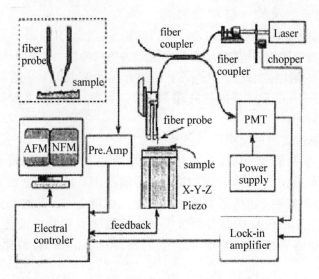

图 7‑106 近场扫描光学显微镜(NSOM)产地:欧洲

下面介绍 SNOM 的部分技术参数:

采用 3D Flat scan 扫描器,扫描范围:XY 方向 70 μm、Z 方向 70 μm,另外有 30 μm 和 10 μm 扫描器选配;扫描步进:70 μm 扫描器<1 nm、10 μm 扫描器<0.1 nm,扫描器厚度 7 mm,重量 75 g;

近场光学显微镜分辨率:大于 50 nm,依赖近场探针的孔洞尺寸。

Analog 控制器:软件包—NT,Win95/98,XP 兼容;实时图像显示,图像获取(高达 8 通道)及分析,3D 处理;LabVIEW 软件包拥有 4 通道的数据采集功能。

7.11.3 应用前景

SNOM 迅速发展的重要原因在于:它突破衍射极限,使我们达到了几十到几百纳米量级的分辨率;尤其是近几年来,SNOM 开始与多种光谱技术相结合。使之成为一种探测介观微结构特性的有力工具。SNOM 的应用范围正迅速扩大,主要表现在如下几方面:

(1)单分子观测

利用 SNOM,E. Betzig 小组已在室温下成功地观察到固化在 PMMA 有机膜中的哑铃形碳花青染料分子及其取向。

(2)生物结构的荧光观测

结合荧光标示技术和荧光光谱。Bell 实验室已获得了鼠纤维红血球细胞中的类脂网络结构的 SNOM 荧光图像。

(3)量子结构的荧光光谱诊断

利用相应的低温装置,E. Betzig 小组对一系列量子结构(量子阱、线、点)进行了 SNOM 荧光光谱分析,与远场荧光光谱相比,前者具有更精细的谱结构特性。

(4)磁光介质光存储

Bell 实验室利用镀膜的光纤微探针进行光写入,在 MO 介质上获得了 45 Gbit/in^2 的存储密度,这比普通光盘的存储容量高 20 多倍。

（5）微加工和光子印刷术

M. Rudman 采用 ArF 准分子激光,用中空的微毛细管探针,在硅片上进行光剥离,获得了 70 nm 的线宽;而日本 M. Fujihira 小组利用的 SNOM 对表面进行光化学重整化,在 LB 膜上写上了直径 140 nm 的一些点。

（6）半导体及光电介质中的缺陷结构与折射率分布

一些研究小组对某些光波导介质（金刚石薄膜、掺铒光纤等）进行了微结构与缺陷分析。

应用领域:

（1）表面和材料科学

微纳米结构表征、粗糙度、摩擦力、高度分布、自相关评估、软性材料的弹性和硬度测试。

（2）半导体制造中的测试

高分辨率地定量结构分析以及掺杂浓度的分布等各种材料特征。

（3）生物应用

液体中完整活细胞成像、细胞膜孔隙率和结构表征。

（4）硬盘检查

表面检查和缺陷鉴定、磁畴成像、摩擦力和磨损方式和读写头表征。

（5）薄膜表征

孔隙率分析、覆盖率、附着力、磨损特性、纳米颗粒、岛屿分布。

（6）失效分析

缺陷识别、电性测量和键合电极大摩擦特性等现代显微成像技术。

7.12　共聚焦显微镜

7.12.1　引言

共焦显微术的概念最早由 M. Minsky 在 20 世纪 50 年代提出。M. Minsky 在哈佛大学做研究期间,于 1957 年对载物台扫描共焦光学显微镜申报了美国国家专利。在此成像系统中,采用点光源照明样品,而携带样品信息的光被点探测器收集,最后利用横向和轴向扫描技术获得整个样品的三维信息。虽然 20 世纪 60 年代曾报导过利用该系统突破成像分辨率的限制,但当时没有引起人们的足够重视。70 年代人们对共焦显微术给予了更细致的研究。首先阐明了它的横向分辨极限为 $0.61\lambda/(\sqrt{2}NA)$,其分辨率是相同孔焦比的普通光学显微镜的 1.4 倍。这种分辨率的改进是通过减小显微镜的视场来获得,而这种视场小的缺点可利用扫描机制来补偿。之后人们很快认识到共焦显微术具有很强的轴向分辨能力——光学层析能力,并阐明了其轴向分辨极限为 $n \cdot \lambda/NA^2$。若采用波长为 0.48 μm 的激光光源和数值孔径为 0.8 的显微物镜,其横向和轴向分辨极限分别为:0.26 μm 和 0.76 μm。在 80 年代末和 90 年代初,共焦显微术引起了人们的高度重视。美国、日本、英国和德国相继投入大量的人力和财力对此进行研究,经过十几年的努力,在理论和实践上都取得了重要的进展。在理论上,更加全面地研究了系统的各种特性,提出许多改进成像质量、提高成像分辨率的方案;在实践方面,国外已有高性能的

LCSM 投入市场，其横向分辨率达 0.15 μm，轴向分辨率达 0.2 μm。

激光共焦扫描显微术的独特成像特点来自于点光源和点探测的引入，使其能抑制共焦点外的光信号进入探测器，这是与普通光学显微镜的根本区别。图 7-107 分别给出了果蝇的共焦图像和普通显微图像。由图可见，共焦显微图像更能生动地表现样品的三维内部结构，并且比普通光学显微图像具有更高的分辨率和对比度。

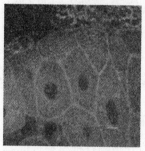 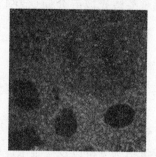

(a) confocal microscopic image   (b) conventional microscopic image

图 7-107　果蝇图像

作为本课题的研究基础，下面将对共焦扫描显微成像术的原理、优点、应用及最新研究进展作逐一阐述。

7.12.2　激光共聚焦扫描显微镜(LCSM)的成像原理简介

激光共焦扫描成像系统(Laser Confocal Scanning Microscopy，LCSM)是以光学为基础，融电子、计算机为一体的高精度现代化显微测试系统。由于排除了离焦光线造成的图像模糊，它能在像面上获得高对比度、高分辨率的图像，另外它所具有的亚微米轴向分辨能力能够实现光学切片，从而获取一系列不同深度的高分辨率光学断层图像，配合计算机图像处理技术，便可以实现细微结构的三维成像。因此激光共焦扫描显微系统是研究细微结构的有效工具，并受到国内外学术界的广泛研究和关注。

共焦的原理如图 7-108 所示，图中，光源、探测器及被测样品置于共轭位置。从光源出射的光经物镜准确地照明物镜焦平面的被测样品，由样品反射的光信息被聚焦到针孔处，形成点像，从而通过针孔被探测器接收。而非焦平面反射的光信息，则在探测面上仅仅形成弥散斑，此时通过针孔被探测器接收到的光信息很少。也就是说，探测到的离焦信号强度远低于焦点

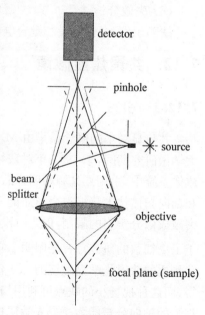

图 7-108　共焦的原理

信号强度，对离焦信号的摒弃使共焦成像术可在三维空间上精确定位被测样品。

LCSM 在横向上可突破瑞利准则所确定的分辨极限。表面上看似乎违背了关于成像系统分辨极限的理论。实则不然，因为瑞利准则所确定的分辨率是对物体上两点而

言,而在共焦扫描显微系统中,只有一个物点参与成像,因此只要照明点和探测点足够小就完全可能获得突破瑞利衍射极限的高分辨率,其实质是牺牲视场来提高分辨率。从傅里叶光学点扩展函数的观点看,点照明、点探测成像系统的点扩展函数 $H(X)$ 可表示为照明系统点扩展函数 $H_i(X)$ 和探测系统点扩展函数 $H_d(X)$ 的乘积

$$H(X) = H_i(X) \cdot H_d(X) \qquad (7-17)$$

这意味着要突破瑞利衍射极限必须同时对照明系统和探测系统两方面进行改进。对 $H_i(X)$ 提高获得超分辨率的方法有近似光学方法。而对共焦显微成像而言,正是共焦针孔对 $H_d(X)$ 的改进才使点扩展函数主瓣宽度减小约 27%(图7-109),图中,I 为归一化强度,v 为归一化径向坐标。

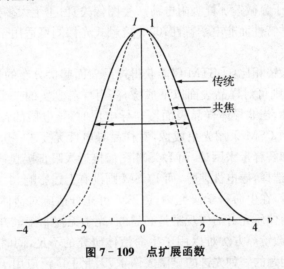

图7-109　点扩展函数

对轴向分辨而言,由于共焦针孔对离焦平面信息的摈弃使得该系统具有独特的轴向分辨率。对视场强度(积分强度)的分析,指出了共焦扫描显微镜与普通光学显微镜的不同之处。对非吸收样品而言,根据能量守恒定律,对普通光学显微镜,在任意垂直于光轴的平面上积分光强均为常数,这意味着它不具备轴向分辨能力。而对共焦扫描显微镜而言,其归一化积分强度随离焦量的增大而呈现递减趋势,并在像面上具有最大值。

为获得样品的三维图像,必须依赖于三维扫描技术。在共焦扫描显微成像中,扫描方式主要有光束扫描和样品扫描。采用样品扫描成像的光学系统相对简单,但扫描速度慢;而光束扫描成像速度快,但系统相对复杂。因此在实际共焦扫描成像系统中,通常在横向($X-Y$ 向)采用振镜实现光束扫描,而在轴向(Z 向)采用样品扫描,通过图像处理软件便能获得样品的三维图像。

7.12.3　LCSM 的优点

LCSM 的成像原理与普通光学显微镜完全不同,它通过减小光学显微镜的视场来获得高分辨率,并引入扫描技术弥补视场小的缺点。和普通光学显微镜相比,LCSM 具有以下优点:①超高分辨率;②可对样品进行三维成像,获取样品内部的三维精细结构;③具备的层析能力可对样品进行厚度小于 $1~\mu m$ 的"光学切片",从而避免机械切片以及由此造成的样品损伤;④共焦针孔可有效抑制杂散背景光,从而使所成图像对比度高,成

像质量好。表7-6给出了普通光学显微镜和共焦扫描显微镜的比较。

表7-6 普通光学显微镜和共焦扫描显微镜的比较

名称	照明光	横向分辨率	成像维数	对比度
普通光学显微镜	面光源	$0.61\lambda/NA$	二维	低
共焦扫描显微镜	点光源	$0.61\lambda/(\sqrt{2}NA)$	三维	高

虽然 LCSM 的分辨率低于扫描电子显微镜(Scanning Electron Microscope, SEM)和扫描隧道显微镜(Scanning Tunnel Microscope, STM),但却具有二者所不具备的独特优点。同 SEM 相比:①样品预处理简单,甚至不需要预处理;②避免使用真空环境,操作简单;③样品不会像电子显微镜那样吸附电荷产生图像失真;④绝大多数情况下,人们对样品感兴趣的是其光学特性而非电学特性;⑤非接触式光探测可适用于某些无法承受电子辐射损伤的样品。

同扫描隧道显微镜相比:①STM 仅能获得样品表面起伏分布的信息,而无法获取样品深层结构,LCSM 则可对样品表面以下成像,获得样品真实的三维结构;②STM 要求样品具有一定导电性,当非导体样品表面覆盖导电层时,导电层的粒度与均匀性等问题都将影响成像结果;LCSM 采用光束成像,对样品导电性无要求;③STM 针尖形状的不确定给图像的认证和解释带来困难,而 LCSM 图像接近人眼直接观察结果;④STM 对生物样品来说,衬底难选择,导电性差等,而 LCSM 则没有上述影响。

从上述比较来看,在生命科学研究中,LCSM 可充分适应对活体样品进行高分辨率成像的要求。生命活体研究对活体观察是必需的,光学无损非接触方法正是克服了电子显微镜、扫描隧道显微镜等方法难以用于生命活体研究的不足,同时克服了普通光学显微镜分辨率较低等问题的一种先进的显微成像术,因此正广泛应用于生命科学等研究领域,基于共焦原理的各种新技术也已成为研究的热点。

共焦显微术在实际应用中有两种方式:一种是反射式共焦显微术,另一种是透射式共焦显微术。本文则着重讨论反射式共焦显微成像理论。

有关共焦显微成像的理论已经比较成熟,然而对内窥式共焦扫描显微成像的理论国内外还未深入展开。故本章首先对共焦显微成像的理论进行总结,然后推演内窥式共焦扫描显微成像理论:建立内窥式共焦扫描显微系统的光路模型;基于光波导理论和标量衍射理论,推导内窥式共焦扫描显微系统的成像公式,并求出系统的相干传递函数。

7.12.4 点探测器共焦扫描显微成像理论

1) 系统的光路模型

反射式共焦扫描显微镜光路如图 7-110 所示。透射式可被看做是反射式展开的情况。因此这里只论述反射式共焦扫描显微成像理论。

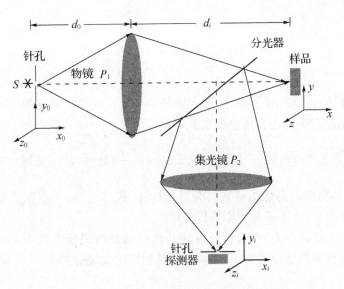

图 7 - 110　反射式共焦扫描显微镜的光路图

　　共焦显微成像系统通常由点光源 S、物镜 P_1、集光镜 P_2 和探测器 D 组成。点光源、样品和探测器位于共轭位置。物镜 P_1 用来在样品上形成一衍射受限的照明光,集光镜 P_2 则用来将样品反射的光信息会聚到一个很小的探测器上。点光源和点探测器分别用一个置于光源后和探测器前的针孔来实现。针孔越小,成像的相干性越好。在实际系统中,P_1 和 P_2 通常采用相同的透镜,此处我们亦采用这种方式。在图 7 - 110 中,d_0 和 d_i 分别是物镜到光源和物平面的距离,也是集光镜到探测器和物平面的距离,且满足高斯成像公式

$$\frac{1}{d_0} + \frac{1}{d_i} = \frac{1}{f} \tag{7-18}$$

其中,f 为物镜和集光镜的焦距。

　　在该光路中,入射光经物镜被聚焦到三维样品上,由物镜焦平面反射的光信号被集光镜会聚到针孔处而被探测器接收,而其上下平面反射的光信号经集光镜后在探测面形成一个较大的光斑,这样就只有很少一部分信号光穿过针孔被探测器接收。也就是说,探测到的离焦信号强度远远低于焦点信号强度。如果将样品或者照明光沿横向和轴向扫描,则可得到样品各个位置的信息,通过计算机处理技术便可得到样品的三维图像。

　　2) 成像公式的推导

　　为分析成像过程,本文在点光源空间、物空间和探测空间分别建立如图 7 - 110 所示的三个直角坐标系,其相应的位置矢量分别用 r_0、r 和 r_i 表示,其分量分别用 $x_0(x,x_i)$、$y_0(y,y_i)$ 和 $z_0(z,z_i)$ 表示。假设使用点光源,且点光源置于光轴上,则光振幅分布可写为 $U_0(r_0) = \delta(r_0)$。根据透镜成像理论,样品上的光振幅分布为:

$$U(r) = \int_{-\infty}^{+\infty} \delta(r_0) h_1(r_0 + M_1 r) \mathrm{d}r_0 \tag{7-19}$$

其中,M_1 表示物镜的放大因子,它是一个对角矩阵,由下式给出:

$$\boldsymbol{M}_1 = \begin{bmatrix} M_1 & 0 & 0 \\ 0 & M_1 & 0 \\ 0 & 0 & -M_1^2 \end{bmatrix} \tag{7-20}$$

其中，$M_1 = d_0/d_i$ 是物镜的放大率，h_1 表示物镜的三维振幅点扩展函数（Amplitude Point Spread Function，APSF），在直角坐标系下可表示为

$$h_1(x,y,z) = \iint_{-\infty}^{+\infty} P(\xi,\eta,z) \exp\left[\frac{ik}{d}(\xi x + \eta y)\right] d\xi d\eta \tag{7-21}$$

其中，$P(\xi,\eta,z)$ 是物镜的离焦瞳函数。为简化计算，式（7-19）中忽略了相位因子，因为在连续光照明情况下，该因子并不影响探测结果。

设样品的三维物函数为 $t(r)$，在反射式共焦扫描显微成像系统中，它反映样品的振幅反射率。设样品被扫描位置为 r_s，则被样品反射后的光场分布为

$$U(r,r_s) = \left[\int_{-\infty}^{+\infty} \delta(r_0) h_1(r_0 + M_1 r) dr_0\right] \times t(r_s - r) \tag{7-22}$$

根据透镜成像理论，探测空间的光振幅分布为

$$U(r_i,r_s) = \int_{-\infty}^{+\infty}\left[\int_{-\infty}^{+\infty} \delta(r_0) h_1(r_0 + M_1 r) dr_0\right] \times t(r_s - r) \times h_2(r + M_2 r_i) dr \tag{7-23}$$

其中，h_2 代表集光镜的三维振幅点扩展函数，M_2 是集光镜的放大因子，其定义与 M_1 类似，并由下式给出

$$\boldsymbol{M}_2 = \begin{bmatrix} M_2 & 0 & 0 \\ 0 & M_2 & 0 \\ 0 & 0 & -M_2^2 \end{bmatrix} \tag{7-24}$$

由于物镜和集光镜相同，但光线却反向，因此 M_2 的矩阵元 $M_2 = d_i/d_0 = 1/M_1$。若将点探测器放置在 r_{i0} 处，则其接收的光强为

$$I(r_s) = \int_{-\infty}^{+\infty} |U(r_i,r_s)|^2 \delta(r_i - r_{i0}) dr_i \tag{7-25}$$

将式（7-23）代入上式，可得

$$I(r_s) = \iiiint_{-\infty}^{+\infty} \delta(r_0) h_1(r_0 + M_1 r) t(r_s - r) h_2(r + M_2 r_i) \delta(r'_0)$$
$$h_1^*(r'_0 + M_1 r') t^*(r_s - r') h_2^*(r' + M_2 r'_i) \delta(r_i - r_{i0}) dr_0 dr dr'_0 dr' dr_i \tag{7-26}$$

根据卷积定理，上式可写为如下形式：

$$I(r_s) = |h_a(r_s) \otimes_3 t(r_s)|^2 \tag{7-27}$$

式中，$\otimes_3$ 表示三维卷积，$h_a(r) = h_1(M_1 r) h_2(r + M_2 r_i)$。式（7-27）表示光场是振幅的迭加，它意味着该共焦扫描显微成像系统相当于一个振幅点扩展函数为 $h_a(r)$ 的相干系统。

以上分析表明，点探测器接收的光振幅是样品各点贡献的振幅迭加。也就是说，只

要是点探测器,不管是否有偏移,系统是否有像差,其成像仍然是相干的,故使用点光源和点探测器的共焦明场显微系统是相干成像系统。当探测器的偏移为零时,即 $r_i = 0$, $h_a(r)$,可变为:

$$h_a(r) = h_1(M_1 r) h_2(r) \tag{7-28}$$

该式是完全对齐方式下的共焦扫描显微成像系统的点扩展函数。

对于圆形物镜和集光镜,引入坐标变换:

$$v = \frac{2\pi}{\lambda} r \sin\alpha \tag{7-29}$$

$$u = \frac{8\pi}{\lambda} z \sin^2 \frac{\alpha}{2} \tag{7-30}$$

它们分别为横向和轴向光学坐标,也可称为归一化的横向和轴向坐标。式(7-28)写为如下形式:

$$h_a(v, u) = h_1(v, u) h_2(v, u) \tag{7-31}$$

其中

$$h_i(v, u) = \exp(\pm \mathrm{i} s_0 u) \int_0^1 P_i(\rho, u) J_0(v\rho) \rho \mathrm{d}\rho \qquad (i = 1, 2) \tag{7-32}$$

$J_0(x) = \frac{1}{2\pi} \int_0^{2\pi} \exp(\mathrm{i}x\cos\theta) \mathrm{d}\theta$ 是零阶贝塞尔函数,$s_0 = 1/[4\sin^2(\alpha_0/2)]$ 为轴向空间频率的位移常量。

$$P_i(\rho, u) = P_i(\rho) \exp\left(\frac{\mathrm{i}u\rho^2}{2}\right)(i = 1, 2) \tag{7-33}$$

是透镜的离焦瞳函数,其中

$$P_i(\rho) = \begin{cases} 1 & \rho > 1 \\ 0 & \text{其他} \end{cases} \qquad (i = 1, 2) \tag{7-34}$$

式中,$\rho = r/a$ 表示透镜的归一化半径。

式(7-31)表明,系统的点扩展函数是照明系统和接收系统点扩展函数的乘积,而不像串级系统那样是两个点扩展函数的卷积,这是共焦扫描显微术相比普通显微术的一个重要优点:点扩展函数的相乘可以改善总的点扩展特性。

3) 相干传递函数

上节讨论表明:探测器接收的光场振幅是由样品上各点贡献的振幅迭加。另一方面,从傅氏变换角度来看,样品可看做一系列周期分量的迭加。如果能得到系统对样品的每个周期分量所成像的系数,则可完整地解释系统的成像特性。为得到该系数,需对物函数 $t(r)$ 进行三维傅氏变换:

$$T(m) = \int_{-\infty}^{+\infty} t(r) \exp(-2\pi \mathrm{i} r \cdot m) \mathrm{d}r \tag{7-35}$$

其对应的傅氏逆变换则给出了样品的物函数:

$$t(r) = \int_{-\infty}^{+\infty} T(m) \exp(2\pi \mathrm{i} r \cdot m) \mathrm{d}m \tag{7-36}$$

其中,m 表示空间频率矢量,它有三个分量,其横向分量为 m、n,轴向分量为 s,将式 (7-36)代入式(7-35)可得:

$$I(r_s) = |h_a(r_s) \otimes_3 t(r_s)|^2 = |h_a(r_s) \otimes_3 \left[\int_{-\infty}^{+\infty} T(m)\exp(2\pi i r_s \cdot m)dm\right]|^2$$

$$= |\int_{-\infty}^{+\infty}\left\{\int_{-\infty}^{+\infty} h_a(r_s)T(m)\exp[2\pi i(r_s - r) \cdot m]dr\right\}dm|^2$$

$$= |\int_{-\infty}^{+\infty} c(m)T(m)\exp(2\pi i r_s \cdot m)dm|^2 \tag{7-37}$$

其中,$c(m)$ 由下式给出:

$$c(m) = \int_{-\infty}^{+\infty} h_a(r)\exp(-2\pi i r \cdot m)dr \tag{7-38}$$

它是共焦显微系统三维振幅点扩展函数 $h_a(r)$ 的傅氏变换,被称为点探测情况下,共焦显微系统的三维相干传递函数。由式(7-37)可以看出,乘积 $c(m)T(m)$ 表示像场空间周期分量的强度,像场特征完全取决于三维相干传递函数,一旦它确定,则任何样品的像场均可获得。因此,三维相干传递函数提供了能够用于考察成像系统特征的足够信息。三维相干传递函数仅和光学成像系统的参数有关,如透镜的瞳函数、像差、探测器的位置等。

基于上述原因,有必要对系统的相干传递函数进行深入研究,下面将推导反射式共焦扫描显微成像系统相干传递函数的表达式,并分析其具体的物理意义。这里同样假设物镜和集光镜均具有圆形光瞳,且无像差,即 $P_1(x,y,z) = P_1(r,z)$,$P_2(x,y,z) = P_2(r,z)$,其中,$r = (x^2 + y^2)^{1/2}$。将式(7-21)代入式(7-38),并考虑圆的对称性,可得

$$c(m,n,s) = \int_{-\infty}^{+\infty} c(m,n,u)\exp(-2\pi i us)du \tag{7-39}$$

其中,$c(m,n,u)$ 为共焦系统的二维离焦相干传递函数,在探测器无偏移情况下,它可表示为

$$c(m,n,u) = c(l,u) = K_r\exp(-2is_0 u)[P_1(l,u) \otimes_2 P_2(l,u)] \tag{7-40}$$

其中,K_r 是归一化常量,$l = (m^2 + n^2)^{1/2}$ 代表径向空间频率,$\otimes_2$ 代表二维卷积操作。假设物镜和集光镜具有相同的瞳函数,则对 $c(l,u)$ 在 u 上作傅氏变换,可得:

$$c(l,s) = K_r[P(l)\delta(s+s_0 - l^2/2)] \otimes_2 [P(l)\delta(s+s_0 - l^2/2)] \tag{7-41}$$

这是点光源照明和点探测器接收,在没有位置偏差及采用圆形无像差透镜情况下,反射式共焦明场显微系统三维相干传递函数的表达式。该式是两个完全相同因子的卷积,其中每个因子都是单透镜的三维相干传递函数。因此反射式共焦显微镜的三维相干传递函数是两个普通相干显微镜的三维相干传递函数的卷积。经过复杂的推导和数学变换,可将式(7-41)写为如下形式:

$$c(l,s) = \begin{cases} 1 & \dfrac{l^2}{4} \leqslant \bar{s} < 1 - l\left(1 - \dfrac{l}{2}\right) \\ \dfrac{2}{\pi}\arcsin \dfrac{1-\bar{s}}{l\sqrt{\bar{s} - \dfrac{l^2}{4}}} & 1 - l\left(1 - \dfrac{l}{2}\right) \leqslant \bar{s} \leqslant 1 \\ 0 & \text{其他} \end{cases} \tag{7-42}$$

其中，$\bar{s}=s+2s_0$。由上式可见，$c(l,s)$的非零区域为$l^2/4\leqslant\bar{s}\leqslant1$。

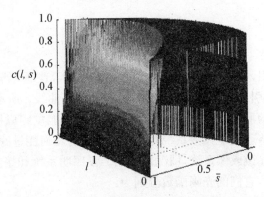

图7-111　系统的相干传递函数c(l,s)

反射式共焦扫描显微镜的相干传递函数随l和s的分布规律，如图7-111所示。由于l表示径向空间频率，对于$l<0$则无实际物理意义，故图7-111中只画出了$l\geqslant0$的情况。注意：在相关文献中所提及$l<0$的情况无任何物理意义，且式（7-42）并不是关于l的偶函数，故其图形并不关于$l=0$对称。

轴向分辨能力，即焦深，是共焦扫描显微系统最突出的优点，是普通光学显微镜所不具备的。为理解这一特性，此处选取一沿轴向扫描的理想全反射镜。由于样品不具有任何横向结构，其轴向振幅响应仅取决于$c(l=0,u)$，即$c(l=0,s)$的逆傅氏变换。根据式（7-22），它应为：

$$U(u)=K_r\exp(-2\mathrm{i}s_0u)\exp(\mathrm{i}u/2)\frac{\sin(u/2)}{u/2} \tag{7-43}$$

上式的模方给出光强的分布：

$$I(u)=\left[\frac{\sin(u/2)}{u/2}\right]^2 \tag{7-44}$$

该强度分布已由$u=0$处的值进行了归一化处理。

4）系统的积分光强

为深入理解共焦显微系统的轴向分辨能力，本节将讨论共焦显微系统的焦深，它可以用离焦物点对图像引入的背景来表征，并可用点扩展函数的积分来描述，即引入积分光强

$$I_{积分}(u)=\int_0^\infty I(u,v)v\mathrm{d}v \tag{7-45}$$

$I_{积分}(u)$表示距离焦平面为u处的物点对图像引入的背景能量。当$I_{积分}(u)$随u增大而快速衰减，则说明成像系统具有较强的焦面分辨。对于普通光学显微成像，有

$$I_{积分}(u)=\int_0^\infty |p(u,v)|^2v\mathrm{d}v \tag{7-46}$$

由帕塞瓦尔（Parseval）定理，应有

$$I_{积分}(u)=\int_0^1 |t(r,u)|^2r\mathrm{d}r \tag{7-47}$$

其中，$t(r,u)$表示不同焦深u时的光阑函数。由于不同离焦相当于光阑函数引入了二次相位因子

$$t(r,u)=t(r,0)\exp\left(-\mathrm{j}\,\frac{1}{2}ur^2\right) \tag{7-48}$$

可见不同的离焦量将引入相同的背景能量。也就是说对于普通光学显微镜，不管物点是否在焦面上，它对图像引入的能量是相同的，如图7-112曲线a所示。在焦平面的物点，这部分能量用作图像的形成；而在焦平面外的点，这部分能量则以模糊分布成为图像不希望有的背景。可见普通光学显微系统对离焦物点没有任何能量滤除作用。

然而对共焦扫描显微成像系统，情况却不同。设照明系统和接收系统具有相同的光学系统，当离焦为u时，它们的光阑函数分别为：

$$t_{1,2}(r,u)=circ(r)\exp\left(\mp\mathrm{j}\,\frac{1}{2}ur^2\right) \tag{7-49}$$

相应的点扩展函数分别为：

$$p_{1,2}(u,\rho)=FT_{r,\rho}[t_{1,2}(r,u)] \tag{7-50}$$

利用极坐标下的傅里叶变换，有

$$p_{1,2}(u,\rho)=\int_0^1 J_0(\rho r)\exp\left(\mp\mathrm{j}\,\frac{1}{2}ur^2\right)r\mathrm{d}r=c(u,\rho)\mp\mathrm{j}s(u,\rho) \tag{7-51}$$

其中

$$c(u,\rho)=\int_0^1 J_0(\rho r)\cos\left(\frac{1}{2}ur^2\right)r\mathrm{d}r \tag{7-52}$$

$$s(u,\rho)=\int_0^1 J_0(\rho r)\sin\left(\frac{1}{2}ur^2\right)r\mathrm{d}r \tag{7-53}$$

系统总的点扩展函数为：

$$|p_1(u,\rho)|^2|p_2(u,\rho)|^2=[c^2(u,\rho)+s^2(u,\rho)]^2 \tag{7-54}$$

故背景积分强度为

$$I_{积分}(u)=\int_0^\infty [c^2(u,\rho)+s^2(u,\rho)]^2\rho\mathrm{d}\rho \tag{7-55}$$

图7-112中曲线b绘出了上式数值模拟结果。可见随离焦量u的增大，积分强度迅速下降。对比普通显微成像的情况，其曲线a为一水平线，对不同平面的光能量没有任何滤除作用。对离焦背景的滤除是共焦扫描显微成像尤其重要的优点。

无论从系统相干传递函数分析结果还是从积分光强分析结果都可明显看出，共焦系统具有良好的轴向分辨能力。

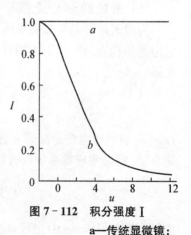

图7-112 积分强度 I

a—传统显微镜；

b—共焦显微镜

7.12.5　共聚焦显微镜的进展

共聚焦内窥镜随着共聚焦扫描显微技术、光纤技术和微机械技术的发展不断得到完善,逐渐实现了除体表的探测能力外,还可以实现腔内共聚焦成像,即内窥式共聚焦显微镜。

在1992年,T. Dabbs等人首先建立了以单模光纤作为光源和探测器针孔的光纤共聚焦显微镜,利用光纤耦合器取代通常共聚焦显微镜中的分束器。在1993年,Arthur F. Gmitro等人利用一台Zeiss LSM10型共聚焦显微镜和Sumitomo IGN05/10传像束构造出新型的共聚焦显微镜,使照明光和信号光通过光纤传像束的一根单丝,让体积庞大的共聚焦显微镜可以对以前无法直接测量的样品进行成像。这台共聚焦显微镜可视为共聚焦内窥镜的雏形,后来很多研制的共聚焦内窥镜的光路系统结构都源于此。在1997年,R. Juskaitis等人则利用非相干的白光源和Sumitomo IGN20/50传像束建立了一台实时白光反射式共聚焦显微镜,发现在通过多模光纤(传像束单丝)获取样品反射信号光时,白光源照明的效果比激光好,激光作照明光源存在大量散斑,这个装置为后来设计非相干光源或宽带光源照明的共聚焦显微镜打下了基础。

在1999年,Arthur F. Gmitro研究小组为了提高成像速度首次利用Sumitomo IGN08/30传像束,建立了一套狭缝扫描的荧光共聚焦内窥镜,利用扫描镜实现横向扫描,建立一套微型的液压驱动轴向扫描系统,其横向分辨能力达到3 μm,轴向分辨能力是25 μm;并且在2004年,研制出微型探头直径为3 mm的荧光共聚焦内窥镜,可以直接通过常用内窥镜的活检通道。J. Knittel等人在2001年研制了由Zeiss LSM 410型共聚焦显微镜和Sumitomo IGN08/30传像束构成的荧光显微成像系统,直径为1 mm的探头由梯度折射率透镜组成,横向分辨能力达到3.1 μm,轴向分辨能力是16.6 μm。这些共聚焦内窥镜是利用荧光剂标示后,对目标区域进行成像。

在2001年,德克萨斯大学的R. Richards-Kortum小组利用Sumitomo IGN15/30传像束研制出点扫描的反射式共聚焦内窥镜,主要是为了避免荧光成像的两个主要缺陷:荧光剂必须无毒性且有足够的渗透深度;荧光激发波长偏短,在组织中穿透深度短,横向扫描采用双振镜扫描方式,横向分辨能力达到3 μm,轴向分辨能力是6 μm,成像速度是每秒15帧。在2005年,他们制作出便宜的注模成型塑料微型物镜,使该反射式共聚焦内窥镜横向分辨能力达2.2 μm,轴向分辨能力是10 μm,但是微型物镜的直径是7 mm。

在2006年,澳大利亚的Optiscan公司和日本Pentax公司首次在市场上推出商用荧光共聚焦内窥镜。在工作时,主机产生波长为488 nm的激光束,由光纤传输至探头,经聚焦后照明被观察组织,荧光剂被激光束激发后产生的信号被探头检测到并送回主机,可以0.8幅/秒(1 024×1 024像素)或1.6幅/秒(1 024×512像素)的速率生成图像。250 μm的扫描纵深足以涵盖整个黏膜层,扫描层厚度可薄至7 μm,横向空间分辨率达0.7 μm。目前使用的荧光剂包括荧光素钠(fluorescin,10%)、盐酸吖啶黄(acriflavine,0.05%)、四环素和甲酚紫(cresyl violet)。其中荧光素钠为静脉注射,其余三者皆为表面喷洒,其中又以盐酸吖啶黄使用最为广泛。

1) 共聚焦内窥镜的基本结构

目前已研制的荧光或反射光共聚焦内窥镜主要由三个部分组成:照明系统,探测系统和光纤导管,结构如图 7-113 所示。工作流程是:照明系统使入射光形成光点或光线,由横向扫描系统使光点或光线照明光纤传像束的端面,照明光再每次通过光纤传像束的一根单丝(或一列单丝)传向远端,经光纤导管内的透镜组会聚在测试样品上形成一系列横向空间的扫描点或线,通过光纤导管内的轴向扫描装置使扫描点或线照明样品的不同深度,来自样品三维空间内不同扫描区的荧光或反射光信号再通过光纤导管和光纤传像束返回照明光路,经过分束器转向探测系统,由探测器转化成数字信号输入计算机进行处理、显示或保存,计算机向扫描系统发出控制信号,最终获取样品的层析图像。

照明系统确保把光源发出的激光束会聚,在光纤传像束的端面形成点像或者线像,能够最大效率地耦合进光纤传像束。它是由空间滤波器、光束调整光路系统、扫描系统和会聚物镜组成。利用空间滤波器对入射激光束进行过滤,阻挡光束外围的散斑,获得高质量的点照明光源。利用光束调整光路系统调节平行入射光束的直径,使它匹配横向扫描系统的要求,最大限度地降低光束扫描时产生的光束形变。利用会聚物镜将扫描平行光束会聚在光纤传像束的端面,使会聚点光强分布的 $1/e^2$ 对应宽度匹配光纤传像束单丝的直径。横向扫描系统由扫描振镜组成,对于点扫描采用扫描频率一高一低的两个扫描振镜,对于线扫描采用一个扫描振镜,扫描控制信号由计算机发出。

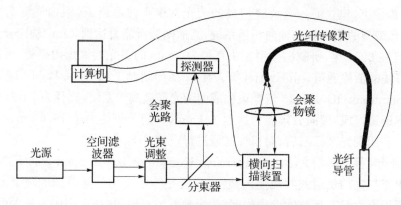

图 7-113　共聚焦内窥镜的结构示意图

对于线扫描的共聚焦内窥镜,探测系统把光纤传像束的端面作为物体进行设计,将光纤传像束单丝传递出的信号光通过准直、分束、会聚和过滤后,由 CCD 探测器接收。对于点扫描的共聚焦内窥镜,探测系统的光路确保光纤传像束不同单丝传递出的信号光经同一会聚光路进入探测器。会聚光路包含一个针孔装置,主要用来过滤照明/接收单丝附件的单丝传输的信号后向散射光,以及光纤端面反射的部分杂散光,保证系统共聚焦成像条件。

光纤导管是由微型物镜和微型轴向扫描装置构成,结构尺寸严格按照通用内窥镜的活检通道大小来设计。微型物镜除了长度和直径大小受活检孔的尺寸限制外,还要考虑探头与组织和探头与光纤之间的折射率匹配,减小像差和光纤端面的反射光,以及确保来自光纤传像束中不同单丝的光有相同的照明光强。微型轴向扫描装置需要提供足够大的轴向扫描距离,具有好的稳定性。

2) 共聚焦内窥镜的关键技术

共聚焦内窥镜作为一项集合光学、机械、电子、材料及计算机技术的新一代高科技产品,是一个非常复杂的系统,需要各组成部分能够协同工作,要求具有结构简单、紧凑,操作简便,成像速度快,成像质量高,系统工作稳定等主要特点。从目前研究情况看,共聚焦内窥镜主要有以下关键技术:

(1) 横向扫描技术

用于共聚焦内窥镜的高性能光纤传像束的光纤数量很多,一般在 30 000 根左右,单丝的直径和间距都在几个微米,单丝的数值孔径在 0.3 左右,为了使照明光能够有效耦合进光纤传像束的单丝,可以扫描更大的光纤传像束有效传输区域,实时获取组织的横向图像,这要求横向光点扫描速度尽可能快,扫描分辨率高,平行光束通过扫描系统后的形变小。利用光纤传像束的共聚焦内窥镜由于横向扫描装置放置在光纤传像束远离测试样品的端面,有利于把光纤导管微型化,是目前比较实用的共聚焦内窥镜结构。采用的横向扫描方式有:

①双振镜的点扫描方式(图 7 - 114(a)):由两个工作频率不一样的扫描振镜和会聚物镜串联构成,成像速度可以达到 15 帧/秒;

②单振镜的线扫描方式(图 7 - 114(b)):由一个扫描振镜和柱透镜组成,可以获得视频图像,但是线扫描使部分光进入单丝间包层,图像对比度下降;

③微透镜阵列随机点扫描方式(图 7 - 114(c)):由一个微透镜阵列组成的空间光调制器和会聚透镜组成,存在光损失仅适合检测组织表层。

由于加工精度的限制,光纤传像束的单丝之间的距离总是有限的,这就限制了利用光纤传像束的共聚焦内窥镜的横向分辨能力。另一方面,相邻单丝之间得到薄包层使光在单丝中传输时发生串话,这就降低了共聚焦内窥镜的图像对比度。所以,现在有些共聚焦内窥镜采用单模光纤作为照明光和信号光的媒介。该种共聚焦内窥镜采用的横向扫描方式是:

①利用压电驱动的二维倾斜反射镜扫描(图 7 - 114(d)),但是无法使探头微型化;

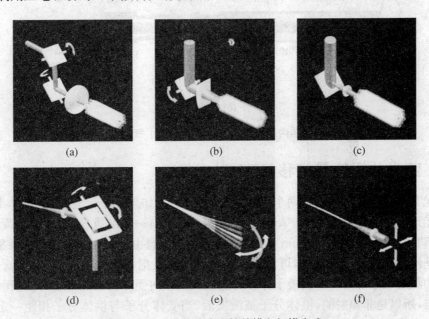

(a)　　　　　　　(b)　　　　　　　(c)

(d)　　　　　　　(e)　　　　　　　(f)

图 7 - 114　共聚焦内窥镜的横向扫描方式

②利用压电或电磁激励器驱动的光纤机械谐振扫描（图 7 - 114(e)），但是比较容易引入离轴像差，限制了系统分辨能力；

③把单模光纤和成像透镜固定在谐振悬梁，利用静电或压电驱动扫描（图 7 - 114(f)），可以避免离轴像差，但是角度扫描范围很小。

（2）轴向扫描技术

由于光纤导管的尺寸限制，利用压电陶瓷驱动轴向移动的范围很有效，目前采用液压、气压以及机械移动光纤和成像镜头的距离进行轴向变焦，已经可以获得 200 μm 左右的调焦范围，轴向调焦装置示意图如图 7 - 115。气压和液压型调焦装置的原理基本一致，都是通过压强变化驱动导管内的活塞移动，导致固定在活塞上的光纤束相对成像透镜的距离发生变化，从而改变照明光点在组织内的深度位置。机械型调焦装置则是利用微型马达驱动光纤束相对成像透镜的间距，达到改变照明点在组织中的深度。由于上述轴向扫描装置存在结构复杂，调节范围小的缺陷，未来轴向扫描的最佳方法是利用电控变焦的液体透镜。

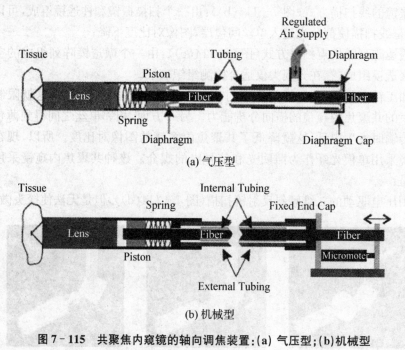

图 7 - 115 共聚焦内窥镜的轴向调焦装置：(a) 气压型；(b)机械型

7.13 荧光共振能量转移(FRET)成像

荧光共振能量转移是指在两个不同的荧光基团中，如果一个荧光基团（供体 Donor）的发射光谱与另一个基团（受体 Acceptor）的吸收光谱有一定的重叠，当这两个荧光基团间的距离合适时（一般小于 10 nm），就可观察到荧光能量由供体向受体转移的现象，即以前一种基团的激发波长激发时，可观察到后一个基团发射的荧光。简单地说，就是在供体基团的激发状态下由一对偶极子介导的能量从供体向受体转移的过程，此过程没有光子的参与，所以是非辐射的，供体分子被激发后，当受体分子与供体分子相距一定距离，且供体和受体的基态及第一电子激发态两者的振动能级间的能量差相互适应时，处于激发态的供体将把一部分或全部能量转移给受体，使受体被激发，在整个能量转移过程中，不涉及光子的发射和重新吸收。如果受体荧光量子产率为零,则发生能量转移荧光熄灭;如果受体也是一种荧光发射体,则呈现出受体的荧光,并造成次级荧光光谱的红移。

7.13.1　FRET理论——激发态的无辐射能量转移

激发态分子 D^* 作为能量给体,基态分子 A 作为能量受体的能量转移可表示为:

$$D^* + A \longrightarrow D + A^* \tag{7-56}$$

该能量转移过程分为辐射机制与无辐射机制两种。当 D^* 与 A 相距很近时,以无辐射机制转移激发态的能量,无辐射机制又分为共振偶极-偶极库仑能量转移和电子交换能量转移两种。

FRET 是一种能量从荧光分子无辐射转移到另一个荧光分子的共振转移过程,也称为 Forster 长程能量转移,即激发态的跃迁偶极矩与基态分子通过偶极-偶极库仑能量转移,使基态分子极化为激发态。它不但与两种荧光分子,即供体-受体对的间距有很大关系,还与荧光分子的光谱特性及它们之间的相对方向有关。供体与受体间发生共振能量转移,必须满足以下两个条件:

(1)受体的吸收光谱与供体的发射光谱有交叠

由前述荧光发射原理可知,只有受体分子的吸收光谱与供体分子的发射光谱有交叠时,才可能发生共振能量转移现象。即供体-受体对满足"相容性"。

(2)受体分子与供体分子之间的距离适当

距离适当意味着满足条件(1)的受体分子必须离供体分子"足够近",才可能受到激发,这一特性通常用 Forster 距离来描述。

能量转移效率为:

$$E = \frac{R^{-6}}{R^{-6} + R_f^{-6}} \tag{7-57}$$

式中,R 为供受体之间的距离。从中可以看出,当 $R = R_f$ 时,$E = 1/2$,即将能量转移效率为 50% 时的 D-A 对之间的距离定义为 Forster 距离。对给定的 D-A 对有

$$R_f = \text{const}(\kappa^2 J Q_D n^{-4})^{1/6} \tag{7-58}$$

式中,κ^2 是方向因子,J 是供体发射光谱和受体吸收光谱的交叠因子,Q_D 是供体的荧光量子产额,n 是 D 与 A 之间介质的折射系数。

在利用 FRET 技术研究生物化学问题时,通常可以通过静态荧光或时间分辨荧光测定能量转移效率,具体可以用下列公式之一计算:

$$E = 1 - F_{DA}/F_D \tag{7-59}$$

$$E = 1 - \tau_{DA}/\tau_D \tag{7-60}$$

式中,F_{DA} 和 F_D 分别表示 A 存在和不存在时 D 的荧光强度,τ_{DA} 和 τ_D 分别表示 A 存在和不存在时 A 的荧光寿命。

对于给定的 D-A 对,R_f 值一般在 2~9 nm 之间,与蛋白质分子的直径及功能位点之间的距离、生物膜的厚度相当,因此,FRET 技术十分适合于研究生物大分子的结构和功能。得到 R_f、E 值后就可以由式(7-57)计算 D 与 A 之间的距离 R。据此,FRET 也

被称之为光谱尺子(spectroscopic ruler)。

在分子生物学中,Forster距离有着重要的参考意义,表明两端分别由供体、受体标记的寡核苷酸有最大长度限制,超出这一范围则失去定量分析所需的转移效率。实际应用中,对许多种供体—受体对而言,这一最大值通常为60～70个核苷。

7.13.2 基于不同光学平台的 FRET 显微技术

1) FRET 供体受体配对

广泛用于 FRET 研究的供体-受体荧光基团来自自发荧光蛋白 GFPs。选择 GFPs 作为可工作的 FRET 对,要仔细考虑其光谱特性:对选定的供体受体配对,它们的激发光谱要足够分离,供体发射光谱与受体激发光谱部分重叠(>30%)以获得足够的能量传递;供体受体发射光谱的合理分隔,以便独立测量每个荧光基团的荧光。

根据生物学应用的不同,有一些 FRET 对的组合。常用的 FRET 对荧光基团有:CFP-YFP;CFP-dsRED;BFP-GFP;GFP-dsRED;YFP-dsRED;Cy3-Cy5;Alexa488-Alexa555;Alexa488-Cy3;FITC-Rhodamine (TRITC);YFP-TRITC;YFP-Cy3。

2) FRET 方法光学平台配置

FRET 方法可以基于不同的光学平台配置,适用面很宽。一般的 FRET 系统都包含如下配置:

- 激发光源:稳定的汞灯、氙灯、汞氙复合电弧灯光源;从紫外到红外波段不同波长的激光光源。
- 中性密度滤光片:用以控制激发光的强度。
- 滤镜组:为选定的荧光基团组合配置合适的滤镜组,包括激发、发射、二色分光等。需要仔细选择滤镜组合,以削减光谱串色,提高 FRET 信号的噪声比。
- 检测设备:高灵敏度 PMT 或冷 CCD。

根据所使用的光学平台配置,可将 FRET 显微技术分为如下两类:单光子激发和多光子激发。单光子激发类中包括基于常规宽场的(Wide-Field)W-FRET、全内反射TIRF-FRET)、共聚焦(confocal)C-FRET。多光子激发中包括双光子和多光子(MP-FRET)。

3) 单光子常规宽场 FRET 显微术

宽场荧光显微镜是最简单和最广泛应用的荧光光学平台,因此 W-FRET 也相应地成为应用最为广泛的 FRET 方法。任何荧光显微镜(倒置或正置)都可配置成宽场FRET 显微镜(W-FRET)。将稳定的汞灯、氙灯、汞氙复合电弧灯等光源,通过光栅或滤片轮来选择合适的激发波长;激发光通过二色分光器照射到样本平面,激发样本中的荧光基团。通过选择与染料蛋白匹配的滤镜组,样本发射出的信号荧光由高速高灵敏度的CCD 分时(滤片轮)或同时(分像器)获取供体 D、受体 A,供体—受体(D-A)的荧光图像。再经过专门的软件处理,获得 FRET 结果图像。

W-FRET 广泛用于研究细胞间相互作用的量化比较和细胞运动特性的动力学研究、胞内机制、分子运动等,样本中大区域发生的分子间的相互作用。例如,新的荧光基团指示剂可以允许在胞液和细胞器中测量通常是极其局部化的钙信号(Miyawaki et al.,1997);在单个活细胞中无损获得动态蛋白质酪氨酸激酶活性(Ting et al.,2001)。

但宽场照明使整个目标被曝光,贯穿整个样本(焦面和焦外)的样本发射荧光都被高NA 物镜收集。这种情况在传统的宽场荧光显微镜中无法避免,对于微弱荧光,例如单分子荧光,焦平面外的杂光会严重降低图像对比度和锐度。一个补偿手段是使用反卷积算法等数字图像处理技术,以部分消除焦外信号。

4) 单光子共聚焦-FRET 显微术

和传统的宽场荧光显微镜不同,在共聚焦显微镜中,一个单衍射限制聚焦光斑被高NA 物镜投送到样本,样本发出的荧光可再被物镜收集并聚焦到一个针孔附近,只有来自样本焦平面的光可进入小孔,而焦外光无法进入针孔。信号由高灵敏度的光电倍增管(PMT)探测。激光束逐点扫描样本,可产生二维图像。激光共聚焦显微镜可在 2~3 s内产生清晰的去除了焦外光的非常清晰的高信噪比图像(512×512 像素)。采集一系列不同 Z 轴平面的光切片图像,可得到一个样品的三维映射,在 Z 轴方向的分辨率可达到500 nm(40×1.3NA 物镜)。而且,共聚焦显微镜提供了改进的横向分辨率,并能对完整的厚的活样本进行直接非侵入的连续光层析成像。由于是扫描激发,可以控制扫描的位置和区域大小,这对于特定位置的分子间的相互作用研究特别有利。例如,为了研究细胞膜上膜蛋白的定位,只需要扫描细胞膜附近的区域。

通过选择合适的滤镜组合,C-FRET 可在任何激光共聚焦显微镜上实现。利用某个波长的激光作为激发光源,通过二色分光镜照射样本。选择与染料蛋白匹配的滤镜组,通过高灵敏度的 PMT 分时或同时获取供体、受体、供体-受体的荧光图像,再经过软件处理,获得 FRET 结果图像。C-FRET 中使用的 PMT 具有很高的品质:高稳定性、低噪声、非常大的动态范围(大于 1 000 000 倍)、高灵敏度、宽光谱响应、快速时间响应、小物理尺寸。

由于采用激光做点激发,能量密度很大,容易引起光漂白,因此需要使用合适的中性密度滤光片,以降低能量。C-FRET 的主要限制是使用了激光做激发光源,而激光的波长选择是有限的,可调谐激光的波长一般在红光或红外波段。因此激发不同荧光基团的可用波长受到了标准激光波长的限制,而不像宽场荧光显微镜可通过光栅或滤光片选用任何可用的激发波长。根据目前的标准激光源,C-FRET 适用的荧光基团包括:CFP-YFP 或 ds-RED;GFP-Rhodamine 或 Cy3;FITC 或 Alexa488-Cy3;Alexa488-Alexa555;Cy3-Cy5。

C-FRET 滤镜组如下表 7 - 7。

表 7 - 7　C-FRET 滤镜组

荧光基团	激发波长(nm)	发射滤片(nm)
Alexa 488 或 GFP	Argon 488	515/30 或 535/50
Cy3 或 Phod - 2	Green HeNe 543	590/70
CFP	Argon 457	485/30
DsRED1	HeNe 543	590/70
YFP	Argon 514	528/50
Cy3	Green HeNe 543	590/70
Cy5	HeNe 633 or HeNe 594	660LP

5) 单光子全内反射-FRET 显微术

在常规宽场或共聚焦显微镜中,照明以沙漏形图案贯穿激发光束的整个路径。这导致沿着激发光束路径的能量吸收,使得发生焦外荧光,而且其他焦面的激发会对样本平面产生光漂白和光毒性作用。这种情况在全内反射和多光子/双光子显微镜中得到改善。

全内反射荧光显微技术是一种特殊的宽场荧光显微技术。当光从光密物质向光疏物质照射,当入射角达到或超过某个临界角度时发生全反射,将绝大部分能量反射回光密物质,而小部分能量在交界面上将产生一个隐失场(Evanescent Field),能量集中在厚度从几十至几百纳米之间的范围内,且在垂直方向呈指数衰减。只有在该隐失场内的荧光基团才能被激发,而整个背景的其他任何深度的荧光基团都不会被激发,因此获得了极高的信噪比。对于研究膜基底的膜蛋白等,可使用常规宽场 FRET 的滤镜组。

6) 多光子-FRET 显微术

多光子激发显微镜本质上是一种共聚焦显微镜。在传统的单光子共聚焦激光扫描显微镜中,如果使用的荧光染料需要紫外光激发,就涉及紫外波段的传输光路,所有光学元件都需要使用石英等特殊材料特殊设计,重复的紫外光扫描会严重削弱样本的活性等问题。

而双光子激发激光扫描显微镜克服了这个问题。当在荧光基团的某个位置极短的时间内连续到达多个相同波长(λ)的光子,将可能发生多光子(n 个)吸收,其效果可等效于吸收一个 $n\lambda$ 波长的单光子,一般 n 等于 2,即发生双光子吸收。发生双光子吸收的概率依赖于两个光子在荧光基团内吸收截面的空间位置重叠和到达时间重叠。双光子激发需要非常高的局部瞬时强度,为得到该强度,激光脉冲峰与基底之比可达 10^6。但如此强的能量只集中在极短的激光光脉冲宽度(1 飞秒=10^{-15}秒)内,占空比很小,对生物样本并不会造成很大的伤害。例如使用 76 MHz 重复速率的 100 飞秒的激光脉冲,单脉冲能量只有纳焦耳量级。利用多光子激发,对原本必须用紫外波长(例如350 nm)单光子激发的样本可改用红光波长的双光子(700 nm)激发,大大减小了对样本的伤害。而且,多光子激发可以使用调谐激光器,例如可调谐蓝宝石激光器,可输出700~1 000 nm 波长的激光。

在 MP-FRET 实验中,需要选择合适的滤镜组和高灵敏的 PMT 采集供体和受体图像。需要注意减小能量避免光漂白。

如果供体和受体激发波长未知,需要确定 FRET 配对的激发波长。对 MP-FRET,蓝宝石激光被调谐分别用于探测最大和最小的供体和受体信号。最大供体信号和最小受体信号对应的波长,用于收集双表达细胞的 FRET 信号。例如,在表达了 C/EBPD244蛋白的细胞中标定 CFP(供体)和 YFP(受体),激光波长在 700~1 000 nm 间变化。最大的 CFP 信号和最小的 YFP 信号在 820 nm。最小的 YFP 信号和最小的 CFP 信号在920 nm。所以,激发波长可用 820 nm 来采集双表达(CFP-YFP-C/EBPD244)细胞的FRET 信号。这种选择供体和受体激发波长的方法可适用于任何 MP-FRET 荧光基团对。由于被选择的供体激发波长也能激发受体,因此该技术需要矫正以去除 FRET 图像中不希望的荧光信号。激发供体和受体的激光强度可能不同。但一旦调整供体激光强度(例如 10%),就固定用于激发供体。对受体激发波长也有类似要求。

表 7-8 所选荧光基团多光子成像的滤光片选择

表 7-8 所选荧光基团多光子成像的滤光片选择

荧光基团	激发波长（nm）	发射滤片（nm）
Alexa 488	790	515/30
Cy3	735	590/70
BFP	740	450/80
EGFP	880	515/30
CFP	820	485/30

7.13.3　FRET 数据处理

发生 FRET 的一个重要条件是供体发射谱与受体吸收谱有部分重叠。而重叠的结果，FRET 信号中总有供体发射光进入受体采集通路（DSBT），以及受体分子被供体激发波长激发（ASBT）。两种干扰信号被称作光谱串色信号。理论上，对于本文介绍的 4 种 FRET 方法，SBT 是相同的，因此，可以用相同的手段进行处理。除了 SBT，受体通路的 FRET 信号还需要对供体和受体的光谱灵敏度的变化进行矫正以及对自发荧光和光学噪声进行矫正。

去除 FRET 信号的光谱串色，需要采集 7 幅图像。该方法假定使用了 3 种不同的细胞：双标定细胞（D+A）和单标定供体细胞（D）、单标定受体细胞（A）。所有图像采集都在相同的条件下进行，例如相同的探测器增益，相同的中性密度滤光片等，以使 SBT 具有相同特性。由于需要采集 3 种不同的细胞（D、A、D+A），它们之间各自的像素位置没有可比性。能比较的是与荧光强度匹配的像素。逐点计算像素荧光强度可确立单标定细胞的 SBT 强度，然后应用这些数据作为矫正系数对双标定细胞进行像素匹配矫正。

表 7-9　FRET 荧光滤光片

图像编号	样本	激发滤镜和波长	发射滤镜和波长	Meaning
A	仅供体	供体 Donor	供体 Donor	信号只来自供体样本。使用供体激发和供体发射滤镜组
B	仅供体	供体 Donor	受体 Acceptor	信号只来自供体样本。使用供体激发和受体发射滤镜组
C	仅受体	供体 Donor	受体 Acceptor	信号只来自受体样本。使用供体激发和受体发射滤镜组
D	仅受体	受体 Acceptor	受体 Acceptor	信号只来自受体样本。使用受体激发和受体发射滤镜组
E	供体和受体	供体 Donor	供体 Donor	信号来自供体-受体样本。使用供体激发和供体发射滤镜组
F	供体和受体	供体 Donor	受体 Acceptor	信号来自供体-受体样本。使用供体激发和受体发射滤镜组
G	供体和受体	受体 Acceptor	受体 Acceptor	信号来自供体-受体样本。使用受体激发和受体发射滤镜组

7.13.4 FRET 技术总结

介绍的 4 种基于不同光学平台的 FRET 技术中,W-FRET 显微术是最简单和最广泛应用的技术,适用于大区域发生的蛋白质相互作用。但由于焦平面外的干扰信号,会严重降低图像质量。TIRF-FRET 显微术可以极大地降低背景光,是一种近乎理想的宽场显微技术。但由于要发生全内反射,要求使用高倍物镜($60\times/100\times$),实际的视野对大区域发生的蛋白质相互作用就小了。宽场 FRET 可用 CCD 成像,不需要扫描,可同时获得所有像素的信息,时间分辨率高。TIRF-FRET 非常适合研究细胞基底接触区域内的蛋白质相互作用,如细胞膜内蛋白质的动力学过程,细胞囊泡释放,基底附近的细胞骨架、细胞运动等。

相对常规宽场 FRET、C-FRET 和 MP-FRET 则由于其共聚焦特性,大大削减了焦外背景光,可大大提升图像质量。MP-FRET 可以被认为是 C-FRET 的增强。在 C-FRET 中,光漂白会在焦外平面发生。而在 MP-FRET 中,光漂白被大大削减,并且激光照明只发生在焦平面上。重复在样本上的扫描,特别是紫外光,会导致快速的光致异构化和高背景自发荧光。而 MP-FRET 消除了这些问题,提供了较好的红外波长的穿透深度,因而延长了细胞的活性。C-FRET 在紫外激发波段需要特殊的紫外光路用于紫外激发探针。而 MP-FRET 使用常规显微镜光路即可。在 C-FRET 中,发射波长接近于激发波长($50\sim200$ nm),而在 MP-FRET 中,荧光发射波长远小于激发波长。

生物、影像、光谱学结合在一起,提供了基础研究和临床应用的有力工具。FRET 技术和荧光试剂如 GFP,被广泛用为探针,作为基因活性、细胞成分、代谢或信号途径的标记;如果应用在多光谱影像工具中,其作用更加强大和灵活。光谱影像可以容易和精确地探测与癌症和基因异常有关的染色体重排,这改善了染色体分析和基因类型方法。光学活组织检查技术使用内源或外源的发光基团或荧光基团以区分正常组织中的肿瘤和发育异常。组织 FRET 影像的潜在应用已经萌芽。随着近来荧光探针、仪器、方法的进步,FRET 将给生命科学研究带来一场革命。

荧光共振能量转移成像,通常缩写成 FRET,是频谱成像的一个例子,它是新兴的生物医学成像的有力工具。它的应用非常广泛,从蛋白质-蛋白质相互作用、钙离子新陈代谢、蛋白酶活性的研究,到高吞吐量过滤测定等的研究。它的基本原理是利用 Farster 激发能量从被激发高能量分子(供体)向另一个低激发能量分子(受体)转移。这种能量转移非辐射地出现在偶极子-偶极子相互作用过程中,它和距离之间是 R 的关联,它在供体的发射谱与受体的吸收谱间交叠程度最大时最大。

因此,通过对两种组分分别用激发供体和激发受体荧光团标记,我们可以定量地研究细胞组分之间的相互作用。在 FRET 光谱成像中,供体被有选择地激发,随后其发射淬灭伴随着受体荧光产生增益,表明供体和受体标记的细胞组分之间可感知的相互作用导致了供体-受体的激发能量转移。另一个 FRET 成像的变种利用了荧光寿命,供体寿命的明显缩短暗示了有效的 FRET 过程。荧光寿命成像下面将专门分节讨论。

研究亚细胞相互作用时,通常选择的荧光剂是绿色荧光蛋白(GFP)的各种变种,它们的荧光可以覆盖整个可见光频段。因此供体和受体荧光都可以从这个家族里面选择。

FRET 成像通过测量供体辐射强度 L 和受体辐射强度 J。以获得比率 L/J 的空间分布。这种方法也被称为稳态 FRET 成像。为获得高信噪比的 FRET 图像,一种重要的方法是用光学的方法在频谱上区分供体和受体的吸收发射谱。一种简单的方法是利用窄带宽滤波器,只选择让供体被激发,这时从受体来的任何发射都源自 FRET 过程。同时,选择滤波器来区分供体和受体的发射非常重要,这种利用合适滤波器组合来进行频谱上的区分减少了背景的频谱漏出(bleedthrough)。

7.14　荧光寿命成像显微术(FLIM)

荧光寿命成像显微术,通常略写成 FLIM,能够提供细胞内或者组织的荧光寿命的空间分布。利用荧光剂的荧光寿命作为增强对比的机制,相对稳态荧光显微术来说有很多优势。首先,荧光寿命对荧光剂的局部环境高度敏感。这种成像形式所达到的分辨力为研究生命系统动态活动提供了可能。对于上面讲到的 FRET 成像,FLIM 有一个优势:由于供体能量转移到受体上去了,因此只需要测量供体的荧光寿命,就可以测量其能量转移。FLIM 还有一个优势,就是它不受荧光强度、浓度的影响,并且最大程度上与荧光剂的光致漂白无关。而且,尽管某些荧光团的荧光谱相似,但在不同的环境下其寿命不同,因此寿命是更加敏感的环境测试量。FLIM 已经被用在多种不同类型的单光子和双光子激发成像装置上,包括多光子标记成像、离子浓度数量成像、含氧数量成像和 FRET 的能量转移效率测量。

有两种方法可以测量寿命:①利用脉冲激光激发的时域方法;②利用相位信息的频域方法。这些方法在第四章中讲过。最简单的情形是荧光强度 $I(t)$ 的指数衰减:

$$I(t) = I_0 \exp(-t/\tau)$$

这里的 τ 是荧光寿命。在这种情形下,时域的 FLIM 成像是在一个脉冲激发后获得荧光图像的:分别在 t_1 和 t_2 时刻利用门控探测器测量两次,每次测量的时间延迟是 ΔT,如图 7-116 所示。在 ΔT 内收集的发射光子通过 CCD 积分测量,两个时刻测量的信号分别为 D_1 和 D_2。单纯的指数衰减可以产生下面的关系:

$$\tau = (t_2 - t_1)/\ln(D_1/D_2)$$

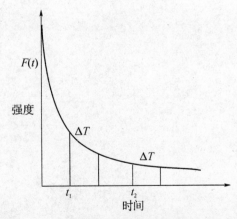

图 7-116　荧光的指数衰减,其中显示了分别在
t_1 和 t_2 时刻的取样周期 T

利用这个式子,人们可以获得 FLIM 图像。时域分辨测量的一个优势是,可以去除散射(例如 Raman 散射)引起的背景噪声。散射几乎是瞬时产生的,因此利用激发脉冲和收集荧光电门打开之间的时间延迟,人们可以去掉背景散射。在更复杂的多指数的自然状态下,人们可以在多次延迟后取荧光信号,以此来获得整个曲线,然后用双(或者多)指数进行拟合。

在使用讲到的频域方法时,人们采用正弦调制光激发荧光剂。利用荧光的相移可以获得寿命信息。同时利用多种荧光剂测量多个寿命,需要不同频率正弦调制光进行激发。因此,可以对多种荧光标记的生物分子同时进行测量,并且可以监控它们各自的相互作用。荧光剂的荧光寿命是纳秒级的,因此 FLIM 可以用来测量细胞和组织的动态过程。举个例子,激发态的蛋白质可以被原位研究,而任何细胞结构不需要破坏。

光学成像手段因为它无辐射,分辨率高,操作简便,样品制备容易等优点,各种成像手段在生物医学研究领域应用极为广泛,而且随着技术的发展,各种新的成像手段也不断涌现,限于篇幅的限制,本章介绍了基本的光学成像原理,在后面的章节中将具体阐述光学层析成像(OCT)技术、光声成像技术和超衍射极限的成像技术等内容。

第八章　光学相干层析成像术(OCT)原理

8.1　介绍

随着人们对于生活质量要求的不断提高,在医疗检测中对无损伤、安全无害的检测方式的需求也就越来越强烈,一些传统医学影像方法在成像时需要添加专门的显影剂等帮助成像的物质或者借助 X 射线等辐射源,然而这些外界因素的加入或多或少会对人体产生影响。光学相干层析(Optical Coherence Tomography,OCT)作为一种非侵入的光学活检技术,能实现疾病的筛查与早期诊断、过程监视和手术介导等多种医学功能,并已在眼疾病检查、肿瘤早期诊断、骨关节炎早期诊断、粥样斑块确认与介导消融等诸多领域得到应用。

光在生物组织中传播时,有一部分入射光子没有被散射,沿直线传播,保留了光的相干性,携带了散射介质的信息,被称为弹道光子(Ballistic Photons),其数量随着传播距离的增加呈指数下降。同时由于组织散射的各向异性因子 g(散射角余弦的平均值)一般在 $0.7\sim0.9$ 之间,因此,有一部分光子在以入射方向为轴的小角度范围内传播,保留了入射光子的大部分特点,保留了部分相干性,被称为蛇行光子(Snake Photons),其传播距离约为弹道光子的 10 倍。其余的光子被多次散射,失去了相干性,被称为漫散射光子(Diffuse Scattered Photons)。OCT 正是通过低相干的方法测量后向散射光的振幅和回波信号的时延来对组织进行层析成像。20 世纪 90 年代 MIT 的研究人员在光学低相干反射仪(Optical Low Coherence Reflectometry,OLCR)的基础上增加探测光束相对于生物样品的横向扫描,成功演示了人眼视网膜和动脉粥样硬化噬菌斑的活体成像。与其他成像技术相比较,OCT 采用近红外低相干光源,因此能够高分辨地鉴别出生物的不同软组织;利用光纤传光可以使成像系统结构更加紧凑灵活;结合多普勒性质、光谱吸收特性、光的偏振特性能得到组织的各种功能信息参数,如多普勒 OCT、光谱 OCT、偏振 OCT 等。OCT 本质是一个基于迈克尔逊干涉仪的低相干系统,一般的 OCT 原理图如图 8 - 1 所示。来自弱相干性光源发出的光被耦合到一个 2×2 光纤耦合器,出射方向上一根光纤经准直透镜照射在一反射镜上被原路返回,作为参考光与样品光会合后实现干涉;样品臂光纤出射光被准直后经二维扫描镜反射到样品表面并对样品实现二维扫描,反射(散射)回来的光与参考光经光纤耦合器同时返回到探测器。由于采用的是低相干光源,只有当参考臂和样品臂的光程差在相干长度 L_C 之内时,才能发生干涉,实现相干探测。如图 8 - 2 所示,幅度扫描(A-scan)测量组织深度方向的后向散射信息,通过在不同的横向位置实施 A-scan 得到二维数据从而重建横断面图像,沿着与横断面垂直的另一个方向连续采集二维数据则得到组织的三维体信息。

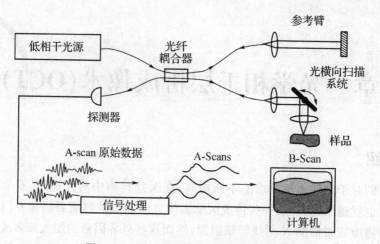

图 8-1　基本的光纤型 OCT 系统原理图

　　为了更好地理解 OCT 成像,我们将其与其他医学成像手段作如下比较。图 8-3 显示的是 OCT 与超声成像和显微成像技术在分辨率和成像深度上的区别。超声成像的分辨率取决于所用声波的频率(3~40 MHz),通常为 0.1~1 mm。这些常规超声频率的声波穿透性很强,在生物组织中吸收很小,因此可以对人体内部深处的组织进行成像。后来,随着高频超声的发展,广泛被血管成像等临床应用所采用。当频率达到 100 MHz 左右时,高频超声成像可以实现 15~20 μm 的分辨率甚至更高。然而,高频超声在生物组织中衰减很严重,成像深度被限制在几个毫米。

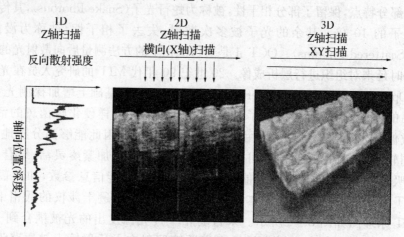

图 8-2　OCT 实施二维和三维成像的示意图

　　OCT 技术填补了超声和显微成像这两种技术之间的空缺。OCT 的轴向分辨率由光源的带宽所决定,目前可以达到的分辨率在 1~15 μm,是常规超声成像分辨率的 10~100 倍。OCT 的高分辨率能清楚反映组织的精细结构形态。尤其在眼科应用方面,因为 OCT 非常适用于对眼睛的成像(包括眼前节和眼底视网膜),它已经发展成为一种临床标准,目前在眼科领域还没有其他成像手段能实现这样高分辨的非侵入成像。OCT 技术的重要缺陷在于它的成像深度只能达到 1~3 mm,这是由于光在生物组织中的强散射和衰减所限制的。然而,OCT 可以与很多仪器(例如内窥镜、导管、腹腔镜、针头等)相集成,从而实现人体内成像。

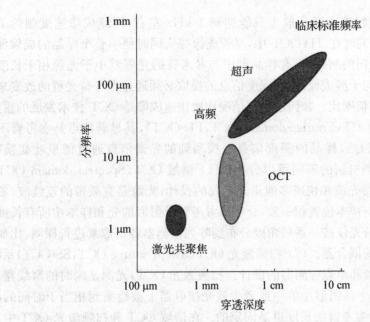

图 8-3　OCT 与超声成像、共焦显微成像在分辨率和成像深度方面的对比

OCT 成像类似于超声 B 型成像,类似于超声的回波,OCT 的信号来自于各种组织的后向反射或后向散射信号,只是它利用的是光波而不是声波。不同层面在时间延迟上的强度探测称为 A-scan 或一维扫描。被扫描的光束进入组织,探测的信号作为深度方向(Z-方向)的函数,再做横向(X 方向)位置扫描就形成了一个 2D 横截面扫描图像(B-Scan)。最后,不同的横向位置(Y 方向)再被堆叠就形成了三维成像。目前 OCT 有很多不同的技术方法,但是基本原理都是测量组织或材料内部微结构的后向散射光信息。在 OCT 或超声成像中,当一束光波或声波打到组织上时,由于组织内部结构的光学或声学特性的不同,其后向散射的信息也会不同。通过测量光波或声波从不同轴向位置返回的回波时间来确定这些内部结构的尺寸。

声波在组织中传播的平均速度约为 1 500 m/s,因此当超声成像的空间分辨率为 100 μm 时,需要 100 ns 左右的时间分辨率,这是在电子探测仪器的响应范围内的。随着性能更高、价格更低的模数转换器件和数字信号处理技术的出现,超声成像技术在近年来获得了显著的发展。光波(光速 3.0×10^8 m/s)的速度比声波快得多,因此单纯采用探测光的回波时间延迟要求极高的时间分辨率。如:在进行 10 μm 空间分辨率的 OCT 成像时,需要约 30 fs(30×10^{-15} s)的时间分辨率。直接的电子探测是不可能有响应的,因此 OCT 基于的是低相干干涉的方法。

时域 OCT(Time domain OCT,TD-OCT),要得到样品深度方向的信息,参考臂必须进行轴向光程扫描,成像速度主要由轴向扫描方式所决定。扫描光学延迟线技术从最简单的线性平移反射镜、压电控制平行反射镜发展到采用旋转立方体、旋转微镜阵列等改变光程。现阶段在 TD-OCT 系统的参考臂中,广泛采用的是由美国 MIT 的 Fujimoto 小组提出的双通道快速扫描光学延迟线(Double pass rapid scanning optical delay line,RSOD),通过光栅衍射效应独立控制扫描的群速度和相速度,同时具备色散调节能力。RSOD 的扫描速度可以达到几百赫。由于在 TD-OCT 中参考臂存在机械扫描,即使采用

RSOD 技术,其轴向扫描速度一般也只能达到 1 kHz 左右,因此成像速度制约了 TD-OCT 技术的发展。同时在 TD-OCT 中,尽管成像探头同时照明整个样品的成像深度范围,但由于光源相干门的制约,只有样品臂中与参考臂的光程差小于光源相干长度的少部分后向散射光参与干涉成像,不同深度信息的提取必须通过参考臂光程的改变来依次实现,降低了系统的信噪比。如何能够高信噪比地快速成像是 OCT 技术发展的重点,由此发展了傅里叶域 OCT(Fourier-domain OCT,FD-OCT),其显著特点是参考臂不需要运动机构进行轴向扫描,样品的深度信息由探测到的光谱信息通过傅里叶变换得到。FD-OCT 又根据探测机制的不同可以分为:(1)谱域 OCT(Spectral domain OCT,SD-OCT)系统,采用宽带光源和快速多通道光谱仪的设计;光源是宽频带的连续波,参考臂的长度设定为大约与样本位置相一致,介于从参考臂反射回的光和样本中所有长度之间的光谱干涉图形被分光仪按一系列角度分布到阵列检测器各个像素进行探测,比如光电二极管阵列或者电荷耦合器。(2)扫频激光 OCT(Swept source OCT,SS-OCT)系统,采用快速可调谐激光器和单点探测器的设计。扫频激光 OCT,光源是瞬时的窄线宽,但波长迅速被扫频,光谱干涉图形在单一或者少数光接收器上被检测到相当于时间的函数。在扫频激光 OCT 中参考臂的长度也是固定的。在谱域 OCT 和扫频激光 OCT 中,光谱干涉图样在光焦点位置编码成包含着整个样本的深度分辨结构的光谱频率,并且利用傅里叶逆变换使得 A 型扫描可以被重建成深度方向的高分辨率图像信息。

8.2 OCT 系统中的共焦门和横向分辨率

在激光扫描光学显微镜中,轴向分辨率 ΔZ_{CSLO} 和横向分辨率 $\Delta(x,y)_{CSLO}$ 都依赖于涉及测量的全部光学系统的数值孔径(numerical aperture,NA)。固定的关系可以写为:

$$\Delta Z_{CSLO} \propto \frac{\lambda}{NA^2}$$

$$\Delta(x,y)_{CSLO} \propto \frac{\lambda}{NA}$$

λ 为光波波长。一些以前的分析已经描述了 OCT 系统具有相互独立的横向和轴向分辨率;尤其是光斑的大小与样本臂的聚焦光学器件的数值孔径(NA)成比例,焦深与数值孔径的平方成比例。然而,把 OCT 系统的样本臂看做反射式扫描共聚焦显微镜是更正确的,共聚焦显微镜中把单模光纤当作小孔光圈用来照明并聚焦来自样本的后向散射光。运用光纤传输和检测的共聚焦显微镜在其他文献上被完美地描述,包括对于单模或多模光纤的横向和轴向的点扩散函数行为。对于单模光纤,比如那些运用在 OCT 系统中的,横向和轴向检测到的亮度的表达式可归纳为适用于有逐渐减小的小口光圈的理想共聚焦显微镜。与传统的明视野显微镜相比,共聚焦显微镜有稍微提高横向分辨率,而且由于它的轴向的峰值响应,共聚焦显微镜能够展示光学切片法(不像传统的明视野显微镜那样,散焦光线模糊不清但不逐渐变弱)。描绘这些工程量特性的总结如图 8-4 所示。假定光学系统有圆柱对称性,所以只描述一个横向尺寸。

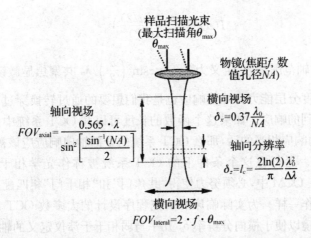

图 8-4　基于扫描光学系统和相干光源的 OCT 系统性能参数图

　　若在 OCT 的光学系统中采用共焦结构,在共焦显微系统中一个放置在焦平面上的理想反射点的探测强度可以表示为一个横向位置的函数,其公式是:

$$I(v) = (\frac{2J_1(v)}{v})^4 \tag{8-1}$$

　　$J_1(v)$ 是第一类一阶贝塞尔函数;v 是标准化的横向范围参数,由 $v = 2\pi x \sin(\alpha)/\lambda_0$ 定义。这里的 x 表示距离光轴的横向距离,α 表示物镜光学孔径角的一半,λ_0 表示光源的中心波长。要注意的是物镜的数值孔径由 $NA = n \cdot \sin\alpha$ 给出,并且假定它是适当填满的。我们把式(8-1)解释成 OCT 系统焦平面的横向点扩展函数,并且在最大功率下定义横向分辨率 δ_x 为它的全宽,计算公式是

$$\delta_x = 0.37 \frac{\lambda_0}{\sin\alpha} = 0.37 \frac{\lambda_0}{NA} \tag{8-2}$$

　　而 OCT 系统的轴向分辨率由光源的相干长度即由光源的中心波长和 3 dB 带宽决定。相干长度 l_c 是光源自相干函数包络的半高全宽(full width half maximum,FWHM),由下式决定:

$$l_c = \frac{2\sqrt{ln^2}}{\Delta k} = \frac{2ln^2}{\pi} \frac{\lambda_0^2}{\Delta\lambda} \tag{8-3}$$

其中,$\Delta\lambda$ 是光源的 3 dB 带宽(高斯光源条件下)。因此提高 OCT 轴向分辨率必须采用更宽的带宽或者更短的中心波长的光源。

　　OCT 系统的横向视野主要取决于使用的横向扫描系统的各个部件的性能。一个特别简单的扫描系统应用一些简单工具旋转样本臂光束通过物镜孔径,得到最大单边扫描角 θ_{max}。这种情况下,OCT 系统的横向视野是由表达式 $FOV_{lateral} = 2f\theta_{max}$ 给出的。

　　我们按照共聚焦显微镜的分析惯例,分析 OCT 的轴向视场。把 OCT 系统样本臂光学器件的轴响应描述成平面反射体而不是点反射体的聚焦反应。一个理想共聚焦显微镜探测来自一个平面反射体的强度可以描述为沿着光轴反射位置的函数,可以写为如下公式:

$$I(u) = \left(\frac{\sin(u/2)}{(u/2)}\right)^2 \qquad (8-4)$$

其中,u 是归一化的轴范围参数,定义为 $u = 8\pi z \sin^2\left(\dfrac{\alpha}{2}\right)/\lambda_0$。共聚焦显微镜的轴向峰值响应给了它良好的深度分层能力。峰值响应也是我们想要的通过转换穿过 OCT 样本臂焦点的轴向镜像来得到的响应。如果这个函数的长度可以和 OCT 系统中由弱相干性(如下所述)引起的轴向响应相当的话,那么 OCT 系统的全部轴向响应应该被恰当地描述成这两个函数的卷积。运行在这个条件下的 OCT 系统被称作光学相干性显微镜或者 OCM 系统。然而在 OCM 中,必须努力使得"共焦门"和"相干门"相匹配,使得它们匹配得就像深度扫描工作一样。为实际临床和研究程序设计的大多数 OCT 应用中,运用数值孔径相当小的物镜以便于横向分辨率 δ_x 几乎与弱相干干涉仪定义的轴向分辨率 δ_z 相匹配(见下面式(8-9)),因此各向同性分解成像就完成了。在这种情况下,共焦门的长度比横向分辨率大很多,因为它可以缩放数值孔径的平方。然而,共焦门的长度依然通过弱相干性干涉仪的深度扫描有效的控制来限制着电阻的范围。我们把共焦的轴向响应函数在最大功率一半时的全宽定义为 OCT 系统的轴向视场 $\text{FOV}_{\text{axial}}$,其计算方法为

$$FOV_{\text{axial}} = \frac{0.565\lambda}{\sin^2[\alpha/2]} = \frac{0.565\lambda}{\sin^2\left[\dfrac{\arcsin(NA)}{2}\right]} \qquad (8-5)$$

8.3 弱相干干涉的轴向范围

区分光学层析扫描成像(OCT)与其他形式的光学显微镜的基本参量主要是运用弱相干干涉量度分析法的成像形式测量轴向分量。让我们再考虑如图 8-5 所示的迈克尔逊干涉仪。如果这个干涉仪被多色的光波照射,该光波的电场用复数形式表示为 $E_1 = s(k,\omega)\mathrm{e}^{\mathrm{i}(kz-\omega t)}$。这里的 $s(k,\omega)$ 是电场强度,$k = \dfrac{2\pi}{\lambda}$ 是波数,$\omega = 2\pi\upsilon$ 是角频率,该场的各个光谱分量的时间频率、空间频率都与波长 λ 有关。波长 λ 和频率 ω 被介质的折射率 $n(\lambda)$(这个介质是波长相关的色散介质)所耦合。在真空中的光速 c,$c/n(\lambda) = \lambda\upsilon$。假定分束器无色差的功率分流比为 50:50。假定参考反光镜有电场反射率 r_R 和功率反射率 $R_R = |r_R|^2$。从分束器到参考反光镜的距离为 z_R。

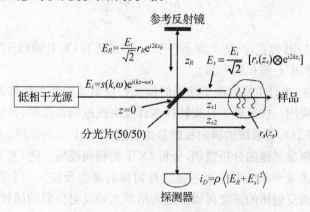

图 8-5 Michelson 干涉仪示意图

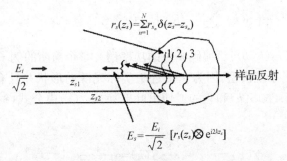

$$r_s(z_s) = \sum_{n=1}^{N} r_{s_n} \delta(z_s - z_{s_n})$$

样品反射

$$\frac{E_i}{\sqrt{2}} \rightarrow$$

$$z_{s1}$$

$$z_{s2}$$

$$E_s = \frac{E_i}{\sqrt{2}} [r_s(z_s) \otimes e^{i2kz_s}]$$

图 8 - 6　一系列不连续反射体组成的样品典型模型

被检测样本的特征描述为与深度有关的沿着样本轴的光束电场反射率分布 $r_S(z_S)$，其中 z_S 是从分束器中测量到的样本臂通路的长度变量。一般来说，$r_S(z_S)$ 是连续的，因为生物组织或者其他样本的折射率是连续变化的。它也可能是复杂的，编码每次反射的是相位和振幅。然而，我们举个简明的例子，假定一系列离散量 N，这种形式的反射为

$$r_S(z_S) = \sum_{n=1}^{N} \gamma_{S_n} \delta(z_S - z_{S_n})$$ 每次反射的特征量是电场反射率 r_{S_1}、r_{S_2}、r_{S_3}、… 和分束器的

通路长度 z_{S_1}、z_{S_2}、…(图 8 - 6)。每个反光镜的功率反射率是电场反射率大小的平方，比如 $R_{S_1} = |r_{S_1}|^2$。来自无损伤干涉测量的函数 $\sqrt{R_S(z_S)}$ 的重建是 OCT 系统中弱相干性干涉的目标。从样本臂返回通过分束器的电场表示为 $E_s = \frac{E_i}{\sqrt{2}} [r_s(z_s) \otimes e^{i2kz_s}]$，其中，$\otimes$

表示卷积，指数幂中的倍数 2 表示每次样本反射的双程通路长度。注意大多数样本比如生物组织 OCT 成像，样本反射率 R_{S1}、R_{S2}、… 都比较小(大约是 10^{-4} 到 10^{-5})因此返回的参考场支配着反射回的样本场。事实上，已出版的研究表明选择合适的参考反射镜的反射率在 OCT 系统的设计中是重要的设计准则。比如离散的反光镜，从参考臂和样本臂返回的并入射到分束器的电场可以分别表示为 $E_R = \frac{E_i}{\sqrt{2}} r_R e^{i2kz_R}$，$E_s = \frac{E_i}{\sqrt{2}} r_{S_n} e^{i2kz_{S_n}}$。再次经

过分束器和平方律检波器的返回场的功率将均分，该电场生成的电子流与入射到其上的电场的总和的平方成比例，即公式 $I_D(k,w) = \frac{\rho}{2} \langle |E_R + E_S|^2 \rangle = \frac{\rho}{2} \langle (E_R + E_S)(E_R + E_S)^* \rangle$。这里的 ρ 表示检测器的响应率，1/2 反映的是每个场二次通过分束器，角括号表示检测器的响应时间内强度的总和。任意设定 $z = 0$ 在分束器表面，光电探测器接收这些光信号后形成的电流可以计算为：

$$I_D(k,\omega) = \frac{\rho}{2} \left\langle \left| \frac{s(k,\omega)}{\sqrt{2}} r_R e^{i(2kz_R - \omega t)} + \frac{s(k,\omega)}{\sqrt{2}} \sum_{n=1}^{N} r_{S_n} e^{i(2kz_{S_n} - \omega t)} \right|^2 \right\rangle \qquad (8-6)$$

式(8 - 6)中展开平方函数的大小可以消去对瞬时角频率 $\omega = 2\pi \upsilon$ 的相关各项，这是很有道理的，因为光的振动频率 υ 远大于任意实际检测器的响应时间。去掉时不变的各项，I_D(k)的表达式为

$$I_D(k) = \frac{\rho}{4} [S(k)(R_R + R_{S_1} + R_{S_2} + \cdots)]$$

$$+ \frac{\rho}{4} \left[S(k) \sum_{n=1}^{N} \sqrt{R_R r_{S_n}} (e^{i2k(z_R - z_{S_n})} + e^{-i2k(z_R - z_{S_n})}) \right]$$

$$+\frac{\rho}{4}\Big[S(k)\sum_{n\neq m=1}^{N}\sqrt{R_{S_m}R_{S_n}}\,(\mathrm{e}^{i2k(z_{S_n}-z_{S_m})}+\mathrm{e}^{-i2k(z_{S_n}-z_{S_m})})\Big] \tag{8-7}$$

式中,代入 $S(k)=\langle|s(k,\omega)|^2\rangle$ 编码光源的功率谱。举个简明的例子,高斯形状的光源频谱常用在构建 OCT 系统模型,因为它接近于实际光源的形状并且有很有用的傅里叶变换。标准化的高斯函数 $S(k)$ 和它的逆傅里叶变换式 $\gamma(z)$ 由公式(8-8)给出,如图 8-7 所示。

$$\gamma(z)=\mathrm{e}^{-z^2\Delta k^2}\overset{F}{\longleftrightarrow}S(k)=\frac{1}{\Delta k\sqrt{\pi}}\mathrm{e}^{-\left[\frac{(k-k_0)}{\Delta k}\right]^2} \tag{8-8}$$

式中,k_0 表示光源频谱的中心波数,Δk 表示频谱宽度,与最大值的 $1/e$ 时的频谱半宽一致。如下所示为光源频谱的傅里叶逆变换 $\gamma(z)$,也可以称作相干函数,定义为 OCT 成像系统中的轴向点扩展函数(PSF)(如 2.2 节指出,至少运用的是小数值孔径聚焦在实物上)。轴向点扩展函数(PSF)描述为在功率谱的全宽半最大(FWHM),并且定义了光源的往返程的相干长度 l_c 是光源带宽的非常明确的函数,波长波数也应用在式(8-9)中

$$l_c=\frac{2\sqrt{\ln 2}}{\Delta k}=\frac{2\ln 2}{\pi}\frac{\lambda_0^2}{\Delta\lambda} \tag{8-9}$$

式中的 $\lambda_0=2\pi/k_0$ 表示光源的中心波长,$\Delta\lambda$ 表示波长的带宽,定义为波长带宽的 FWHM。注意相干长度和光源带宽之间的逆向关系。

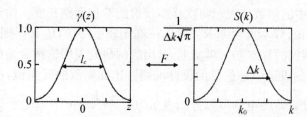

图 8-7　Gaussian 型相干函数 $\gamma(z)$ 和光源谱 $S(k)$ 的傅里叶变换关系

利用欧拉定理简化公式(8-7),得到检测器电流作为波数函数的实数结果,被称为频谱干涉图。

$$I_D(k)=\frac{\rho}{4}\Big[S(k)[R_R+R_{S_1}+R_{S_2}+\cdots]\Big]$$
$$+\frac{\rho}{2}\Big[S(k)\sum_{n=1}^{N}\sqrt{R_R R_{S_n}}\,(\cos\,[2k(z_R-z_{S_n})])\Big]$$
$$+\frac{\rho}{2}\Big[S(k)\sum_{n\neq m=1}^{N}\sqrt{R_{S_m}R_{S_n}}\,(\cos\,[2k(z_{S_n}-z_{S_m})])\Big] \tag{8-10}$$

式(8-10)中包括 3 个明显的成分:

(1)与光程长无关的探测器的偏置电流,通过光源波数谱度量,幅值正比于样本反射总和加参考镜的功率反射率,常常被称为常数分量或者直流分量。若参考反射率远大于样本反射率,那么将是探测器中的最大电流分量。

(2)每个样本反射体的互相关成分,取决于光源波数和参考臂反光镜与样本反射体之间的光程差。该互相关成分是 OCT 成像期望的。因为这些成分与样本反射率的平方

根成比例,所以它们比直流分量成分小得多。但是,平方根表现出了在样本反射的直接检测上重要的对数增益系数。

(3)"自相关"成分,在典型 OCT 系统设计中,作为伪差出现的,在样品不同反射体之间的干涉项。因为自相关项线性地与样本反射的功率反射率相关。减小自相关成分的基本方法是挑选合适的参考反射率以使得自相关成分比直流干涉成分小。

增加对公式(8-10)及对不同光源频谱和不同样本反射体及其分布作用的直观理解是非常有用的。对于单个反射体,只有直流分量和单个干涉成分出现,光源频谱周期正比于样品和参考反射镜间距离调制的一个简单的余弦曲线,如图 8-8 所示。另外,频谱调制的振幅和光谱条纹的能见度与样本反光体的振幅反射率 $\sqrt{R_{S_1}}$ 成比例。对于多个反射器,频谱由多个余弦曲线调制,每个余弦曲线都有样本反射的频率和振幅特征。而且,如果现在样本中有超过一个反射体,自相关成分就会根据样本反射体间的光程差进行调制,而且出现它们的振幅反射率的乘积成比例的强度分布。因为样本振幅反射率都非常小,所以这些调制成分也都很小,而且因为与样本和参考反射镜之间的距离相比,样本反射倾向于一起集群分布,所以它们的调整频率也很小。

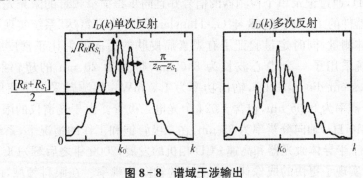

图 8-8 谱域干涉输出

8.4 傅里叶域光学低相干层析成像(Fourier-domain OCT,FD-OCT)

8.4.1 FD-OCT 简介

FD-OCT,其显著特点是参考臂不需要运动机构进行轴向扫描,样品的深度信息由探测到的光谱信息通过傅里叶变换得到。FD-OCT 又根据探测机制的不同可以分为:①谱域 OCT(Spectral domain OCT,SD-OCT)系统,采用宽带光源和快速多通道光谱仪的设计;②扫频激光 OCT(Swept source OCT,SS-OCT)系统,采用快速可调谐激光器和单点探测器的设计。FD-OCT 分为 SD-OCT 和 SS-OCT 主要的原因是在实现 SD-OCT 的光谱探测方面,目前只有可见光到近红外的线阵 CCD 或 CMOS 传感器,其相应波段为400~1 100 nm 范围,而为了提高图像探测深度,许多 OCT 采用的光源在1 310 nm 附近,这样线阵的探测器就很难在市面上找到,即便能找到也非常昂贵,且像元数也很少;但是在这个波段的单点探测器还是很容易找到的,所以人们为了实现傅里叶域的光学层析成像,对光源的输出频率(波长)进行了扫描,也可以得到一系列的相干光谱,通过光谱的傅里叶变换得到深度信息,所以在原理上是一样的。

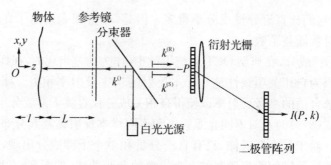

图 8-9　谱干涉仪示意图

如表 8-1 所示为 SD-OCT 的发展历程；SD-OCT 技术起源于 1995 年 A. F. Fercher 等人提出的光谱干涉仪，如图 8-9 所示，其中光源的中心波长为 780 nm，带宽为 3 nm，探测部分采用 1800 线对的全息衍射光栅和 320×288 像素的面阵 CCD 采集参考臂和样品臂的干涉信号的光谱分量，对其进行傅里叶变换得到样品的深度信息，实现了眼模型内部的一维傅里叶域 OCT(FD-OCT)成像，在扫频激光 OCT(SS-OCT，也叫光学频域成像或者 OFDI)，通过记录单个检测器的信号并且同步扫描窄频带的激光光源的波数来连续采集频谱器件的 $I_D(k)$。1998 年 G. Häusler 采用"光谱雷达"系统实现了人体皮肤表面形态的在体测量，同时定量验证了有黑素瘤皮肤的后向散射比正常皮肤的后向散射强。其中系统采用了一个中心波长为 840 nm，带宽为 20 nm 的超辐射发光二极管(superluminescent diode，SLD)，输出功率为 1.7 mW。探测臂采用了商用的光栅光谱仪，其光谱分辨率为 0.05 nm，包含 1 024 个光电二极管。由于光谱仪的限制，系统的 A-scan 频率为 10 Hz，轴向分辨率为 35 μm，在二极管饱和工作的情况下，系统动态范围为 79 dB。得益于半导体激光器和高速 CCD 相机的发展，2000 年之后 SD-OCT 技术得到了飞速的发展，实现了更快的成像速度和更高的轴向分辨率。在眼科领域，由于眼睛几乎是透明体，并且水对 850 nm 波段的光吸收很小，因此 SD-OCT 技术在眼科成像领域取得了极大的成功，同时与其他技术相结合，可以实现人眼的功能成像与眼科疾病的早期诊断。

表 8-1　SD-OCT 的发展历程

年份	小组	光源	轴向分辨率(空气中 μm)	相机	A-scan 速度
2004	奥地利 A. F. Fercher 小组	飞秒钛宝石激光器 中心波长：800 nm FWHM：120 nm	3.4	Andor 1024×250 面阵 CCD	10 kHz
2004	美国 J. G. Fujimoto 小组	飞秒钛宝石激光器 中心波长：850 nm FWHM：144 nm	2.7	E2V AViiva SM2 2048 像素线阵 CCD	29 kHz
2004	美国 N. A. Nassif 小组	两个 SLD 拼接光源 中心波长：890 nm FWHM：150 nm	4.0	Basker L104K 2048 像素线阵 CCD	100 kHz

年份	小组	光源	轴向分辨率 (空气中 μm)	相机	A-scan 速度
2008	美国 J. G. Fujimoto 小组	飞秒钛宝石激光器 中心波长：845 nm FWHM：27 nm	11.6	Basker L104K 4096 像素线阵 CMOS (使用 576 像素)	312 kHz
2009	波兰 M. Wojtkowski 小组	单个 SLD 光源 中心波长：840 nm FWHM：50 nm	8.7	Basker L104K 4096 像素线阵 CMOS (使用 2048 像素)	135 kHz

相比于 SD-OCT,SS-OCT 的发展始于 1997 年,S. R. Chinn 等人采用了自行搭建的外腔型扫频激光光源,同时采用单点探测器来探测干涉信号。搭建的光源中心波长为 840 nm,扫频范围为 25 nm,扫频速度为 10 Hz,峰值光功率为 35 mW。SS-OCT 的技术核心是扫频光源,理想的扫频光源需要满足高的扫频速度、线性频率扫描、窄的瞬时线宽、宽的扫频范围和高的输出功率。由于商用化的 1 300 nm 波段的 CCD 较少,且价格昂贵,因此 SS-OCT 的发展主要集中在 1 300 nm 波段扫频光源的开发,而 SD-OCT 系统的研究主要集中在 830 nm 波段。由于光源中心波长更短以及光谱探测技术更成熟,因此相比 SS-OCT,SD-OCT 的轴向分辨率一般更高,同时其相位探测更加稳定,适合功能型 OCT 成像。

8.4.2　SD-OCT 理论基础

在频域 OCT(SD-OCT)的理论方面,SD-OCT 系统基于光谱干涉仪,从参考臂和样品臂返回的光发生干涉后在快速光谱仪中被分为不同波长的干涉光谱信号,被线阵 CCD 接收。最后通过快速傅里叶变换(Fast Fourier Transform,FFT)之后,可以得到样品的深度信息。下面将详细分析其理论基础。假定样品位多层反射体组成,忽略样品的色散,样品不同纵向深度 z 处的后向散射幅度为 $R_S(z)$($i=1,2,3,\cdots$代表不同深度的反射体)则从样品返回的光可以看做是样品不同深度返回的光波的叠加。在(8-10)式中波数依赖关系的探测器电流被探测并利用傅里叶分析处理重建出样品内部反射率分布图 $\sqrt{R_S(z_S)}$。采集的过程取决于检测装备的实验细节。在 SD-OCT(也叫基于分光仪的 OCT)中,运用宽频带光源,所有 $I_D(k)$ 频谱成分被同时采集到放置在分光仪出口的探测器阵列上。在 SS-OCT(也叫光频域成像或 OFDI),$I_D(k)$ 频谱成分被一个单点探测器按记录的信号顺序采集,采集的信号与扫频光源扫出的窄带波数同步。样本反射率分布图 $r_S(z_S)$ 通过 $I_D(k)$ 的反傅里叶变换来估算。利用傅里叶变换对:

$$\frac{1}{2}\big[\delta(z+z_0)+\delta(z-z_0)\big]\overset{F}{\longleftrightarrow}\cos kz_0$$

以及傅里叶变换性质:

$$x(z)\otimes y(z)\overset{F}{\longleftrightarrow}X(k)Y(k),$$

公式(8-10)的傅里叶逆变换可以这样计算:

$$i_D(z) = \frac{\rho}{8}\left[\gamma(z)(R_R + R_{S_1} + R_{S_2} + \cdots)\right]$$

$$+ \frac{\rho}{4}\left[\gamma(z) \otimes \sum_{n=1}^{N} \sqrt{R_R R_{S_n}} \left(\delta(z \pm 2(z_R - z_{S_n}))\right)\right]$$

$$+ \frac{\rho}{8}\left[\gamma(z) \otimes \sum_{n \neq m = 1}^{N} \sqrt{R_{S_m} R_{S_n}} \left(\delta(z \pm 2(z_{S_n} - z_{S_m}))\right)\right] \quad (8\text{-}11)$$

注意被探测样本的场反射率分布图 $\sqrt{R_S(z_S)} = \sum_{n=1}^{N} \sqrt{R_{S_n}} \delta(z_S - z_{S_n})$ 需要代入到公式 (8-11) 的互相关参数中,尽管它被一些混合因素包绕。利用脉冲函数的筛选特性来进行卷积,我们可以得到干涉仪测量的结果,称之为 A 扫描:

$$i_D(z) = \frac{\rho}{8}\left[\gamma(z)(R_R + R_{S_1} + R_{S_2} + \cdots)\right]$$

$$+ \frac{\rho}{4}\sum_{n=1}^{N} \sqrt{R_R R_{S_n}}\{\gamma[2(z_R - z_{S_n})] + \gamma[-2(z_R - z_{S_n})]\}$$

$$+ \frac{\rho}{8}\sum_{n \neq m = 1}^{N} \sqrt{R_{S_n} R_{S_m}}\{\gamma[2(z_{S_n} - z_{S_m})] + \gamma[-2(z_{S_n} - z_{S_m})]\} \quad (8\text{-}12)$$

对于离散样本反射镜和高斯型光源频谱通过式(8-11)、式(8-12)得到的结果绘制成图 8-10。如图所示,在互相关项中再现的样本场反射率分布 $\sqrt{R_S(z_S)} = \sum_{n=1}^{N} \sqrt{R_{S_n}} \delta(z_S - z_{S_n})$ 带有如下的调整。第一,反射率分布图的零点出现在参考反光镜的地方 z_R,而不是分束器所在的地方。第二,每个样本反射镜距离参考点的表面位移变成双倍(可以理解为干涉仪测量与每个反射器之间的双程距离)。我们通过定义单程深度变量 $\hat{z} = 2z$ 来调节该表面位移。第三,通过和 $\gamma(z)$ 函数一起卷积,每个反射器变宽并模糊掉大约一个相干距离的宽度。这恰恰是图像系统 PSF 的定义。考虑到相关长度和光源带宽的逆相关关系,提高 $\sqrt{R_S(z_S)}$ 估算的保真度的最明了的方法就是尽可能地运用带宽大的光源。第四,检测样本反射率的大小,可能是非常小的,可以通过强参考镜的反射率 $\sqrt{R_R}$ 表示的大零差增益系数来放大。以上所述的所有调整可以通过数据的适当演变来处理,也就是实现零点位置符合参考反射镜的位置、确认轴向距离来解释 2 倍数的含义,并且解释零差增益系数。

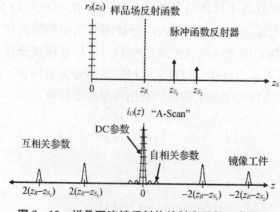

图 8-10 样品不连续反射体放射率函数示意图和
Fourier 域低相干干涉仪的 A-Scan 结果

场反射率分布图的其他许多额外的调整被称为伪差,这是非常严重的问题。第一,式(8-11)、式(8-12)所示的互相关参数,$\sqrt{R_S(z_S)}$的模糊不清的镜像出现在零程差,即参考反射镜的位置的另外一面,成为FDOCT中的复共轭伪差,因为被测干涉仪频谱必然是实数的事实,出现复共轭伪差也可以简单理解。所以傅里叶逆变换必然是厄米共轭(中心对称)对称的,也就是说它的正向距离和负向距离相互间是复共轭的,因此如果它们是实数就必须是恒等的。只要样本可以全部保持在零点路径长度的一边,这个伪差是不那么严重的,这种情况下,可以通过只展示正向或者负向距离来处理样本。但是,如果样本的零点路径长度边界一旦偏离了,那么就会发生镜像重合,而且这种镜像的重合不能仅仅通过图像处理来消除。消除复共轭伪差的很多手段已经被开发出来了。

其他的图像伪差也有源自于式(8-11)、式(8-12)中直流和自相关项。直流项产生中心在零程差的大的假信号。直流伪差的半最大全宽度只是一个相干长的宽度;但是信号的振幅远大于理想互相关参数,式(8-8)中高斯形状的点扩展函数的振幅可以远远覆盖理想信号分量。因为直流伪差的最大分量源自于参考反射镜(反射率接近于1),消除该分量的一个简单方法就是只记录参考反射镜而不出现样本时的频谱干涉仪信号(式(8-10))的振幅,然后从每个并发的频谱干涉仪信号中减去这个信号。式(8-11)、式(8-12)中的自相关参数也在或者接近零程差位置产生了假信号,因为在一个样本中反射体之间的距离远小于样本反射镜与参考臂路径长度之间的距离。消除自相关信号的最好的办法就是确保参考反射率是足够的,以至于自相关参数的振幅比起互相关参数来是足够小的。

8.4.3　SD-OCT 系统成像深度

SD-OCT 系统的成像深度与光源的波长和功率、待测样品的吸收和散射性质有关。由于 CCD 相机的限制,SD-OCT 系统一般采用中心波长为 830 nm 的光源。830 nm 的光波在透明组织如人眼中的穿透深度(penetration depth)能达到 4~6 mm,而在皮肤等高散样品中只有 0.5~2 mm。除了考虑光波的穿透深度,SD-OCT 系统的成像深度主要由光谱仪的分辨率决定。考虑(8-7)式中的参考臂和样品臂之间的互相干干涉项

$$I(k) \sim \frac{\rho}{4}\left[S(k)\sum_{n=1}^{N}\sqrt{R_R R_{S_n}}\left(e^{i2k(z_R-z_{S_n})} + e^{-i2k(z_R-z_{S_n})}\right)\right] \tag{8-13}$$

其中,$e^{i2k(z_R-z_{S_n})}$,波数 k 的变化频率为

$$f_k = \frac{2z}{2\pi} = \frac{z}{\pi}$$

最终干涉信号可以看成是在波数 k 空间进行采样,假定光谱仪的光谱分辨率为 $\delta\lambda$,将 $k=2\pi/\lambda$ 两边微分可得到:$dk = \frac{2\pi}{\lambda_0^2}d\lambda$。因此与光谱分辨率 $\delta\lambda$ 对应的 k 空间的采样间隔 δk 为 $\frac{2\pi}{\lambda_0^2}\delta\lambda$,故光谱仪在 k 空间的采样频率为

$$F_k = \frac{1}{\delta k} = \frac{\lambda_0^2}{4\pi\delta\lambda} \tag{8-14}$$

由采样定理可知道:当用采样频率 F_k 对干涉信号在 k 空间采样时,其能恢复的最大频率为 $F_k/2$,故

$$(f_K)_{max} = F_k/2 \Rightarrow \frac{z_{max}}{\pi} = \frac{\lambda_0^2}{4\pi\delta\lambda}$$

因此由采样定理决定的最大成像深度为

$$z_{max} = \frac{\lambda_0^2}{4\delta\lambda} \qquad (8-15)$$

如果考虑组织的折射率,则 SD-OCT 系统在样品中由光谱仪分辨率所决定的最大成像深度为 $\frac{1}{4n}\frac{\lambda_0^2}{\delta\lambda}$。由此可见 SD-OCT 的测量范围由光谱仪光谱分辨率决定,光谱仪的分辨率越高($\delta\lambda$ 值越小),成像深度就越大。提高光谱仪光谱分辨率的方法有使用大刻线数的衍射光栅、大焦距的聚焦透镜、减小线阵 CCD 的像素尺寸等。但是大刻线数的衍射光栅增加了系统成本,大焦距的聚焦透镜增加了光谱仪的长度,而线阵 CCD 像素尺寸的变小则降低了探测信号的信噪比。因此,SD-OCT 系统必须根据不同的样品和需要达到的成像深度来设计合适的光谱分辨率。SD-OCT 系统的成像深度一般为 2 mm 左右(空气中)。

8.4.4 SD-OCT 系统灵敏度

在 SD-OCT 系统的光谱仪中,由于干涉光谱信号最终被线阵 CCD 所探测,而 CCD 的探测单元即像素是有限宽度的,因此最后采集到的干涉光谱信号是原始干涉光谱信号与由 CCD 像素宽度 ζ 决定的矩形函数(rect 函数;$\Pi\delta\zeta/2(\zeta)$)的卷积。如果 CCD 像素单元上采集到的光谱的波数范围为 Δk,那么 $\Pi\delta\zeta/2(\zeta)$ 可以定义为

$$\Pi\delta\zeta/2(\zeta) = \begin{cases} 0, & |k| > \Delta k/2 \\ 1/2, & |k| = \Delta k/2 \\ 1, & |k| < \Delta k/2 \end{cases} \qquad (8-16)$$

根据卷积定理,傅里叶变换之后得到的信号是样品的深度信息乘以 sinc 函数,因此样品深度信号的幅值随着深度增加而下降,如图 8-10 所示。

同时在线阵 CCD 中存在"串扰"(cross-talk)现象:即某个像素上的电荷会弥散到相邻的像素上,这种效应进一步降低了光谱仪的光谱分辨率,从而造成了系统灵敏度的下降。

此外,SD-OCT 系统的信噪比也与样品深度信息的重建算法有关。对(8-2)式关于波数 k 进行傅里叶变换才能得到(8-3)式,因此采集到的干涉光谱信号必须在波数 k 空间等间隔分布。而光谱仪中 CCD 采集到的信号可以看做是在波长 λ 空间等间隔采样的,因此 CCD 采集到的信号要先映射到波数空间,然后重新采样,通过差值得到在波数空间等间隔分布的采样点对应的信号值,最后进行傅里叶变换得到深度信息。但是由于波长和波数的倒数关系,在波数空间,光谱信号短波部分的采样间隔比长波部分的采样间隔大:即短波部分的采样点更加稀疏。因此如果在波数空间用一个固定的波数间隔来采样,对于高频部分的干涉光谱信号,通过差值得到的值小于实际值,导致了样品深度信号的幅值随着深度增加而下降,从而降低了系统的灵敏度。图 8-12 展示了 SD-OCT 系统的灵敏度和轴向分辨率随着成像深度的增加而下降。其中横坐标为成像深度,单位是 μm;纵坐标为灵敏度下降,单位是 dB。改善 SD-OCT 系统灵敏度随深度增加而下降的趋势一直是 SD-OCT 技术研究的重点,一些研究小组提出了不同的方法。

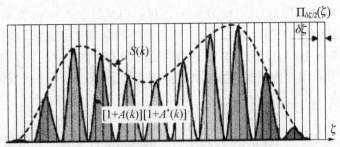

(a) 干涉光谱信号的模拟；虚线：光源的光谱$S(k)$，实线：干涉项

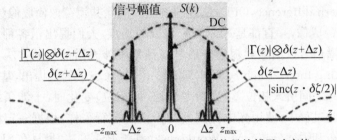

(b) 经过像素宽度$\delta\zeta$卷积之后干涉光谱信号的傅里叶变换

图 8-11　(a)干涉光谱信号的模拟；虚线：光源的光谱$S(k)$，实线：干涉项；
　　　　(b)经过像素宽度$\delta\zeta$卷积之后干涉光谱信号的傅里叶变换

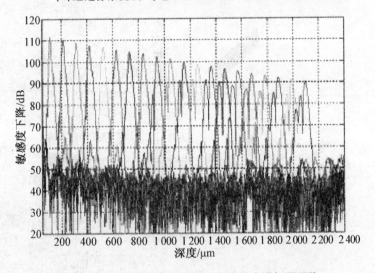

图 8-12　SD-OCT 系统的灵敏度随深度增加而下降

8.4.5　SD-OCT 系统成像速度

　　OCT 系统的成像速度主要包括图像采集速度和信息处理速度。图像采集速度主要是指轴向扫描的速度，即 A-scan 的速度。为了实现实时成像以及消除生物组织运动对成像造成的影响，系统 A-scan 的速度必须足够快。对于 SD-OCT，A-scan 的速度由线阵CCD 相机的采集速度决定，一般为 10～50 kHz，采用高速 CMOS 相机的话，A-scan 速度可达 70～312.5 kHz。SD-OCT 系统成像速度的瓶颈主要在于信息处理速度。如果 SD-OCT 系统的 A-scan 速度为 29 kHz，一个 B-scan 包含 1 000 个 A-scan 信号，那么系统的

采集速度可达到 29 fps 即每秒 29 帧 B-scan 图像。但是每个 A-scan 光谱信号必须先经过插值变成在 k 空间均匀采样,再经过 FFT 变换才能得到样品的结构信息。对于一个 2 048×1 000 矩阵的数据,需要经过 1 000 次差值和 1 000 次 2 048 个点的 FFT 变换,降低了信息处理速度。因此如何提高数据处理速度是提高 SD-OCT 系统成像速度的关键。

8.4.6 SD-OCT 系统去复共轭成像

目前 SD-OCT 系统存在的最大问题是由实函数傅里叶变换产生的复共轭项导致的镜像。实际上,为了避免复镜像与实际图像混淆,实际操作中一般把待测样品放置在零光程差(optical path difference,OPD)位置的一侧。消除共轭镜像使成像深度加倍,实现全范围(full range)成像,一直都是 SD-OCT 研究的热点,人们提出了各种方法来构建复数形式的干涉光谱信号以消除共轭项。最早得到复干涉光谱信号的方法是基于相移干涉术(Phase Shifting Interferometry,PSI)理论。PSI 由 Carré 等人提出,基本原理是在干涉仪中的两相干光之间引入相位差,当参考光程(或相位)变化时,干涉条纹的位置也作相应的移动。在此过程中,使用光电探测器对干涉图进行采样,根据一定的数学模型求得波面的相位分布和强度分布。M. Wojtkowski 基于 PSI 方法,最早在 SD-OCT 系统样品臂的每个横向扫描位置,通过压电陶瓷驱动器(Piezoelectric Transducer,PZT)实现五步移相,后计算得到干涉光谱的振幅和相位信息,从而获得复干涉光谱。其系统如图 8-13 所示。

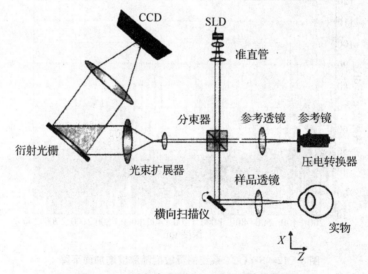

图 8-13 移相复频谱 SD-OCT 系统结构图

如果获取一个有双程相位延迟的光谱干涉图并从一个没有相位延迟的光谱干涉图中减去,那么该光谱干涉图将会依照公式(8-7)得到,直流参数和自相关参数会被消除,互相关参数变成两倍,如下式所示:

$$I_D(k, 2\phi = 0) - I_D(k, 2\phi = \pi) = \rho \left[S(k) \sum_{n=1}^{N} \sqrt{R_R R_{S_n}} (\cos(2k(z_R - z_{S_n}))) \right]$$

$$(8-17)$$

产生这种结果的余弦信号的逆转明确地取决于 $2\phi=\pi$ 光谱干涉图之间的相位差,而不取决于任何的相位抵消,因此相移干涉图比起干涉仪中任意大量的相移时间,要么同时获得要么更快,对于上述结果及随之而来的各种结果这都是非常重要的。产生于式(8-17)中傅里叶逆变换的 A 型扫描也只包含互相关参数,因此利用如下的两步算法,直流镜像(伪差)、自相关伪差(不包括复共轭伪差)也被消除了。

$$i_D(z,2\phi=0)-i_D(z,2\phi=\pi)=\frac{\rho}{2}\sum_{n=1}^{N}\sqrt{R_R R_{S_n}}\left[\gamma(2(z_R-z_{S_n}))\right]+\gamma[-2(z_R-z_{S_n})]$$

$$(8-18)$$

为了移除复共轭伪差,必须获取至少两个有不完整的相位延迟的光谱干涉图形,即必须获取不是 π 的倍数的 2ϕ。例如,如果一个有双程相位延迟的 $2\phi=\frac{3\pi}{2}$ 的光谱干涉图形从一个有双程相位延迟 $2\phi=\frac{\pi}{2}$ 的光谱干涉图中减去,那么结果是得到只包含互相关参数的光谱干涉图像,这个结果和前面的结果在相位上正交,如式(8-19)所示:

$$I_D\left(k,2\phi=\frac{3\pi}{2}\right)-I_D\left(k,2\phi=\frac{\pi}{2}\right)=\rho\left[S(k)\sum_{n=1}^{N}\sqrt{R_R R_{S_n}}(-\sin(2k(z_R-z_{S_n})))\right]$$

$$(8-19)$$

结合全部的四个相移干涉图域,结果是:

$$I_D(k,2\phi=0)-I_D(k,2\phi=\pi)+j\left[I_D\left(k,2\phi=\frac{\pi}{2}\right)-I_D\left(k,2\phi=\frac{3\pi}{2}\right)\right]$$

$$=\rho\left[S(k)\sum_{n=1}^{N}\sqrt{R_R R_{S_n}}(\cos(2k(z_R-z_{S_n})))-j\sin(2k(z_R-z_{S_n}))\right] \quad (8-20)$$

这个相移光谱干涉图的四步结合逆转了到直流伪差、自相关伪差、复共轭伪差的变换。

$$i_D(z,2\phi=0)-i_D(z,2\phi=\pi)+j\left[i_D\left(z,2\phi=\frac{\pi}{2}\right)-i_D\left(z,2\phi=\frac{3\pi}{2}\right)\right]$$

$$=\rho\sum_{n=1}^{N}\sqrt{R_R R_{S_n}}\left[\gamma(2(z_R-z_{S_n}))+\gamma(-2(z_R-z_{S_n}))+\gamma(2(z_R-z_{S_n}))\right.$$

$$\left.-\gamma(-2(z_R-z_{S_n}))\right]=\rho\sum_{n=1}^{N}\sqrt{R_R R_{S_n}}\gamma(2(z_R-z_{S_n})) \quad (8-21)$$

注意如果直流伪差和自相关伪差通过一些独立的方式被移除,即通过减去前面所述的提前获得的光谱干涉图的平均数据,那么只能得到两个通过 $2\phi=\frac{\pi}{2}$ 分离的相位间隔,即如果 A 型扫描元件只包含互相关参数,那么式(8-22)也是成立的:

$$i_D(z,2\phi=0)+j\left[i_D\left(z,2\phi=\frac{\pi}{2}\right)\right]=\rho\sum_{n=1}^{N}\sqrt{R_R R_{S_n}}\gamma(2(z_R-z_{S_n})) \quad (8-22)$$

在许多实际应用中,通过外部手段施加的相移实际上是可能做不到的或者可能是非彩色的。比如,通过参考臂延迟的物理调整而施加在参考臂上的相移取决于波数(如压电调节器)。这种情况下,额外的信号处理步骤就可以用来确保可能的正交信号分量确实是正交垂直的并且不依赖于波数。萨罗尼克为 FDOCT 系统中的复共轭分辨率提出了叫做正交投影的相位校正,即仅仅通过将相分离信号分量与正交基向量正交。比如,以最简单的二相技术为例,这一步骤进行如下所述:

第一,表面上的实虚相分离信号向量的傅里叶逆变换是分别计算的,生成中间的复函数 A 和 B:

$$A = I.F.T[-E_1 + E_2 + E_3 - E_4]$$
$$B = I.F.T[-E_1 + E_2 - E_3 + E_4] \tag{8-23}$$

第二,向量 A 和 B 正好位于实轴和虚轴上。通过把向量 A 的相位归零、从 B 向量中减去 A 向量来做到。

$$A' = |A|$$
$$B' = |B| e^{\angle B - \angle A} \tag{8-24}$$

最后,完整的复共轭输出从下面的 A' 和 B' 的结合开始计算。

$$\text{Output} = \text{Im}[\text{Re}(A') + j\text{Im}(B')] \tag{8-25}$$

由于移相法在同一地方分别移相多次,采集一系列的光谱,测量时间是以前的几倍。测量时间长就难以克服样品的运动、周围环境的扰动和其他干扰,难以实现生物样品的活检。移相法要求样品在移相的时间内移动量小于十分之一波长,对干涉系统机械、光学结构的稳定性要求非常高。同时由于 OCT 系统采用的是宽带光源,因此这种方法还受到由色散带来的移相误差的影响,最后重建出的图像的信噪比不高。

虽然移相法有很多缺陷,但是为实现 SD-OCT 系统全范围成像做出了开创性的工作。随后的研究小组提出了各种不同的方法。Y. Tao 提出了一种改进的移相法,参考臂使用正弦相位调制,通过积分和(integrating-bucket)得到复干涉光谱。但是这种方法需要复杂的积分投影算法(quadrature projection algorithm)来补偿色散导致的相位误差和 CCD 采集过程中的相位扰动。由于 CCD 采集的是复干涉光谱的实部,如果能够得到干涉信号的虚部就能重建出复干涉光谱。M. Sarunic 和 B. J. Vakoc 分别提出了基于 3×3 耦合器和基于偏振的光学解调方法来同时得到复干涉信号的实部和虚部,从而构建复干涉光谱。3×3 耦合器利用了耦合器的不同输出端口具有 90°相移的特点,但是耦合器的分光比和相移特性都与波长有关,因此同样存在由色散引入的相位误差。而对于双折射效应明显的样品,基于偏振的光学解调方法会引入很大的人为噪声。A. Backmann 和 J. Zhang 分别提出了采用声光移频器来消除 SD-OCT 系统中镜像和电光相位调制器进行外差探测来消除 SS-OCT 系统中的镜像。A. Backmann 在 SD-OCT 系统的参考臂和样品臂各放置了一个声光移频器,在干涉信号中形成了一个 5 kHz 的差频信号,光谱仪中的 CCD 工作在 20 kHz,通过积分探测和后续算法得到复干涉光谱。J. Zhang 在 SS-OCT 系统的参考臂加入一个电光相位调制器,同时加入 RSOD 来匹配其色散,通过电光相位调制器在干涉信号中加入载频,将实干涉信号傅里叶变换得到的对称的正频和负频分开,通过后续解调就可以消除镜像。这两种方法的镜像抑制率很高,但是增加了系统的成本,同时也使系统设计更加复杂。基于正弦相位调制的锁相谐波探测

(Harmonic lock-indetection)也被用来得到干涉光谱的正交分量:即复干涉光谱的实部和虚部。但是锁相放大器和扫描单色仪的采用大大降低了系统的成像速度。B. Hofer 提出了一种色散编码方法来消除镜像,由于采用迭代算法,需要更长的计算时间,从而降低了成像速度。

目前 SD-OCT 系统中消除复共轭镜像最常用的方法是线性 B-M 方法。最早由 Y. Yasuno 提出,在线性 B-M 方法中参考臂的线性相位调制(M-scan)和样品的横向扫描(B-scan)是同时进行的,系统图和相应的扫描时序如图 8 - 14 所示,其中相位调制通过参考臂的 PZT 来实现。线性 B-M 方法可以认为是传统移相法的扩展,但是具有更高效的数据处理速度,同时能够抑制由色散移相误差导致的噪声。在线性 B-M 方法中,相邻的 A-scan 之间由参考臂相位调制引入的移相量一般为 $\pi/2$,因此这种方法对干涉光谱信号在横向扫描方向上引入了一个线性载频,即空间载频。复干涉信号可以通过横向位置方向的带通滤波或者希尔伯特变换得到。引入线性空间载频的方法包括使用锯齿或者三角波驱动的 PZT 调制参考臂的反射镜,参考臂的压电光纤延伸器(piezoelectric fiber stretcher, PFS),样品臂中扫描振镜上的光束偏置等。但是在线性 B-M 方法中相邻 A-scan 之间引入了移相量 $\pi/2$,如果横向扫描范围较大的话就会累计一个较大的光程差。由于 SD-OCT 系统的灵敏度随着成像深度的增加而减小,因此这个累计的光程差会导致最后的图像沿着横向扫描方向信噪比下降。同时,参考臂的线性相位调制也对移相器如 PZT 的线性响应速度提出了很高的要求。实际上,参考臂也可以采用正弦相位调制,其中 PZT 由正弦信号驱动。与采用锯齿或者三角波驱动 PZT 相比,使用正弦波来驱动 PZT 更容易实现更高的调制频率。浙江大学丁志华团队提出了一种正弦 B-M 方法来消除 SD-OCT 系统中的复共轭镜像。由于采用了正弦相位调制,不论样品臂的扫描范围多大,参考臂的反射镜都以很小的幅度振动,因此能避免线性 B-M 方法中存在的灵敏度下降问题。也推导出只有横向过采样(transverseover-sampling)因子和调制频率满足一定

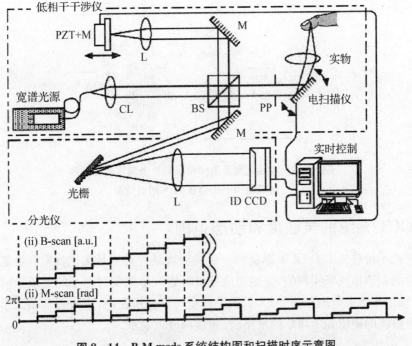

图 8 - 14　B-M-mode 系统结构图和扫描时序示意图

关系时,系统才能得到最优的复共轭抑制率,并且通过实验验证了这一结论。最后通过数字同步解调(digital synchronous demodulation)和谐波分析(harmonicanalysis)得到复干涉光谱,利用这种方法对活虾进行了全范围成像实验,复共轭抑制率达到了45 dB。

8.5 时域弱相干干涉仪(time domain OCT,TD-OCT)

在传统的时域 OCT(TD-OCT)中,式(8-10)中的探测器中与波数相关的探测电流 $I_D(k)=2z$ 采集到一个单点探测器上,扫描参考时延 z_r 用来重建内部样本反射率分布图 $\sqrt{R_S(z_S)}$。结果通过在式(8-10)对所有波数 k 积分来得到。

$$I_D(z_R) = \frac{\rho}{4}\big[S_0(R_R + R_{S_1} + R_{S_2} + \cdots)\big]$$

$$+ \frac{\rho}{2}\Big[S_0 \sum_{n=1}^{N} \sqrt{R_R R_{S_n}}\, e^{-(z_R - z_{S_n})^2 \Delta k^2} \cos\big[2k_0(z_R - z_{S_n})\big]\Big] \qquad (8-26)$$

其中,$S_0 = \int_0^{\infty} S(k)\,\mathrm{d}k$ 是由光源发出的光谱积分功率。这种测量方式的时域 A 型扫描结果如图 8-15 所示。注意样本反射率分布图和源相干函数相卷积,在结果中再次被重述,存在的 DC 直流偏置正比于参考和样本功率反射率总和。另外,卷积的样本反射率分布被一个源中心波数 k_0 和参考臂与样品臂间的光程差 $z_R - z_{S_n}$ 成比例的频率的余弦载波调制。因为参考臂长度 z_R 被扫描当做 TDOCT 系统的时间函数,所以这个载波为同步探测提供了便捷的调制频率,即提供给反射率包络高灵敏度检测和直流偏置的滤除。

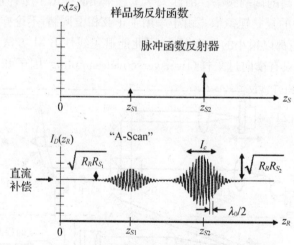

图 8-15 样品离散反射体样品场反射函数示意图和
时域低相干干涉仪的 A 扫描结果

8.6 OCT 系统的灵敏度和动态范围

生物光子传感技术中 OCT 系统的一个优势就是针对信号优化,OCT 是基于发展良好且廉价的光通信技术实现的,探测的信号可接近一个单反射光子的量子检测极限。灵敏度、信噪比和动态范围在关于 OCT 的著作里可以互换使用,用来表示相比于最好的反射镜的可检测的输出光学功率的最小值,通常用分贝表示。

8.6.1　TD-OCT 的信噪比分析

任何系统的信噪比都定义为信号功率除以噪声均方差。我们追溯 OCT 系统信噪比分析的发展历史,第一次提出是在时域 OCT,接着延伸到了频域 OCT。时域 OCT 中的信噪比分析直接紧随着光学弱相干域反射计的先前的技术发展起来的。为了简化分析,我们只考虑单个样本反光镜的位置在 z_S,并忽略自相关参数。这种情况下,我们可以把在时域 OCT 系统中检测到的全部光电流写作:

$$I_D(z_R) = \frac{\rho S_{\text{TDOCT}}}{2}[R_R + R_S + 2\sqrt{R_R R_S}\, e^{-(z_R-z_S)^2 \Delta k^2} \cos[2k_0(z_R - z_S)]] \quad (8-27)$$

这里的 $S_{\text{TDOCT}} = \frac{S_0}{2}$ 是样本臂参考臂的瞬时源功率,因此也是由目镜或者皮肤容许照射量的最大限制值,或者其他的安全考虑所决定。理想的 OCT 信号在第三项,该参数的信号功率的均方峰值出现在 $z_R = z_S$ 并由 $\langle I_D\rangle^2_{\text{TDOCT}} = \frac{\rho^2 S^2_{\text{TDOCT}}}{2}[R_R R_S]$ 给出。OCT 系统完整的信噪比分析需要考虑除了散粒噪声之外的很多可能的噪声源(即有限频宽的量子噪声),这是光电检测的基本限制噪声。这些噪声源对 OCT 系统性能的贡献包括对获取散粒噪声限制工作方法的设计,已经在时域 OCT 和频域 OCT 系统中详细地描述了。这里我们从散粒噪声限制性能的表述开始。光学接收器的散粒噪声平方由 $\delta^2_{sh} = 2eIB$ 给出,这里的 e 是电荷,$\bar{I}$ 是探测器光电流的平均值,B 是电子检测的带宽。若参考臂扫描深度的幅度 $z_{\max}$ 在 A-scan 的速度是 $v_{\text{ref}} = z_{\max}/\Delta t$ 时的采样时间 Δt 之间时,它的时域 OCT 中参考光的频率通过 $f_D = 2v_{\text{ref}}/\lambda_0 = k_0 z_{\max}/(\pi\Delta t)$ 多普勒频移,并且结果中的 FWHM 信号功率的带宽是 $\Delta f_D = \Delta k_{\text{FWHM}} z_{\max}/(\pi\Delta t)$。最佳检测带宽大约是这个量的两倍或者是 $B_{\text{TDOCT}} \approx 2\Delta k_{\text{FWHM}} z_{\max}/(\pi\Delta t)$。假设从样本反向散射的光亮度比从参考臂返回的光亮度小很多,那么平均检测光电流就会被参考臂功率控制,因此就会有 $\sigma^2_{\text{TDOCT}} = \rho e S_{\text{TDOCT}} R_R B_{\text{TDOCT}}$。时域 OCT 系统的信噪比的一个著名表达式由式(8-28)给出。

$$SNR_{\text{TDOCT}} = \frac{\langle I_D\rangle^2_{\text{TDOCT}}}{\delta^2_{\text{TDOCT}}} = \frac{\rho S_{\text{TDOCT}} R_S}{2e B_{\text{TDOCT}}} \quad (8-28)$$

这样,信噪比就与检测器的响应率 ρ 成比例,与从样本返回的功率成比例,而不受参考臂功率等级的影响,这样的结果是合理的。注意检测带宽必须增加以适应给定分辨率的增加的图像深度或者是给定 A 型扫描采样时间的扫描深度增加的分辨率,因此时域 OCT 中的这些调整是不利的。

8.6.2　SD-OCT 的信噪比分析

Hausler 等在 1997 年发表的论文第一次明确提出频域 OCT 技术比时域 OCT 提供了明显的信噪比优势。这项分析没有经实验证明,这篇会议论文也没有被广泛传阅。后来直到 2003 年,三个独立团队接连发表了 3 篇这样的论文,就光谱 OCT 和扫频激光 OCT 从理论和实验角度证实了信噪比优势。其中一篇论文第一次确认了扫频激光系统和光谱系统之间的固有联系,第一次从理论和实验角度证明了这两个系统具有相同的优势。

对于扫频激光 OCT 系统和光谱 OCT 系统,为了得到式(8-28)的表达式,我们必须理解怎样通过频谱采样和傅里叶逆变换过程来传播信号和噪声。假设有单个样本反光镜并且没有自相关参数,频域 OCT 系统的光谱干涉图的采样是

$$I_D[k_m] = \frac{\rho}{2} S_{FDOCT}[k_m][R_R + R_S + 2\sqrt{R_R R_S}\cos(2k_m(z_R - z_S))] \quad (8-29)$$

这里的 $S_{FDOCT}[k_m]$ 是入射到样本上的那部分瞬时功率,这个样本与采样系统的光谱通道 m 一致,要么是扫频激光 OCT 里的时分要么是光谱 OCT 里分离的检测器。在离散情况下,傅里叶逆变换运算可当做离散傅里叶逆变换来执行:

$$i_D[z_m] = \sum_{m=1}^{M} I_D[k_m]e^{+ik_m z_m/M} \quad (8-30)$$

再次对于单个样本反光镜在 $z_R = z_S$ 深度的特例,代入到式(8-30)和式(8-29)中的干涉仪参数的峰值量是后面的表达式,假设每个光谱通道有相等的功率(即对于每一个长方形的光源光谱)。对于更实际的高斯型光源光谱,集中在像素 M/2 处能量截至它的 $1/e^2$ 点,即 $S_{FDOCT}[k_m] = S_{FDOCT}[k_{M/2}]\exp[-2(k_m - k_{M/2})^2/(k_{M/2})^2]$,它的最后的参数是 $\sum_{m=1}^{M} S_{FDOCT}[k_{M/2}] = S_{FDOCT}[k_{M/2}] \cdot M \cdot 0.598$。

$$i_D[z_m = (z_R - z_S) = 0] = \frac{\rho}{2}\sqrt{R_R R_S}\sum_{m=1}^{M} S_{FDOCT}[k_m] = \frac{\rho}{2}\sqrt{R_R R_S} S_{FDOCT}[k_m]M$$
$$(8-31)$$

对于式(8-31)的解释是比起单独的每个通道的信号功率,单个反光镜的每个单独检测通道的余弦干涉图连贯地相加,给出的峰值信号功率比单独每个通道的信号功率更大。频域 OCT 中的每个检测通道感受的干涉的相干长度都大于时域 OCT 单个检测通道,因为时域 OCT 受限的光谱范围。频域 OCT 中这种信号功率的相干叠加没有和式(8-31)中 $z_m = (z_R - z_S) = 0$ 的选择分离开来,任何其他的选择都将产生傅里叶核的相位因子,这将结合信号峰值连贯地加合成一个等值。因此,频域 OCT 中的峰值信号功率的均方是 $\langle i_D \rangle_{FDOCT}^2 = \frac{\rho^2 S_{FDOCT}^2[k_m]}{4}[R_R R_S]M^2$。

为了完成频域 OCT 的信噪比的计算,我们必须增加一个噪声怎样从 k 区域传递到 z 区域的问题。$I_D[k_m]$ 可以推广为包括一个附加的不相关的高斯白噪声参数 $\alpha[k_m]$。$\alpha[k_m]$ 有零的意思,有标准的偏差 $\sigma[k_m]$ 和散粒噪声带来的更低的限制。再次假设 $R_R \gg R_S$,在散粒噪声限制中,$\sigma_{FDOCT}^2[k_m] = e\rho S_{FDOCT}[k_m]R_R B_{FDOCT}M$。但是这种情况下,每个光谱通道的噪声是不相关的,因此噪声方差是不连贯无条理地加到离散傅里叶逆总和,得到 $\sigma_{FDOCT}^2[z_m] = \sum_{m=1}^{M} \sigma_{FDOCT}^2[k_m] = e\rho S_{FDOCT}[k_m]R_R B_{FDOCT}M$。因此,总体上频域 OCT 的信噪比可以由式(8-32)给出。

$$SNR_{FDOCT} = \frac{\langle i_D \rangle_{FDOCT}^2}{\sigma_{FDOCT}^2} = \frac{\rho S_{FDOCT}[k_m]R_S}{4eB_{FDOCT}}M \quad (8-32)$$

为了将这个一般的表达式分别对应于光谱 OCT 和扫描激光 OCT,把这个结果的灵

敏度和时域 OCT 中的灵敏度相比较,我们对三个系统设定一个完全相等的 A 型扫描长度 z_{max} 和采样时间 Δt,而且样本臂瞬时功率也是一样的。这一节的结果总结如表 8-2 所示。对于激光 OCT 系统,每个频谱通道允许的样本照明功率和时域 OCT 总体的照明功率是相等的,因为每次只有一个通道是被照明的。因此,$S_{SSOCT}[k_m]=S_{TDOCT}$。激光 OCT 系统的检测带宽受到模数样本频率 $f_S=M/\Delta t=\dfrac{1/(2\pi)\cdot 4z_{max}\Delta k}{\Delta t}=2\Delta k z_{max}/(\pi\Delta t)$ 的限制,式(8-22)涉及的 $\Delta k=M\delta_{sk}$ 是全部的波数扫描范围。假设 $\Delta k=2k_{FWHM}$ 的扫描范围是选定的且抗锯齿波滤波器用来限制检测带宽到 $B_{SSOCT}=f_S/2$,则 $B_{SSOCT}=B_{TDOCT}$。对于一个所有光谱通道都被照亮且同时检测的光谱 OCT 系统,每个光谱通道允许的功率是通过因素 M 而减少的,即 $S_{SDOCT}[k_m]=S_{TDOCT}/M$。另外,因为来自每个通道的信号在整个 A-scan 时间上积分,所以光谱 OCT 的检测带宽 $B_{SDOCT}=B_{TDOCT}/M$。因此,相比于时域 OCT,我们可以写出光谱 OCT 和扫频激光 OCT 系统的信噪比表达式:

$$SNR_{SDOCT}=SNR_{SSOCT}=\frac{\rho S_{TDOCT}R_S}{4eB_{TDOCT}}M=SNR_{TDOCT}\frac{M}{2} \qquad (8-33)$$

激光 OCT 和光谱 OCT 相比于时域 OCT 中因素 $M/2$ 的提高可以简单地理解为是因为这两个频域 OCT 办法在所有的时间所有的深度进行采样,从而通过参数 M 产生了潜在的信噪比的提高,但是时域 OCT 方法相对于参考点为正向和负向位移生成冗长的数据,通过参数减少了信噪比的提高。(8-33)中的参数 M 也取决于光源在所有光谱通道有相等功率的假设,这是不实际的,也会导致任意情况下逆转换数据的不理想瞬时振荡。更多实际的光谱图像,比如之前讨论的高斯图形,会通过附加的因素来减少信噪比。然而,显而易见的是用尽可能多的功率来填充光谱通道直接意味着增加信噪比。考虑到这些因素并对实际的扫频激光或者检波器组合假设 $M\approx 10^3$,我们可以推导出频域 OCT 系统理论上可以做到比时域 OCT 系统的灵敏度高出 20 dB。

表 8-2　TD-OCT,SD-OCT 和 SS-OCT 的散粒噪声极限信噪比 SNR

	Time-Domain OCT (TDOCT)	Swept-Source OCT (SSOCT)	Spectral-Domain OCT (SDOCT)
均方峰值信号功率	$\dfrac{\rho^2 S_{TDOCT}^2}{2}[R_R R_S]$	$\dfrac{\rho^2 S_{TDOCT}^2}{4}[R_R R_S]M^2$	$\dfrac{\rho^2 S_{TDOCT}^2}{4}[R_R R_S]$
噪声离散	$\rho e S_{TDOCT}R_R B_{TDOCT}$	$ep S_{TDOCT}R_R B_{TDOCT}M$	$\dfrac{ep S_{FDOCT}[k_m]R_R B_{FDOCT}}{M}$
信噪比	$\dfrac{\rho S_{TDOCT}R_S}{2eB_{TDOCT}}$	$\dfrac{\rho S_{TDOCT}R_S}{2eB_{TDOCT}}\dfrac{M}{2}$	$\dfrac{\rho S_{TDOCT}R_S}{2eB_{TDOCT}}\dfrac{M}{2}$

同时要注意理论上相比于时域 OCT、光谱 OCT 和扫频激光 OCT 的信噪比源于每个检测通道散粒噪声限检测的假设结果。正如之前提出的关于时域 OCT 的相关出版物所描述的那样,这种限制达到的结果需要足够大的参考臂功率来确保散粒噪声的控制,但是通常情况下需要足够的参考臂衰减来使噪声减到最小。对于扫频激光 OCT 系统,在相同的线路速率和参考臂功率下,通过光电探测器输出的频域干涉仪信号信噪比和时域 OCT 系统光电检测器输出的信噪比相等。因此激光 OCT 的最佳参考臂功率等级应

该和时域 OCT 的相似。对于光谱 OCT 系统,参考臂功率分散在 M 光电检测器上,因为参数 M,从而要求同时到达散粒噪声限制的检测器的参考臂功率总和高于扫频激光 OCT 和时域 OCT。但是,这是否需要重新设计干涉仪的分光比取决于理想 A-scan 和所用的检测器的噪声性能。

8.7　OCT 技术进展和应用

8.7.1　内窥式 OCT 成像

OCT 成像技术虽然得到了长足的发展,然而,OCT 在生物组织中的成像深度十分有限,通常为 $1\sim3$ mm,这制约了其在生物医学领域更广泛的应用。小型化和紧凑化的内窥探头可以在低侵入条件下进入人体内部腔道,这为人体内部组织的高分辨率在体成像提供了可能。自 1996 年 Fujimoto 等首次利用内窥 OCT 实现人体隐静脉的活体测量以来,内窥 OCT(endoscopicoptical coherence tomography,E-OCT)已在胃肠科、心脏科、妇科、泌尿科等诸多领域得到应用。

E-OCT 的关键是高性能内窥探头的设计与制作。近年来,国内外各小组先后提出了各种探针设计方案。在 Fujimoto 等成功研制近端驱动的侧向环状扫描探头之后,2002 年,Seibel 等提出一种适用于内窥 OCT 成像的前向探头,通过探头末端光纤的扫描获得三维图像;2004 年,Tran 与 Herz 等基于微型马达研制了远端驱动的侧向环状扫描探头;2007 年,Xu 等基于微机电系统(microelectromechanical systems,MEMS)驱动机理,成功研制了更加利于小型化的侧向环状扫描探头;2011 年,Tsai 等提出了一种基于压电管悬臂的侧向线状扫描内窥探头;2014 年,张宁等提出了基于中空微型超声马达的 360° 无盲区侧向环状扫描内窥探头与基于压电管反向安装的前向扫描内窥探头的设计方案,缩短了探头的硬端长度。

以上基于透镜为聚焦元件的内窥探头,为确保成像质量,其直径很难达到 1 mm 以下。而且,硬端长度一般在几十到几百毫米之间,难以进一步缩短。2011 年,Lorenser 等研制了直径仅为 300 μm 的全光纤型探针,它由单模光纤、无芯光纤以及渐变折射率光纤组成,2012 年,该小组又基于渐变折射率光纤的相位调制技术,拓展了探针的焦深。同年,王驰等利用光学传递矩阵方法为上述结构全光纤型探针的工作距离与聚焦光斑尺寸等重要光学特征参数计算提供了理论基础;随后该小组又引入场追迹数值模拟技术,为该超小自聚焦光纤探头的快速设计提供了一种新的技术手段。2013 年,Chen 等研制了直径仅为 125 μm 的全光纤型探针,它由单模光纤、阶梯过渡段光纤以及大纤芯多模光纤组成;2015 年,Moon 等进一步优化该设计,采用化学蚀刻法减小探针直径至 85 μm,在 800 μm 的成像范围内实现优于 30 μm 的横向分辨率。但是,这种多段阶梯过渡式结构不仅增加了硬端长度,而且引入了额外的插入损耗。基于格林透镜、球透镜等聚焦光学元件的内窥探针,其横向分辨率主要由透镜的数值孔径决定,在数值孔径不变的条件下,探针尺寸的减小意味着其工作距离(不妨定义为探针出光端面到聚焦点的距离)也会随之减小。心血管内窥成像一般要求探针直径小于 1 mm,此时工作距离过短这一制约愈发显著。一种解决途径是光纤本身作为探针成像元件使用,Sharma 等验证了裸单模光纤作为探针主体的可行性,但出射光束的高发散性导致探针有效成像范围过小,并不适合实际的内窥成像应用。为确保良好的内窥 OCT 成像质量,提高内窥探针的光传输效率并减小其硬端长度是必要的。

8.7.2 多普勒 OCT

为了获得生物组织的一些特异性参数信息,OCT 技术在功能成像方面得到拓展;多普勒 OCT 就是重要的功能成像模式之一。它将 OCT 技术与多普勒技术有机结合,可以在对被测样品内部结构进行成像的同时,根据探测到的多普勒频移来获得样品内散射粒子的流速信息,具有较高的临床应用价值。在眼科学中,多普勒 OCT 可用于获取活体视网膜血管中的血液流速信息,对眼科疾病的早期诊断、病情监控和药物疗效评价起到重要作用。在动物实验中,多普勒 OCT 可以在微米尺度下对大脑内的血管血流成像,有助于了解脑血管疾病和神经退行性疾病的发病机制,显示了其在大脑研究领域的前景。

多普勒 OCT 对被测样品内散射粒子的流速变化非常敏感,能够检测生物组织内微小血管中的血液流动。相位分辨方法通过计算相邻行扫描之间的相位变化来提取流速信息,是一种多普勒 OCT 中被广泛采纳且非常实用的流速确定方法。但相位分辨法在低信噪比(SNR)环境下存在较大的偏差,会大大低估测量值,并且对环境的扰动非常敏感。为此学者们发展了一些改进算法,甚至放弃相位信息而采用强度信息来区分血管与周围组织,但仍然受到低信噪比的制约。

多普勒频移只能确定目标粒子平行于光束方向的速度分量,无法得到完整的矢量速度。这是传统多普勒 OCT 系统的局限性。实际上,对活体生物组织进行实时成像时,其血管内的血流方向往往是不平行于光束方向的,所以仅测量多普勒频移并不能完全确定血液流速的大小。随着多普勒 OCT 在各个应用领域的不断发展,近年来不少研究组开展了矢量速度测量和三维血流速度成像的研究,提出了诸如多通道探测法,三区分束器法、三维结构辅助法和二区分束器的多普勒 OCT 矢量速度测量方法。

SD-OCT 系统样品中的目标粒子存在沿光轴方向的速度时,其后向散射光的频率就会发生变化,产生多普勒频移 f_D。如图 8-16 所示,其中 K_1 和 K_2 分别为入射光和散射光的波矢量,V 为运动粒子的速度矢量,α 为流速方向和光束之间的夹角,λ 为光在介质中的中心波长。多普勒频移的表达式为

$$f_D = \frac{2V\cos\alpha}{\lambda} \tag{8-34}$$

多普勒频移会导致 SD-OCT 系统光谱仪探测到的干涉信号的相位发生改变。SD-OCT 系统中,线阵 CCD 探测到的实干涉光谱信号 $I(\lambda)$ 经过光谱校正(λ 到波矢 k 空间的映射)、去直流项和重新采样后,得到关于波矢 k 的干涉信号 $I(k)$。对 $I(k)$ 进行傅里叶变换后得到与样品深度位置 z 有关的复解析信号 $\tilde{I}(z) = FT\{I(k)\}(z)$,其幅值对应样品的结构信息,幅角则对应样品的相位信息。通过比较第 m 个横向分辨单元内相邻 N 行轴向扫描信号的相位信息,可以得到该横向点位置处不同轴向位置 z 上的多普勒频移值

$$f_D(z,m) = \frac{\Delta\phi(z)}{2\pi T} = \frac{1}{2\pi T}\arctan\left\{\frac{\text{Im}\left[\sum_{j=1}^{N}\tilde{I}_j(Z)\tilde{I}_{j+1}^*(Z)\right]}{\text{Re}\left[\sum_{j=1}^{N}\tilde{I}_j(Z)\tilde{I}_{j+1}^*(Z)\right]}\right\} \tag{8-35}$$

式中 T 为谱域 OCT 系统的光谱探测器的积分时间，$\tilde{I}_j(Z)$ 为 $\tilde{I}^*_{j+1}(Z)$ 的共轭项。一旦确定了频移值，则根据(8-34)式可以确定沿轴方向的速度。由此可见，多普勒 OCT 和 SD-OCT 的系统是一致的，主要区别在于后续的信号处理算法不同。具体的成像应用和后期的改进措施可以参考相关文献。

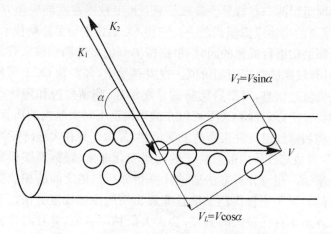

图 8-16　流体中运动粒子引入的多普勒频移

近年来，新的 OCT 技术层出不穷，本章节主要以介绍基本原理为主，新方法、新技术的引入以及在不同医学学科的应用，感兴趣的同仁可以参考当前较新的文献报道。

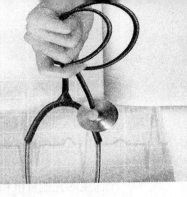

第九章 光声成像

光声成像也被称为光声或者热声成像。光声成像具有高对比度和高空间分辨率的特点,因此在动物或人类器官(如乳房和大脑)等成像方面有很大的优势。本节介绍的成像技术包括深度剖析层状介质成像、聚焦超声换能器的扫描层析成像、声透镜成像和聚焦换能器计算机断层扫描。重点放在计算机断层扫描,包括重建算法、空间分辨率和最近的相关应用性实验研究结果。也讨论了生物医学应用的前景,包括:(1) 激光光声显微技术对皮肤和其他表层皮肤的层析成像,它的显著优势在于其超过当前的高分辨率成像方法,实现更深层次的及更高的吸收对比度成像;(2) 通过近红外或者射频激发的光声检测在乳腺癌检测特别是早期检测中有巨大的潜力;(3) 用激光光声成像方法对小动物进行成像,不仅能够测量相关重要生化信息的独特的光学吸收对比,并且能提供比光学成像更高分辨率的深组织成像。

9.1 简介

光声(photoacoustic,PA)效应是光声成像的物理基础,它指的是通过对光或者射频(rf)电磁(EM)能量的吸收而产生声波。1880 年 A. G. Bell 首次报道了光声的产生。读者可以参考一些评论、书籍和会议记录,以及 PA 技术在物理、化学、生物学、工程学和医学的各个分支的历史发展的原始研究。

在过去十年中,在生物医学应用中光声成像的工作已经有了长足的发展。在生物组织中通常用非电离波(如短激光或者射频脉冲)来激发产生兆赫兹的超声波,这被称为光声或热声信号。光声成像旨在结合超声的分辨率和光或者射频吸收的高对比度。不像电离 X 射线辐射,非电离波没有健康危害。然而不幸的是在纯光学成像方法中,随着软组织深度的增加,光的散射会降低空间分辨率。由于在生物组织中超声散射要比光学散射弱两到三个数量级,因此超声可以提供一个更好的分辨率,成像深度能比光学大将近1 cm。然而在生物组织中,纯超声成像是基于机械性能检测的,所以它的对比度比较弱,不足以显示早期肿瘤。此外,超声不能反映氧饱和度或血红蛋白的浓度,而这两者对光的吸收是很敏感的。这些生理参数可以提供功能成像。同样,纯射频成像由于其波长比较长,也不能提供好的空间分辨率。利用工作频率在 500～900 MHz 范围的纯射频成像只能提供将近 1 cm 的空间分辨率。PA 成像的意义在于它克服了上述问题,并在相对大体积的生物组织中得到高 EM 对比度高超声分辨率的图像。

PA 成像可以看做一个超声介导 EM 成像模态或者是一个有 EM 增强对比度的超声成像。在一个短 EM 脉冲被吸收时,组织内的声瞬变压力的空间分布同时被热弹性激发产生声波,该组织即为初始声波源。声波从最初的声源到达组织表面有不同的时延。放在组织周围的超声接收器测量这些传出来的声波,这是进一步用于确定初始声源的分布,进而映射出 EM 能量沉积作用或吸收属性。PA 成像的空间分辨率及最大成像深度是随着超声探测的带宽而延展的。例如,一个 1 MHz 带宽的 PA 信号可以提供大约 1 mm 的空间分辨率,因为在软组织中的声速约为 1.5 mm/μs。如果带宽增加到 10 MHz,牺牲超声穿透但可以得到接近 0.1 mm 的空间分辨率。

举一个简单的例子,用一束宽的光脉冲加热层状介质,所检测的 PA 信号可以复制整个深度的光能量沉积轮廓。进而可以从实时的 PA 信号中直接测定样品的深度相关信息,这些参数包括深度的结构和性质(例如在非散射介质中的吸收系数)等。这种成像组态可以方便地表明 PA 深层轮廓。然而想要对更复杂的组织成像,首选更复杂的成像方法——光声层析成像(photoacoustic tomography,PAT)。在围绕课题研究中 PAT 利用在不同地方测得的 PA 信号。PAT 也被称为光声层析成像(optical acoustic tomography,OAT)或者热层析成像(thermal acoustic tomography,TAT),TAT 主要强调在 PA 产生过程中的"热声"一词。OAT 尤其是指光致的 PAT,而 TAT 通常用来指射频有诱导的 PAT。深度剖析可以看做一维(1D)PAT。目前已经有关于光声的各种综述,Oraevsky 和 Karabutov 讨论了光声的产生,光声轮廓探测,组织光学性质的深度探测及一维成像。他们也提出了光声层析及其在癌症检测中的应用。

从物理学角度来看,由于超声波的衍射,PAT 表示的是属于衍射层析领域的逆源问题。许多成像概念和其他成像方式的数学技术,诸如超声波、X 射线和光学断层成像,都可以借助于 PAT 的使用。聚焦超声转换器或者声透镜可以直接形成初始压分布的图像。或者,非聚焦超声转换器需要电脑断层(CT)辅助,这是一个需要基于电脑重建的更复杂的方法。

本章首先将描述软组织中的光声成像,然后详细讨论深度剖析。接着简要讨论聚焦转换器的断层扫描和用声透镜的图像形成,然后详细介绍 PA 计算机断层扫描,重点放在最近的研究上,典型的研究用例子例证说明。

9.2 组织中的光声

1) EM 的吸收和穿透

在软组织中通常利用从可见光到近红外及射频区域的电磁能量来激发产生光声信号。这不只是因为在这些区域的电磁波是对人体无害的非电离波,还因为它们能在生物组织中有高对比度和足够的穿透深度,这些特点都是在不同应用中所需要的。似乎没有其他电磁波谱更适用于在深组织中激发光声效应。例如由于以水为主的吸收,位于以上两个电磁波谱的太赫兹射线并不能很好地穿透生物组织。而同时位于可见光区域以下的短波长波谱(例如紫外线)辐射高光子能量,因此对人类是有害的。

(1) 光学特性

生物组织在可见光 400~700 nm 和近红外 700~1 100 nm 区域电磁波谱的光学性质与组织分子的组成或振动结构有关。这些光学性质(包括散射和吸收)本身对组织的异常和功能非常敏感。光学散射性质可以揭示在细胞和亚细胞水平的生物组织结构变化,而光吸收特性可用于量化血管再生和高代谢。生物组织中的光散射是非常强的,光的约化散射系数可以用 $\mu'_s = i$ 来描述,其中 μ_s 和 g 分别为散射系数和各向异性因子。在可见光到近红外范围内,μ_s 接近 100,g 接近 0.9,而组织中的吸收系数 μ_a 在 0.1 到 10 范围内不等。我们可以用造影剂吲哚花青绿(ICG)来增强对光的吸收。介于 700 nm 到

900 nm 的光学窗可以使光穿透生物组织相对深度达几厘米。通常,光在组织中的传播可以用辐射传输方程描述,或者根据组织的光学特性的知识用蒙特卡罗模型来模拟。多次散射会导致光束扩展以及方向性的损失,在多散射的深层组织中光的传播遵循扩散定律。因此,基于弹道或准弹道光子的高分辨率成像方法只可以对组织中约一个光子平均自由程(约 1 mm)进行成像。用光漫射的纯光学成像方法的分辨率只能达到 1 cm。此外,光声成像可以实际检测到吸收的光子。因此,对扩散光子吸收的深组织成像,可以产生 1～50 MHz 的超声波。由于超声在组织中的散射比光在组织中的散射弱两到三个数量级,因此,更高的空间分辨率是可以实现的。

组织中的光吸收是分子组合物的一个特性。例如生物组织中的血红蛋白成分就有几个吸收带。血红蛋白氧合时,血红蛋白的吸收光谱就会发生变化。氧合血红蛋白强吸收到达最大 600 nm,然后陡然下降几乎两个数量级,并保持很低。但是缺氧血红蛋白不会急剧下降,尽管它会随着波长的增加而减小,但仍保持相对较高。两个消光光谱的等吸光点在 800 nm 时相交。血红蛋白的氧饱和度和病变部位的新陈代谢有着密切的关系,因此它是一个重要的诊断参数。癌细胞飞快生长代谢速度高,需要更多的血液,逐渐在癌细胞周围形成一个密集的再生血管网络以供给肿瘤生长时所需。光声成像依赖于光学性质,因此,它可以用来推断某些生理参数,例如血红蛋白的氧饱和度和浓度。也可以潜在地量化癌症的特征,包括血管再生和代谢亢奋,从而有助于癌症的早期探测。关于生物组织的光学特性的更多内容可以参考第四章和第五章及其他已有的文献。

(2) 射频性能

生物组织的射频性能与它们的生理电特性有关。电学性质可以用复介电常数来表述,或者用复电导率来表述,其中 σ 是电导率(S/m),ε' 是相对介电常数(无量纲),$\varepsilon_0 = 8.85$ pF/m(真空电容率),ω 是角频率。在这些性质中,组织中电磁波的波长为 $\lambda = \dfrac{c_0}{f\mathrm{Re}\sqrt{\dfrac{\varepsilon}{\varepsilon_0}}}$,在该区域的 1/e 穿透深度为 $\delta = \dfrac{c_0}{2\pi f\mathrm{Im}\sqrt{\dfrac{\varepsilon}{\varepsilon_0}}}$,其中,Re 和 Im 分别表示实部和虚部,$c_0$ 为射频波在真空中的速度。

在射频区域,如 0.3～3 GHz 的电磁波可以很容易地被传输、吸收或者被组织反射,根据组织的大小、组织性质和电磁波频率不同程度而不同,但是在该频率范围内几乎没有散射。忽略散射和衍射,穿透深度等于吸收系数的倒数。例如,在 3 GHz 的电场中脂肪(低含水量)的吸收系数约为 0.1 cm^{-1},肌肉(高含水量)的吸收系数约为 0.9 cm^{-1}。而在 300 MHz 时,脂肪的吸收系数约为 0.03 cm^{-1},肌肉的吸收系数约为 0.25 cm^{-1}。大多数调查和记录表明生物组织中的射频功率的作用是进入组织的能量转换成吸收能量的分子的动能,介质中产生热。对射频吸收度影响大的两个性质是离子电导率和生物组织中的水中偶极子和蛋白质的震动。组织中的电导率和水含量有小幅提高,射频的吸收就会显著增加。

(3) 安全性

为安全起见,必须限制人体暴露在电磁辐射的强度。对于安全的一个重要技术参数是最大允许曝光量(MPE),它是指人暴露在电磁辐射下没有危险作用或者生理改变的最大电磁辐射水平。MPE 水平取决于电磁波波长(或者频率),曝光时间和脉冲重复率。对于给定的波长和曝光时间,MPE 通常会用辐射暴露量(J/cm^2)或者辐照度(W/cm^2)来表示。暴露在 MPE 以上的电磁能量下可能会使组织受到损伤。通常，波长越长，MPE越高；曝光时间越长，MPE 越低。

IEEE 标准(标准 C95.1－2005)定义了处于射频电磁场 3 kHz 到 300 GHz 的人体MPE 水平。在一个受控环境 0.3～3 GHz 范围内的电磁辐射，其 MPE＝$f/300$ mW/cm^2，其中 f 为兆赫的频率。美国国家标准(Z136.1—2000)定义了 MPE 水平规定了特定激光波长范围(180 nm～1 mm)和曝光时间。例如，皮肤暴露在可见光和近红外范围内(400～1 400 nm)的激光光束下，单个短脉冲持续时间为 1～100 ns 的 MPE＝20 C_AmJ/cm^2，其中在 400～700 nm 时 C_A＝1.0，在 700～1 050 nm 时 C_A＝0.002($\lambda-$700)，在 1 050～1 400 nm 时 C_A＝5.0；λ 为波长，单位是 μm。以上两个标准还规定了适于重复照明测量 MPE 的公式，它依赖于波长、脉冲重复频率、单脉冲持续时间、任何一个脉冲组的持续时间和完整的曝光时间。

2) 光声时代

对于医疗成像虽然有其他成像机制存在，但高分辨率、无辐射的成像机制也是医疗追求的目标。用具有低电磁辐射的电磁脉冲来激发，并通过热弹性机制来实现产生短暂的超声波实现成像。生物组织吸收入射的电磁能量产生能量的沉积，伴随着温度有轻微的升高(通常是 mK 量级)，由于组织的热弹性膨胀进而产生声波或压力波。被激发的光声信号取决于样本组织的电磁吸收、散射特性、热属性和样品的弹性属性。其中热属性包括热扩散和热膨胀系数。

由于生物组织中对电磁吸收特性的不同，所以首先感兴趣的是电磁的吸收特性。热弹性机制的特点是使光声技术适于生物医学应用。第一，在研究过程中光声不会破坏或改变生物组织的性质。第二，不同于 X 射线成像和正电子发射断层成像(PET)，光声技术只有非电离辐射。光声技术的非破坏性(无创)和非电离性使其更适用于在体应用。第三，生物组织的 PA 信号和生理参数有着很好的联系。该优势使其应用于不同的生理参数(如氧合血红蛋白)的量化。

产生有效的光声信号必须满足两个条件：热约束和压力约束。吸收电磁能量后，在热传导过程中的热扩散时间可以近似用 $\tau_{th}\sim L_p^2/4D_T$ 来表述，其中 L_p 为被加热组织体积的线性特征尺寸，即电磁波的穿透深度或吸收结构的尺寸。实际上，热扩散取决于生色团吸收 EM 能量后被加热的几何体积和 τ_{th} 的预估不同。在吸收一个持续时间为 T_p 的脉冲后，在脉冲周期期间，热扩散的长度可以近似表示为 $\delta_T=2\sqrt{D_T\tau_p}$，其中，$D_T$ 为样本的热扩散率，软组织的一个典型 D_T 值约为 1.4×10^{-2} cm^2/s。脉冲宽度 τ_p 小于 τ_{th} 时，才能产生有效的光声波，这就是通常所指的热约束，在脉冲激励过程中热扩散可以忽略不计。例如，对于一个 $\tau_p=0.5\ \mu$s 的射频脉冲，$\delta_T\approx0.5\ \mu$m，这比大多数光声成像系统能达到的空间分辨率小得多。因此，热约束条件通常是满足的。类似的，压力穿过整个受热区域的时间可以近似为 $s=L_p/c$，其中 c 表示声速。脉冲宽 τ_p 要小于 τ_s，这就是通常所指的压力约束。在压力约束条件下，样本的高热弹性压力会很快建立起来。例如，如果 $c=1.5$ mm/μs，D_T 约为 1.4×10^{-3} cm/s 时，空间分辨率要达到 $L_p=150\ \mu$m，那么 τ_{th} 约为 40 ms，τ_s 约为 100 ns。因此，τ_p 必须小于 100 ns 来保证更严格的压力约束。当满足热约束和压力约束时，热膨胀引起的压力增加 p_0 可以大致表示为

$$p_0=(\beta c^2/C_p)\mu_a F=\Gamma A \tag{9-1}$$

其中，β 为等压膨胀系数（单位为 K^{-1}），C_p 为比热容[单位为 $J/(K \cdot kg)$]，μ_a 为吸收系数（单位为 cm^{-1}），F 为局部光或者射频的影响（单位为 J/cm^2），A 为局部能量沉积密度（单位为 J/cm^3）：$A = \mu_a F$，Γ 指的是 Grüneisen 系数，可表示为 $\Gamma = \beta c^2 / C_p$。

3）光声的传播与检测

电磁脉冲激发压力作用作为声源，进一步产生声波在三维空间内传播。为了简便，在计算声波传播过程中通常忽略声速在软组织中的不均匀性。在软组织中的声速相对恒定，约为 1 500 m/s。如果声的异质性变得重要的话，那么为了更精确地计算光声波的传播，我们就应该采用纯声技术（如超声断层成像）来绘制出声音的不均匀性。

在低兆赫频率范围内，超声在软组织中的传播有着低散射性和深穿透性。造成衰减的因素主要有吸收和散射，而散射仅占总衰减的 $10\% \sim 15\%$。而且所有组织中的衰减都受温度和频率的影响。频率对超声衰减的影响可以表示为 $\mu = af^b$，其中 μ 为超声衰减系数，a 和 b 为常数，f 为超声的频率。软组织中超声衰减的平均值约为 0.6 dB $\cdot$ cm^{-1} $\cdot$ MHz^{-1}。衰减随着频率增加，而穿透深度随着频率而减小。通常情况下，3 MHz 可能是 15 cm 穿透深度的最大频率。在高兆赫频率范围内，散射和吸收都大幅增加，导致穿透深度大大减小。

从声源处发出的超声到达组织表面然后被超声探测器检测到。由于它只作为一个声音的接收器，发射效率并不重要，PA 测量的探测器应该设计得特别敏感。常用的基于超声成像的超声探测器是压电超声换能器，它们具有低热噪声、高敏感度的特点，并能提供宽达 100 MHz 的带宽。采用的其他类型的传感器还有基于光学检测的，这些也是可行的。光学方法通常基于光声压引起的表面位移或者是折射率改变，这就意味着它们可以适用于非接触测量和大面积快速检测。但是相比于压电探测来说，光学探测的缺点为在声频高于 1 MHz 的范围内敏感度低而且噪声高。

9.3 深度结构成像

在开始讨论光声成像之前，我们先来举一个简单的例子：深度剖析或分层介质中的一维成像。在热和压力约束条件下短脉冲的瞬时形状与组织样本的吸收和散射结构有关，这种关系有通过解析公式来表示。例子中组织性质（例如在非散射介质中的吸收系数）和结构可以通过分析瞬时的 PA 信号来表征。其他综述中已经讨论了一维或者深度分辨光声层析。在这里，我们只举一个例子来说明深度层析的原则。

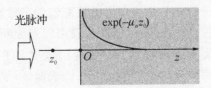

图 9 - 1 初始压力分布图

如图 9 - 1 所示，用一宽束脉冲 $\delta(t)$ 照射一个吸光的半无限介质（忽略光散射），产生一个初始压，压力分布为 $p_0(z)$

$$p_0(z) = \Gamma \mu_a F_0 \exp(-\mu_0 z) \tag{9-2}$$

其中，F_0 为入射激光能量密度（单位为 J/m^2）。压力作为声波的源，并进一步促使等幅的两个平面波分别沿着 $\pm z$ 轴相反的方向传播。不考虑从边界反射的声波或者声波的衰减，光声波用 $z_0 (= -ct_0)$ 来测量，

$$p(z_0, t) = \frac{1}{2} \Gamma \mu_a F_0 \exp[-\mu_a(ct + z_0)] = \frac{1}{2} \Gamma \mu_a F_0 \exp[-\mu_a c(t - t_0)], t > t_0$$

$$(9-3)$$

如果检测系统用完全测量校准后，那么吸收系数 μ_a 可以通过幅度 $\Gamma \mu_a F_0 / 2$ 来求得。或者用 $\exp(-\mu_a ct)$ 曲线来拟合光声波的幂指数斜率。因为测量相对轮廓要比计算幅值容易，所以拟合的斜率会更可靠。对于强散射介质，可以选用一个更复杂的表达式，其中，扩散机制中的幂指数衰减项由有效衰减系数 μ_{eff} 来决定，而不用 μ_a。

在上述概念中，深度剖析可以表征组织光学特性。例如 Oraevsky 等利用激光诱导发声的瞬时时间分辨检测来测量光学吸收、散射和不同组织的衰减特性，实验样本包括牛肝，犬的前列腺和人的纤维状动脉粥样硬化。Köstli 等光声方法来测量在红外光范围内软骨和鸡胸的有效衰减系数。

对于一个多层样本，每层产生光声信号瞬时波形的一部分，通过分段的幂指数拟合可以测得吸收或衰减系数。在拟合过程中，虽然通常脉冲宽度相当小，但是必须要考虑激光脉冲的瞬时轮廓。在一般情况下，如果样本的吸收或者衰减系数是一个关于深度的连续函数，那么在检测的光声瞬时信号中提取吸收信息时需要重构算法，Viator 等用比尔定律验证了这个方法。

然而不考虑理想样本的情况下，在实验中由于组织样本的性质，其相关测量误差大概 10%。此外，在一定声频范围内，光声信号中光学特性会衰减，复杂的是其中的衍射和衰减都不能忽略。如果与声波有效穿透深度相比，光的穿透深度比较小，声音的衰减只减小光声信号的幅度，但不改变光分布轮廓。然而，当光衰减系数与声衰减相似时，声波在介质中传播时，幅度和初始压的幂指数斜率都会改变。当激光光束的直径和光的穿透深度相仿时，声波的衍射会比较显著。

9.4　扫描光声层析成像（Photoacoustic Tomography, PAT）

1) 原理

光声断层扫描成像类似于 B 超成像。图 9-2(a) 中是正向探测模式的断层扫描图。聚焦的超声换能器沿着组织表面扫描，就像超声扫描的 A-line 或者 A-scan，电磁脉冲激发后得到每个探测的时间分辨信号都可以沿着换能器的声轴转换成一个个一维的图像。组合来自同一平面各个位置的多个 A-scan 图像就可以形成断面的图像。延声轴的轴向分辨率取决于辐射脉冲的宽度和换能器脉冲响应的宽度。横向直径取决于超声转换器的焦点直径和接收到的光声信号的中心频率。在该成像区，成像区域受转换器聚焦区域的影响。声轴聚焦区以外的区域，其检测灵敏度和图像的分辨率会大大减小。光声断层扫描的另一种组态类似于超声的 C-scan 模式，它可以呈现出某一深度的横截面图像，然后把不同深度的图像堆叠在一起就形成一个 3D 图像。

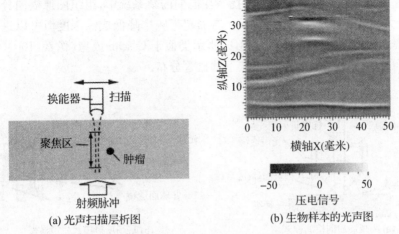

| (a) 光声扫描层析图 | (b) 生物样本的光声图 |

图 9-2　(a)光声扫描层析图；(b)生物样本的光声图(埋在多层脂肪下的一片肌肉)

由于光声信号的幅值正比于其吸收的电磁能量,所以想要得到更好的信噪比(SNR),通常选择高能脉冲。但是为了安全起见,脉冲能量还是要受到限制。拥有大的数值孔径聚焦的转换器可以得到高信噪比的光声信号。因此,单脉冲电磁波可以提供一个扫描线,不需要对多帧数据取平均。但低重复电磁脉冲频率限制了扫描速度。

2）基于射频断层扫描

一些研究人员已经通过扫描聚焦超声转换器证明射频诱导光声信号。通常所用射频源的持续脉冲时间在 0.1~1 s,由于光声信号的带宽接近电磁脉冲带宽的倒数,所以该脉冲可以激发高达几兆赫的超声。兆赫的信号穿过几厘米厚的组织,其轴空间分辨率可达毫米或亚毫米量级。因此,它适用于大的样品组织成像,如人的乳腺。图 9-2(b)中显示了一个微波诱导的热声模型样本图像,组织的边界可以清晰呈现。这表明射频可以很容易地穿透生物组织几厘米到达深部肿瘤。

3）基于激光的光声显微成像

用光脉冲激发的光声成像可以按照类似基于射频扫描成像的类型工作。但是激光激发的光声成像可以缩小为显微成像。一个激光系统可以很容易生成脉冲能量 100 mJ,脉冲时间 10 ns 或者更短的激光脉冲。它可以在大面积软组织中有效激发频率高达 100 MHz有很好信噪比的光声信号。因此,基于激光的光声断层扫描可以呈现轴向分辨率达 30 μm 或者更细小的显微图像。这就是说它可以应用于直接皮肤测量,其他浅表层器官或者胃肠道内窥镜成像。

Oraevsky 和 Karabutov 研究表明光声显微镜可以对金仓鼠口腔内膜的早期鳞状癌细胞进行在体成像和分析。他们用共焦光声显微成像,如图 9-3(a)所示,其中超声探测和激发光源都聚焦到同一点。脉冲光通过光纤传输并经会聚透镜(梯度折射率光纤(GRIN))穿过光声(OA)透镜聚焦到组织表面。诱导的超声经过 OA 透镜向后传播到一个环形的压电膜上。该亮场设计遭受来自近表面的光吸收源发射的强光声波,表面吸收源产生的声波可能掩盖来自组织深部结构的微弱的光声信号。为防止这种问题的发生,Maslov 等近期采用暗场照明的反射型光声显微成像技术,就像暗场显微成像技术一样,如图 9-3(b)所示。该设计中,光照射到组织表面形成一个环形或者小环形,散射的光子输送到成像轴然后被吸收产生超声。因此,该设计平均了图像浅异质的阴影,也减少了浅层轴旁区域的外来光声信号的强干扰。在他们的新系统中，组织图像横向分辨率高达 45 μm。最大的成像深度至少达 3 mm。增加超声频率降低成像深度但可以进一步提升成像分辨率。原位光声成像如图 9-3(c)所示类似于 C-scan 成像（像素：100×100，步长 0.1 mm），可以清晰地呈现出老鼠皮肤下的血管分布。

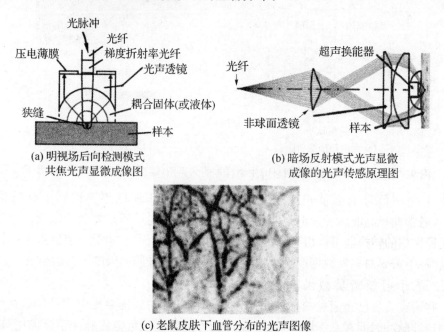

(a)明视场后向检测模式
共焦光声显微成像图

(b)暗场反射模式光声显微
成像的光声传感原理图

(c)老鼠皮肤下血管分布的光声图像

图 9-3　(a)明视场后向检测模式共焦光声显微成像图；(b)暗场反射模式光声显微
成像的光声传感原理图；(c)老鼠皮肤下血管分布的光声图像

由于强光散射，光声信号分辨率超过组织中的光子传输平均自由程，它首先由超声检测参数决定。想要达到更高的分辨率，声探测器必须有一个宽带宽和大的数值孔径（NA）。但是，大大增加超声频率会由于组织中的声衰减导致穿透深度的减小，在人皮肤组织中随着声频增加，其范围是 $0.7 \sim 3$ dB·cm^{-1}·MHz^{-1}。因此，为了达到想要的分辨率，需要大的数值孔径。

总之，光声成像有它超越其他光学衬比成像方法显著的优势，如现在高分辨率成像技术共焦显微成像和光声断层扫描成像（OCT）。这些光学成像技术由于是依靠弹道光子或准弹道光子，所以只可以成像渗入组织接近一个平均传输自由行程（约 1 mm）。此外，它们对后向散射很敏感，因为它是和组织形态相关，但是它们对光吸收不敏感，因为它是与重要生化信息相关。光声显微成像不依赖于弹道光子或准弹道光子，所以可以穿透更深。此外，它提供高光对比度，同时由于兆赫超声的低散射特性还保持着高超声分辨。因此，像血管这样具有高光吸收系数的结构可以通过光声显微成像系统得到清晰的图像。

在 2000 年以前，光声显微成像的出现为在体探测皮肤癌症并成像提供了一个新的渠道，例如用于黑色素瘤。病变大小、位置和周围异常血管的精确成像肯定对肿瘤分期、手术和治疗有很大的帮助。

9.5 声透镜成像

声透镜用来发散和汇聚声波,类似于光透镜折射光的方式。同样也类似于光学成像系统,声透镜可以将光学浑浊介质的初始光声压分布呈现到光学透明介质的成像空间,这样其初始压分布就可以实时直接测得而不用扫描探测和计算机重建。例如,可以插入一个带有多个小基元的二维(2D)超声检测列阵到图像空间来得到一片聚焦图像。由于声速相对于光速来说速度较低,当超声聚焦到图像空间电磁脉冲照明后成像,在透明介质中形成近似初始光声压分布。

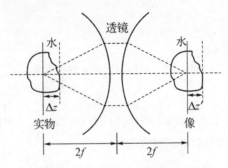

图 9-4 单倍焦距为 f 的声透镜系统

近日,Niederhauser 等提出了一个光学暗场立体成像系统,它是用 30 ns 的闪光照明光源来获取原激光脉冲的预定时间内在水容器中由压力导致的折射率改变的图像。在该系统中的声透镜由双凹形非球面铝透镜构成,其两侧是蒸馏水,如图 9-4 所示。铝表面敷有一层 40 μm 的消反射涂层来减小边界的声反射。选择 $4f$ 的镜头组态(46 mm 水,22 mm 铝,46 mm 水)当物体被放在 2 倍焦距位置时,在横向和轴向系统都提供一个单位放大倍数。基于透镜成像公式 $\frac{1}{2f-\Delta z}+\frac{1}{2f+\Delta z'}=1/f$,当 $\Delta z \ll f$ 时,$\Delta z'=\dfrac{\Delta z}{1-\dfrac{\Delta z}{f}}$,且

$\Delta z' \approx \Delta z$。因此,在物体平面远离 $2f$ 的任何一点位移 Δz 都会导致在图像平面相对应等值的位移。这种情况下,声音从每个物体平面到对应的聚焦平面的传播时间要保持一致,并确切独立于每个物体位置。在固定时间的一个 3D 压力图像的结果就相当于从物体平面到相应图像平面的声传播时间。因此,在这种情况下压力图像等于除了有限孔径和透镜相差引入的一点变动的原始声压分布。

9.6 计算机层析成像(computed tomography,CT)

1) 简介

最近的大多数研究聚焦到基于 PAT 重建,由于聚焦换能器的成像或者聚焦透镜方法有着固定成像区域,所以 PAT 方法在处理测量光声信号时可以提供更多的灵活性。从技术上讲,在不同位置检测的每个时间的光声信号可以提供光声源相关位置的一维径向信息;2D 表面扫描提供关于光声源的其他 2D 横向信息。组合时间和空间测量可以为完整重建一个 3D 光声源提供充足的信息。因为每个超声检测器接收的光声信号是探测器感应孔径内的超声波的积分。重建算法依赖于探测器孔径以及扫描几何形状。小孔径的探测器通常用来近似点探测,它可以接收来自球壳的光声信号,其中心在每个点探

测器,声音的传播时间决定其声波半径(图9-5)。大孔径探测器需要不同的重构算法。近来,提出了基于大型平板探测量值的重构算法:该方法与能量沉积函数的标准拉东变换有密切的关系。

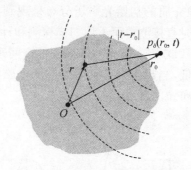

图9-5 半径为 r^o 的光声测量图

2) 反源问题

在声均匀类液体的介质中,相应一个热源 $H(r,t)$,位置 r,时间 t 的压力波 $p(r,t)$ 遵循以下的波动方程(忽略热辐射和运动黏度)

$$\nabla^2 p(r,t) - \frac{1}{c^2}\frac{\partial^2}{\partial t^2}p(r,t) = -\frac{\beta}{C_P}\frac{\partial}{\partial t}H(r,t) \tag{9-4}$$

其中,$H(r,t)$ 是加热函数,定义为单位体积单位时间的电磁辐射量(C_p 和 β 在式(9-1)中已定义)。上述公式的有效性要求 $L_p \gg \sqrt{D_T\tau_p}$(热约束:$\tau_p \ll \tau_{th}$);$L_p \gg D_T/c$($\tau_s \ll \tau_{th}$);$c^2\tau_p \gg D_T$(应力传播距离远大于热辐射距离:$c\tau_p \gg \sqrt{D_T\tau_p}$);$c^2\tau_p \gg \eta/\rho_0$ 其中 η/ρ_0 是液体的运动黏度。在上述条件下,最初激励的声应力或压力由局部电磁能吸收确定。

上述结论是基于自由空间的格林公式,可以在物理或数学文献中查到。通常,时域中式(9-4)的结论可以表示为

$$p(r,t) = \frac{\beta}{4\pi C_p}\iiint \frac{\mathrm{d}^3r'}{|r-r'|}\frac{\partial H(r',t')}{\partial t'}\Big|_{t'=t-|r-r'|/c} \tag{9-5}$$

在热约束条件下热函数可以写成空间吸收函数和短时照明函数的乘积

$$H(r,t) = A(r)I_e(t) \tag{9-6}$$

式(9-5)可以改写为由一个无限短脉冲 $\delta(t)$ 激发的时间剖面波形 $I_e(t)$ 和声波波形 $p_\delta(r,t)$ 的卷积

$$p_e(e,t) = \int_{-\infty}^{+\infty} I_e(t-\tau)p_\delta(r,t)\mathrm{d}\tau \tag{9-7}$$

其中

$$p_\delta(r,t) = \frac{\partial}{\partial t}\left[\frac{1}{4\pi}\iint_{r-r'=\alpha} p_0(r')\mathrm{d}\Omega'\right] \tag{9-8}$$

其中,$\mathrm{d}\Omega'$ 为关于 r 点的矢量 r' 的立体角元,$p_0(r)$ 是一个 $\delta(t)$ 的电磁源激发的初始声压,其中 $p_0(r)=\Gamma(r)A(r)$,它是声波源。

简言之,假定一个 $\delta(t)$ 的电磁源,点探测器在 r_0 处检测到的光声信号(图 9-5)

$$p_d(r_0,t) = \frac{\partial}{\partial t}\left[\frac{t}{4\pi}\iint_{|r_0-r|=a} p_0(r)\mathrm{d}\Omega\right] \tag{9-9}$$

其中,$\mathrm{d}\Omega$ 是关于 r_0 点的向量 r 的立体角元,PAT 的逆算法的关键是从测量数据 $p_d(r_0,t)$ 中重构初始源 $p_0(r)$。

3)算法和方法

(1)回顾

①拉东变换

探测器上的投影可以用球壳上的积分来表示,如式(9-9)。不同于连续射线断层成像如 X 线、CT 那样的线积分。其中式(9-9)解的精确算法在数学上有很大的难度。因此,研究人员应用著名的标准拉东变换来近似 PAT 重建。方便起见,式(9-9)可以写成

$$F(r_0,t) = \frac{4\pi}{t}\int_0^t p_d(r_0,t)\mathrm{d}t = \iint_{|r_0-r|=a} p_0(r)\mathrm{d}\Omega \tag{9-10}$$

如果物体被球形表面包裹并位于中心区域,并且它的尺寸远小于封闭的体积,式(9-10)中球壳表面的积分是近似计算面积分,式(9-10)被用在 X 射线、CT 近似拉东变换。

基于上述概念,Kruger 和他的同事建议一个在球面几何测量下的滤波反投影算法,用式(9-10)的倒数近似得

$$p_0(r) \approx -\frac{1}{2\pi}\int_{S_0}\int \frac{\mathrm{d}S_0}{r_0^2}\left[t\frac{\partial p_d(r_0,t)}{\partial t}\right]_{t=|r-r_0|/c} \tag{9-11}$$

其中,$\mathrm{d}S_0$ 为在 r_0 处的探测单元。Liu 基于他所谓的 P 变换得到一个和式(9-11)相同的表达式。其他的研究者如 Andreev 等做了基于 2D 和 3D 的拉东变换数字近似模拟。Xu 等用 Hilbert 变换对 2D 拉东变换进行近似试验。

通常,拉东变换近似可以为近圆或环形中心检测几何提供令人满意的重构。但是,实际中,当源偏离球形中心,这种近似将不成立,应用受限。球面积分和平面积分大不相同,就会出现显著的重建伪影。

最终,必须指出 PAT 算法数学上属于广义球形拉东变换。数学家们已经获得球几何形的逆变换。

②背投影

超声成像的算法如背投影(延迟和总和)和合成孔径,也是借助于 PAT 重建。例如,Hoelen 和 de Mul 及他们的同事构造一种时域时延和求和聚焦光束形成算法来定位平面扫描配置的样本中的 PA 源。Köstli 等发表了一个用背投影的检测 2D 压力分布的图像重建。Feng 等在组织中应用了合成孔径方法来线性扫描微波诱导的热声成像断层扫描成像。Liao 等发表了光声成像的合成孔径聚焦和连贯性权重的研究。Yin 等采用多元线性换能器阵列快速光声成像系统中使用了相位控制的聚焦算法。

对于球形和圆柱形几何形状,Xu 等近似严格傅里叶域重建公式计算(后文详细介绍)到所谓的改良的反投影公式如下:

$$p_0(r) \approx -\frac{1}{2\pi}\int_{S_0}\int \frac{\mathrm{d}S_0}{|r-r_0|^2}[n_0^s(-n_0)] \times \left[t\frac{\partial p_d(r_0,t)}{\partial t}\right]_{t=|r-r_0|/c} \tag{9-12}$$

其中,n_0' 是表面 S_0 指向源的法线,$n_0' = r_0 / r_0$。在式(9-12)中平面几何方程用 π 来替换 2π。近似地,假设在光声源到检测器的距离比光声信号波长大得多,这对成像是很有用的。改良的背投影公式表明在 3D 重建中,背投影的质量和声压的一阶导数有关,而不仅仅是和声压本身有关。当一个球面压力波在均匀介质中传播时,加权因子 t 补偿 $\frac{1}{t}$ 的衰减。从接收区域的一个元素 dS_0 的重构点 P 的贡献在于从 P 点看与元素 dS_0 的相对立体角成比例。立体角是反比于接收元件和点 P 之间距离的平方。因此,式(9-12)的修正反投影的公式比式(9-11)的拉东变换近似公式要更普遍。

③傅里叶域和时域算法

最近,分析算法已经派生出傅里叶域和时域的 TAT 和 PAT 的重建。这些算法的全视图数据是精确的,并且可以作为 TAT 和 PAT 的重建的基础。

④其他方法

从原理上,(9-9)式和(9-10)式可以在离散形式写成

$$M \cdot P_0 = D \qquad (9-13)$$

其中,矩阵 P_0 表示未知初始压力,矩阵 D 代表所测量的 PA 信号,灵敏度矩阵 M 为 P_0 至 D 中已知的连接系数。然后,求解线性方程系统中的标准技术可被用于计算 P_0。例如,Paltauf 等研究一种迭代重建算法来减小测量的信号和重构图像计算的理论的信号之间的误差;徐和王还研究了基于截断共轭梯度(truncated conjugate gradient,TCG)迭代算法。因为迭代法的每个步骤花费的时间相当于其他方法中所有步骤的量,所以迭代方法的这么多步骤会花费更多的计算时间。此外,大物体需要更多的计算机内存来存储离散矩阵。

此外,Zhulina 开发了另一种基于最佳统计路径的有趣算法。这种算法的实质包括:(a) 从信号时间坐标转换到图像空间坐标的图像平面所有信号的总和;(b) 该和的最佳空间过滤。Anastasio 等发表了一种 half-time 重建算法,他们发现该重建方法可以对统计学上互补信息的显示控制,它可对图像方差进行最佳的减小。他们还证明了该重建可以减轻由物体各向异性声学特性导致的图像伪影。Zhang 等提出了加权期望最大化重建算法,他们还表明加权算法合适的选择可以有效地减轻由于所测量数据的时间被截断导致的图像伪影。

(2) 傅里叶域算法

①球面几何

基于恒定声速的假设下,研究者提出超声反射成像的数学方法并报道一个用于球形几何的准确的傅里叶域重建。对于变量 $\bar{t} = ct$,进行下面的傅里叶变换,

$$\tilde{p}_d(r_0, k) = \int_{-\infty}^{+\infty} p_d(r_0, \bar{t}) \exp(ik\bar{t}) \, d\bar{t} \qquad (9-14)$$

其中,$k = \dfrac{\omega}{c} = 2\pi f / c$,$f$ 为频率。式(9-9)可以在频域上重写为

$$\tilde{p}_d(r_0, k) = -ik \iiint d^3 r p_0(r) \tilde{G}_k(r_0, r) \qquad (9-15)$$

其中,格林公式$\widetilde{G}_k(r_0,r)=\exp(\mathrm{i}k|r_0-r|)/(4\pi|r_0-r|)$表示从点源发出的单色球形声波。

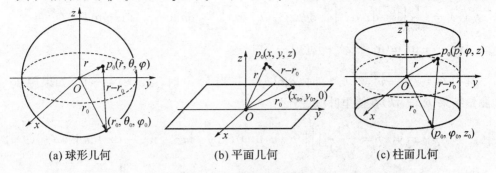

(a) 球形几何   (b) 平面几何   (c) 柱面几何

图 9-6 测量结构示意图

定义球面测量表面$r_0=(r_0,\theta_0,\varphi_0)$,在球面极坐标$r=(r,\theta,\varphi)$(图 9-6(a)),其中,$\theta$是与$z$轴的极角,$\varphi$是在$xy$平面上与$x$轴的方位角。所研究的样本位于球体内部,其中,当$r<r_0$时,$p_0(r)=p_0(r,\theta,\varphi)$,当$r>r_0$时,$p_0(r)=0$。$p_0(r)$的确切的重构方程可以写成

$$p_0(r)=\frac{1}{2\pi^2}\iint_{\Omega_0}\int_0^\infty \mathrm{d}k\,\widetilde{p}_d(r_0,k)\times\sum_{i=0}^\infty\frac{(2l+1)j_l(kr)}{h_l^{(1)}(kr_0)}P_l(n_0\cdot n)\qquad(9\text{-}16)$$

其中,$\mathrm{d}\Omega_0=\sin\theta_0\,\mathrm{d}\theta_0\,\mathrm{d}\varphi_0$;$n=r/|r|$和$n_0=r/|r|$为单位向量;$j_l(\cdot)$是第一类球谐贝塞尔函数,$h_l^{(1)}(\cdot)$是第一类球形 Hankel 函数,$P_l(\cdot)$是勒让德多项式。如果源$p_0(r)$和测量值$\widetilde{pd}(r_0,k)$在球形谐波展开为

$$p_0(r,\theta,\varphi)=\frac{1}{2\pi^2}\sum_{l=0}^{+\infty}\sum_{m=-l}^{+l}(-\mathrm{i})^l Y_l^{m*}(\theta,\varphi)\times\int_0^{+\infty}k^2\,\mathrm{d}kj_l(kr)\,\widetilde{p}_{0l}{}^m(k)\qquad(9\text{-}17)$$

$$\widetilde{p}_d(\theta_0,\varphi_0,k)=\sum_{l=0}^{+\infty}\sum_{m=0}^{+l}\widetilde{q}_l^m(k)Y_l^{m*}(\theta_0,\varphi_0)\qquad(9\text{-}18)$$

其中符号$*$表示复共轭,然后源分布和测量数据之间的关系表示为

$$\widetilde{p}_{0l}^m(k)=\frac{(+\mathrm{i})^l 4\pi\widetilde{q}_l^m(k)}{k^2 h_l^{(1)}(kr_0)}\qquad(9\text{-}19)$$

图像重建分为以下三个步骤:(ⅰ)采取$\widetilde{p}_d(\theta_0,\varphi_0,k)$的球谐展开(式(9-18)的逆变换)来找到$m$的分解$\widetilde{q}_l^m(k)$,$l$为$k$的函数;(ⅱ)基于式(9-19)从$\widetilde{q}_l^m(k)$计算得$\widetilde{p}_{0l}{}^m(k)$;(ⅲ)采用 Hankel 变换得$\widetilde{p}_{0l}{}^m(k)$并求和(如式(9-17)),进而得到初始压$p_0(r,\theta,\varphi)$。

此外,在圆形扫描的二维重构公式可以被称为 2D 反射介质的超声波反射成像的解。

②平面几何

基于超声反射成像的数学技术,Xu 等导出平面几何一个确切的傅里叶域的重构公式。Köstli 等提出了类似的公式。

我们假设测量平面位于$z=0$平面,即$r_0=(x_0,y_0,0)$在笛卡儿坐标系中$r=(x,y,z)$(图 9-6(b))。具有有限尺寸的样本位于平面上,即$p_0(r)=p_0(x,y,z)$,其中$z>0$,否则

$p_0(r) = 0$。$p_0(r)$ 准确的重构方程可写为：

$$p_0(r) = \frac{1}{4\pi^3}\iint_{-\infty}^{+\infty}\mathrm{d}x_0\mathrm{d}y_0\int_{-\infty}^{+\infty}\mathrm{d}k\widetilde{p}_\mathrm{d}(r_0,k)\times\iint_{\rho=0}^{\rho=|k|}\mathrm{d}u\mathrm{d}v\exp[-\mathrm{i}z\mathrm{sgn}(k)\sqrt{k^2-\rho^2}]$$

$$\exp[\mathrm{i}u(x_0-x)+\mathrm{i}v(y_0-y)] \tag{9-20}$$

其中，$\rho=\sqrt{u^2+v^2}$，当 $k>0$ 时，$\mathrm{sgn}(k)=1$；当 $k<0$ 时，$\mathrm{sgn}(k)=-1$。如果源 $p_0(r)$ 和测量结果 $\widetilde{p}_\mathrm{d}(r_0,k)$ 在傅里叶域展开为

$$p_0(x,y,z) = \frac{1}{(2\pi)^3}\iiint\widetilde{p}_0(u,v,\omega)\exp(-\mathrm{i}ux-\mathrm{i}vy-\mathrm{i}\omega z)\mathrm{d}u\mathrm{d}v\mathrm{d}\omega \tag{9-21}$$

和

$$\widetilde{p}_d(x_0,y_0,k) = \frac{1}{(2\pi)^3}\iint_{-\infty}^{+\infty}\widetilde{q}(u,v,k)\exp(-\mathrm{i}ux_0-\mathrm{i}vy_0)\mathrm{d}u\mathrm{d}v \tag{9-22}$$

源分布和测量数据的关系可以表示为

$$\widetilde{p}_d(u,v,\omega) = \frac{2\omega\mathrm{sgn}(\omega)}{\sqrt{u^2+v^2+\omega^2}}\widetilde{q}(u,v,\mathrm{sgn}(\omega)\sqrt{u^2+v^2+\omega^2}) \tag{9-23}$$

实行快速傅里叶变换 FFT 加快重建计算。重建需要以下三步：（ⅰ）采取 2D 重构 $\widetilde{p}_d(x_0,y_0,k)$ 的 FFT（式（9-22）的逆变换）来找到傅里叶分解 $\widetilde{q}(u,v,k)$ 中 u 和 v 作为 k 的函数；（ⅱ）基于式（9-23）根据 $\widetilde{q}(u,v,k)$ 计算出 $\widetilde{p}_0(u,v,\omega)$；（ⅲ）对 $\widetilde{p}_0(u,v,\omega)$ 采取 FFT 逆变换，即式（9-21），来找到初始压 $p_0(x,y,z)$。

此外，2D 重构方程可以称为由 Kak 和 Slaney 书中描述的衍射层析理论，或者称为在全向源接收器转化为直线时的超声反射成像的结论。

③圆柱形

Xu 等得到一个确切的圆柱形的重构公式。该公式比报道的圆柱表面扫描超声反射成像的重构方法要简单得多并且更稳定。

如图 9-6(c) 所示，我们假设测量表面是在圆柱坐标系系统 $r=(\rho,\varphi,z)$ 中的一个圆柱表面 $r_0=(\rho_0,\varphi_0,z_0)$。圆柱体中有限尺寸的样本，当 $\rho<\rho_0$ 时，$p_0(r)=p_0(\rho,\varphi,z)$；否则，$p_0(r)=0$。$p_0(r)$ 的准确的重构方程可写为

$$p_0(r) = \frac{1}{2\pi^3}\int_0^{2\pi}\mathrm{d}\varphi_0\int_{-\infty}^{+\infty}\mathrm{d}z_0\int_0^{+\infty}\mathrm{d}k\,\widetilde{p}_\mathrm{d}(r_0,k)\times\int_{-k}^{+k}\mathrm{d}y\exp[\mathrm{i}y(z_0-z)]$$

$$\sum_{n=-\infty}^{+\infty}\exp[\mathrm{i}n(\varphi_0-\varphi)]\frac{J_n(\rho\sqrt{k^2-y^2})}{H_n^{(1)}(\rho_0\sqrt{k^2-y^2})} \tag{9-24}$$

其中，$J_n(\cdot)$ 和 $H_n^{(1)}(\cdot)$ 分别为第一类贝塞尔函数的和第一类 Hankel 函数。如果源 $p_0(r)$ 和测量 $\widetilde{p}(r_0,k)$ 在圆形谐波的展开为

$$p_0(\rho,\varphi,z) = \frac{1}{2\pi}\int_{-\infty}^{+\infty}\mathrm{d}y\exp(-\mathrm{i}yz)\frac{1}{2\pi}\sum_{n=-\infty}^{+\infty}\exp(-\mathrm{i}n\varphi)\times$$

$$\frac{(-\mathrm{i})^n}{2\pi}\int_0^{+\infty}\mu\mathrm{d}\mu J_n(\rho\mu)\widetilde{p}_{0n}(\mu,y) \tag{9-25}$$

和

$$\tilde{p}_d(\varphi_0, z_0, k) = \frac{1}{2\pi} \int_{-\infty}^{+\infty} \mathrm{d}y \exp(-\mathrm{i}y z_0) \frac{1}{2\pi} \sum_{n=-\infty}^{+\infty} \exp(-\mathrm{i}n\varphi_0) \tilde{q}_n(\gamma, k) \qquad (9-26)$$

源分布和测量数据之间的关系可以写成

$$\tilde{p}_{0n}(\mu, \gamma) = \frac{4(+\mathrm{i})^n \tilde{q}_n(\gamma, \sqrt{\mu^2 + \gamma^2})}{\sqrt{\mu^2 + \gamma^2} H_n^{(1)}(\mu\varphi_0)} \qquad (9-27)$$

重建过程分为以下三步：(ⅰ) 对 $\tilde{p}_d(\varphi_0, z_0, k)$ 做二维傅里叶变化(式(9-26)的逆变换)来寻找傅里叶的成分由 n 和 γ 组成的 $\tilde{q}_n(\gamma, k)$，其中 n 和 γ 是 k 的函数；(ⅱ) 基于式(9-27)从 $\tilde{q}_n(\gamma, k)$ 中计算出 $\tilde{p}_{0n}(\mu, \gamma)$；(ⅲ) 对 $\tilde{p}_{0n}(\mu, \gamma)$ 中的 μ 进行 Hankel 变换并进行二维 FFT，如式(9-25)，来得到初始压 $p_0(\rho, \varphi, z)$。

此外，Norton 和 Vo-Dinh 提出了一个 2.5 维(2.5D)(沿 z 轴均匀)的重建算法。它实际上可以直接从简化式(9-24)的三维结论中获得。

(3) 时域算法

在 9.6 中，我们介绍了近似时域算法，如拉东变换近似公式，如式(9-11)改良的反投影的公式如式(9-12)。以下的算法为 Finch 等报道的球形时域重构公式，它是基于球形拉东变换的逆变换。基于式(9-9)做以下的公式变换：

$$p_0(r) = -\frac{1}{2\pi r_0} \nabla^2 \int_{S_0} \mathrm{d}S_0 \frac{\psi(r_0, \bar{t} = |r - r_0|)}{|r - r_0|} \qquad (9-28)$$

其中 $\psi(r_0, \bar{t}) = \bar{t} \int_0^{\bar{t}} p_d(r_0, \bar{t}) \mathrm{d}\bar{t}$，$\nabla$ 是变量 r 的梯度。重构首先反投影数据 $\psi(r_0, \bar{t})$ 到图像空间，然后用 ∇^2 来进行空间滤波。式(9-16)和式(9-28)是互逆解。此外，如果我们引入速度势能 $\Phi(r, \bar{t})$，由 $\Phi(r, \bar{t}) = -\int_0^{\bar{t}} p(r, \bar{t}) \mathrm{d}\bar{t}/\alpha$，其中 ρ 为密度，式(9-28)可重写为：

$$\Phi_0(r) = -\frac{1}{2\pi r_0} \nabla^2 \int_{S_0} \mathrm{d}S_0 \Phi_d(r_0, \bar{t} = |r - r_0|) \qquad (9-29)$$

其中 $\Phi_0(r) = -p_0(r)/\rho c$，$\Phi_d(r_0, \bar{t}) = -\int_0^{\bar{t}} p_d(r_0, \bar{t}) \mathrm{d}\bar{t}/\rho c$。$\Phi(r, \bar{t})$ 是平滑函数，可以有效压制噪声。

在精准傅里叶域重建研究中，三种几何结构的通用反投影是和公式(平面、球形、圆柱形)如下：

$$p_0(r) = -\frac{2}{\Omega_0} \nabla \cdot \int_{S_0} n_0^s \mathrm{d}S_0 \left[\frac{p_d(r_0, \bar{t})}{\bar{t}} \right]_{\bar{t} = |r - r_0|} \qquad (9-30)$$

其中，Ω_0 是整个测量表面 S_0 相对于内侧重构表面 S_0 的立体角：平面几何 $\Omega_0 = 2\pi$ 时，球形和圆柱形时 $\Omega_0 = 4\pi$。Finch 等给出了球形几何的逆函数(式(9-28))可以简化为式(9-30)。

进一步，式(9-30)可以重写为背投影模式：

$$p_0(r) = \int_{\Omega_0} b(r_0, \bar{t} = |r - r_0|) \mathrm{d}\Omega_0 / \Omega_0 \qquad (9-31)$$

这是在位置 r_0 处测量时的背投影。

$$p(r_0, \bar{t}) = 2p_d(r_0, \bar{t}) - 2\bar{t}\partial p_d(r_0, \bar{t})/\partial \bar{t} \qquad (9-32)$$

其中 $\mathrm{d}\Omega_0 = \dfrac{\mathrm{d}S_0}{|r - r_0|^2} \cdot [n_0^s \cdot (r - r_0)/|r - r_0|]$，单位向量 n_0^s 是测量表面指向源的法线。$\mathrm{d}\Omega_0$ 是 $\mathrm{d}S_0$ 相对于重建 P 点的立体角。实际上，比值 $\mathrm{d}\Omega_0/\iint \mathrm{d}\Omega_0$ 是立体角的权重因子，它代表着从探测元 $\mathrm{d}S_0$ 到 P 点重建的贡献。因子 $[n_0^s \cdot (r - r_0)/|r - r_0|]$ 是 $\mathrm{d}S_0$ 的法线和 $r - r_0$（变量指向是从探测点指向重构源的点）之间的夹角。因子 $\bar{t} = |r - r_0|$ 补偿声波的衍射衰减，它与从声源到检测元件的距离成反比。显然，改良的反投影式(9-12)近似与式(9-31)时要满足以下条件：(i) 当 $|k||r - r_0| \gg 1$ 时，$2p_d(r_0, \bar{t})/\bar{t}$ 忽略不计；(ii) 当 $|r| \ll |r_0|$ 时，$\left[n_0^s \cdot \dfrac{r - r_0}{|r - r_0|}\right] \approx [n_0^s \cdot (-n_0)]$，源位于区域中心附近。在现实中，所测量的 PA 的信号存在由检测系统的瞬时响应引起的一些幅度或相位失真，包括照明脉冲或检测器的脉冲响应。如果系统响应可知，那么可以用一个去卷积的方法来减小这些畸变并恢复 $p_d(r_0, \bar{t})$ 或者 $p_d(r_0, \bar{t}/\partial \bar{t})$。

此外，将应用时间反衍法到衍射源的 PAT 和 TAT 中，只用于场，而不是场变量和梯度，用于在任意闭合范围初始源的表面测量。他们的格林函数表达式服从均匀狄利克雷边界条件，呈现了一个正的反投影解。然而，它通常是很难找到任意边界的解析表达式。因此，在射线法下几何光学近似忽略了从狄利克雷边界的多种反射，在全视场他们得出一个近似公式接近式(9-31)。该结果实际上表明，在球形几何形状，从狄利克雷边界的多次反射最后被抵消了。

(4) 孔径封闭和有限的视场

在精确的算法中，在一个球形表面，无限域平面或无限长的圆柱面封闭的全视场内 PA 源应该是能被探测的。换句话说，如图 9-7(a)和 9-7(b)所示，物体的每一点 3D 封闭时可以由 4π 球面度(球体和圆柱体)探测器轨道或 2D 封闭时(圆)2π 弧度的探测器轨道探测。在平板表面和 π 弧度的线测量时，需要 2π 的球面度。

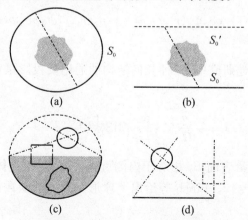

图 9-7　测量表面封闭：(a)和(b)；检测区域示意图：(c)和(d)

实际上,如果假定在 r_0' 处有另一种测量表面 S_0' 平行于 S_0,我们可以把平面形状视为特殊的封闭情况,这些可以相结合以提供 4π 的球面度外壳,如图 9-7(b)所示。然而,由于 S_0' 远离有限尺寸的物体,仅在 S_0' 上测量的 $p_d(r_0',t)$ 满足拉东变换限制下($r_0' \to \infty$)提供准确的重构。因此,仅在 S_0 上 $p_d(r_0,t)$ 测量可以提供准确的重构是合理的。同样的,在 π 弧度封闭的 2D 情况下的线测量对于精确重建是充分的。

然而,在实际应用中,测量表面通常是有限的,并且局部封闭,以及 PA 信号不能从各个方向收集。例如,乳房的半球状的探测立体角是 2π 的球面度。因此,我们面临着许多实际的情况是数据不完整问题。用于全视图数据的算法可以简单地通过假定不可测量数据为零或从通过其他方法测得的数据(例如内插法)算它们延伸到有限视图的情况。在实际的实现方式中,限定视图的问题通常会导致高频信息某一部分的损失,因此,一些锐利的细节会模糊。

许多学者已经在 2D 圆形测量情况进行数值模拟。他们的结果表明,对于许多具有边界的对象,从较少扫描数据,如 π 方案的数据,图像重建,可以具有类似于全扫描图像数值的精度。3D 也有类似的结果。

在 TAT 中 Patch 提出了一个位于球形碗底的(其 $z<0$)超声转换器部分扫描问题的研究。未测量的数据,相对应的换能器位于球形碗的顶部位置,大致可以从基于该数据的一致性的条件获得数据;然而,该方法显然是不稳定的,但由重建 $1/R$ 的加权有所缓和。

一个"检测区域",在其内的所有点有足够的检测视场,可以由以下规则来定义:沿 2D 成像扫描圆(或在 3D 成像球体)连接未检测点的所有行覆盖"看不见"的区域并且它的补集由所有来自检测区域检测点所有行的连接覆盖。在看不见的领域,有些边界可以被恢复,而有的则模糊不见。即,界限的部分允许法线穿过检测位置,而且只有法线可以稳定地恢复。以上结论示于图 9-7(c)和 9-7(d)。其中物体边界的不可见部分(即将在重构过程中模糊的部分)在虚线内展示,探测区域为阴影处。

具体地讲,扫描视图中仅一条线或一个部分面的测量是相当有限的。因此,重建图像构件和界面模糊出现。实际上,在平面和线性检测几何中人们不可以获得完全浸入到检测区域的对象,因为任何界面的法线都是正交于检测器平面(线),从来不会穿过探测器。因此,在重构中部分界面将会变模糊。为了减少伪影,我们可以通过结合,例如一个开合形测量表面到多平面测量中。

在重构中,视场角加权能有助于减小以下的特定失真。如:当用半球形测量表面来对乳房成像时,在半球形表面上的所有检测器的立体角相对于所述乳房内部的位置的立体角来说都要小于 4π,并且随不同的位置而变化。因此,对于在不同的位置,即使具有相同幅度的源,重建图像中的幅度也会在不同的位置变化,重建过程中这些都会导致失真。为补偿这种由于视场局限导致重构失真的一个直接的方法是用一个总的立体角加权 $\iint d\Omega_0$ 来归一化每个位置的重建,如式(9-31)。

半封闭(3D 的 2π 球面度和 2D 的 π 弧度)的测量法可以提供一个合理的重建。在探测器远离物体移动时,测量数据积分(弧)变得更像拉东变换近似平面(线),因此,半封闭扫描的重建可以得到更精确的图像。

4) 空间分辨率

空间分辨率是成像的一个重要参数,在 PAT 中它受很多因素的限制。上述重建模型是基于以下假设:①均值声速;②全视角;③脉冲激励;④宽带探测;⑤点探测器测量;⑥连续采样。有时,这些假设可能并不现实。例如,声不均匀性使重构图像模糊,因为得到的声速度变化在声音从源到检测器的行进时可能引起显著的变化。在实践中,我们可能会稍微调整重建时的传播时间,以很好地"聚焦"到感兴趣区域的图像。如先前所讨论的,在有限角度的视野,由于在原始数据中的数据间隔也影响空间分辨率。在研究软组织中比微米级量级大的物体时,比微米量级小的持续脉冲激发的光声信号的热扩散效应可以忽略,即满足热约束。然而,脉冲持续时间内的应力传输显著模糊了光声信号,式(9-7)的卷积表达,即没有满足压力约束。这种模糊实际上是由于光声信号的带宽,它是由激发脉冲的有限带宽决定的。

在现实中,任何超声检测器具有有限的传感孔径,而不是一个点,这导致在一个有限的空间频率带宽,并且任何检测系统(包括超声波检测器)具有有限的响应时间,这将导致一个有限的时间-频率带宽。如果检测系统是线性不变的,在 r_0 处的真实信号检测可以用探测器光圈表面积分和探测系统的脉冲响应 $I_d(t)$ 的卷积

$$p'_d(r_0,t) = \int_{-\infty}^{+\infty} \mathrm{d}\tau I_d(t-\tau) \iint_{r'} \mathrm{d}^2 W(r') p_e(r_0+r',\tau) \tag{9-33}$$

其中 r' 指向检测器的表面上的元件相对于所述检测器 r_0 的位置,$W(r')$ 是一个加权因子,它表示从探测器不同表面元件到探测器接受的所有信号的贡献,$p_e(r_0,t)$ 在式(9-7)中表示。测量数据 $p'_d(r_0,t)$ 用于重构初始压 $p_0(r)$。我们把激励脉冲和 PA 检测系统相结合,并表示检测系统的时间脉冲响应 $H(t)$ 为:

$$H(t) = \int_{-\infty}^{+\infty} \mathrm{d}\tau I_d(t-\tau) I_e(t) \tag{9-34}$$

然后,可以将式(9-33)重写为傅里叶域为

$$\widetilde{p}'_d(r_0,k) = \widetilde{H}(k) \iint_{r'} \mathrm{d}^2 r' W(r') \widetilde{p}(r_0+r',k) \tag{9-35}$$

$\widetilde{H}(k)$ 是 $H(t)$ 的傅里叶变换,且

$$\widetilde{p}_d(r_0,k) = -\mathrm{i}k \iiint \mathrm{d}^3 r p_0(r) \widetilde{G}_k(r,r_0) \tag{9-36}$$

压力 $\widetilde{p}_d(r_0,k)$ 是点探测器 $[W(r')=\delta(r')]$ 的理想测量值,Dirac-delta 脉冲激励和探测 $[H(t)=\delta(t)]$。如之前提到的,$p_0(r)$ 可以从理想测量 $\widetilde{p}_d(r_0,k)$ 中完美恢复。

一个点扩散函数(PSF)可以用来描述空间分辨率。在全角视场 PSF,作为测量系统和检测器孔径有限大小的带宽的函数,已经用于球形、平面的和筒状的检测面的研究。下面,我们总结结果,以及讨论重建离散空间采样的效果。

(1) 带宽

如式(9-35)所示,检测系统的时间-频率带宽确定探测的 PA 波的时间-频率带宽。光声图像的分辨率实际是受检测到的光声波带宽限制。如果在探测系统的脉冲响应的中心 $H(t)$ 设置零时点,$H(t)$ 被假定分为偶数和奇数部分,分别为 $E(t)$ 和 $O(t)$。进一步,

相应的 PSF 为

$$PSF(R) = -\left(\frac{1}{2\pi R}\right)\left[\frac{\mathrm{d}E(R)}{\mathrm{d}R}\right] \tag{9-37}$$

其中, R 是观测点和声源的距离, 奇数部分在重建中取消。

我们用截止频率为 f_c 的矩形带宽为例。在这种情况下, 脉冲响应函数 $H(t)$ 是正弦函数, $\mathrm{sinc}(Kt)K/\pi$, 其中, $\mathrm{sinc}(x) = \sin(x)/x$ 和 $K = 2\pi/\lambda_c$ (λ_c , 截止波长 $\lambda_c = 2\pi c/f_c$)。我们发现 PSFs 对所有的测量几何的带宽的依赖性共享同一个空间不变的表达式

$$PSF(R) = \left(\frac{K^3}{2\pi^2}\right)\left[\frac{j_1(KR)}{KR}\right] \tag{9-38}$$

其中 $j_1(\cdot)$ 是第一类的第一阶球贝塞尔函数。如果 PSF 的半最大全宽(FWHM), 用来表示空间分辨率, 在这种情况下, 空间分辨率 $R_H \approx 0.80\lambda_c$ 。类似于瑞利准则, 空间分辨率的另一种定义是在对象空间中的两个点之间的距离。当第一个 PSF 最大值(正)与第二个 PSF 的第一个最小值(负)重叠。通过此定义, 空间分辨率变为 $R_R \approx 0.92\lambda_c$, 这时比 FWHM 定义稍宽。瑞利准则是比较合适的, 因为由于频带限制在重建中引入负值伪差。注意到时间频率带宽限制的分辨率在观测点周围是同性的。

(2) 传感孔径

如式(9-35)所示, 阵列上换能器或元件的有限传感孔径在测量表面中成了空间滤波器。这实际上确定了所检测的 PA 波的空间频率带宽。因此, 有限的传感孔径使 PAT 的图像变得模糊, 分辨率下降。但在各种测量配置之间 PSF 对孔径尺寸的依赖不同。当假设所述检测器表面具有相同的曲率属性作为测量几何形状和时间带宽是无限的情况下可给出严格表达式。当然, 检测器孔径比测量表面小得多。相比于横向延伸, 由于检测孔引起的 PSF 轴向延伸是可以忽略的。

如果检测的扫描是沿一条直线, 例如平面扫描或在圆筒形扫描的 z-扫描, 在 PSF 横向延伸近似于 $R_L(h) \approx \delta$, 其中 h 为点源到扫描线距离, δ 是检测器的直径。因此, 在这种情况下, 无论点源在哪儿, 横向分辨率都会因检测器孔径而降低。

如果检测的扫描是沿一个圆, 例如球形或圆柱形的扫描, PSF 的横向延展可以由 $R_C(r) \approx (r/r_0)\delta$ 来估计, 其中 r 为点源和扫描圆心之间的距离, r_0 是扫描圆的半径, δ 是检测器的直径。点源离中心越远, PSF 就越宽, 反之亦然。因此, 当点光源接近扫描中心时横向分辨率改善。这是因为沿着圆周扫描实际测量的是有着 δ/r_0 分辨率的角度信息。

(3) 离散采样

在测量中离散采样也将影响 PAT 图像的分辨率。PA 信号在具有空间采样周期(频率的倒数)的一系列离散空间检测位置的源周围进行采样, 信号在每个检测位置的一系列离散时间点与时间采样周期内采样。根据采样定理(奈奎斯特), 从信号的周期性采样样本中重建信号, 采样频率必须至少是信号最大频率的两倍, 它适用于空间和时间采样。否则, 会发生混叠伪像, 造成混乱和严重的测量误差, 其中, 频率信息高于采样频率的一半时会掩盖低频信息。从一个用户的角度来看, 混淆现象限制了有用的频率范围, 使得最高频率分量不超过采样频率的一半, 因此, 采样频率限制了重建的空间分辨率。

如果空间采样周期比检测器的感测孔口直径的一半要小, 重建可以避免或显著减少由于空间离散采样导致的混叠。然而, 空间采样周期进一步减少并不能提高图像的

空间分辨率也不能提供其他显著优点。但是,它会导致原始数据量的增加。在实践中,设置离散空间抽样周期比在扫描系统中检测器的传感孔小 2～5 倍是合理的。然后,检测器的传感孔尺寸限制了横向分辨率,而时间-频率带宽同时影响轴向和横向分辨率。

5) 大平面探测器

为简单起见,假定 $W(r')=1$,采用一个 $\delta(t)$ 的源时,我们可以简化公式(9-33)为

$$p_s(r_0,t) = \iint_{r'} d^2 r' p_d(r_0+r',t) \tag{9-39}$$

其中,下标 s 表示测量为表面积分。将式(9-9)代入式(9-39)

$$p_s(r_0,t) = \iint_{r'} d^2 r' \frac{\partial}{\partial t}\left[\frac{t}{4\pi}\iint_{r_0+r'-r=ct} p_0(r)d\Omega\right] \tag{9-40}$$

现在,问题是基于式(9-40)从 $p_s(r_0,t)$ 中重建出 $p_0(r)$。如果探测器的孔是随机形状的,这将在数学上计算困难。然而,在特殊情况下,如一个平面的表面探测器,式(9-40)能够进一步简化。对式(9-40)进行傅里叶变化得

$$p_s(r_0,k) = -ik\iiint d^3 r p_0(r)\iint_{r'} d^2 r' \widetilde{G}_{k'}(r,r_0+r') \tag{9-41}$$

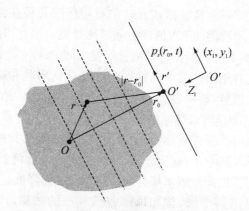

图 9-8 r_0 的大平面检测器的光声测量图

如图 9-8 所示,我们假设该平面检测器具有大的表面,理想尺寸是无限的。矢量 r_0 是沿平坦表面的法向,在这种情况下 r' 是垂直于 r_0 的。我们使用 r_0 对准局部的坐标系,其中 $r_0 \rightarrow (0,0,0), r \rightarrow (x_l,y_l,z_l), r' \rightarrow (x'_l,y'_l,0), \iint_{r'} d^2 r' = \iint_S dx'_l dy'_l$。然后,考虑格林函数在笛卡儿坐标函数中的延展,简化式(9-41)为

$$p_s(0,k) = \frac{1}{2}\iiint p_0(x'_l,y'_l,z'_l)\exp(ikz'_l)dx'_l dy'_l dz'_l \tag{9-42}$$

此外,对式(9-42)进行傅里叶逆变换,我们得到局部坐标

$$2p_s(0,\bar{t}) = \iint p_0(x'_l,y'_l,z'_l=\bar{t})dx'_l dy'_l \tag{9-43}$$

上述方程表示在给定时间由一个平表面探测器检测出的光声信号实际测量的是初

始 PA 源的整个平行于检测器表面的平面积分,或能量密度函数,探测器表面"延迟"距离由声音在两个平面之间的飞行时间描述。因此,标准的拉东变换可直接应用到测量数据中,其测量是通过旋转相切于所研究对象的球形表面的平面检测器得到的。因此,如果我们假设检测器扫描过半径的球形表面,所述重构公式可以写成

$$p_0(r) = -\frac{1}{4\pi^2} \iint_{\Omega_0} \frac{\partial^2}{\partial t^2} p_s\left(r_0, \bar{t} - \frac{r_0 \cdot r}{r_0}\right) d\Omega_0 \qquad (9-44)$$

其中,Ω_0 为表示检测包括 4π 球面度的球面。r_0 是沿着检测球形表面的半径且垂直于检测器的表面。此外,用 2 来代替式(9-44)中的 4 来提供重构方程,用一半的探测球表面来测量数据,因为 2π 球面度测量足以满足拉东变换。同样,如果样本是沿 z 轴的均匀分布,那么在闭合圆柱样品周围基于所述二维拉东变换的圆形扫描对于重建来说是足够的。

使用平面接收器的空间分辨率由时间频率带宽确定,因为在测量和重建中明确包括了接收器的有限尺寸。空间分辨率是空间不变的且高分辨率成像应尽可能具有高带宽接收器。然而,使用多个大型平面接收器的换能器阵列是不实际的,因此,我们必须旋转大的接收器来覆盖整个测量表面。与此相反,如在前面的章节中所讨论的,小的接收器用于模拟点的测量数据,介绍在重建中通过分析反演公式的一些模糊效应。然而,具有多个小的基元的换能器阵列可以加快数据采集。

9.7　光声成像方法的应用

1) 乳腺成像与癌症检测

乳腺癌仍然是世界各地妇女死亡的首要原因。然而,更好的诊断和治疗显著改善了女性患此病的结果。尽管我们现在知道,越早开始治疗,生存的机会就越大,但是目前检测乳腺癌的技术没有特别适合于鉴定在人类乳房中小的或深部的肿瘤。X 线乳房照相术胶片仍是乳房成像技术的金标准,虽然它可能会丢失现有病变的 20%,同时也可能有假阳性。据美国医学研究所,正在大力开发多样性和相对成熟的替代成像技术。这些方法可分为三大类:①目前在使用中的如 X 射线乳腺摄影和超声波,并正在进一步精制;②通常用于医学成像,如磁共振成像的(MRI),但是对于乳腺癌的检测仍处于试验阶段;③将来会使用新型成像方式。

PAT 或者 TAT 属于在乳腺癌检测中属于第三种成像类别。以下是 PAT 优于其他新型成像方式的优点:①PAT 用的是非电离辐射,因此对人体是无害的(不同于 X 射线乳腺摄影术);②PAT 依赖于射频或者光吸收,它们对组织异常敏感,因此,它具有早期癌症检测的可能性;③PAT 可以在短射频或激光脉冲激发兆赫超声的探测中提供亚毫米的空间分辨率;④PAT 不需要乳房压缩,因此,比 X 射线乳腺摄影的痛苦少;⑤PAT 可以潜在地用超声探测阵列实现在体实时的成像,且同一个超声阵列既可以用于探测 PA 信号,也可以实现常规的超声图像,可以同时显示和比较两种类型图像的对比度;⑥PAT 系统相对便宜(和超声系统加射频或者激光源相比起来);⑦PAT 系统也可以很容易地结合其他射频或光学检测系统,以产生纯的射频或光学图像,使得可以用显示在同一成像区域的不同类型的对比度,来提供用于诊断的详细信息;⑧PAT 可以很好地适于人类乳腺癌的物理性质。人类乳腺由声速变化范围在 10% 的软组织组成,该范围的超声传播失真可以接受。电磁能量也很容易在乳腺组织传递,并被超声波检测。基于 EM 激发源,用于乳腺成像的两

种类型的 PAT 技术目前正在开发,即基于射频的 TAT 和基于激光的 PAT。

（1）基于射频成像

由于癌变组织的水和离子浓度的增加,因此会比正常组织有更多的射频吸收。图 9-9 展示了在不同类型组织中的电磁穿透深度的比较。在该数据中,病变乳腺的射频对比度相当于正常乳腺的两倍。造影剂可以实现进一步改进肿瘤区域的射频的吸收。然而,迄今为止,用于软组织上的射频吸收的造影剂的研究还没有报道过。

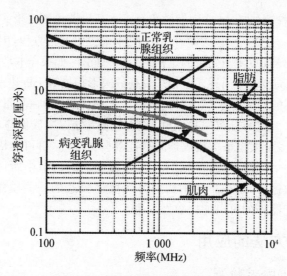

图 9-9 不同组织中的射频穿透深度

用于乳腺癌检测的射频诱导的超声成像中已经有两组取得了显著的成就。其中一组是在 Robert Kruger 博士的带领下,采用 434 MHz 的无线波的热声计算机断层扫描(TCT)对乳腺成像。他们已经设计了几种不同版本的 TCT 系统。起初,他们使多个单传感器置于一个球形碗来提供阵列检测。然而,大量的换能器的校准很困难,因此后来他们采用带有多个元件的超声波阵列。经过与仿真样品试验,例如羊肾或猪肾,他们转到了临床试验。在这项工作中,他们能够很好呈现出多数囊肿,并通过超声图像看出;然而,纤维腺瘤不能看到,除非在非典型增生纤维腺瘤的情况下可视。该小组缺乏癌症的可视化,不满足成像质量等等。我们认为他们系统中的主要问题是在 434 MHz 的射频吸收太弱,信噪比不够高。图 9-10(a) 显示了他们最近的系统(专利 6633774)。一个包括 128 个矩形元件的三平面阵列,设计为直径 170 mm 的近似球面。转动多个围绕垂直轴的角度,选择的检测器元件在半球表面上大致均匀覆盖。每个元件是 7 mm 宽、8 mm 高,具有 1 MHz 的中心频率和宽的带宽。持续时间为 0.7 μs 的射频脉冲通过 8 个波导径向排列在乳房周围,并保持静态,直接照向乳房。图 9-10(b) 显示出了一个正常乳房的 TCT 图像。图像视场为 2020 并且厚度为 0.78 mm,因为每个像素是 0.78 mm 立方体。具有较高的水浓度的组织(如:皮肤和腺体组织)显示比低水浓度的组织(如脂肪)的射频吸收大。

Xu 等人开发了一个利用 3 GHz 的微波的成像系统原型机。根据图 9-9 中所示的数据,这个频率的射频吸收大约是在 434 MHz 时的两倍。图 9-11(a) 显示了他们的初步研究的圆形测量配置图。超声换能器通过水平 xy 平面在样品周围扫描的步进马达驱动。这种机械扫描将最终由圆形换能器阵列来代替。所研究的换能器和样品浸入填充有耦合介质如矿物油的容器。从 3 GHz 的微波发生器发射的微波脉冲有 10 mJ 的脉冲能量和 0.5 μs 的脉冲宽度。微波能量被一个横截面为 72 mm×34 mm 的矩形波导传送至样品，最后用波导角替换来提供一个更大的照明区域。图 9-11(b) 展示出了埋有五个凝胶吸收剂（有凝胶和水构成）的脂肪基的模拟样品图像，它是由一个 2.25 MHz 的非聚焦超声换能器获得的。由于凝胶的高射频吸收（含水量高）和脂肪的低射频吸收（含水量低）从而形成高对比度。乳腺癌成像的初步研究报告显示其中乳腺切除标本进行成像，肿瘤区进行了明确定位。如图 9-11(c) 所示为乳腺切除术样品的 TAT 的例子，它是由一个 1 MHz 的圆柱形聚焦超声换能器获取的。

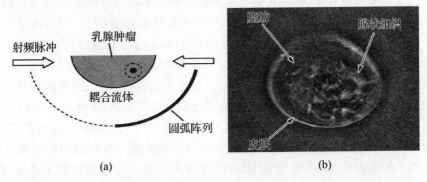

图 9-10　(a) 球形扫描乳腺成像的侧视图；(b) 正常乳房的 TCT 成像

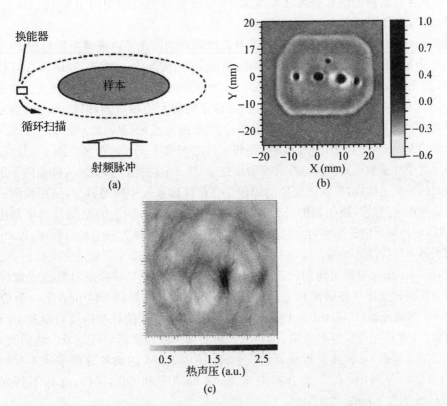

图 9-11　(a) 圆形扫描图；(b) 重构的热声图像；(c) 乳腺切除术样品的 TAT 图像

总之,乳腺成像 TAT 的第一个挑战是射频能量传递到乳房被吸收的量。由于其波长较长,射频能量不容易集中到感兴趣的一个小区域,不能实现通过聚焦扫描射频产生具有良好分辨率的图片。更好的方法是使用来自不同方向多个射频源,以尽可能均匀地照亮更大的区域,从而使重建图像真实地反映差分 RF 吸收。第二个挑战是选择一个用于检测的合适的超声频率。由于乳房的尺寸大,通常直径约 15 cm,且高频率的超声波在其中衰减增加,最佳的超声频率应该是 1～3 MHz 之间,这可以通过具有亚微秒的持续时间的射频脉冲来激发。此外,选择适当的射频波长来激发该过程是实现良好的对比度和信噪比的另一个关键。

(2) 基于激光成像

癌症由于其有高血管组织,通常会比周围组织有更多的光学吸收。许多实验已经证明,光声成像能够呈现出具有高空间分辨率和高对比度的血管图像,因为血液相对于周围组织有较强的光吸收率。例如,Oraevsky 和 Karabutov 使用近红外激光(1 064 nm)测试的小直径血管凝胶体模,图像表现出高的对比度,血管与背景之间约差 500%。

在乳腺成像中,近红外光更受青睐,因为在这个光谱波段,组织的吸收特性低。它允许光线通过组织穿透几厘米以达到内部深处的肿瘤。尽管如此,即使在 1 064 nm 波长在对乳腺癌检测时仍然存在足够的对比度。Oraevsky 等和 Esenaliev 等测试 PAT 的灵敏度来检测嵌入在模拟乳房组织的大体积模型中的小型肿瘤。他们的研究结果证明了在组织中几厘米的低吸收深度,在使用脉冲辐射的入射激光能量密度的安全水平(小于 40 mJ/cm²),光声断层的探测增加吸收小体积的能力(直径:0.6～2.0 mm)。Ku 和 Wang 发现含有血液的细管和埋在深度大于 5 cm 的鸡胸组织中的 ICG 可以通过 PAT 清晰地成像,且有优于 780 μm 的分辨率。

Oraevsky 和同事应用他们所谓的带有弧度阵列的激光光声成像系统(LOIS)来实现在体胸腺测量(图 9-12(a))。用光纤阵列来传送(到胸部的一侧)从 Nd：YAG(掺钕钇铝榴石)激光器发出脉冲持续 10 ns 的 20 Hz 重复频的波长 1 064 nm 的激光。位于一个圆弧表面具有直径 120 mm 的换能器阵列定位在乳房上的相对侧,以检测光声信号。这种传感器阵列是利用厚 110 μm 的压电聚合物聚偏氟乙烯(PVDF)专门设计的。它在 1.5 mm×12 mm 尺寸上有 32 个元件,相邻元件之间有 4 mm 的距离。图 9-12(b)显示了乳腺导管小叶癌测量面积核心在乳房表面之下 11 mm 的光声图像。从肿瘤向下延伸的长而弯曲的特征是伪像,导致该现象的原因是在该成像系统中探测器少,从而检测的视图有限。必须指出的是该换能器的设计,在垂直于成像平面方向上的空间分辨率是比较低的,是由压电检测器的长度和对象的深度来确定的。为改善该方向上的分辨率,Kozhushko 等测试了另一种线性阵列的设计,它是由弧形压电探测器的 32 个聚焦元件组成。

近日,Manohar 等提出他们所谓的一个光声乳腺影像(PAM)来对乳腺成像(图 9-12(c))。乳房轻度压在玻璃窗和平面检测器阵列之间。光源(1 064 nm)是一个 Q 开关 Nd：YAG 的激光器(Brilliant-B,Quantel,Paris),它有 5 ns 的脉冲持续时间和 10 Hz 的重复频率。PA 产生超声穿过乳房,由在另一侧的超声波检测器矩阵记录。他们的 3D 图像重建是基于延迟-总和波束形成算法。然而,使用 PAM 达到的分辨率达不到列举的 TCT 扫描器的分辨率,TCT 的分辨率为 1～2 mm(专利 6633774),也达不到列举的 LOIS,LOIS 的为 1 mm。

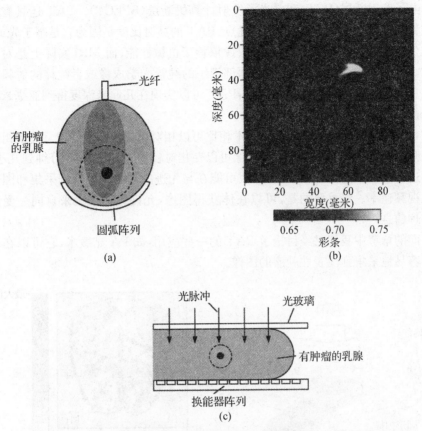

图 9-12 (a) 用圆弧阵列对乳房的光声成像的侧视图; (b) 含有肿瘤的
人体乳腺无创光声成像; (c) 光声乳腺影像图

总之,使用 PAT 为乳腺成像的最严峻的挑战在于选择合适的光波长来产生超声。长的波长允许光以较少的衰减且深的穿透,但它不像更短波长的光可以很大程度地被吸收。幸运的是,正如许多实验验证的,即在近红外光谱范围内(690~1 100 nm)癌组织和正常组织之间的光对比度足以满足对肿瘤光声成像时产生好的信噪比,而正常组织被描绘为黑色背景。这是因为血液中的血红蛋白对近红外光吸收非常强烈,且肿瘤的血液浓度是预期的正常乳房组织的量的 2~6 倍的范围。高含血量是因为肿瘤要有高含血量的血管来达到供应自身迅速生长的目的。此外,在 PAT 中用多个光波长来确定血氧饱和度和血红蛋白浓度,其可以用于指示肿瘤的恶性,因为恶性肿瘤消耗比正常组织或良性肿瘤更多的氧,它们可能是缺氧的。此外,恶性病变通常具有不规则的形状,而良性的更可能是圆形或椭圆形。因此,使用 PAT 准确看到的大量结构细节可以对于恶性肿瘤提供进一步的线索。

2) 小动物成像

小动物模型被广泛应用于生物科学,但是许多研究都因无法以纵向方式无创收集解剖和生理信息而受限制。因此,功能分子和形态学定量成像技术已成为重要的工具,用于处理在同一动物上提供的在体实时有关生化、遗传和药理学的数据。

PAT 是在对于小动物研究中非常有吸引力的非侵入性的成像模态,因为它不依赖于电离辐射,因此,显示出比其他的成像方法明显的优势,例如 X 射线计算机断层扫描

(CT),正电子发射断层(PET)和单光子发射计算机断层(SPECT)。PAT还具有与其他非电离成像方法诸如MRI相比显著的优点,PAT的高对比度是因为它是基于光或射频,组织生化信息的吸收是敏感的,且超声成像依赖于机械性能,而MRI实际上是对质子自旋成像的。正如在前面文中提到的,在深部组织的纯粹光学成像或者纯粹的射频成像都不能提供良好的成像分辨率。另一方面,PAT可以实现在几厘米深度得到亚毫米量级的更好的分辨率。

此外,PAT成像与传统的组织学技术相比可以相对很快地获取图像。传统组织学技术相当耗时(服用数天至数周),PAT图像可以在相对较短的时间内(几分钟到几小时)获取对样本进行准确描述的三维数据集,或可能在与先进的硬件进行数据采集和图像重构或显示的视频速率。最重要的是,可以在体获得图像,允许纵向采集来自同一受试者的解剖和生理信息。

在前面的章节中我们已经讨论了PAT的一些应用,如PA显微术,它可以在小动物模型中很容易地采集到浅表性肿瘤的图像。

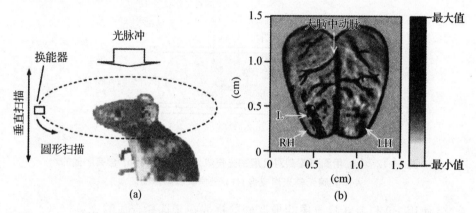

图9-13 (a)圆形或圆柱形扫描小动物的光声成像系统图;(b)大鼠脑的剖面光声图像。RH,右大脑半球;LH,左大脑半球;L,病变

(1)结构成像

①脑和肿瘤成像

Wang等在一个圆形扫描测量小动物的大脑PAT显像(图9-13(a))实验中,采用一个Q开关的Nd:YAG激光器为用户提供一个6.5 ns脉冲持续时间和10 Hz的重复频率的波长532 nm的激光脉冲。激光束被扩展并均化,以提供小于10的入射能量密度照射在大鼠头部的皮肤上。超声波通过在测定水箱被耦合到一个高灵敏度的超声换能器(V383,Panametrics,3.5 MHz)。用532 nm的波长,小动物的头颅皮质表面的血管进行成像,皮肤和颅骨完好(图9-13(b))。这个波长的对比度是相当高的;然而,成像深度限制为1 cm左右。尽管如此,这个深度是足够小动物如小鼠的整个脑成像。不仅血管,还包括其他的详细的脑结构,例如小脑、海马及侧脑室内侧静脉,都可以通过小孔径换能器清晰成像(XMS-310,Panametrics,10.4 MHz,有源元件2 mm)2.8 cm的扫描半径。

之后,Ku等使用类似的系统报告了使用多个带宽对大鼠脑肿瘤进行光声层析成像,其中清楚地揭示了与肿瘤相关的血管再生在体外和体内的研究。总之,PAT是适于在对癌变动物模型试验中监测肿瘤的生长,血管生成和抗血管生成的治疗。此外,这种非侵入性的技术允许用在多次监测相同动物以降低个体差异和所需的实验动物的数量。

②体成像

Kruger 等用超声波线性阵列,或弧形排列,利用近红外光设计的小动物 PAT 成像系统,以降低对比度为代价来提高成像深度(图 9-14 可以看到弧形阵列的系统图)。由 128 个元件组成的阵列,分布在曲率半径为 40 mm 的圆筒形表面。每个元件的尺寸为 1.8 mm×2.0 mm,峰值响应为 2.5 MHz。选择的元件分布在球体的表面上,当它被转动到围绕垂直轴的多个角度时提供了一个大致均匀的覆盖。将样品置于一个薄壁塑料管内,其被固定到计算机控制的旋转台内(未表示出)并浸渍在用于成像的扫描罐中。从 Nd:YAG 激光器或可调光量振荡器(OPO)发出的脉冲光(10 ns,大约 25 mJ/脉冲)通过四个一组的光纤束递送到扫描罐(未表示出)。在管中的样品通过一个线性台的控制为垂直定位(未表示出),对裸鼠进行体外成像。从图像中,血管解剖可以不使用心血管造影剂从非血管解剖中隔离,而是常规使用在 X 射线 CT 和 MRI。当在 1 064 nm 相比 800 nm 的成像观察到的小鼠解剖的外观很大。在 1 064 nm 处,光吸收是由存在的水支配;在 800 nm 处,水对光吸收率几乎为零,血液中的血红蛋白主导光吸收。研究表明,多波长的 PAT 的图片可揭示相关的组织的光学吸收偏好不同的信息。

(2) 功能成像

基于光学对比分析的 PAT 成像技术具有通过从血液量、耗氧量及与脑生理学和病理学相关的细胞肿胀变化产生的光信号中观察到神经系统的动态和功能特性的潜力。

Wang 等展示了 PAT 系统(图 9-13(a))可以看到在大鼠大脑皮质在刺激胡须下的功能图像(图 9-15)。分别采集刺激左侧或右侧胡须大鼠浅表皮层进行 PAT 图像和不刺激胡须成像。从刺激胡须的 PAT 图像中减去没有刺激胡须的图像,来产生两个刺激诱发的功能图。这些图像清楚地表明在改变对大鼠的鼻子两侧胡须的刺激时脑血流动力学的响应功能。此外,Wang 等人还成功对图像缺氧和缺氧引起的脑血流动力学改变成像和用近红外光与光造影剂对在体的动物大脑的血管造影成像。

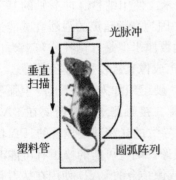

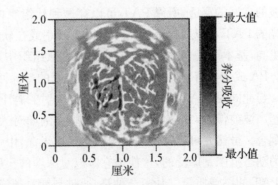

图 9-14 使用圆弧阵列对小动物的 光声成像系统

图 9-15 对应于左侧胡须刺激的无创功能光声图像, 采集时保证皮肤和颅骨完好

(3) 分子成像

PAT 可以容易地扩展到病变组织(例如肿瘤细胞)的分子成像,利用光学吸收的生物标志物的执行或靶向分子探针,以提高患病组织区域的吸收对比,如果吸收的造影剂被

正确缀合生物活性肽、蛋白质、抗体、激素、药物或其他生物活性剂。

Kruger 等提出了一种双波长策略以分离双色染料标记的分子探针。其假想的实验表明，通过使用双波长减法，PAT 能够在 1 μL 容积的近红外染料 ICG，5 nmol 或更低的浓度下检测。Wang 等在活老鼠上测试另一种近红外染料吲哚菁绿聚乙二醇（ICG - PEG），并发现这种染料比 ICG 明显慢漂白的特性。此外，还报道了在体使用纳米金或纳米壳可作为光声层析成像新的对比度增强剂。

相比纯光学分子成像方法，如荧光成像和漫射光学断层成像，PAT 具有显著更高的空间分辨率。

3）其他实验

最近已经报道了许多其他有趣的实验。例如，Larin 等研究在冷冻和低温生物学组织的冷却和冻结的光声激光监控。他们的研究表明，光声信号的幅度在冷冻时陡增。因此，光声技术具有对温度变化和冷冻区形成的实时监控的潜力。Pilatou 等提出了从体外对 Wistar 大鼠血管树的三维光声成像的分析。Esenaliev 等报道研究对血氧的无创监测的光声技术的可行性，Petrov 等进行了在体羊脑血氧监测的研究。Siphano 等对肿瘤血管形成新血管进行一系列无创性光声成像的研究，其结果表明该方法有作为在小动物的肿瘤血管生成研究的工具的潜力。更多的实验会在近期的会议记录里找到。

9.8　光声成像的发展

PAT 结合良好的声学分辨率和光学或射频吸收对比度。它适用于具有非均匀的光学或射频吸收但相对均匀的声学特性的生物组织，而超声成像主要取决于声学异质。由于 PA 的信号本质是由电磁吸收内部所激励并以一个路径传播到探测器，小速度的变化不会太多地影响声音在有限长度的路径的传播时间。因此，常规脉冲回波超声检测的是往返超声，PAT 对声速变化比常规脉冲回波超声成像具有更好的耐受性。

在软组织中 PAT 的成像深度和空间分辨率随声波频率扩展。使用于微秒脉冲激发的基于射频的 PAT 已经展现出具有亚毫米的分辨率，由于低兆赫超声波的弱衰减和射频波的良好的穿透，所以 PAT 可以穿透到软组织内几厘米。使用纳秒脉冲激励的基于激光的 PAT 可以获得高达 50 μm 高分辨率或在软组织中因为高频超声的强烈衰减能达到更高，基本达几毫米；不过，它也可以在软组织中成像达数厘米但是以牺牲分辨率为代价。PA 成像也有消除斑纹的效果，而传统的脉冲回波超声成像具有较强的斑纹伪影。

与此同时，PAT 继承了声学和电磁辐射的若干限制。硬组织如人类头骨，产生强烈的超声波前像差，它会妨碍 PAT 的应用，例如对人脑成像。接触测量通常需要在 PAT 声耦合。虽然光可以穿透到软组织达几厘米深，由强散射导致的光衰减是显著的，PA 信号的动态范围是广泛的，这使得它难以对深埋的小肿瘤成像。两种可能的修正有可能改善 PAT 的图像质量。其中一种是，通过与纯射频或光学成像结合的 PAT，使用在从射频或光学图像提取组织中的通量分布来对 PAT 重建射频或光吸收的标准化。另一种是结合纯超声波成像到 PAT 中，然后再实行将超声波不均匀（如速度的变化）加进 PAT 重建算法。我们希望看到可靠的算法和在不久的将来用实验演示这些想法。

PAT 可用于对动物或人的器官进行成像，如乳房和脑，可以测量其中所述血管生成网络、血管和血液灌注。在用超声波检测阵列的实现中，PAT 可以应用于在体实时成像。

相同的阵列还可以产生常规超声图像的对比，及两种对比类型的 codisplay。此外，可以对样品在感兴趣的不同的 EM 波长的激励下进行成像。多个光纤的波长可用于提取的生理参数，例如血红蛋白浓度和氧合状态。分子造影剂将使 PAT 用于分子成像更具有可行性，诸如基因表达成像和内源分子过程，其中在深层结构的研究中可实现的空间分辨率比在全光为基础的方法更好。PAT 是用于监测各种生物参数的潜在工具，PAT 信号对 EM，热和样品的生物组织弹性特性是敏感的。

　　总之，PA 成像仍处于起步阶段，尚未用在大型临床试验中，虽然许多最初的研究已经证明了在生物医学领域应用的可能性。显然，我们应该期望看到在不久的将来 PA 技术的许多令人兴奋的临床应用。

第十章 远场超衍射极限成像

在后基因组时代,生命科学的研究重心已经从揭示生命的所有遗传信息转移到在体、动态地研究生物体系中全部蛋白质的结构和功能。在细胞的生命活动中,蛋白质与其他生物分子共同形成精密复杂的相互作用和调控网络。蛋白质－蛋白质动态相互作用制衡并构成信号通路,成为复杂生命活动的重要分子基础。在体研究蛋白质动态相互作用、发现不同相互作用在时空和功能上的联系、解读蛋白质调控网络和信号转导通路,对于全景式地揭示生命现象的本质、研究疾病机理、促进生物医药科学和相关产业的发展具有重大意义。因此在体蛋白质动态过程和相互作用研究引起了世界各国的高度重视。在国内,陈宜张院士对单分子探测给出了期望,他设想:如果一个蛋白质分子的直径是 0.1～1 nm 量级的,它本身又有一定的位移运动,当你测定两个分子的相互作用时要不要考虑大分子的尺度呢? 作用发生在分子的一侧,还是在它的中心?

然而,早在 1873 年 Abbe 指出利用传输的光波和规则的透镜光学系统不能分辨小于聚焦波长一半大小的空间结构,这个极限值称为衍射极限。这个物理思想已被广泛接受,利用聚焦光学显微成像技术最大的分辨能力可以用有效焦点大小也就是无限小物点经光学系统所成的像,定义为点扩散函数(PSF),以 PSF 的半峰全宽(FWHM)作为系统可分辨的最小尺度约为 $\lambda/(2\,NA)$,λ 为入射波长,NA 为光学系统的数值孔径;在没有原理方法改变的情况下,只能通过使用更短的波长或更大的数值孔径来减小 PSF,但波长不能选在 350 nm 以下,因为更短的波长对活体细胞有可能损伤。目前透镜系统的极限半孔径角约为 70°,这样最好的光学显微镜系统极限分辨率为横向 180 nm 和轴向 500～800 nm。这也激发人们开发非光学显微镜成像方法,如电子显微镜和扫描探针显微镜等。尽管这些技术提高了空间分辨率,光学显微镜仍在许多科学领域占据重要的地位,原因有很多,但主要的是光学显微镜可以无创对活体组织和细胞等成像。光学显微镜也可以采用荧光分子作为高特异性信号探测感兴趣的样本,荧光光学显微镜广泛应用于分子和细胞生物学进行无创、高时间分辨、生物特异性地成像。利用荧光分子作为探针标记生物组织,通过探测受激荧光分子发射的荧光信号分布可以获取样品的空间信息。荧光光学显微镜相比普通光学显微镜具有灵敏度高、可选择激发、高荧光对比度、信号光相对于激发光红移(有利于信号光与激发光的分离)等特点,这些独有的性质改善了光学显微镜的成像质量。更重要的是荧光显微镜的成像不仅包含透射、折射、散射等几何光学过程,它还是一个光与物质、物质与物质相互作用的过程,这些丰富的物理过程为提高分辨率提供了一些新的途径。

为了提高远场显微成像空间分辨率,已有很多方法和手段被开发出来。中科院上海光机所程亚领导的研究小组详细回顾了各种超分辨远场生物荧光成像技术。一方面通过基本光学理论和光学系统的优化设计,如生物活细胞组织研究中最常用工具之一的激光共聚焦显微镜(LSCM)通过限制焦点外光线来抑制噪声,横向和纵向分辨率的典型值约为 200 nm 和 500 nm;基于非线性激发荧光的双光子荧光显微镜横向和纵向分辨率的典型值约为 200 nm 和 400 nm。4Pi 共焦扫描显微镜利用相干光照明、相干光成像,在样品两侧各放置一个物镜,使激发光干涉照明,信号光干涉成像,将轴向分辨率提高 5～7 倍;另一方面利用蛋白的相互作用进行高分辨成像的荧光成像技术,如基于荧光共振能量转移(FRET)显微镜在纳米量级研究蛋白质相互作用等。

在一些文献中归纳了各种荧光显微镜的基本工作原理和最佳分辨能力。以上远场显微成像技术都没有打破衍射极限的限制,真正打破远场衍射极限的技术是受激发射损耗(STED)显微术、饱和结构光照明显微镜(SSIM)、随机光子重建显微镜(Stochastic Optical Reconstruction Microscopy, STORM) 以及 PALM 技术。其中 STED 技术和 PALM 是 2014 年诺贝尔化学奖的获奖技术。STED 工作的基本思想是利用受激辐射选择性消耗 PSF 边沿区域的激发态荧光分子从而压缩 PSF 尺度。SSIM 结合了特殊设计的硬件系统与软件系统,硬件包括内含栅格结构的滑板及其控制器,软件实现对硬件系统的控制和图像计算。为产生光学切片,利用 CCD 采集根据栅格线的不同位置所对应的原始投影图像,通过软件计算,获得不含非在焦平面杂散荧光的清晰图像,同时图像的反差和锐利度得到了明显改善。利用结构照明的光学切片技术,解决了 2D 和 3D 荧光成像中获得光学切片的非在焦平面杂散荧光的干扰、费时的重建以及长时间的计算等问题。结构照明技术轴向分辨率较常规荧光显微镜提高 2 倍,3D 成像速度较共聚焦显微镜提高 3 倍。但 STED 和 SSIM 都是基于非线性光学效应,都需要较高功率的脉冲激光,这可能导致样品损坏。为了更好地理解各种超分辨成像技术,下面将分别详细讨论各自的成像原理和基本光学系统以及当前的进展。

10.1　受激发射损耗(stimulated emission depletion, STED)显微术

早在 20 世纪 80 年代中期,当时师从德国海德堡大学(University of Heidelberg)一位低温固态物理学家的 Stefan Hell 就已经发现,如果不是像常规那样使用一个透镜聚焦,而是将两个大孔径的透镜组合在一起聚焦,就可以提高光学显微镜的分辨率。Stefan Hell 是首位发现这一现象的研究人员。

Hell 于 1990 年顺利完成了他的博士学业,并最终成功发明了 4Pi 显微镜。时任美国马萨诸塞州坎布里奇市哈佛大学(Harvard University)化学系教授的 SunneyXie 遇到了 Hell,当他了解了 Hell 发明的 4Pi 高分辨率显微镜时,Xie 对 Hell 勇敢地对传统物理学观点提出挑战的精神表示赞许。随后,Hell 带着他的发明来到了位于德国海德堡的欧洲分子生物学实验室(European Molecular Biology Laboratory, EMBL),并获得了德国科学基金会提供的奖学金。1991 年,Hell 在该实验室开始他的博士后研究工作。

起初,许多科学家,包括那些声名显赫的物理学家都认为 Hell 的工作对于提高光学显微镜的分辨率没有太大的意义。Hell 的努力没有白费,他的冒险终于获得了回报。1992 年,Hell 第一次用他的 4Pi 高分辨率显微镜证明了他的确能将传统光学显微镜的分辨率提高 3～7 倍。然而,尽管 Hell 提高了 Z 方向的分辨率,他还是没能突破衍射极限的限制。此后不久,Hell 又在芬兰土尔库大学(University of Turku)得到了他的第二个

博士后职位。一个星期六的早晨,Hell 正躺在研究生公寓的床上看一本有关光学量子理论的书,突然,灵光一闪,Hell 脑海里浮现了一个想法:如果使用一种合适的激光,仅激发一个点的荧光基团使其发光,然后再用一个面包圈样的光源抑制那个点周围的荧光强度,这样就只有一个点发光并被观察到了。Hell 给他的这项发明取名 STED,即受激发射损耗显微镜。有了这个想法后,Hell 立即行动,冲进实验室进行相关实验。每当回想起当时的心情,Hell 都会觉得那是他科研生涯中最激动的时刻。如图 10-1 所示为由共聚焦显微镜(左)和 STED 显微镜(右)成像的神经元细胞。

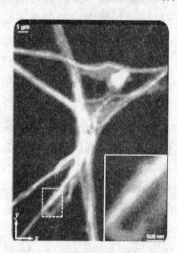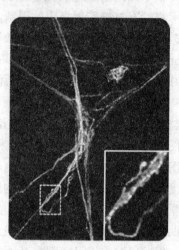

图 10-1 由共聚焦显微镜(左)和 STED 显微镜(右)成像的神经元细胞

10.1.1 STED 基本原理

1994 年,Hell 在《光学快报》(*Optics Letters*)上发表了他关于 STED 的理论文章。不过直到多年以后,这项理论才得以在实践中被证实。20 世纪 90 年代中期,人们发现当粒子在两个分子态间达到饱和的跃迁时,如果在空间上加以调制,则可使聚焦光强度分布在空间上存在中心零点。利用这种分子态的饱和损耗,可以实现空间各个方向上的纳米级分辨率,该方法被称为受激发射损耗荧光显微术。具体是利用激发光使基态粒子跃迁到激发态,随后的 STED 光照射样品,引起受激发射,消耗了激发态上的粒子数。受激发射的作用是迫使激发态的粒子立即回到基态(产生了一个与激发光全同的光子辐射,而不是荧光发射),但不能发出荧光,而没有被激发的区域可以产生荧光发射。这样作用相当于缩小了显微镜的有效点扩散函数(position scattering function)。

如图 10-2 所示,设粒子的第一激发态为 A,基态为 B,L0 是 S0 的一个低振动能级,L1 是 S1 的直接激发能级。类似的,L2 是 S1 的弛豫振动能级,L3 是 S0 的较高能级。

由图 10-3 所示为 STED 技术的超分辨荧光

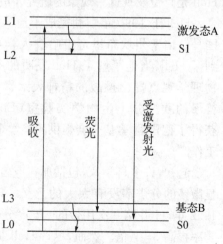

图 10-2 有机荧光团的能级图

显微镜的原理图。来自一束激光聚焦到一个针孔的一个点源激发荧光物质,荧光物质将产生如图 10-2 所示的 L0—L1 的跃迁。点源被物镜成像到样品表面。这个点源在焦平面的激发光强度分布被衍射限制,可以描述为其点扩散函数(PSF)$h_{exc}(\gamma) = \mathrm{const}$ $\left|\dfrac{2J_1(\gamma)}{\gamma}\right|$;$J_1$ 是一阶贝塞尔函数,$\gamma = 2\pi r \cdot NA/\lambda_{exc}$ 为在焦平面的光学单位;r 为距离焦点的位置,NA 为物镜的数值孔径,λ_{exc} 为激发光波长。激发光的点扩散函数 PSF 量化了激发光子到达 γ 的可能性,点扩散函数 h_{exc} 的空间延展决定了扫描荧光显微镜的分辨率。降低点扩散函数 h_{exc} 空间扩展的一个可能性就是抑制点扩散函数 h_{exc} 以外区域的荧光发射。这里利用另外一个光束,我们叫它 STED 光,来抑制荧光的发射。在图 10-3 中,STED 光束来自第二个激光,相对于激发光被聚焦在激发光两边的一个小的横向偏移 $\pm\Delta\gamma$。如果这个偏移被选择近似在($3 < \Delta\gamma < 7$),在焦平面的 STED 光束的强度分布,$h_{STED}(\gamma \pm \Delta\gamma)$,重叠在激发光的两边,这个 STED 光束像一个面包圈包裹在激发光的周围;这个 STED 光扮演的角色是受激发射诱发 L2—L3 的跃迁,使得激发态的荧光在产生前被消耗掉,因此只有在最接近激发光扩散函数主极大的区域可以产生荧光。因此只有在 $h_{exc}(\gamma)$ 主极大的最里面的区域贡献了荧光信号。染料各能级 $Li(i = 0,1,2,3)$ 上粒子布居的空间和时间变化可以用一系列耦合的微分方程描述。这个方程建立了吸收、漂白、振动弛豫,受激发射和自发发射间的关系:

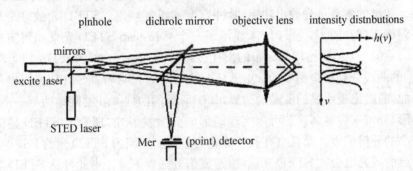

图 10-3 STED 超分辨荧光显微镜原理图

$$\frac{dn_0}{dt} = h_{exc}\sigma_{01}(n_1 - n_0) + \frac{1}{\tau_{vibr}}n_3$$

$$\frac{dn_1}{dt} = h_{exc}\sigma_{01}(n_0 - n_1) + \frac{1}{\tau_{vibr}}n_1$$

$$\frac{dn_2}{dt} = h_{STED}\sigma_{23}(n_3 - n_2) + \frac{1}{\tau_{vibr}}n_1 - \left(\frac{1}{\tau_{flour}} + Q\right)n_2$$

$$\frac{dn_s}{dt} = h_{STED}\sigma_{23}(n_2 - n_3) - \frac{1}{\tau_{vibr}}n_1 + \left(\frac{1}{\tau_{flour}} + Q\right)n_2 \tag{10-1}$$

其中 $\sum\limits_i n_i = 1$ 和 $n_0(t = 0) = 1$。τ_{flour} 是 L1-L2 平均荧光寿命,τ_{vibr} 是 L1L2 平均振动弛豫时间。是吸收几率系数。σ_{23} 是 $h_{exc}(v)$ 和 $h_{STED}(v)$ 激发下从 L2L3 受激发射的几率系数,也可称为光量子通量,分别是 L0L1,L3L2 的吸收截面,的典型值范围在 $10^{-16} \sim 10^{-17}\, cm^2$。$\tau_{flour}$ 是 2 ns 量级。淬灭几率 Q 典型值是 $10^8 s^{-1}$。$\tau_{vibr} \approx 1 \sim 5$ ps,L1-L2 和 L3-L0 的振动弛豫寿命比自发发射 L2-L3 的快。因为这个过程的动态属性,它的优点是使用脉冲激光,激光脉冲在 ps 量级。通过两个激光脉冲间时间延迟 Δt 的选择,脉冲照

明允许激发光和受激发射在时间上分开。优化 Δt 的值,受激发射光可以在激发脉冲离开后马上到达,即有一个相位的延迟。这样当受激发射发生时 L2 还没被占满,L2 的损耗过程非常显著。受激发射脉冲优选的时间长于 $1\sim5$ ps,因为 L3 的寿命决定着 L2 被消耗的几率。

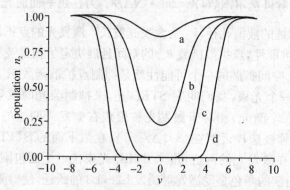

图 10 - 4 峰值强度分别为 3.4,34,170,和 1 300 MW/cm² 的 Gaussion STED 光脉冲作用后的 L2 粒子布居 几率分别对应 a,b,c,d 曲线

激发的分子损耗效率,STED 的性能和可获得的光学分辨率,主要取决于 STED 激光性能。关键的参数是光输出功率、脉冲宽度和重复频率。STED 光最好是与激发激光的重复频率匹配和同步。图 10 - 4 显示了一个 Gaussian STED 光束如何实现被激发分子 $n_2(v, t=0)=1$ 的初始均匀分布的损耗区域。当 $h_{STED}=3.4$、34、170 和 1 300 MW/cm² 时,n_2 的曲线分别对应图中的 a、b、c、d 曲线。图线表明随着 STED 光强度的增加损耗直径增加,曲线出现明显的陡峭的边界,如图所示的曲线 c、d 的陡峭边界。曲线越陡,越接近矩形,分辨率将越高。若可以实现矩形的受激发射光,理论上 STED 显微镜可以实现无限小的分辨能力。而且也有利于提高信号强度。因为 STED 光的 PSF 越不陡,在激发光焦点的荧光也会被 STED 光损耗,造成信号强度下降。由此可见 STED 显微术的空间分辨率的提高依赖于 STED 光的特性。

一般来说,STED 显微术可实现的分辨率可由以下公式表示:

$$d = \frac{\lambda}{2NA \sqrt{1 + I_{max}/I_s}} \tag{10-2}$$

其中,λ 为激发光的波长,NA 为所用显微物镜的数值孔径,I_{max} 为损耗光的最大光强,I_s 为阈值光强。I_s 由所用样品的荧光寿命 τ 和损耗光的吸收截面 σ 决定,$I_s = \frac{1}{\tau \cdot \sigma}$。

10.1.2 受激发射损耗显微术的关键技术

1) 损耗光斑的调制

在 STED 显微系统之中,为了减小有效荧光的发光面积,需要使得经显微物镜聚焦后所得的损耗光斑的光强分布满足以下特性:在激发光斑的边缘部分具有较大的光强抑制自发荧光的产生,同时在激发光斑的中心部分具有趋近于零的低光强,对自发荧光不产生影响。为了实现这一效果,需要对入射的损耗光束进行相应的调制。

从 STED 理论提出至今,研究人员们针对损耗光束的调制方法进行了详尽的研究,陆续提出了多种可行的途径。在 1999 年,当 STED 的超分辨效果第一次在实验中被证实的时候,研究人员对损耗光的调制方法为通过对损耗光路的平移使得损耗光束在入射到显微物镜之前和激发光束之间形成一个横向上的平移,从而使得损耗光束经显微物镜聚焦后的光斑和相应的激发光斑之间形成一个横向错位(图 10-5(a))。在这种情况下,位于激发光斑边缘与损耗光斑交叠处的样品的自发荧光将被抑制,从而荧光发光面积得以减小。然而,由于此时所形成的激发光斑和损耗光斑在横向上都具有一定的拖尾现象,采用这种方法抑制边缘处自发荧光的效果并不太明显,系统分辨率的提高也并不显著。科研人员们很快放弃了这种方法,转而开始寻求新的调制方法。

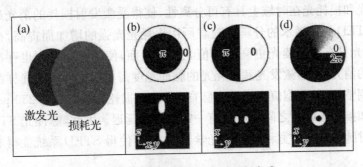

图 10-5　损耗光斑的不同调制方式

在 2000 年,对于损耗光的调制首先在轴向上取得了新的突破。通过采用一块 0/π 位相板对损耗光束进行相位调制,可以使得经显微物镜聚焦之后的损耗光斑呈现轴向中空型(图 10-5(b))。此时,焦面前后位置的样品由于受到较强的损耗光强照射,自发荧光得到抑制,而焦面附近的样品在接近于零的损耗光强下自发荧光不受影响。因此,通过这种方式对损耗光斑进行调制,可以较为显著地提高轴向分辨率。

在通过相位调制的方法实现了轴向超分辨之后,研究人员们采用类似的思想生成了横向中空型光斑以提高横向分辨率。当一束线偏振光通过如图 10-5(c)所示的 0/π 位相板进行相位调制之后,其聚焦所得光斑将在横向上被一条暗线分割成两瓣,暗线的方向与所用 0/π 位相板的位相分割线方向一致(图 10-5(c))。值得注意的是,所用线偏振光的偏振方向也应与所用 0/π 位相板的位相分割线方向一致。因此,通过对损耗光进行偏振和相位调制,可以在与暗线垂直的方向上实现横向一维超分辨。进一步地,如果将损耗光束分成两路,分别用两块位相分割线方向相互垂直的 0/π 位相板对两个光路进行调制,最后两光路所形成的损耗光斑在样品上叠加可以实现横向二维超分辨。虽然采用上述 0/π 位相板已经可以实现较好的横向二维超分辨效果,但是这种损耗光调制方法需要两条光路,从而使得 STED 系统的结构非常复杂,光路的搭建和校准也很不方便。这一问题直到 0～2π 涡旋位相调制的出现才被解决。0～2π 涡旋位相调制的调制函数如下:

$$P(\phi)=\phi$$

其中,ϕ 为入射光束上一点的位置矢量与水平方向的夹角。当一束圆偏振光经过 0～2π 涡旋位相调制后,其聚焦光斑将呈现为面包圈型(图 10-5(d))。采用这种方法生成的面包圈型中空损耗光斑可以很好地应用于 STED 系统之中,实现超衍射极限的分辨率。此种 0～2π 涡旋位相调制在 STED 系统中的应用最初是通过空间光调制器来实现的。之后，一些公司陆续推出了适合于不同波段的商用化 0～2π 涡旋位相板，从而使得其在 STED 系统中的应用更为方便。目前，在 STED 系统中采用这种方式对损耗光进行调制已经成为主流。

近年来，研究人员们发现，在位相调制的基础上再对损耗光的偏振进行调制可以进一步地提高所成损耗光斑的质量。例如，当采用切向偏振光作为激发光时，可以生成一个尺寸更小的空心光斑。通过这些方法的应用，STED 的分辨率将会进一步提高。

激发光与损耗光激光类型的选择常用的激光器有脉冲光和连续光两种类型，但是究竟哪种类型的光源适合用于 STED 显微系统之中呢？在 STED 显微术刚被提出的时候，所有的 STED 系统都是基于脉冲光源来搭建的，其主要原因有以下两点：①采用脉冲光源使得激发光和损耗光在时域上具有可分离性，使得受激发射损耗的消光过程更便于操控；②由于 STED 的显微术的分辨率随着所用损耗光光强的增加而提高，在相同的平均功率下，脉冲光具有比连续光更高的峰值光强。然而，使用脉冲光源也存在着弊端。为了实现较好的消光效果，激发光和损耗光的脉冲宽度需要根据所用荧光样品的不同而做相应的优化调整，一般典型值为激发光脉宽＜80 ps，损耗光脉宽约为 250 ps，同时相应的激发光脉冲和损耗光脉冲之间也应具有一定的时间延迟。因此，脉冲光 STED 系统中往往需要放置对脉冲进行展宽和同步的光学器件，从而使得 STED 系统变得非常的复杂和昂贵。

为了使得 STED 显微系统变得相对简单和便宜，研究人员们开始研究连续激光用于 STED 显微的可能性。S. W. Hell 等人发现，当损耗光的消光速率远大于激发光的激发速率时，损耗光和激发光在时域上的可分离性将变得不再重要，由此提出了第一个采用连续光源作为损耗光的 STED 系统。他们从理论和实验上证明了连续光 STED 系统的可行性，实现了 29～60 nm 的超衍射极限分辨率。虽然连续光 STED 系统所需的平均功率较大，但是其峰值光强相比脉冲光来说要小很多，因此可以降低对荧光粉产生不必要的多光子激发的可能性。同时，连续光 STED 系统还可以实现比脉冲型 STED 更快的扫描速度。当采用连续光作为损耗光时，激发光可以是脉冲型，也可以是连续型，从而大大扩展了 STED 显微系统的光源类型选择范围。

综上所述，目前可用于 STED 系统的激光光源类型组合为：①脉冲激发光和脉冲损耗光；②脉冲激发光和连续损耗光；③连续激发光和连续损耗光。

2）激发光与损耗光波长的选择

在一个典型的 STED 显微系统中，激发光和损耗光波长的选择需要满足以下原则：激发波长应选在所用荧光粉激发谱的峰值波长附近，以保证较好的吸收；损耗光波长应选在所用荧光粉发射谱的长波拖尾处，以避免损耗光对样品的二次激发。然而在这种波长选择方法下，损耗光波长处的受激发射截面 σ 较小，使得相应的阈值光强 I_s 较大，从而导致了所需的损耗光强很高，对样品的漂白较为严重。

为了解决这一问题，研究人员们开始考虑将损耗光波长选择在发射谱的峰值波长附近以增大受激发射截面。此时的关键问题就在于如何排除损耗光对样品的二次激发所产生的荧光对实验效果的干扰。理论与实验均表明，这种二次激发对于系统的分辨率具有很大的负面影响。

最近，两种消除损耗光激发荧光所带来的干扰的方法被研究人员们提出。在第一种方法中,先只开启损耗光源,探测损耗光斑在样品上激发出的荧光光强,之后同时开启激发光源和损耗光源,进行常规 STED 成像,最后在 STED 所得图像中减去损耗光激发的荧光光强得到最终图像。第二种方法主要基于频率探测原理,对激发光按一定频率进行调制而不对损耗光进行调制,利用锁相放大器提取所调制频率的荧光分量即可排除损耗光激发的影响。虽然这两种方法均已在实验中证明了可行性,但是目前的发展及应用都还不成熟。第一种方法由于需要对光源的开启和关闭进行切换导致系统的构造较为复杂,同时相邻两次探测之间样品的漂白、闪烁、噪声水平的波动都会对最终的实验效果产生影响。而在第二种方法中,锁相放大器的使用在一定程度上限制了成像速度,并且这种方法对样品的漂白依然比较严重。

因此,目前主流 STED 显微系统中仍然将损耗光波长选择在发射谱的长波拖尾处。对于损耗光波长的改进还有待后续的研究。

10.1.3　STED 显微镜进展

如图 10-6 所示为最基本的 STED 显微镜工作原理。

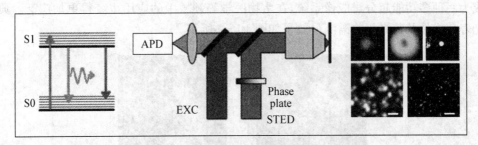

图 10-6　STED 显微镜的工作原理

由其基本原理可以了解,STED 显微镜最大的优点是无需任何数据处理也可以得到纳米尺度的位置信息。数学处理可以提高图像质量和通过一些额外的步骤可以进一步分离标记的荧光分子。

与其他超衍射极限分辨技术相比,STED 明显的优势有:可以实现纳米尺寸的光学切片(因为在较厚的样品中相对低的背景),高成像速率(能实现动态过程的追迹,抑制由于图像漂移产生的伪差);分辨率可调能力(如果要求一个较低的分辨率增强,较少的分子需要关闭,更高的荧光速率和成像速度是可能的);很多标准的原始荧光和荧光蛋白适用于 STED。

随着激光技术的发展,STED 技术更加容易实现了。以前昂贵的、复杂的激光系统现在已经被更简单、界面更友好的激光替代。比如连续输(continuous wave,CW)出的激光光源也被引进作为受激发射光源,消除了激发和损耗脉冲光亚纳秒重叠的必要。CW-STED 已经获得了横向 30 nm 和纵向 150 nm 的分辨率。这表明了增加一个亮面包圈形的 CW 激光束给 STED 可以转换传统的扫描(共焦)荧光显微镜到一个 3D 纳米尺度分辨的系统。进一步地,STED 光束将在它最小点周围有空间可变强度,(激发和自发)临近荧光寿命也将可变。通过时间门控技术检测荧光信号可以利用这个空间编码荧光寿命信息,进一步提高纳米尺度分离,这对 CW-STED 系统将更有利。

激光发展的另一个益处是宽谱带(白光激光或受激拉曼散射光源)激光系统用于STED,这已经证明大大地简化了第一代 STED 仪器。现在,激发和损耗脉冲来自一台或相

同的激光源的几个光谱间隔,而且为多色 STED 提供了适当的手段。横向分辨率下降到了
20～30 nm,通过一个白光激光做激发和损耗,在体 3D 分辨率已经可以达到 45×45×
100(nm)。进一步地,利用荧光寿命特性去分离标记,三色超分辨生物成像也已经被证明。

10.1.4 STED 显微镜的应用

从 1994 年至今,STED 技术经过了 20 多年的发展,已经变得越来越完善,同时也在
多个领域中得到了应用。STED 最为基本的应用是对荧光样品的强度分布进行成像。
目前,STED 显微术已经成功实现了对于荧光纳米颗粒、荧光标记的生物细胞等样品进
行强度成像,典型结果如图 10-7 所示。通过将 STED 成像效果和常规共焦显微术的成
像效果进行对比可以发现,STED 技术对于分辨率有一个明显的提升,更多的样品细节
可以被 STED 显微术解析出来。除了对于静态样品进行观测之外,STED 技术还可以应
用于活体样品的成像之中实现超衍射极限的分辨率。图 10-8 所示为利用 STED 技术
对活体小鼠大脑组织成像的动态效果图,成像的分辨率达到 67 nm。STED 技术还可用
于对荧光样品进行荧光寿命测量(FLIM)及荧光相关谱测量(FCS),从而使得 STED 系
统成为一种多功能超分辨成像系统,在生物医学等领域中的应用也变得更加广泛。典型
荧光寿命成像及荧光相关谱测量效果如图 10-9 所示。

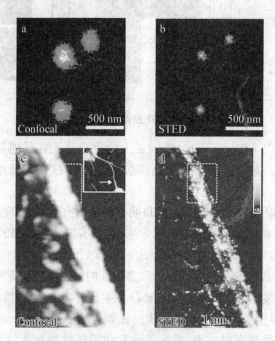

图 10-7 STED 强度成像

(a)荧光颗粒样品的共焦成像图;(b)荧光颗粒样品的 STED 成像图;(c)人体神经纤维的共焦成像图;(d)人体
神经纤维的 STED 成像图

除了在成像领域的应用之外,STED 超分辨的思想在微细结构的光刻,超高密度的
存储等领域也有广泛的应用,为材料学等领域的发展也做出了重要的推进作用。典型
STED 光刻和光存储效果如图 10-10 所示。

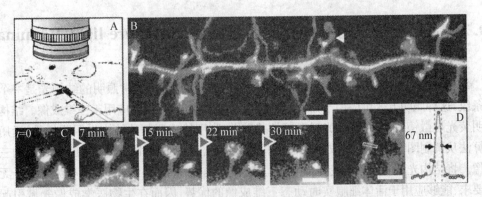

图 10 - 8　STED 对于活体生物样品的强度成像效果

(a)实验装置示意图；(b)强度成像图；(c)样品局部区域的动态变化效果；(d)样品局部区域的强度分布曲线

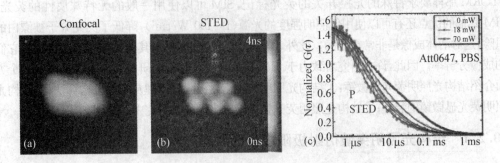

图 10 - 9　STED 多功能成像效果

(a)常规共焦显微下的荧光寿命成像效果；(b)STED 下的荧光寿命成像效果；(c)不同损耗光功率下的 FCS 曲线

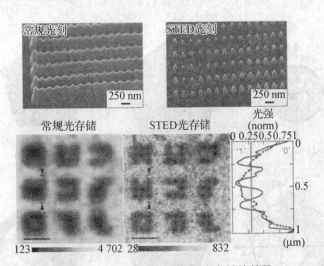

图 10 - 10　STED 用于光刻及光存储的效果

　　受激发射损耗显微术(STED)是一种有效的光学超分辨方法。通过引入一束损耗光以受激发射的方式来抑制有效荧光的发射，STED 可以实现超衍射极限的分辨率。自 1994 年被提出以来，STED 技术经过各方面的改进与发展，正在变得日益的完善与成熟。同时，STED 显微术在生物医学、材料学等领域中的多功能应用也推动了这些领域的快速发展。

10.2 超衍射极限的结构光照明显微镜(Structure light Illuminate Microscopy,SIM)

结构光照明是一种通过改变照明光空间结构的照明方式,通常照明的结构光是一个载频条纹,这种照明方式可应用于角度、长度、振动等的测量,并广泛应用于三维成像。结构光照明荧光显微镜,是在宽场荧光显微镜的基础上,利用特殊调制的结构光照明样品,运用特定算法从调制图像数据中提取焦平面的信息,突破衍射极限的限制,重建出超分辨的三维图像。将结构光照明应用于荧光显微镜,具有成像速度快、光路结构简单、对荧光分子无特殊要求、能够应用于活体细胞实时动态三维成像的优势,因而在生物医学成像领域引起了广泛关注,是应用前景广泛的超分辨荧光显微技术。尽管 SIM 的分辨率没有其他超分辨率成像方法那么高,但是 SIM 对样品的选择不像其他超分辨方法那么严格。不像 PALM/STORM 那样要求特殊的光控开关的荧光标记,SIM 可以使用一般的无特殊属性的荧光,SIM 其他的优点还有可以使用低照明强度的光源($1\sim100$ W/cm²),降低了荧光分子被漂白的风险,这对活体成像是非常重要的。此外,结构光照明也很容易与其他成像技术结合提高它们的成像分辨率。因此,许多研究者致力于 SIM 技术开发及其应用研究。这里将从以下三个方面介绍结构光照明荧光显微镜:①结构光照明突破衍射极限的原理及图像重构算法;②结构光照明荧光显微镜的装置;③结构光照明荧光显微镜在生命科学研究中的应用。

10.2.1 结构光照明突破衍射极限成像的原理

光学显微镜可以认为是在频域上的一个低通滤波器。频谱展开的原理图如图 10-11 所示。五角形代替样品的谱信息。图 10-11(a)代表普通光学显微镜的光传递函数(OTF),显微镜系统作为一个线性平移不变系统,它的成像过程可以借助点扩展函数描述为

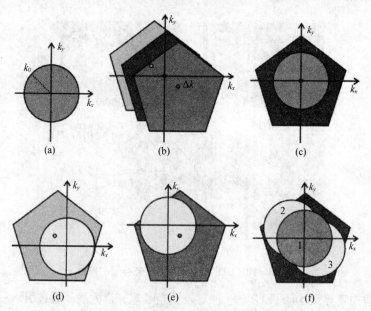

图 10-11 结构光照明的频谱扩展图

(a)普通光学显微镜的光学传递函数(OTF);(b)是三个频谱成分结构光照明的叠加;(c)~(e)分别是频谱的三个成分,乘 OTF 后的,互相分离的,移动到相应的位置的频谱成分;(f)是频谱三个成分的叠加,已经被移动到了相应的平面

$$D(r)=E(r)\bigotimes F_{ps} \qquad\qquad (10-3)$$

式中，$D(r)$表示像面上的光场强度分布，$E(r)$表示样品面发射光的光场强度分布，F_{ps}表示显微镜系统的点扩散函数，表示卷积运算。将式(10-2)做傅里叶变换，在频域空间表示为

$$D(k)=E(k)F_{ot} \qquad\qquad (10-4)$$

式中，F_{ot}为显微镜系统的光学传递函数，它由 FPS 做傅里叶变换得到。F_{ot}限制了通过显微系统的信息量，只允许低频信息通过系统，滤除代表细节的高频信息，即限制了系统的分辨率。三个叠加的频谱结构可以通过结构光照明方式获得，如图 10-11(b)所示。根据式(10-3)，这三个混合的成分是被物空间与光学系统的 OTF 相乘得到，然后我们分离出它们，通过图像处理移动它们到正确的位置，如图 10-11(c)~(e)。为了分离这三个成分，需要带有 $2\pi/3$ 步长像移的三个系列图像。图(c)是被分离的零阶频率成分，(d)~(e)是±1 阶成分。三个频谱成分叠加扩展的频域区域如图(f)所示。因此，当使用结构光照明样品时，我们能从三个叠加的频率信息得到样品的结构信息。这些可观察的频率区域不仅包括普通的信息，也包括两个偏移区域的信息((f)中区域 2 和 3)，这些信息在传统的显微镜上是不可用的。也就是说，采用结构光照明，样品的高频信息被编码到低频区，使它通过光学显微镜，然后我们编码这些混合的频率信息来恢复这些高频信息，因此扩展了显微镜的可观察频率范围。频率的扩展意味着分辨率的提高。以上原理图只表明了用结构光在一个单方向频谱的扩展。取这个扩展谱的反傅里叶变换，我只能得到一个方向分辨率的提高。

10.2.2　二维结构光照明显微镜(2D-SIM)原理

为了获得各个方向独立的分辨率的提高，我们通常需要去获得二维或三维方向的结构光照明图像，如图 10-12 所示。两个正交方向的结构光照明图案频谱扩展如图 10-12(a)所示，三个带有 $\pi/3$ 间隔图形方向的结构光照明方式如图 10-12(b)所示。结构光显微镜(SIM)分辨率提高线性地正比于余弦图形的频率(图 10-11(b)的 Δk)。因此余弦图形最大的空间频率也受成像系统衍射极限的限制，结构光照明的最大频谱扩展只是传统荧光显微镜的两倍。

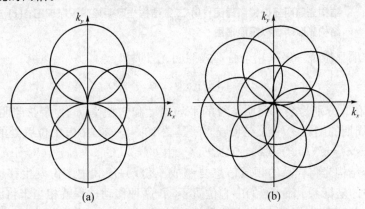

图 10-12　带几个图形方向的频谱扩展原理图：(a)0°和 90°的正交取向的频谱扩展图；(b)三个带有 $\pi/3$ 间隔图形

图 10 - 13 以频域空间的笛卡儿坐标系(k_x, k_y, k_z)来表征样品信息,图 10 - 13(a1)、图 10 - 13(b1)分别表示二维和三维情况下,常规显微镜获得的信息量,它受到 F_{ot} 的控制(只有圆内的信息才能通过光学系统)。

理论上,二维的点扩散函数(FPS)可以用贝塞尔函数或者高斯函数来表征,所以光学传递函数 F_{ot} 可以用圆近似表示。对于常规显微镜,圆的半径近似表示样品中能够被分辨的任意两点间的最小距离的倒数,表征显微镜的分辨率。一般情况下,式(10-2)中的 $E(r)$ 与照明光场强度分布 $I(r)$ 呈线性关系,即 $C(r)$ 为荧光分子浓度(表征样品信息)。常规荧光显微镜,采用匀场照明,因此 F_{ot} 直接限制了通过显微系统的样品信息量。为了独立地实现二维或三维的超分辨率成像,结构光照明显微镜实现超分辨的原理,就是利用特定结构的照明光 $I(r)$ 在成像过程把位于 F_{ot} 圆外的一部分信息转移到圆内,利用特定算法将 F_{ot} 圆内的高频信息移动到原始位置,从而扩展通过显微系统的样品频域信息,使得重构图像的分辨率超越衍射极限的限制。

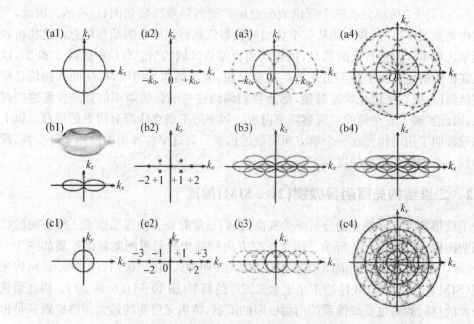

图 10 - 13 二维、三维及非线性结构光照明显微镜提高分辨率的原理示意图:(a) 二维
结构光照明显微镜原理图;(b) 三维结构光照明显微镜原理图;(c) 非线性
结构光照明显微镜原理图

结构光照明显微镜一般采用余弦形式照明光,即

$$I(r) = I_0[1 + \cos(2\pi k_0 \gamma + \phi)] \tag{10-5}$$

式中,I_0 和 ϕ 分别为余弦照明条纹的平均强度和初相位,k_0 为余弦照明条纹的空间频率,即条纹周期的倒数。$I(r)$ 在频域空间是图 10 - 13(a2)中三个位置处的 δ 函数(k_0 取 k_x 方向),$E(k) = C(k) \otimes I(k)$,所以 $E(k)$ 由 $C(k)$、$C(k-k_0)$、$C(k+k_0)$ 三部分组成,也就是说,结构光将样品的频域信息复制成三份,并使其中两份发生移动[即移动图 10 - 13(a2)中的坐标系],而 F_{ot} 的中心位置不动,这种移动过程就相当于将原本处于 F_{ot} 外的信息移动到了 F_{ot} 内。采用特定的重构算法可以将移动到 F_{ot} 内的高频信息移回到原始位置,扩展通过显微系统的样品频域信息[图 10 - 13(a3)]。改变 k_0 的方向,使各个

方向的频域信息得到扩展[图 10 - 13(a4)]。

如前所述,采用结构光照明显微镜获得的单幅图像包含了重叠的高频信息,需要采用一定的算法将它们分离、移位、重构。式(10 - 3)所示的结构光照明下,记录的图像在频域空间可以写为

$$I(k) = I_0 \left\{ C(k) + \frac{1}{2}\exp(-i\phi)C(k+k_0) + \frac{1}{2}\exp(-i\phi)C(k-k_0) \right\} F_{ot}(k)$$

$$= I_0 I_n(k) + \frac{1}{2}I_0\exp(-i\phi)I_p(k+k_0) + \frac{1}{2}I_0\exp(-i\phi)I_s(k-k_0) \qquad (10-6)$$

式中,I_n 表示获得的样品低频信息,等同于常规荧光显微镜获得的样品信息;I_p、I_s 包含了样品的高频信息。ϕ 可以人为控制,不同 ϕ 值的结构光照明样品时可以在 CCD 上得到对应的图像,将该图像做傅里叶变换就可以得到对应的 $I(k)$。所以只要取三个不同的 ϕ 值就可以通过解一个线性方程组得到 I_n、I_p、I_s。对 I_p、I_s 做移位处理,使它们对应的样品的零频位置与 I_n 相同,移动过程可以通过 I_p、I_s 在实空间分别乘上 $\exp(i2\pi k_0 \cdot r)$、$\exp(-i2\pi k_0 \cdot r)$ 实现。将移动得到的 I_p'、I_s' 与 I_n 以特定方式相加就可以使频域信息得到扩展,最后做傅里叶逆变换就可以得到超分辨图像。

10.2.3 三维 SIM 显微镜

对于一个传统的显微镜,它的三维光传递函数如图 10 - 13(b1)是一个类似圆环结构,圆环结构在零频有凹陷,凹陷带来的后果就是 CCD 上记录的信息不仅包含物镜焦平面上的样品信息,同时包含焦平面外的样品信息。由于受到焦平面外的信息的干扰,常规荧光显微镜无法获得层析图像。为了扩展其分辨率等价于找一种方法去探测这个可观测区域以外的信息。

二维结构光照明显微镜重构算法得到的图像虽然能将横向分辨率提高接近两倍,但是纵向上依然存在凹陷,为此 Gustafsson 等认为可以通过改变照明光的结构,在扩展各向频域信息的同时"填补"凹陷,同时提高纵向和横向的分辨率并使图像获得层析能力。三维 SIM 显微镜类似于二维 SIM。在三维 SIM 显微镜上,样本被三个互相相干的光束照明。为此结构照明光应包含有限个横向和纵向的谐波成分,光栅衍射产生的 0、+1 和 -1 级衍射光干涉产生的三个相互相干的照明光 $I(r)$ 具有七个谐波成分,在频域空间对应七个位置处的 δ 函数,如图 10 - 13(b2)所示。成像过程相当于将样品信息复制成七份,并使每份的零频位置在纵向和横向上做了对应的移动,因此,CCD 上记录的图像包含了七部分样品信息。采用特定的算法,就可以利用获得的七份信息在扩展各向频域信息的同时"填补"纵向的凹陷。

三光束干涉产生的结构照明光照射样品,CCD 上记录的图像在频域空间可以表示为

$$I(k) = \sum_m \exp(i\phi_m) C(k-mk_0) F_{ot,m}(k) \qquad (10-7)$$

式中,ϕ_m 可以人为控制,$C(k-mk_0)$ 表示零频位于不同横向位置处的样品信息,$F_{ot,m}(k)$ 是 F_{ot} 与照明光中的纵向谐波做卷积的结果,它是可以直接计算出来的。从图 10 - 13(b2)可以看出横向谐波只存在于 0、±1、±2 五个点,因此只要取 5 个不同的 ϕ 值(m 取为 5)通过解一个线性方程组即可将高频信息分离出来,再利用傅里叶变换的频移特性将分离出来的高频信息移到对应位置,做傅里叶逆变换就可以重构出三维分辨率都

得到提高的层析图像。这样处理的结果只是在条纹方向上扩展了三维频域信息,它的边缘存在波浪形状[图 10-13(b3)],为此可以采用多个方向的条纹照明样品,采用相同的处理方式扩展三维频域信息,弥补"波浪缺陷"使分辨率可以得到均匀提高。

10.2.4 二维非线性 SIM

线性结构光照明显微镜分辨率的提高取决于结构照明光空间频率 k_0 的大小,由于结构照明光也是通过光学系统照射到样品表面的,它同样受到衍射极限的限制,即 $k_0 \leqslant NA/0.61\lambda_0$,所以分辨率无法突破 2 倍衍射极限(不考虑照明光和荧光发射波长的不同)。为突破这个限制,荧光分子的非线性效应被引入结构光照明显微镜,Gustafsson 提出了一种基于荧光分子激发态饱和效应的非线性结构光照明显微镜。荧光分子中处于激发态的电子具有荧光寿命,即单个荧光寿命内一个荧光分子只能发射一个光子。当激发光的能量超过一个阈值(单个荧光寿命单个吸收界面内激发光子大于 1)的时候,发射光将与照明光不再保持线性关系。这种非线性关系就相当于在照明光中引入多项空间频率数倍于原始照明光频率的谐波成分,在频域空间这些谐波成分就相当于位于不同频率位置的多个 δ 函数[图 10-13(c2)]表示包含 3 级谐波成分的照明光在频域空间的分布情况。δ 函数使更多频率更高的高频信息被移到 F_{ot} 的圆内,采用二维结构光照明显微镜相同的算法,可以将获得的高频信息分离并移动到对应位置上扩展频域信息。[图 10-13(c3)]表示利用 3 级谐波非线性结构光照明样品,样品的频域信息得到 4 倍扩展。通过改变照明条纹的方向,可以使频域信息在各个方向上得到均匀扩展[图 10-13(c4)]。理论上,非线性效应引入的谐波成分是无限的,但是由于受到噪声的影响,只有有限项的谐波能够被用于提取高频信息。Gustafsson 用实验证明了这种方法可以使分辨率达到 50 nm。

10.2.5 结构光的产生

通过改变宽场荧光显微镜照明光的结构就可以得到结构光照明荧光显微镜,因此,结构光的发生装置是这类显微镜的关键,其余成像部分跟普通的荧光显微镜类似。早期直接利用两束激光束干涉产生余弦结构光,通过压电陶瓷驱动的反射镜改变光路来改变结构光的相位角,这种装置速度慢,精度低,稳定性差。之后,光栅、空间光调制器(SLM)、数字微镜芯片(DMD)作为结构光调制器被应用于结构光照明荧光显微镜。下面对用这三种方式产生结构光的原理和装置进行比较说明。

1) 光栅型结构光照明荧光显微镜

这类结构光照明荧光显微镜利用光栅来产生余弦结构照明光。Gustafsson 等于 2000 年提出了这类结构光照明荧光显微镜。光源发的光被耦合进多模光纤,出射光被透镜准直成平行光,经过线偏振片照射光栅,发生衍射,在光路中加入掩膜,只允许±1 级的衍射光通过并聚焦在物镜的后焦面上,经过物镜重新变为平行光,两束光在样品表面发生干涉,产生余弦结构光照明样品,样品发出的荧光经过分色镜在 CCD 上成像(图 10-14)。这种方法适用于二维结构光照明荧光显微镜。如果改变掩膜(mask)的样式,使 0、±1 级衍射光都进入光路,在 z 方向也产生对应的谐波,即可以用线性重构算法进行三维结构光照明荧光显微成像。

为了改变结构光的相位和方向,光栅被固定在压电陶瓷和电动旋转台上。通过电动旋转台可以获得不同方向的条纹,通过压电陶瓷可以控制光栅横向移动得到不同相位的条纹。为了使结构照明光具有最大的对比度,可以通过加入线偏振片使照射光栅的光束与条纹方向保持 S 偏振。

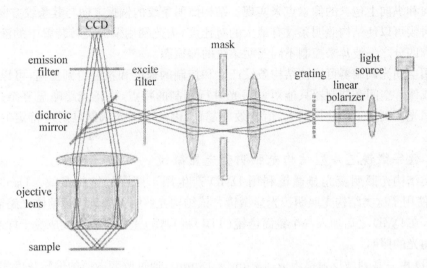

图 10 - 14　光栅型结构光照明荧光显微镜

对于光栅型结构光照明荧光显微镜,通过设计光栅的光栅常数、占空比、调制深度等结构参数,增强 ±1 级衍射光的强度,从而提高获取的高频信息的强度,简化装置光路。但是,采用机械的方式来控制光栅旋转和位移的装置复杂,转换速度较低;不同激发波长对应的±1 级衍射角是不一样的,波长改变时需要微调光路,这为多色荧光激发带来不便。

2) 空间光调制器型结构光照明荧光显微镜

为了避免用机械控制来改变结构条纹的相位和方向,Kner 等在 2009 年使用空间光调制器来产生结构光,如图 10 - 15 所示。光纤出来的光准直之后经过偏振分束器(PBS)、半波片(HWP)射入空间光调制器发生衍射,衍射光经过一个由两片铁电液晶相位延迟器(FLC)和一片四分之一波片(QWP)组成的偏振旋转装置,光路中的掩膜只允许±1 级衍射光进入后续光路并聚焦于物镜的后焦面,经过物镜重新变为平行光,两束光在样品表面发生干涉,产生余弦结构光照明样品,样品发出的荧光经过分色镜在 CCD 上成像。

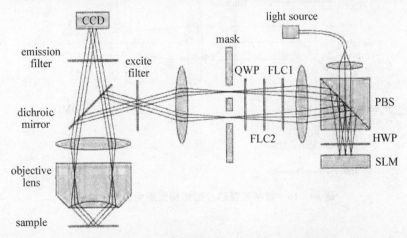

图 10 - 15　空间光调制器型结构光照明荧光显微镜

液晶空间光调制器可认为是一个周期可编程控制的闪耀光栅,它由像素点组成,每个像素点可以编程控制开关状态,对入射光进行调制。结构光照明荧光显微镜需要不同方向、同一方向不同相位的结构照明条纹,这些要求可以通过控制空间光调制器一个周期内横向和纵向上包含的像素点来实现。结构照明条纹的偏振方向与其条纹方向保持 S 偏振的时候可以使结构照明条纹有最大的对比度,为此利用偏振旋转装置中的液晶相位延迟器和四分之一波片来控制不同照明条纹的偏振态。

利用空间光调制器可以使结构条纹产生和控制的速度和精度得到提高,可以用于活体细胞成像。空间光调制器只能对偏振光进行调制的特点,使得光路略显复杂;激发光偏离空间光调制器工作波长越大,衍射效率越低,因此空间光调制器对应特定的单个激发波长。

3) 数字微镜芯片型结构光照明荧光显微镜

这类结构光照明荧光显微镜利用 DMD 产生用于照明的结构条纹。Dan 等人于 2013 年使用了这类结构光照明荧光显微镜。该结构光照明荧光显微镜整体光路简单(图 10 - 16),在 DMD 之后加入一个镜筒透镜(TL1)将 DMD 上的预设条纹成像于样品表面,完成结构光的照明。

DMD 由一系列微反射镜组成($13~\mu m \times 13~\mu m$),通过改变微镜的偏转角度实现微镜的开关:微镜偏转 12° 的时候反射光进入光路,对应开状态;微镜偏转 −12° 的时候反射光偏离光路,对应关状态。微镜的开关状态可以通过计算机控制实现,精度高,且开关状态可以进行高速切换,Dan 等验证了基于 DMD 的结构光照明荧光显微镜的成像速度可以达到 1.6×10^7 pixel/s。

利用 DMD 搭建的结构光照明荧光显微镜光路可以快速产生结构条纹,并进行精确控制,可实现生物样品的实时动态成像。DMD 利用反射原理产生结构光,它对宽光谱的入射光都具有较高的反射率,可以实现多波长激发。

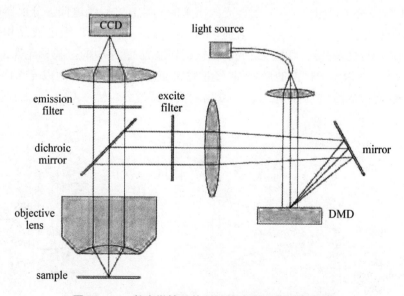

图 10 - 16　数字微镜芯片型结构光照明荧光显微镜

10.2.6 结构光照明超分辨率显微镜的进展

得益于 SIM 超分辨成像技术对探针要求少,时间分辨率高、荧光光子利用率高,以及光学传递函数高频(高分辨率)区域透过率高等优点,在过去的 10 年里,SIM 已经广泛地应用到生物学领域中,例如,经典的文章有 2008 年德国科学家利用多色 3D-SIM 成像技术观测细胞核内结构(Science,2008);此外,SIM 还被用于结合 Bessel light-sheet fluorescence microscopy(贝塞尔片层光显微),提高贝塞尔片层光显微成像的空间分辨率(Cell,2012)。

2015 年 Eirc Betzig 组的一篇 Science 文章,中科院生物物理所李栋研究员和 Betzig 教授利用商业化的超高数值孔径的油镜($NA=1.7$),实现了更高分辨率的线性 SIM 成像,其分辨率达到 84 nm。利用这个技术,他们观察了活细胞内的网格蛋白小窝以及细胞内不同的骨架蛋白的精细动态变化过程。同时他们也通过结构光激活、结构光激发模式的非线性激发实现更低功率的活细胞非线性 SIM 成像(45~62 nm 空间分辨率),如图 10-17 所示。

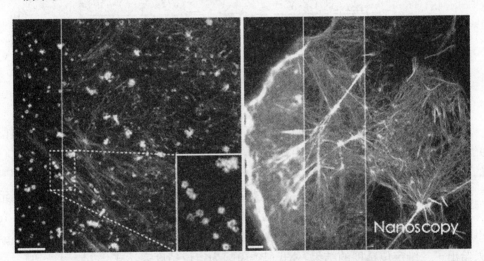

图 10-17 SIM 高分辨率成像 clathrincoated pit & actin 骨架蛋白

左图:利用线性 SIM 解析 clathrincoated pit & actin 骨架蛋白;右图:TIRF,线性 SIM,非线性 SIM 解析 actin 骨架蛋白

那么,我国在结构光照明荧光显微成像领域的现状如何?

目前据已发表的文章,国内结构光照明荧光显微成像还处于起步阶段,多个课题组对结构光照明荧光显微成像起到了重要的推动作用,主要有:

(1)中科院生物物理所李栋研究员组,其在国际上首次利用高 NA 物镜实现 82 nm 分辨 SIM,并实现 PA NL—SIM 的活细胞非线性 SIM 成像。

(2)中科院光机所姚保利、雷铭组首次提出并实现了基于数字微镜器件(DMD)和 LED 照明的 SIM 技术(Scientific Reports,2013)以及高分辨率彩色三维 SIM 图像(Scientific Reports,2015)。

(3)北京大学席鹏研究员组公开了 SIM 的成像算法(IEEE Journal of Selected Topics in Quantum Electronics,2016)。

（4）北京大学陈良怡教授组研究开发 SIM 成像新技术，并将其应用到生物问题中。

（5）中科院苏州生物医学工程技术研究所武晓东研究员等系列团队开发 SIM 成像新技术。

10.3　随机光重建显微镜(STORM)

10.3.1　单分子定位

对物体成像虽然受限于显微镜分辨能力，但对于粒子定位分析只要有足够的光子数(N)被接受，分析粒子的中心可以实现任意精度。粒子中心在适当条件下，相当于单个染料分子的位置，能够以超过光学分辨能力的精度定位。主要的方法就是曲线拟合成高斯函数也就是点扩散函数(Point spread function, PSF)，基本目的就是寻找这个曲线分布的中心或平均值 $\mu=(x_0, y_0)$ 以及它的精度，即平均标准偏差 σ_μ。每个染料粒子的中心可以用以下关系确定：

$$x_c = \frac{\sum x\{C(x,y)-T\}}{\sum\{C(x,y)-T\}} \qquad y_c = \frac{\sum y\{C(x,y)-T\}}{\sum\{C(x,y)-T\}} \tag{10-8}$$

其中，

$$C(x,y) = \sum_{i=-\alpha/2}^{\alpha/2} \sum_{j=-\beta/2}^{\beta/2} I(x+i, y+j)\{K(i,j)-s\} \tag{10-9}$$

$C(x,y)$ 是 CCD 探测器像元间互相关函数，α, β 是接收光子的帧频数，I 为 (x,y) 位置的光强度。$K(i,j)$ 为光强分布的内核部分，s 是内核像素的平均强度。T 为分析重心位置的阈值。

粒子中心的定位精度，即平均标准偏差 σ_μ 与接收光子数量 N、图像探测器像元尺寸 a、背景的标准差 b（包括背景荧光噪声和探测器噪声）和 PSF 的分布宽度（the full-width at half maximum, FWHF）s_i（标准差，k 为方向 x 或 y）之间的关系，由 Thompson 等人给出了二维定位精度的结果，公式(10-10)为定位精度表达式。

$$\sigma_{\mu k} = \sqrt{\left(\frac{s_k^2}{N} + \frac{a^2/12}{N} + \frac{8\pi s_k^4 b^2}{a^2 N^2}\right)} \tag{10-10}$$

由公式(10-9)可见，噪声来源有中心点光子的散粒噪声，有限像素尺寸的影响和由焦点外荧光、CCD 读取噪声、暗电流等因素产生的背景噪声。如图 10-18 所示，Ahmet Yildiz 等人在研究 Myosin V 行走问题中，具体研究了单荧光分子定位精度，在对 Cy3 DNA 定位研究中，采用物镜型全内反射显微镜，在积分时间 0.5 s，接收光子数量14 200 个，像素尺寸 $a=86$ nm，背景噪声 $b=11$，PSF 分布标准差（FWHM）$s_x=125$ nm，$s_y=122$ nm 的条件下，根据公式(10-10)只考虑第一项散粒噪声时 $\sigma_\mu=1.02$ nm，增加第二项像素大小对定位精度的影响后 σ_μ 增加到 1.04 nm，再增加背景噪声后 σ_μ 增加到 1.24 nm。由此可以知道 PSF 的重心定位精度可以达到单纳米量级，散粒噪声是决定定位精度的主要因素。

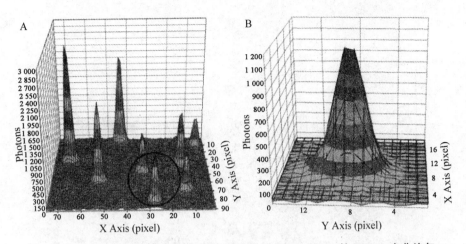

图 10-18　若干贴敷在载玻片上的荧光分子 Cy3 积分 0.5 s 的 PSF；A 由非均匀
照明得到的每个峰值强度的变化；B:A 中圆处光强分布的高斯函数
拟合 PSF($r^2 = 0.994$)，拟合非常好，中心定位精度为 1.3 nm

10.3.2　光控开关荧光分子

　　作为 STORM 技术基础的另一个关键技术就是光可控开关荧光分子，绿色荧光蛋白和其衍生物成为第一个在室温下单分子水平荧光和非荧光状态转换的全荧光样品。这些自然状态下光子可控发色团对于活细胞内光子标记和蛋白质跟踪是非常有用的。一般在室温下控制单个发色团的荧光状态的开关状态是努力引入一个可控的和高效的竞争淬灭，这能抑制生色团的激发态发射。Irie 等人开发了第一个室温下基于荧光能量共振能量转移对的光可控单分子光子开关 Cy5，如图 10-19 所示。在 488 nm 和 532 nm 光激发下，这种荧光染料发色团可以在荧光态和暗态转换。在这个基础上，Zhuang 等人[17]开发了荧光分子对 Cy3 和 Cy5 。这两个荧光分子在 532 nm 激光和 632 nm 激光激发下可以在荧光态和非荧光态转换，特别是 Cy5 荧光分子在 532 nm 激光激发下为非荧光态，632 nm 激发下为荧光态，具体结果见图 10-20。这种光可控荧光分子为随机光学重建显微镜的开发打下了基础，因为这可以在光控状态下随机地使某些荧光分子发光。

10.3.3　STORM 成像技术

　　单分子定位为获得亚衍射极限的空间分辨率提供可能，只要收集足够多的光子数量，一个单发射体（荧光分子）可以任意精度地决定其位置。基于这个理论，室温下获得 1 nm 精度的荧光成像技术已经被证明。但 1 nm 定位精度不是直接转换成成像分辨率，因为多个靠得很近的发射体仍很难区分，这个问题可以用光可控开关技术来区分它们各自的信号，但这些手段也只能在衍射极限范围内分辨 2~5 个荧光分子。若要分辨更多的荧光分子依然存在一定的挑战。Zhuang 等人开发了一种新型的高分辨成像技术，随机光重建显微镜（STORM），使用不同颜色的光开关任意高精度的独立荧光分子重建得到荧光图像。STORM 成像过程包括一系列的成像循环，在每个循环中视场中只有一部分荧光分子被激发，产生荧光发光，这个激活的荧光分子可以从其他未被激活的荧光分子中分辨出来，这些图像不重叠，这就可以使得这些荧光分子被高精度地定位。重复多次这样的循环，每个荧光分子都随机地被激发、记录，所有的荧光分子位置信息再通过光学重建出来，如图 10-21 所示。

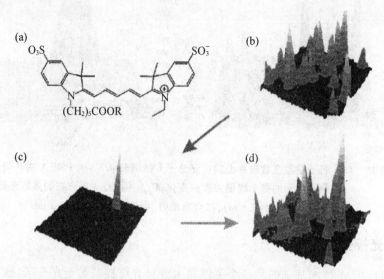

图 10-19 Cy5 光可控荧光分子

(a) Cy5 分子结构；(b) Cy5 标记的 dsDNA 的荧光扫描成像（成像区域为 5 $\mu m \times 5$ μm；每个像素为 1 ms 积分时间，每像素大小为 50 nm；(c) 同样表面在 633 nm 激发下的成像；(d) 这个循环可以激发多次

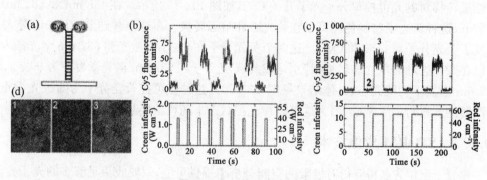

图 10-20 单分子光开关

(a)单分子光开关的原理图；(b)下图：改变红绿激光脉冲来控制 Cy5 分子的开关；上图：Cy5 在两个荧光态之间转换的时间序列；(c)下图：红激光连续开，绿激光周期开关，有效开关 Cy5 荧光分子；上图：Cy5 荧光分子被绿激光开关的时间序列；(d)在(c)所示的激光输出特性下对单个 Cy5 分子荧光成像

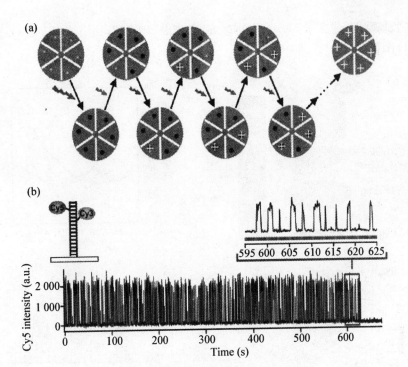

图 10-21 光控开关的荧光 STORM

(a)用一个假设的被红绿激光开关荧光和暗态转换的红色荧光标记的六个扇形目标;(b)DNA 上标记的光漂白前可以开关循环几百次的单个 Cy5

10.3.4 3D (三维)- STORM 技术

在传统荧光显微成像中纵向分辨率完全由高斯函数拟合曲线,即光强分布的 FWHM 所决定,为了提高 z 轴分辨能力引入一个低光焦度的柱面镜($f=10$ m)到出射光束路径中,引入一个轴向散光 γ,因此给出一个简单的方法可以提高轴向 z 分辨率,点发射的强度分布引起的散光可以描述为:

$$I(x,y) = N \frac{4\ln 2}{\pi \sigma_r^2} \exp\left[-4\ln 2\left(\frac{(x-\mu_x)^2}{\sigma_r^2/\varepsilon^2} + \frac{(y-\mu_y)^2}{\sigma_r^2/\varepsilon^2}\right)\right] \qquad (10-11)$$

其中,引入椭球率 $\varepsilon = \sqrt{w_y/w_x}$ 和广义宽度 $\sigma_r = \sqrt{w_x^2 w_y^2}$。$\sigma_x$ 和 σ_y 是在 x 和 y 方向的 FWHM 值。注意除焦点 $z=0$ 位置外,w_x 不等于 w_y。用 $z+\gamma$ 和 $z-\gamma$ 代替 z 可得轴向位置为

$$z(\sigma_r, \varepsilon) = \begin{cases} \dfrac{z_r}{\sigma_0}\sqrt{\dfrac{\sigma_r^2}{\varepsilon^2}-\sigma_0^2} - \gamma \\[3mm] \dfrac{z_r}{\sigma_0}\sqrt{\sigma_r^2 \varepsilon^2 - \sigma_0^2} + \gamma \end{cases} \qquad (10-12)$$

σ_0 为点光源在焦点的衍射极限 FWHM,每个方向的精度为

$$s_{\mu_x}^2 = \frac{1}{N}\frac{\sigma_r^2/\varepsilon^2}{8\ln 2}, s_{\mu_y}^2 = \frac{1}{N}\frac{\sigma_r^2 \varepsilon^2}{8\ln 2} \qquad (10-13)$$

$$s_z^2 = \frac{1}{N}\left(\frac{\sqrt{5}z_r^2}{4(z\pm\gamma)} + \frac{\sqrt{5}}{4}(z\pm\gamma)\right)^2, \varepsilon \neq 1 \qquad (10-14)$$

在这个基础上,建立了 3D-STORM 成像,如图 10-22;利用这个方法对细胞内结构给出了 3D 图像,如图 10-23。

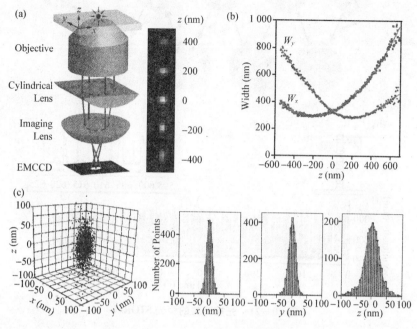

图 10-22 3D-STORM 原理图

(a) 单荧光分子三维定位;(b) 单个荧光分子 Alexa647 的 z 方向函数图像宽度和校准曲线;每个点位置是 6 个分子平均值;(c) 单分子的三维定位分布

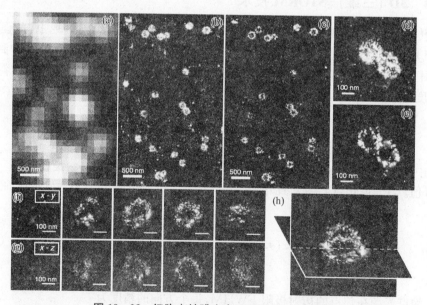

图 10-23 细胞内被膜小窝 (CCP)的三维成像

(a) BS-C-1 细胞内常规直接荧光免疫成像;(b) 同样区域 2D-STORM 成像;(c) 同样区域 x-y 横切面(z 方向为 50 nm 厚);(d) 和(e)2D-STORM 中两个相邻 CCP 放大的视图和同样区域 x-y 横切面(z 方向为 100 nm 厚);(f)到(h)是一系列 x-y 横切面(每 50 nm 厚度)和 x-z 横切面(每 50 nm 厚度);(h) 表现了一个小窝的半球形笼状结构

10.3.5　多色 STORM 技术

在上述 Cy3‐Cy5 光可控开关荧光蛋白对的基础上,建立 Cy3 与一系列荧光蛋白对,如 Cy3‐Cy5,Cy3‐Cy5.5,Cy3‐Cy7 等在不同激光激发下,可以产生不同的荧光发射特性,可以实现多色荧光成像分析。这里绿激光(532 nm)用于激活报告子,红激光(657 nm)连续运行,辅助报告子激发荧光,并使它们开关到暗态。如图 10‐24 所示激活子—报告子对构成的光可控开关探针。图 10‐25 给出了具体的成像结果。

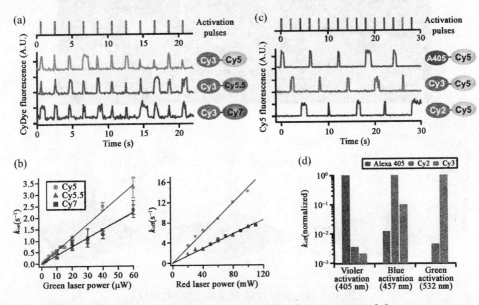

图 10‐24　激活子-报告子对构成的光可控开关探针[23]

(a)不同光谱的报告子展现的光开关行为;(b)Cy3‐Cy5,Cy3‐Cy5.5 和 Cy3‐Cy7 对开关速率 Kon 和 Koff 与绿激光和红激光间的关系;(c)相同的报告子可能被不同光谱的激活子激活;(d)在三个波长 405、457、532 nm 三个染料归一化激活率

10.3.6　存在的问题和解决的途径

目前,STORM 技术在成像上的横向分辨率可达 20 nm 左右,虽然其分辨率已经远超过目前商用的各种显微成像系统,但还没有达到完美状态,即使对固定样本成像其分辨率也没有达到电子显微镜相媲美的几个纳米的分辨能力。为了进一步提高 STORM 成像的分辨率,一方面要开发出量子效率更高、荧光更稳定、颜色不同的荧光蛋白或荧光染料。此外,由于 STORM 显微镜每次定位一个荧光分子,即在采集一幅图像时只有一个荧光位置被采集,而且为了保证足够高的定位精度,要收集足够的光子数量,所以要对衍射极限内所有荧光都按照这样的程序成像后重建出一幅完整的衍射极限内的图像,所需时间较长,要几分钟,只能研究固定的或时间分辨率要求不高的生物样品。由于生命现象是非静止的活动的本质,STORM 成像的时间分辨率是对细胞生物学的研究最大的障碍。因此,当前的研究热点集中在通过改变荧光探针和成像模式来进一步提高超分辨成像的时空分辨率,以便用于活细胞的研究。要解决这个问题还有较长的路要走。在目前的技术手段下,为了提高时间分辨率,一方面可以采用时分复用技术即在相同时刻,同

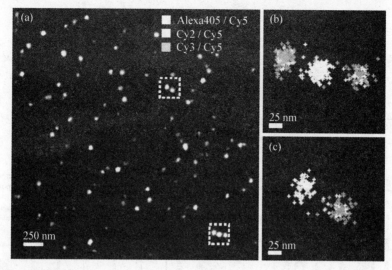

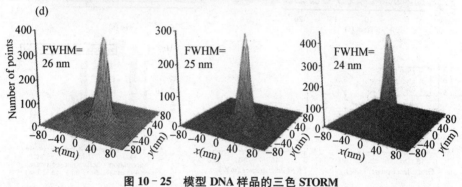

图10-25 模型 DNA 样品的三色 STORM

(a)显微镜切片上混合高密度的三个用 Alexa405-Cy5,Cy2-Cy5 或 Cy3-Cy5 标记的不同 DNA 结构三色STORM 成像;(b)和(c)是(a)中方框位置放大的视图;(d)蓝、绿、红的定位分布

时定位不同位置的荧光分子。另一方面,为了解决收集足够多的光子数量的问题,要开发新型的、高通亮的光可控开关荧光分子,使单位时间内激发的荧光光子数量大幅提高,缩短光子采集时间,还可以采用光中继来实现提高光子接收数量的问题。具体方法如下:因为荧光信号具有一定的光谱宽度,而且波段大多集中在可见光和近红外波段,采用具有全谱带放大能力的拉曼放大对荧光光子进行放大比较理想,光纤拉曼放大器基于受激拉曼散射机制,以传输光纤作为增益介质,具有增益波长由抽运波长决定,噪声系数低,良好的宽带放大特性,可以对弱荧光进行放大,提高光子输出的数量,消除了高帧频率下接收光子数量少的问题,可以实现高时空分辨成像。

主要参考文献

[1] 陈宜张. 近年来细胞分子研究的重要进展. 生命科学,2008,20(1):1-2

[2] 郁道银,谈恒英. 光学工程. 北京:机械工业出版社,2006

[3] Wai fung cheong,Scott A. prahl,Ashley J. welch. A review of the optical properties of biological tissues. IEEE J of quantum electronics,1990,26(12):2166-2186

[4] Paola Taroni,Antonio pifferi,et al. In vivo absorption and scattering spectroscopy of biological tissues. Photochem. Photoobiol. Sci. ,2003,2:124-129

[5] Arnold D Kim. Transport theory for light propagation in biological tissue. J. Opt. Soc. Am. A. ,2004,21(5):820-827

[6] Andre Roggan,Moritz Friebel,et al. Optical properties of circulating human blood in the wavelength range 400-2500 nm. J of biomedical optics,1999,4(1):36-46

[7] L. -H. Wang,S. L. Jacques, L. -Q. Zheng. MCML - Monte Carlo modeling of photon transport in multi-layered tissues. Computer Methods and Programs in Biomedicine,1995,47:131-146

[8] L. -H. Wang,S. L. Jacques, L. -Q. Zheng. CONV-Convolution for responses to a finite diameter photon beam incident on multilayered tissues. Computer Methods and Programs in Biomedicine,1997,54:141-150

[9] V. Backman,M. B. Wallace,L. T. Perelman,J. T. Arendt,feld MS,et al. Detection of preinvasive cancer cells. Nature 2000,406:35-36

[10] J. R. Mourant, M. Canpolat, C. Brocker, et al. Light scattering from cells:the contribution of the nucleus and the effects of proliferative status. Journal of Biomedical Optics, 2000,5(2):131-137

[11] Judith R. Mourant,James P. Freyer,Andreas H. Hielscher, et al. Mechanisms of light scattering from biological cells relevant to noninvasive optical-tissue diagnostics. Applied Optics,1998,37(16):3586-3593

[12] Drezek R,Guillaud M,Collier T, et al. Light scattering from cervical cells throughout neoplastic progression:influence of nuclear morphology,DNA content, and chromatin texture. J. Biomed. Optics,2003,8(1):7-16

[13] J. G. Fujimoto. Optical coherence tomography for ultrahigh resolution in vivo imaging. Nature Biotechnol,2003,21:1361-1367

[14] Lovat L,Bown S. Elastic scattering spectroscopy for detection of dysplasia in

Barrett's esophagus. Gastrointest Endosc Clin N Am,2004,14(3):507-517

[15] P. J. Dwyer, C. A. Dimarzio, J. M. Zavislan, W. J. Fox, et al. Confocal reflectance theta line scanning microscope for imaging human skin in vivo. Opt. Lett,2006,31: 942-944

[16] Perelman,L. T. , et al. Quantitative analysis of mucosal tissues in patients using light scattering spectroscopy. SPIE,1999,3597:474-479

[17] Rajan S. Gurjar,Vadim Backman,Lev T. Perelman,et al. Imaging human epithelial properties with polarized dight scattering spectroscopy. Nature Medicine,2001,7 (11):1245-1248

[18] A. Brunsting, P. F. Mullaney. Light scattering from coated spheres: model for biological cells. Applied Optics,1972,11(3):675-680

[19] P. M. A. Sloot,C. G. Figdor. Elastic light scattering from nucleated blood cells: rapid numerical analysis . Applied Optics,1986,25(19):3559-3565

[20] Andrew Dunn, Rebecca Richards-Kortum. Light scattering from cells and organelles of arbitrary shape . SPIE,1997,2979:548-555

[21] Rebekah Drezek, Andrew Dunn, Rebecca Richards-Kortum. A pulsed Finited-difference time-domain (FDTD) method for calculating light scattering from biological cells over broad wavelength ranges . Optical Express, 2006, (7): 147-156

[22] Nie S,Emory S R. Probing Single Molecules and Single Nanoparticles by Surface-Enhanced Raman Scattering. Science,1997,275(5303):1102-6

[23] 张鹏翔,郭伟力,李秀英. 表面增强 Raman 效应(SERS). 光谱学与光谱分析,1987 (3):3-9

[24] Kneipp K,Wang Y,Kneipp H,et al. Single Molecule Detection Using Surface-Enhanced Raman Scattering (SERS). Physical Review Letters, 1997, 78 (9): 1667-1670

[25] Georgakoudi I,Jacobson B,Van Dam J,et al. Fluorescence,Reflectance and Light-Scattering Spectroscopy for Evaluating Dysplasia in Patients With Barrett's Esophagus. Gastroenterology,2001,120:1620-1629

[26] James B. Pawley. Handbook of Biological confocal microscopy. Springer,2006

[27] Irving J. Bigio, Judith R. Mourant. Optical biopsy. Marcel Dekker, Inc. New York,2003

[28] Tao T. Wu, Jianan Y. Qu. Assessment of the relative contribution of cellular components to the acetowhitening effect in cell culture and suspensions using elastic light-scattering spectroscopy [J]. Applied Optics, 2007, 46, (21/20): 4834-4842

[29] Yang Liu, Xu Li, Young L. Kim, Vaidim Backman. Elastic backscattering spectroscopic microscopy . Optical letters,2005,30(18),2445-2447

[30] Hui Fang, Le Qiu, Edward Vitkin, et al. Confocal light absorption and scattering

spectroscopic microscopy . Applied Optics,2007,46(10):1760－1769

[31] Xu M,Wu TT,Qu JY. Unified Mie and fractal scattering by cells and experimental study on application in optical characterization of cellular and subcellular structures. Journal of Biomedical Optics,2008,13(3):024015

[32] Kung-bin Sung. Fiber optic confocal reflectance microscopy:in vivo detection of pre-cancerous lesions in epithelial tissue . dissertation for the degree of Doctor of philosophy in university of Texas at Austin,2003

[33] Rebekah Drezek, Andrew Dunn, Rebecca Richards-Kortum. A pulsed Finited-difference time-domain（FDTD）method for calculating light scattering from biological cells over broad wavelength ranges . Optical Express, 2006,（7）: 147－156

[34] Konstantin Maslov,Gheorghe Stoica,Lihong Wang. In vivo dark-field reflection-mode photoacoustic microscopy. Optical letters,2005,30(6):625－627

[35] Bargo,P. R. ,Prahl,S. A. ,Goodell,et al. In vivo determination of optical properties of normal and tumor tissue with while light reflectance and an empirical light transport model during endoscopy. J. Biomed,2005,10:034018

[36] Bashkatov, A. N. , Genina, E. A. , Kochubey, et al. Opticalproperties of mucous membrane in the spectral range 350－2000 nm. Opt. Spectrosc,2004,97:978－983

[37] A F Fercher, W Drexler, C K Hitzenberger and T lasser. Optical coherence tomography-principles and applications. Rep. Prog. Phys,2003,66 239－303

[38] 骆清明,张益哲,曾绍群,等. 光学弱相干层析成像进展. CT 理论与应用研究,2000, 9(4):1－6

[39] 王凯. 谱域光学层析成像方法与系统研究. 杭州:浙江大学学位论文,2010

[40] 朱晓农,毛幼馨,梁艳梅,等. 光学相干层析系统噪音分析(I)——理论与计算. 光子学报,2007,36(3):452－456

[41] 朱晓农,毛幼馨,梁艳梅,等. 光学相干层析系统噪音分析(II)——时域 OCT 和频域 OCT. 光子学,2007,36(3):457－462

[42] Minghua xu, lihong Wang. Photoacoustic imaging in biomedicine. Review of scientific instruments. 2006,77,041101－041122

[43] Stefan W. Hell, jan wichmann. Breaking the diffraction resolution limit by stimulated emission: stimulated-emission-depletion fluorescence microscopy. Optical letter,1994,19(11):780－782

[44] 陶超,刘晓峻. 生物医学光声成像的研究进展. 应用声学,2012,31(6):401－410

[45] 陈文霞,肖繁荣,刘力,等. 利用受激发射损耗(STED)显微术突破衍射极限. 激光与光电子学进展,2005,42(10):51－56

[46] 吴美瑞,杨西斌,熊大曦,等. 结构光照明荧光显微镜突破衍射极限的原理和在生命科学中的应用. 激光与光电子学进展,2015,52:010003－010013

[47] Chen Yizhang. Significant progress of research for cellular molecule in recently years. Chinese Bulletin of life sciences,2008,20(1):1－2

[48] Herbert Schnechenburger. Fluorescence techniques in biomedical diagnostics: instrumentation, analysis and unresolved issues. Springer Ser. Flouresc, 2008, 6: 533 - 548

[49] Thomas M. Jovin, Diane S. lidke, Elizabeth A. Jares-Erijman. Fluorescence resonance energy transfer (FRET) and Fluorescence lifetime imaging microscopy (FLIM). Springer, from cells to Proteins. Imaging nature across dimensions, 2005, 3:209 - 216

[50] 毛峥乐,王琛,程亚. 超分辨远场生物荧光成像——突破光学衍射极限. 中国激光, 2008. 35(9):1283 - 1288